U0304232

Micronodular Lung Cancer

Imaging and Management Strategies

微小肺癌

影像诊断与应对策略

（修订版）

名誉主编　俞卓伟　高　文

主　编　郑向鹏　李　铭　张国桢

中国科学技术出版社

·北京·

图书在版编目（CIP）数据

微小肺癌：影像诊断与应对策略 / 郑向鹏，李铭，张国桢主编 . — 修订本 . — 北京 : 中国科学技术出版社 , 2021.10

ISBN 978-7-5046-9048-7

Ⅰ. ①微… Ⅱ. ①郑… ②李… ③张… Ⅲ. ①肺癌—影像诊断 Ⅳ. ① R734.2

中国版本图书馆 CIP 数据核字 (2021) 第 088671 号

策划编辑	焦健姿　王久红
责任编辑	焦健姿
装帧设计	佳木水轩
责任印制	李晓霖

出　　版	中国科学技术出版社
发　　行	中国科学技术出版社有限公司发行部
地　　址	北京市海淀区中关村南大街 16 号
邮　　编	100081
发行电话	010-62173865
传　　真	010-62179148
网　　址	http://www.cspbooks.com.cn

开　　本	889mm×1194mm　1/16
字　　数	639 千字
印　　张	22.75
版　　次	2021 年 10 月第 1 版
印　　次	2021 年 10 月第 1 次印刷
印　　刷	天津翔远印刷有限公司
书　　号	ISBN 978-7-5046-9048-7 / R·2724
定　　价	248.00 元

编著者名单

名誉主编 俞卓伟 高 文

主 编 郑向鹏 李 铭 张国桢

副主编 张 杰 黎海亮 管一晖 钟文昭

编 者（以单位和编者姓氏拼音为序）

复旦大学附属华东医院

陈 迪 高洪波 高 盼 葛虓俊 胡 非 滑炎卿

蒋亦兵 焦玉新 金 秀 李 骋 李 铭 刘海泉

吕帆真 毛定飚 邱健健 任艳萍 沈 纲 沈倩雯

孙英丽 唐 平 王鸣鹏 王湘连 吴 昊 吴威岚

肖 立 殷于磊 张国桢 张辉标 张会林 赵 伟

郑向鹏 朱 凤 朱晓霞

上海交通大学附属胸科医院

陈群慧 李 娜 吕长兴 叶剑定 虞凌明 张 杰

张 晴 朱 蕾

复旦大学附属华山医院

管一晖 任树华

广东省人民医院

傅 睿 钟文昭

郑州大学附属肿瘤医院

黎海亮 郑 琳

复旦大学附属中山医院

倪旭东 杨达伟

同济大学附属肺科医院

孙希文 朱晓华

张国桢肺小结节分中心

杨玉伦（郑州） 单裕青（日照） 史 建（宿州）

内容提要

本书集中讨论了微小肺癌这一当前肺癌筛查中的热点问题，系统阐述了张国桢教授提出的微小肺癌诊治"四抓"原则，即抓早（0 期肺癌）、抓小（≤ 10mm AIS）、抓准（术前正确诊断）、抓好（临床、影像、病理互相协作配合好，保证病理取材的准确性）。第一篇重点介绍胸部解剖，详细描述了肺部的横断面解剖结构及 CT 图像后处理的技术方法，此为阅读本书的基础。同时，由不同学科的专家述评目前微小肺癌的筛查、病理学和影像学（包括 PET/CT）研究进展。第二篇着重介绍不同形态微小肺癌的影像学特点、鉴别诊断要点和病理学基础。借鉴美国权威肿瘤研究机构 NCCN 的肺癌筛查指南，将微小肺癌分为纯磨玻璃、混合型或半实性磨玻璃和实性病灶分别加以讨论，以便与国际早期肺癌的研究进展接轨。此外还将详细讨论和阐述了张国桢教授提出的"肿瘤微血管 CT 成像征"对判断微小肺癌的使用价值。第三篇对微小结节肺癌的应对策略加以讨论，包括外科手术和非手术治疗，如立体定向放射治疗和射频消融治疗等，使读者对微小肺癌的诊疗有更全面的认识。为突出本书的临床实用性，加深读者对微小肺癌的认识，第四篇分享了 53 例典型良恶性微小结节的临床病例，并附有精彩的分析及点评，具有很强的示范性、实用性和指导性，便于读者的自测和学习提高。

序　一

　　肺癌是我国最常见的恶性肿瘤之一。根据 2014 年全国肿瘤登记中心发布的数据，2010 年我国新发肺癌病例超过 60 万，同期的肺癌死亡人数近 50 万。不论从肺癌的绝对患者量，还是从发病率和死亡率分析，肺癌在我国的形势都不容乐观。由于工业化、城市化和生活方式的改变，可以预计肺癌的发病率在一定时期内仍将持续上升。目前的数据显示，在我国超过半数的肺癌在发现时已处于中晚期，不但治疗效果差，而且对患者和国家的医保都造成了沉重的经济负担，严重影响了国民的生活质量和预期寿命，也直接导致了我国总体肺癌的 5 年生存率远远落后于发达国家的水平，因此将肺癌诊断和治疗的关口前移是提高肺癌治疗水平的关键。

　　早发现、早诊断和早治疗作为应对肺癌的基本原则被广泛接受，但开展情况和实施程度在全国差异颇大，主要受限于临床医师的诊断水平和决策能力。复旦大学附属华东医院在这方面的工作处于全国领先水平，之所以有如此成就，主要得益于以下几点。

　　首先，华东医院领上海众家医院之先开展肺癌的低剂量 CT 筛查工作，及早及时地发现了很多亚厘米级别的肺内微小结节（肺癌），彻底改变了以胸部 X 线片筛查肺癌的传统模式，在极早期将病变根治，不但保证了治疗的疗效，更保证了患者的预期寿命。

　　其次，华东医院率先成立了针对肺小结节的多学科协作团队——张国桢肺微小结节诊疗中心，由享誉全国的肺内小结节研究专家、上海"十佳医技工作者"、有"东方神眼"之称的张国桢教授亲自领衔，由来自胸外科、放射科、放疗科和病理科的专家共同参与。多年的实践证明，诊疗中心的成立是一个成功的创举，为患者提供了全面的、一站式的诊疗服务，在读懂病的同时，更读懂人，不但根治了患者的身体疾病，更解除了很多患者的心理顾虑和负担；诊疗中心的成功也起到了很大的示范效应，很多大型医院先后成立了类似的多学科合作团队，带动了整体肺癌诊治水平的提高。

　　最后，华东医院肺小结节诊疗中心的成功建立在团队成员的敬业态度、持之以恒的创新精神和孜孜不倦地追求更高、更新的医技和医术的努力上，特别是张国桢教授的"人无我有，人有我优，人优我精"的严格要求。为了尽可能地提高肺癌的诊治疗效，改善患者的远期预后，张国桢教授提出了肺癌诊疗的"四抓"原则，即抓早、抓小、抓准、抓好。目前经该中心确诊手术的最小肺癌病灶仅为 4mm；针对微小肺癌具有与传统结节肿块型肺癌不同的肿瘤生物学特征，张国桢教授提出了早期肺癌微血管形成（"肿瘤微血管 CT 成像征"）的重要鉴别意义，围绕肿瘤微血管进行多种图像后处理已经成为微小肺癌影像诊断的基石，极大地提高了对微小肺癌，特别是原位癌和微浸润腺癌的诊断准确性。仅在 2014 年，经该中心确诊的早期（0 期和 I 期）肺癌 300 余例，诊断准确性高达 95%；该中心还创新了微小肺癌术后取材定位的方法，即通过离体肺标本再充气后 CT 导向穿刺定位的方法，确保病理科能够准确地获取病理标本；除手术之外，该中心还建立了立体定向放射治疗、消融治疗等多种早期肺癌治疗手段，可根据患者实际情况，制订最佳的治疗方案。

在微小肺癌的诊疗存在争议之际，张国桢教授不畏压力，带领团队潜心钻研，将微小肺癌的手术门槛前推到 4mm，远远领先于国际共识，改写了＜ 10mm 的肺癌一律可以观察的固有认识。经该中心诊断的绝大多数微小肺癌均可经胸腔镜微创根治，无须后续治疗，在减轻患者家庭和社会经济负担的同时，保证了患者的生活质量，具有显著的社会效益。这与华东医院"甘为人先，追求卓越"的精神也是一脉相承的。张国桢教授团队的工作先后受到中央电视台、解放日报、新民晚报、新浪网等媒体的报道，影响深远。

张国桢教授"心如佛，技如仙"。虽已 75 岁，仍坚持工作在医疗的第一线，老当益壮；仍然引领肺癌诊疗的方向，教书育人，提携后辈，开拓创新；实乃华东医院之幸，患者之幸！

《微小肺癌：影像诊断与应对策略》是张国桢教授近 40 年肺癌诊疗工作和研究的精华集结，也是诊疗中心近年来的工作总结。本书站在学科发展的前沿，紧盯肺癌诊疗的关键，以微小肺癌为重点，从病理学、解剖学、影像学和治疗学各个方面加以深入探讨，将宝贵的经验和理论与读者分享，必定会对我国肺癌的诊疗工作起到积极的推动作用。

值此专著出版之际，本人特作此序，一为表达敬佩之情，二为祝贺中心成立 10 周年。喜闻本书的英文版已在筹备过程中，希冀张国桢教授德高医精的精神和学识在世界范围内得到传承和弘扬，造福于全世界的广大肺癌患者。

复旦大学教授，主任医师
上海市老年医学研究所所长
中国老年保健医学研究会副会长
上海市医学会老年医学专科分会主任委员
上海市康复医学会会长兼老年康复专业委员会主任委员
上海市医院协会副会长，上海市医学会理事会常务理事

序 二

　　肺癌治疗水平的提高有赖于早期发现和准确诊断。随着胸部低剂量 CT 扫描逐渐取代胸部 X 线检查成为具有高危肺癌风险人群筛查的主要手段，肺内微小结节的检出率越来越高，如何准确地判断这些微小结节的性质是临床面临的重要课题，因为这决定了后续的治疗方案。手术是微小肺癌的标准治疗手段。微小肺癌（0 期原位癌和 I 期肺癌）手术切除后患者 10 年生存率在 85%～100%，故而早期诊断、及时治疗是提高肺癌整体治疗水平的关键，其中以早期诊断至关重要。

　　华东医院早于 2005 年在俞卓伟院长的倡议和支持下，在上海率先成立了专门针对肺小结节的专家诊断门诊 —— "华东医院张国桢教授疑难 CT 读片中心"。由享誉全国的肺内小结节研究专家、上海市"十佳医技工作者"、有"东方神眼"之称的复旦大学附属华东医院张国桢教授主持。自疑难 CT 读片中心成立后，为来自全国乃至世界各地的上万名患者答疑解惑，挽救了许多患者的生命。为了让更多的患者受益，为了让患者更好更便捷地得到高水平的治疗，同时也为了培养人才梯队，"疑难 CT 读片中心"在 2013 年 9 月升级为"华东医院张国桢肺部微小结节诊疗中心"，由张国桢教授领衔，吸收了华东医院与肺小结节诊疗相关的骨干力量参与工作，包括胸外科、放疗科、放射科和病理科的高级专家。

　　在张国桢教授的带领下，诊疗中心的专家以微小肺癌的早期诊断和治疗为目标，攻坚克难，开拓创新，开展了系统性的研究和临床工作：提出了肿瘤微血管 CT 成像征、"四抓"原则和离体肺标本 CT 引导穿刺等理论和技术，将微小肺癌的诊断推进至 4mm 的水平，总体诊断准确性达到 95%，国内影响甚巨。

　　《微小肺癌：影像诊断与应对策略》是国内首部专门论述微小肺癌的专著，站在学科发展的前沿，与时俱进。本书融汇了张国桢教授及其团队在微小肺癌方面的宝贵临床经验和最新的研究进展，以丰富的临床资料为基础，结合大量翔实的影像学和病理学图片，并辅以实际病例解析，理论联系实际，实用性强，有助于对微小肺癌影像诊断和处理策略的精确把握。本书可读性强，适合影像科、胸外科、呼吸科和肿瘤科等肺癌诊疗相关的医务工作人员学习和研读，相信本书的出版对推动国内早期微小肺癌的诊疗工作将大有裨益。

复旦大学教授，主任医师，博士研究生导师

复旦大学附属华东医院院长

中华医学会结核病学分会主任委员

中华医学会胸心血管外科学分会委员

中国医师协会胸外科分会副会长

主编的话（修订版）

本书初版始于 2015 年，至今已 6 年有余。随着 CT 筛查的普及，临床上发现了越来越多的肺小结节、小肺癌，准确及时的定性诊断关系着患者的生活质量和生命健康。由于偶然发现的肺结节具有高度的复杂性和诊治决策的差异性，所以个性化和精准化的诊治尤为重要。特别是对于某些难以鉴别的结节，医师间对其处理策略常存在争论，是手术切除还是随访静观其变；同样亦令患者不知所措，甚至惶恐不安。尤其是对 1cm 以下的磨玻璃样微小结节，部分患者"见磨色变"，病急乱投医；部分医师"见磨就切"，在缺乏明确诊断的前提下盲目对肺微小结节进行手术，或反之，对小结节不做定性，无限期随访，导致延误最佳的治疗时机。因此，有效地对肺微小结节进行鉴别诊断，明确其良恶性，把握治疗或随访的原则，这是肺微小结节诊疗的关键。

从卫生经济学角度看，进展期或晚期肺癌无论对患者个人及其家庭还是社会都造成了巨大的经济资源消耗，但疗效却不理想，效价比低。因此，提高肺癌的二级预防，即早筛查、早诊断、早治疗，是提高肺癌治疗疗效的关键所在，也有助于降低全社会在肺癌方面的卫生经济支出。

鉴于此，2017 年国际肺癌研究协会（International Association for the Study of Lung Cancer，IASLC）发布了第 8 版肺癌 TNM 分期标准，Fleischner 学会及美国国家综合癌症网络（National Comprehensive Cancer Network，NCCN）也分别更新了各自的肺癌筛查标准与处理原则，对这些内容我们都在此版中进行了相应的跟进和补充。此外，在本版中除了病理、PET、消融治疗部分有更新外，还增加了我们团队的肺结节处置流程、纯磨玻璃结节 CT 量化数据的病理意义、肺腺癌 CT 影像特征与 EGFR 基因突变的相关性、肺血管 / 支气管 3D 成像技术的应用价值、影像组学、肺部结节人工智能影像辅助诊断系统与新的病例解析等诸多新内容。

2018 年 1 月，英文版 *Early-Stage Lung Cancer: Screening and Management* 已由德国 Springer-Verlag 出版社面向海内外发售，让世界看到、听到了中国学者的研究成果和声音。英文版由本书主编之一郑向鹏教授主译完成，他为英文版的编审与编排及中文初版与修订版的出版付出了艰辛的劳动和贡献。李铭教授偕研究生进行的基于计算机深度学习用于预测微小肺腺癌浸润性的研究发表于 *Cancer Research*，显示了人工智能在影像诊断领域中的潜在应用价值。此次修订版的出版更是集体智慧的结晶，除了参与初版编写的专家外，还有来自全国张国桢肺小结节分中心专家的贡献。在此，衷心感谢多年来给予我们团队大力支持的诸位专家、学者、教授，也感谢为此次修订版和初版英文版的出版付出了巨大努力的出版社及工作人员，更要感谢广大读者对本书初版的厚爱、批评和指正，希望此次修订版仍旧是一部有临床实用价值与指导意义的参考书。

复旦大学附属华东医院　张国桢

主编的话（初版）

——暨华东医院"张国桢疑难 CT 读片中心"和"肺部微小结节诊疗中心"成立十周年记

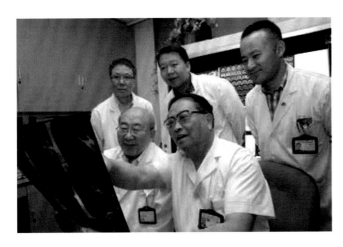

◀华东医院肺部微小结节诊疗中心专家团队
前排（从右到左）为俞卓伟教授、张国桢教授；后排（从右到左）为郑向鹏副主任、李铭副主任、吕帆真主任

在高危人群中进行筛查是肺癌早期发现和早期治疗的关键，筛查的技术亦已由常规胸部 X 线检查过渡至低剂量 CT 扫描。随着 CT 筛查的开展，越来越多的微小肺结节（肺癌）得以发现。微小结节的准确评估和处理对于微小肺癌患者的生活质量，甚至生命影响深远。微小肺癌的诊断和胸腔镜微创手术的开展已经显著改善了患者的预后。

2005 年，在俞卓伟院长的支持下，华东医院在上海乃至全国率先成立了以个人名义命名的"张国桢疑难 CT 读片中心"的专家门诊，为患者提供细致周到的影像诊断服务，改变了过去放射科医师与患者脱节的模式，显著改善了诊断水平，受到了患者的好评。

2013 年，为了应对肺部微小结节日趋增高的发病率和诊疗挑战，在俞卓伟院长的领导下，协调院内力量，在"张国桢疑难 CT 读片中心"的基础上，纳入胸外科和放疗科的专家，由张国桢、郑向鹏、李铭、吕帆真等共同参与组建了"肺部微小结节诊疗中心"，对肺部微小结节患者提供"一站式"的医疗服务，这既顺应了国际上肿瘤诊疗多学科合作的潮流，更重要的是多学科专家联手合作有助于为微小肺结节，特别是微小肺癌患者制订出最佳的个体化应对策略，最大限度地让患者受益。

过去 10 年来，针对肺癌，我们提出了"四抓"的原则：抓早（即 0 期和 I A$_1$ 期肺癌）、抓小（亚厘米肺癌）、抓准（术前准确定性和定位）、抓好（术后胸外科、影像科、病理科三科协作提高并保证了病理取材的准确性），力争将肺癌扼杀在 0 期。挑战虽然巨大，但回报亦巨大，因为 0 期肺癌的 10 年生存率为 100%，患者无须任何术后的辅助放化疗，从卫生经济学的角度看，可以节省巨大的社会成本。通过总结和研究，我们形成了系统性的诊断和治疗微小肺癌的可靠方案，特别是 CT 微血管成像技术、CT 引导体外肺穿刺技术等。经本中心诊断的微小肺癌的准确性高达 95% 以上。

在常年会诊和讲学的过程中，我们发现对微小肺癌特别是原位癌的临床 – 影像 – 病理综合诊断的逻辑思维、诊断要点、处理原则业界尚缺乏完整的认识。不同医师、不同医院、不同地方仍然参差不齐，漏诊和误诊的发生率很高，而诊断错误和治疗不当是造成患者预后不良的主要原因。当前原位腺癌在肺癌中的发生率逐年升高，由20世纪80年代的5%上升到现在的30%以上，所以尽快提高业界各科医师的诊治水平至关重要，亦需进一步加强对微小肺癌诊疗原则的普及。遍查资料，目前专门针对微小肺癌的影像诊断和处理策略的相关专业书籍很少，专门的业务培训和会议又相对不多，故我们决定对过去的工作加以整理，以实用性为主，兼顾理论解释，遂成此书。

在本书的第一部分，再次强调胸部解剖，详细描述肺部的横断面解剖结构及CT图像后处理的技术方法以作为阅读本书的基础。由不同学科的专家述评目前微小肺癌的筛查、病理学和影像学（包括PET/CT）研究进展。第二部分着重介绍不同形态微小肺癌的影像学特点、鉴别诊断要点和病理学基础。借鉴美国权威肿瘤研究机构NCCN的肺癌筛查指南，将微小肺癌分为纯磨玻璃、混合型或半实性磨玻璃和实性病灶分别加以讨论，以助与国际早期肺癌的研究进展接轨。本部分还将详细讨论和阐述"肿瘤微血管CT成像征"对于判断微小肺癌的使用价值。在第三部分，对微小结节肺癌的应对策略加以讨论，包括外科手术和非手术治疗，如立体定向放疗和射频消融治疗等，使得读者对于微小肺癌的诊疗有更加全面的认识。为了突出本书临床实用性和加深读者对微小肺癌的认识，本书最后部分附录53例典型良恶性微小结节的临床病例，并附有精彩的分析及点评，具有示范性、实用性和指导性，有助于读者的自测和学习提高。

如前所述，没有华东医院的支持，就没有诊疗中心的成立；没有诊疗中心的成立，也就没有本书。因此，在"疑难CT读片中心"和"诊疗中心"成立十周年之际出版此书，既是对过去工作的总结，也是对医院支持的致意。而且，本书在编写过程中得到了华东医院领导的大力支持，俞卓伟院长不但在百忙之中亲自审阅书稿，字斟句酌，为本书的内容把关，提出了许多宝贵的修改意见；而且还和党委书记高文教授亲自为本书作序，特别在此表示感谢！

本书的编写有赖于诊疗中心诸位同仁的辛苦努力，得到了华东医院放射科、病理科的大力支持；得到了同济大学附属肺科医院、上海交通大学附属胸科医院、复旦大学附属中山医院和华山医院等兄弟单位的鼎力协助；人民军医出版社的高爱英编辑为本书的策划和如期出版不辞辛劳；杨震先生为本书制作了精彩的插图，亦一并在此表示感谢！最后，感谢我们全体著者的家人，感谢你们的理解和支持！

限于水平和时间，特别是微小肺癌的研究进展日新月异，本书中必然存在缺陷和遗漏之处，敬请读者批评和指正，以备再版时改进。

复旦大学附属华东医院　张国桢　郑向鹏　李　铭

导读：微小肺癌诊疗思路

根据《2020 全球癌症报告》最新统计数据表明，肺癌的发病率及死亡率高居我国癌症榜首，并呈逐年上升趋势。2020 年我国新发肺癌病例超过 81 万，同期的肺癌死亡人数超过 71 万。预计在未来 30 年，中国因肺癌致死的人数将高达 1800 万人，成为世界第一肺癌大国。此外，在一些国家肺癌患者 5 年的生存率已达 30% 以上，但在我国却低于 20%，这与患者发现时大部分已是晚期、预后甚差有很大关系。如何以最小的代价来提高早期肺癌的检出率仍为肺癌研究的重点。所以有必要通过低剂量 CT（LDCT）筛查早期肺癌，从而改善这一现状。近年的研究结果表明，LDCT 年度筛查可发现 0～IA$_1$ 期微小肺癌，手术切除后 10 年的生存率可达 98%，所有未治疗的 I 期患者将在 5 年内死亡。低剂量 CT 检查对肺癌的筛查能发现更多的早期肺癌患者肺内有局灶性磨玻璃结节的特征，无疑可提高肺癌的手术切除率，减少细胞学和小标本活检不能对肺腺癌进行组织分类的情况。但同时，低剂量 CT 筛查可发现更多小结节，通常是数量较多、大小不一、新旧交替、种类复杂、多无特征。这就给诊断带来新的问题。因此，提高早期肺微小腺癌的诊断和鉴别诊断水平始终是影像学研究的重要课题。

有磨玻璃影（GGO）表现的结节称为磨玻璃结节（GGN），是指在高分辨率的薄层 CT 上病变呈现模糊的、云雾状的微小结节。由于 CT 的密度分辨率、空间分辨率均明显超过胸部 X 线检查，这些 ≤10mm 的微小磨玻璃病灶在常规胸部 X 线片上是不能发现的。随着 CT 越来越多地用于肺部肿瘤的早期筛查，≤10mm 的微小磨玻璃病灶检出率大大增加，对一些 CT 常规查体中发现的、无任何症状的、≤10mm 的微小磨玻璃病灶、经过抗炎治疗及较长期随访不消失的，可以考虑为非典型腺瘤样增生（AAH）或原位腺癌（AIS）。因此对 CT 上所发现的 GGN 应引起重视。由于肺内发生 AIS 后往往可以持续一段很长的时间，甚至可达 10 年，其手术切除后的病理证实肿瘤并未发生浸润性改变，术后也无须任何后续治疗。因此，对付肺癌这第一杀手的对策应该是"四抓"，即抓早（0 期肺癌）、抓小（≤10mm AIS 与 MIA）、抓准（术前正确诊断）、抓好（临床、影像、病理互相协作配合好）。

非典型腺瘤样增生（AAH）和原位癌（AIS）两者均属癌前病变也即浸润前病变，和肿瘤性病变微浸润癌（MIA）、浸润型腺癌（IAC）是有区别的。但是这些病变均具有互相替代、移行、演变、转化的生长过程，即由 GGN → AAH → AIS → MIA → IAC。而这一连续性过程常可在同一肿瘤的不同区域中观察到，特别是 AAH 与 AIS 或 MIA 在同一个病例中可以同时存在，形成同时性多原发肺癌（synchronous multipal primary lung cancer，SMPLC），此时应以诊断后 AIS 与 MIA 为主，千万不能以 5mm 的底线来划分结节的良恶性，因为 5mm 大小的 AIS 和 MIA 并不在少数。

肺 GGN 的特征包括病灶大小、形态、结节内密度、有无短细毛刺、支气管充气征、空泡征、胸膜牵拉和肿瘤微血管征等。一般认为病灶直径 ≤10mm、结节密度很低且均匀的单纯性磨玻璃样结节（pGGN）多为良性或称良性阶段。混合性磨玻璃样结节（mCCN）出现实性成分、支气管充气征、空泡征、胸膜牵拉和短细毛刺则提示由良性已发展至恶性阶段。在这一个由良性发展至恶性阶段的演化过程中，特别是经 CT 增强扫描发现单纯性磨玻璃结节＋血管"移动"进入结节＋结节内部血管也有"联通"的肿瘤微血管 CT 成像征时，肺微小腺癌的影像学诊断可以成立。必须强调指出这只是一个共性规律的表现，特殊的个性（个案）表现应对具体情况作具体分析，不必对所有结节全都套用此共性规律。

肺微小腺癌的内部结构特点（单纯性 GGN、混合性 GGN 或实性结节）与疾病的预后相关，而这些特点可能相比于常规所认识的特点（如肿瘤的大小）是更重要的预后因素。病灶中磨玻璃样成分多的患者预后明显比较大的实性结节肿瘤患者的预后好，7～10 年长期生存率达到 100%。AAH 和原位腺癌表现为纯 GGN，而进展期腺癌在磨玻璃结节中可有浸润性的实性灶出现。磨玻璃样成分＞50% 与＜50% 者相比，前者较少出现淋巴结转移、血管侵犯并具有较好的预后。当 GGN 在 CT 上以非圆形实性结节为主且伴有其他特点如毛刺、胸膜牵拉、肿瘤微血管 CT 成像征出现时，则提示为进展期腺癌，并且这些病灶伴有淋巴结转移和血管侵犯的可能性很大。因此，对肺微小腺癌产生的 GGN 的 CT 特征进行细致分析有助于肿瘤的预后评估。

在 CT 引导下行肺穿刺活检和随访复查是鉴别 GGN 病灶性质的主要手段和方法：① CT 引导下的细针抽吸活检虽然具有较高的敏感性及特异性，但是小活检和细胞学标本不仅很难代表肿瘤全部组织结构而且也难以判断是否存在浸润，因此 2011 国际病理新分类明确提出对 AIS 和 MIA 不能用于小活检和细胞学标本的诊断。由于肺活检取样组织微小常难以满足诊断需要，故新分类提出细胞学检查应与小活检组织学检测一起进行，以提高诊断的准确性。②在一定的时期内经过抗炎治疗并随访复查 GGN 的变化有助于良恶性病变的鉴别。由感染、局灶性出血或水肿引起的良性病变可以自然或经合适的抗生素或激素治疗后迅速吸收，除局灶性间质纤维化外的多数良性病变，在首次 CT 检查后的 3 个月内复查 CT 病灶可以部分或全部吸收。反之，由肿瘤或肺间质纤维化引起的 GGN 在短期随访检查中甚至经过较长的时间无缩小或吸收，由于具有不规则的、多边形的、非结节样表现且无明显强化的特点，局灶性间质纤维化可与 AAH、ATS 鉴别。

如果将影像学所看到的比作是森林的话，那么病理学看到的是一棵树；如果将影像学所看到的比作是一棵树的话，病理学看到的则是一片树叶。两者应紧密结合、扬长避短、互相验证、完善结论。影像学最大的优势是可以观察到肿瘤的全貌，能分辨出实性成分和磨玻璃成分各自所占的比例。由于实性成分意味着侵袭性的生长方式，这一点弥补了由穿刺取样不足带来病理诊断的困扰，对于判断肿瘤恶性程度有重要的价值，而且可以指导病理科医师在肉眼取材时有的放矢，有利于找到肿瘤最具侵犯的成分。当前，通过影像学手段对肺腺癌进行全面组织学分类判断是一个新的课题。影像学征象与病理的组织学改变还存在一定差距，要做到完全符合也并不现实。但是腺癌新分类对影像学的最大挑战是要求影像学的诊断尽可能做到向腺癌的组织病理分类靠拢或接近。因此影像检查过程中应尽可能遵循"切薄层、做增强、测数据、用软件"的基本原则，以实现"病变观察直观性、评估手段多样性、诊断专一性"的最终目的。

有研究显示，经外科手术切除的肺癌患者中有超过 70% 为浸润性腺癌，此类腺癌由复杂异质性组织学亚型混合而成，即使是通过显微镜观察，要对这些复杂的组织学亚型混合体进行分类也相当不容易。因此，仅有小的活检标本（穿刺或纤支光镜）要做出一个非常准确的腺癌的病理分型几乎是不可能的。此时借助影像学推断或评估出组织学类型就有相当大的临床价值及参考意义。

　　荷兰学者对欧洲最大规模肺癌筛查试验（NELSON 试验）的数据进行了分析。分析共涉及 7155 名研究对象的近 1 万个低剂量 CT 检测到的肺部非钙化结节，定量评估其直径、体积和体积倍增时间（VDT），并随访 2 年。结节直径 < 5mm（结节体积 < 100mm³）组与无结节组无显著差异，肺癌概率为 0.6%；结节直径 5～10mm（结节体积 100～300mm³）组肺癌概率为 0.9%～5.8%，需要随访 CT；结节直径 ≥ 10mm（结节体积 ≥ 300mm³）组肺癌概率为 11.1%～26.2%，须即刻采取进一步措施。VDT > 600d，肺癌概率为 0%～0.9%；VDT 为 400～600d，肺癌概率为 4.0%；VDT < 400d，肺癌概率为 6.7%～25.0%。由此可见，提高早期肺微小腺癌的诊断和鉴别诊断水平始终是影像学研究的重要课题。

　　因此对偶发性肺孤立性结节的应对策略，首先是要通过各种检查方法明确诊断，若在手术前能明确其性质，可使 30%～90% 的病例避免不必要的手术。其次应根据患者的年龄、肿瘤的 TNM 临床分期、肿瘤的病理类型、预测其发展趋势等，经过综合性分析提出合理的治疗方案，包括外科手术和非手术治疗中的立体定向放疗和射频消融治疗等。并且要严格掌握手术的适应证，对应该手术的患者（如 AIS、MIA）绝不能姑息，不能长期拖延。预测手术效果不佳时，应慎重向患者及其家属阐明预后，目的是一切从患者出发，应选择最好的、对患者最为有利的方法，以减少患者的痛苦，延长和保障患者的生命。

　　最新由美国疾病控制与预防中心（CDC）发布的数据显示，美国 2/3 的恶性肿瘤患者可以生存 5 年以上，其关键性因素在于早期诊断。因此加强对早期肿瘤，特别是肺癌的诊疗研究刻不容缓。

目　录

第一篇　微小肺癌研究进展

第二篇　微小肺癌 CT 影像诊断

第三篇 微小肺癌应对策略

第四篇 病例解析

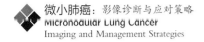

第一篇
微小肺癌研究进展

第1章 微小肺癌的病理学进展

2011 年肺腺癌国际病理分类一个重要的变化是将原位腺癌（adenocarcinoma in situ，AIS）和非典型腺瘤样增生（atypical adenomatous hyperplasia，AAH）均归入肺腺癌的浸润前病变。肺原位癌是腺癌发展过程中一个重要的起始点，也是新分类的一个重要基石。另一个重要的变化则是提出微浸润性腺癌（minimally invasive adenocarcinoma，MIA）的概念。只要把握好了 AIS 的诊断，MIA 诊断就相对容易，因此如何正确判断 AIS 是早期肺癌病理诊断准确的关键。"影像学看的是森林，组织病理学看到的是树干和枝叶。"紧密联系影像学，这不仅对病理医师判断肿瘤恶性程度（浸润区域大小）有重要价值，而且能够指导在肉眼取材时有的放矢，有助于抓到肿瘤最具侵犯的成分。

第一节 早期肺腺癌的认识过程

目前，病理学提出的早期肺腺癌是指肺原位腺癌和微浸润性腺癌。现在认为多数肺腺癌的发生发展遵循着 AAH → AIS → MIA →浸润性癌（invasive adenocarcinoma，IAC）的阶梯式进展过程。其中 AAH 和 AIS 被认为是肺腺癌浸润前病变，两者可能代表了肺泡上皮内肿瘤演进的一个连续谱系。Meyer 和 Liebow 在 1965 年首次提出了不典型肺泡增生或细支气管肺泡增生的概念。几十年来，先后出现了很多学术名词描述此类病变，包括不典型肺泡立方状细胞增生、肺泡上皮增生、不典型肺泡增生、不典型细支气管肺泡细胞增生和细支气管肺泡细胞腺瘤。20 世纪 90 年代初，有学者认为该病可能为肺腺癌的前驱病变，是腺瘤—细支气管肺泡癌→侵袭性腺癌发展过程中的初始阶段。1999 年，WHO 病理组织学分类首次引入 AAH 的概念，并将其界定为肺腺癌的浸润前病变；在 2004 版分类中继续沿用了这一定义。有学者利用流式细胞仪证实 AAH 为肿瘤性增生，类似于分化好的微小乳头状腺瘤，据此推断 AAH 或者是腺瘤或者是分化好的腺癌（原位腺癌）。既往

尸检资料观察到 AAH 可出现在 2% 的无癌年轻患者和 23.2% 的有癌老年患者肺内；同时 AAH 更常出现在浸润性肺腺癌的周边，因此可以认为 AAH 是由腺瘤发展至腺癌过程中的早期事件。之后的大量分子生物学研究，如 K-ras 和 EGFR 的突变、K-ras 的多态性、P53 的表达、等位基因的缺失、甲基化及端粒酶的过表达等都证实了 AAH 与肺腺癌的密切关系。

目前的肺原位腺癌概念是在细支气管肺泡癌（bronchioloalveolar carcinoma，BAC）的概念基础上经过修改后确定的。在细支气管肺泡癌研究方面，日本学者 Noguchi 的贡献颇大。Noguchi 等在 1995 年对 276 例外科切除直径 ≤ 2cm 的周围型肺腺癌的研究发现，肿瘤的病理形态学可归纳为 6 种生长模式，分别命名为 Noguchi A 型、Noguchi B 型、Noguchi C 型、Noguchi D 型、Noguchi E 型、Noguchi F 型。① Noguchi A 型肿瘤，肉眼观察边界不清，一般 < 1cm，肿瘤中肺泡结构保存完好，肺泡壁的内衬细胞被 Clara 细胞或 Ⅱ 型肺泡上皮细胞或 Goblet 细胞替代，肺泡隔轻 - 中度增宽，缺乏

纤维灶，称之为局灶性细支气管肺泡癌（localized bronchioloalveolar carcinoma，LBAC）；②Noguchi B 型肿瘤中肺泡壁的内衬细胞同样被 Clara 细胞或Ⅱ型肺泡上皮细胞或 Goblet 细胞替代，同时出现由于肺泡结构塌陷导致的纤维灶，有时可看见胸膜凹陷；肉眼观察肿瘤病灶边界不清，故称之为伴有局灶性肺泡塌陷的 LBAC；③Noguchi C 型被称为伴有局灶性成纤维细胞活跃增生的 LBAC，肿瘤内肺泡壁的内衬细胞同样被 Clara 细胞或Ⅱ型肺泡上皮细胞或 Goblet 细胞替代，同时存在成纤维细胞活跃增生的区域（肺泡塌陷中无肌成纤维细胞）。相对于取代正常肺泡上皮的肿瘤细胞，在肌成纤维细胞增生活跃区域内的肿瘤细胞核更大且更不典型，可见胸膜凹陷，肉眼观察有时和 Noguchi B 型难以鉴别；④Noguchi D 型肿瘤为低分化腺癌，此型肿瘤肉眼观察具有清楚的边界，病灶大部分为实性成分，可伴有少数乳头和（或）腺泡成分，有时和大细胞癌难以鉴别；⑤Noguchi E 型肿瘤又称为管状腺癌，组织学上肿瘤组织向支气管腺体分化，可包含腺泡、管状、筛状结构。有时肿瘤细胞可呈印戒样，肿瘤边界通常清楚；⑥Noguchi F 型为乳头状腺癌伴挤压性生长方式，肿瘤呈乳头状生长，但不取代正常肺泡上皮，而是以弥漫性和破坏性生长方式为特征，通常被诊断为分化好的乳头状腺癌。肿瘤一般界清，由类似支气管表面上皮细胞的高柱状细胞构成。总之，Noguchi 认为，Noguchi A、Noguchi B、Noguchi C 型肿瘤的病理形态学表现为肺泡上皮替代型。其中 Nogchi A、Noguchi B 型 5 年生存率为 100%，Noguchi C 型为 74%。Noguchi

C 型被认为是进展期的癌，从 Noguchi A、Noguchi B 型进展而来。Noguchi D、Noguchi E、Noguchi F 型是非肺泡替代型的肺癌，与前 3 种类型肺癌的起源不同，因为在后 3 种类型肿瘤中未发现阶梯式的发展过程，其中 Noguchi D 型肿瘤的预后最差。肿瘤的分型对于手术治疗具有一定的指导意义，如果肿瘤是 Noguchi A、Noguchi B 型，则无须进行淋巴结清扫；如果为 Noguchi C、Noguchi D、Noguchi E、Noguchi F 型，则须进行肺叶切除并淋巴结清扫。1999 版 WHO 病理组织学分类中将 Noguchi 提出的 Noguchi A 型和 Noguchi B 型腺癌命名为细支气管肺泡细胞癌，在 2004 版 WHO 病理组织学分类中沿用此术语。

2011 年国际肺癌研究协会（IASLC）/美国胸科学会（American Thoracic Society，ATS）/欧洲呼吸学会（European Respiratory Society，ERS）提出了肺腺癌的国际多学科分类，它将肺腺癌的手术标本分成浸润前病变、微浸润性腺癌和浸润性腺癌 3 大类。其中浸润前病变包括 AAH 和 AIS；浸润性腺癌又包括贴壁状为主型、腺泡样为主型、乳头状为主型、微乳头为主型和实性为主伴黏液分泌；此外浸润性腺癌还有浸润性黏液腺癌、胶样腺癌、胎儿型腺癌和肠型腺癌 4 种变异型。2011 年分类首次提出了肺原位腺癌和微浸润腺癌的概念。其中 Noguchi 提出的 Noguchi A 型相当于目前的组织结构为经典类型的 AIS，Noguchi B 型相当于结构相对复杂的 AIS，Noguchi C 型中部分相当于微浸润性腺癌，Noguchi D、Noguchi E、Noguchi F 型则都归属于浸润性腺癌。

第二节　早期肺腺癌病理组织学特征及演变

近年来肺癌发病的一个特点是腺癌发病明显增多，已逐步取代鳞状细胞癌成为肺癌发病最高的类型。上海交通大学附属胸科医院手术切除的各类肺癌标本病理检查结果显示，肺腺癌已占全部肺癌手术标本的 65%。国际肺癌研究协会（IASLC）、美国

胸科学会（ATS）和欧洲呼吸学会（ERS）于 2011年 2 月在 Journal of Thoracic Oncology 上公布了肺腺癌的国际多学科新分类标准。

新分类改变了过去单一由病理学家制订肿瘤组织病理学分类及分型标准的模式，而是由肿瘤科、

胸外科、放射影像科、分子生物学、病理学等多个学会和学组推荐各自专家共同参与，目标是制订一个对患者治疗及预后更有意义的肺腺癌病理分型。2015 年初发布的 WHO 肺肿瘤分类（表 1–1）部分采纳了 2011 年肺腺癌的国际多学科分类。2011 年肺腺癌分类及 2015 年的 WHO 肺肿瘤分类系统一经提出即引起了我国临床肿瘤科医师和病理科医师的极大关注，很快在国内推广应用，得到了临床肿瘤科医师理解和接受。随着新分类应用的日益广泛，不少病理科医师反映，在实际工作中根据新分类对早期肺腺癌进行病理诊断存在一些困惑或困难。早期肺腺癌理论上应包括原位腺癌和微浸润腺癌，以下从 3 个方面对早期肺腺癌的病理诊断进行分析和探讨。

一、为什么弃用"细支气管肺泡细胞癌"这一诊断术语

2011 年肺腺癌 IASLC/ATS/ERS 国际多学科分类摒弃了"细支气管肺泡癌"这一术语并提出"原位腺癌"的概念。摒弃"BAC"的原因主要是，尽管 2004 版 WHO 分类曾对 BAC 的诊断做了严格的规定，即肿瘤细胞沿着肺泡贴壁生长，并且无肺间质、血管或胸膜浸润等证据，但临床工作中实际面临的情况更为复杂。大多数肺腺癌的发生始于非典型腺瘤样增生，经过原位腺癌阶段，再发展为微小或区域性浸润性腺癌最终到浸润性腺癌这一过程，而且这一过程常出现于同一肿瘤的不同区域内。在此动态病理演化过程中，从 AAH 直至区域性浸润性腺癌甚至浸润性腺癌，相当一部分的肿瘤

表 1–1　2015 年 WHO 肺上皮性肿瘤病理组织学分类

腺癌	神经内分泌肿瘤
• 附壁样腺癌	• 小细胞癌
• 腺泡样腺癌	– 复合性小细胞癌
• 乳头状腺癌	• 大细胞神经内分泌癌
• 微乳头状腺癌	– 复合性大细胞神经内分泌癌
• 实体型腺癌	• 类癌
• 浸润性黏液腺癌	– 典型类癌
– 浸润性黏液及非黏液混合型腺癌	– 非典型类癌
• 胶样型腺癌	• 浸润前病变
• 胎儿型腺癌	– 弥漫性特发性神经内分泌细胞增生
• 肠型腺癌	大细胞癌
• 微浸润性腺癌	腺鳞癌
– 非黏液型	多形性癌
– 黏液型	梭形细胞癌
• 浸润前病变	巨细胞癌
– 非典型腺瘤样增生	癌肉瘤
– 原位腺癌	肺母细胞瘤
▶非黏液型	其他及未分类癌
▶黏液型	• 淋巴上皮瘤样癌
鳞状细胞癌	• NUT 癌
• 角化型鳞状细胞癌	唾液腺型肿瘤
• 非角化型鳞状细胞癌	乳头状瘤
• 基底细胞样鳞状细胞癌	腺瘤
• 浸润前病变	• 硬化性肺细胞瘤
– 原位鳞状细胞癌	• 肺泡性腺瘤
	• 乳头状腺瘤
	• 黏液性囊腺瘤
	• 黏液腺腺瘤

细胞以贴壁样形式生长。此外，各国各地区的病理科医师在对这一定义的理解程度上或在把握形态学诊断标准方面存在较大差异，还有医师将一些有或似沿着肺泡壁生长形式的不同恶性程度的肺腺癌归为"BAC"。据2004版WHO胸部疾病组织病理学分类的数据，BAC的发病率约占全部肺腺癌的4%，但在国内外一些文献或书中报道的BAC诊断比率不断升高，最高者竟达22%。这不仅给临床诊治和研究造成混乱，而且还给肿瘤流行病学研究带来困难。因此，在2011年的新分类及2015年的WHO肺肿瘤分类中摒弃了"细支气管肺泡癌"这一术语，同时提出了"原位腺癌"的概念。原位腺癌相当于原来的BAC，诊断标准几乎完全相同，不同之处在于BAC没有限定肿瘤的大小，而在AIS的定义中病灶的大小≤3cm。需要注意的是，引入AIS替代BAC是一个很大的变化，因为AIS不具有侵袭能力，其治疗和预后与2004版中BAC的含义和临床意义显然存在很大不同之处。

二、肺原位腺癌发展和演变过程

肺腺癌新分类及2015年的WHO肺肿瘤分类将非典型腺瘤样增生和原位腺癌均归入肺腺癌的浸润前病变。非典型腺瘤样增生病理上被定义为肺泡上皮细胞的不典型局限性增生，病灶通常≤0.5cm（图1-1A），少数可达1.2cm。病理组织学的特征，包括肺泡上皮细胞沿着肺泡壁增生，细胞呈圆形、立方形、低柱状或钉突样；其核圆形、卵圆形，细胞具有Clara细胞或Ⅱ型肺泡上皮细胞的光镜和超微结构特征，25%细胞核内可见包涵体；核分裂象罕见；细胞有轻至中等异型，细胞之间常有空隙，不互相延续（图1-1B）。影像学上，AAH通常为直径≤0.5cm的磨玻璃样结节，在高分辨率薄层CT影像上表现为不含实性成分的纯磨玻璃结节（图1-1C）。病变可为单个或多个，而且常发生于胸膜下。值得注意的是，从理论上讲AAH应属于癌前病变，并非全部AAH均发展成为原位腺癌；有部分AAH可退缩，肺泡壁发生不典型增生的细胞由于自身的凋亡，细胞数量减少，肺泡张力减低，难以维持肺泡结构，导致肺泡萎缩塌陷及肺间隔纤维组织增生，最终形成纤维瘢痕（图1-1D和E）。有

学者将AAH分为低级别和高级别，但这个分级仍未被广泛接受。

2011年的新分类首次提出肺原位腺癌概念并对其做出定义：肺原位腺癌癌细胞完全沿着以前存在的肺泡壁生长，无间质、血管或胸膜浸润。肺泡间隔可增宽伴硬化，但无瘤细胞间质浸润。此外，肺泡腔内无瘤细胞聚集，也无瘤细胞形成乳头或微乳头生长方式。AIS肿瘤最大直径≤3cm。影像学上，AIS的典型表现为纯磨玻璃结节（pure ground glass nodule，pGGN），在薄层CT上病灶密度较AAH略高（图1-2A和B），有时病变为部分实性结节，偶为实性结节。AIS可分为非黏液性和黏液性2种组织学类型。绝大多数AIS为非黏液性，黏液性AIS极少见。黏液性AIS在影像学上常表现为实性结节。由于在组织学上，AIS病灶无真正浸润的证据，故目前的肺腺癌分类将AIS和AAH都归入浸润前病变范畴。

三、微浸润性腺癌

以AIS替代BAC并没有完全解决部分似有沿着肺泡壁生长形式的肺腺癌的诊断分型问题，因此目前肺腺癌分类的另一个重要改变是提出微浸润性腺癌（MIA）的概念。MIA虽是一个新的概念，但理解起来并不困难，即在AIS的基础上肿瘤组织发生了微小或区域性浸润（侵犯间质或血管等），而且浸润性病变的范围≤0.5cm。同样，MIA也分为非黏液性、黏液性、黏液和非黏液混合性3种。与AIS类似，绝大多数MIA为非黏液性，黏液性MIA很少见。如果浸润性病变最大直径＞0.5cm，则诊断为贴壁状（或伏壁）为主的浸润性腺癌（lepidicpredominant adenocarcinoma，LPA）。当然，这一类型的腺癌仅限于非黏液性。通过将存在伏壁生长形式的腺癌细分为AIS、MIA及贴壁为主的浸润性腺癌3种类型，目前肺腺癌分类方法为解决原来BAC病理诊断中存在的混乱问题提供了方案。

2011年的新分类是基于目前对肺腺癌发生发展演进过程的研究和认识。目前认为大多数肺腺癌是通过AAH发展至AIS，再发展成为MIA，而后进展为LPA，最终成为浸润性腺癌。当然有少数肺腺癌可能不经过这一过程，而是在肿瘤发生的早期阶

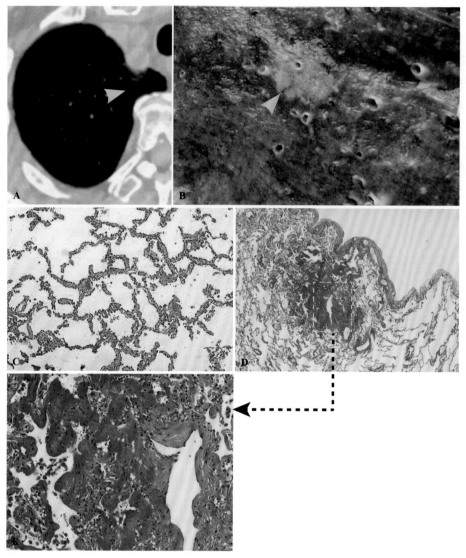

▲ 图 1-1　AAH

A. 在薄层高分辨率 CT 影像上表现为纯磨玻璃结节（箭头）；B. 病变局限，通常直径≤ 0.5cm（箭头）；C. 组织切片，肺泡间隔增宽，增生的肺泡细胞之间常有空隙；D. AAH 退缩，肺泡萎缩塌陷，纤维组织增生形成纤维瘢痕；E. 图 D 局部放大图

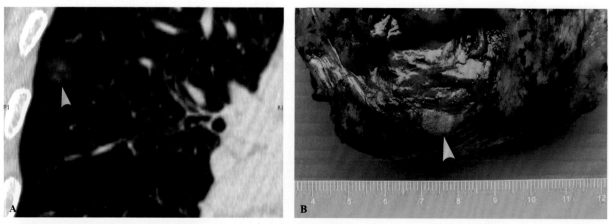

▲ 图 1-2　AIS

A. 多数表现为纯磨玻璃结节, CT 影像上病灶密度较 AAH 略高（箭头）；B. AIS 标本，病变密度高于 AAH，通常大小不超过 2cm（箭头）

段就直接发展成为侵袭能力极强的浸润性腺癌。此类腺癌通常病灶大小≤2cm，在发现时常已有纵隔或肺内淋巴结转移，组织学类型多数为微乳头型或实性伴黏液分泌型。

由于AIS是腺癌发展过程中的一个重要起始点，也是新分类的基石，因此正确诊断AIS的重要性不言而喻。以非黏液AIS为例，尽管肺腺癌新分类较详细地描述了AIS组织学诊断标准，并展示了数张经典的AIS组织学图片，但笔者认为仅此描述是不能完全解决临床诊断问题的。肺内出现AIS后，病灶往往可持续稳定较长一段时间，笔者通过CT影像观察到的AIS病例最长可达10年，其手术切除后病理证实肿瘤仍未发生浸润性病理组织学的改

变。因此，随着AIS发生时间长短不同，其组织结构和细胞形态必然发生多种变化。通过多年观察发现，多数AIS在体内相当长的一段时间处于进展和退缩交替的博弈过程中。

AIS在初始阶段的形态学改变正如目前的肺腺癌分类所描述，癌细胞完全沿着以前存在的肺泡壁生长，无间质、血管或胸膜浸润。肺泡间隔可增宽伴硬化，但无瘤细胞间质浸润（图1-3A）。其中的一部分AIS由于肿瘤细胞增殖力强，肿瘤细胞排列密度不断增高并且部分肿瘤细胞显示出形态异型（图1-3B和C），导致肿瘤性肺泡不断生长，肿瘤体积逐步增大，最终在相对较短的时间内发展成微浸润性腺癌。但超过半数的AIS在相当一段时间内

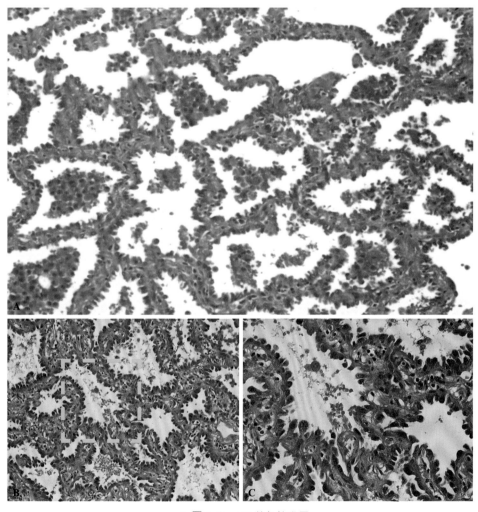

▲ 图 1-3　AIS 的初始发展

A. 癌细胞贴肺泡壁生长，细胞之间常互相延续；B. 生长活跃的 AIS，受累的肺泡张力大，肿瘤细胞增生活跃，排列紧密；C. 图 B 的局部放大图。肿瘤细胞排列紧密，部分细胞可见形态异型

呈现惰性生物学行为，肿瘤细胞处于缓慢增长或静止甚至退缩状态，随着时间的延长，沿肺泡壁生长的肿瘤细胞由于自身的凋亡，细胞数量减少，肺泡张力减低，难以维持肺泡结构，导致肺泡萎缩塌陷及肺间隔纤维组织增生，上述过程不断反复，最终形成大小不等的纤维瘢痕化区域（图 1-4A 至 D）。尽管多数 AIS 在相当一段时间内表现惰性，但 AIS

毕竟是恶性肿瘤，故它终有暴发和进展之时；通常可在 AIS 的纤维瘢痕化区域内或其外周找到少量形态异型的增生腺体，其细胞亦有异常增生，可呈簇状增生或乳头状结构（图 1-4E），以这类肿瘤组织为主的癌组织可在纤维瘢痕化区域内开始侵犯周围间质，形成早期微浸润性病灶（图 1-4F 至 H）。

AIS 一旦发生微浸润，其病程将明显加快，浸

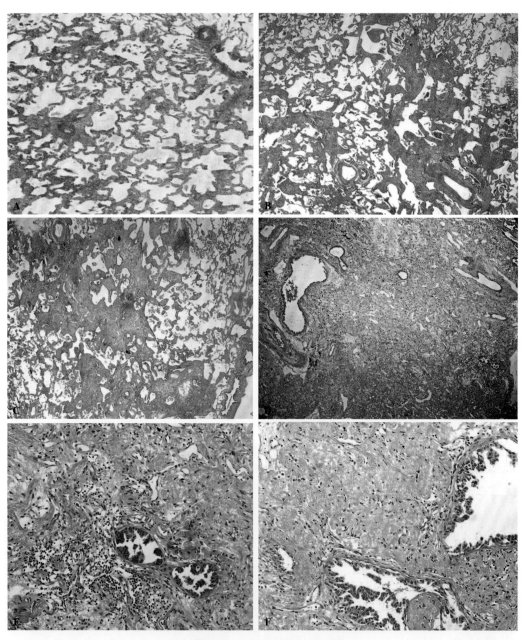

▲ 图 1-4　AIS 的进行性发展过程

A. 病变初始阶段的病理组织形态学改变；B. 随着肿瘤存在时间的延长，肺间质内纤维组织增生；C. 肺泡萎缩塌陷，肺间隔纤维组织增生，开始出现纤维瘢痕；D. 病灶内形成大小不等的纤维瘢痕区；E. 在纤维瘢痕区域内常可见少量形态异型的腺体；F. AIS → MIA，在纤维瘢痕化区域可见早期的浸润性腺体

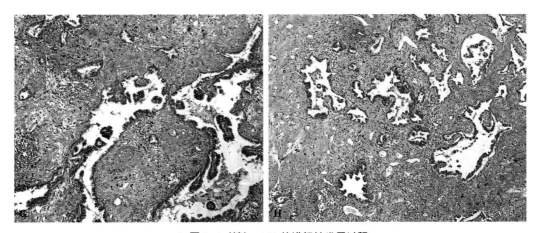

▲ 图 1-4（续）　AIS 的进行性发展过程

G. AIS → MIA，浸润常先发生在纤维瘢痕化区域外围；H. AIS → MIA，浸润性腺癌开始蚕食纤维瘢痕

润性肿瘤组织将逐步蚕食纤维瘢痕，最终纤维瘢痕会被浸润性腺癌完全取代，进一步发展成为贴壁状为主的浸润性腺癌，以此为基础进一步发展为其他各类型浸润性腺癌。

另外需要指出的是，在肿瘤内不同区域的 AIS 的发展具有不同步性，在某些区域表现出停滞不前的状态，在某些区域可呈现出退缩形态，而在部分区域则表现为生长活跃，从而造成了 AIS 组织形态改变的多样性和病理诊断的困难（图 1-5A 至 D），这也是造成不同病理医师之间诊断差异的原因之一。

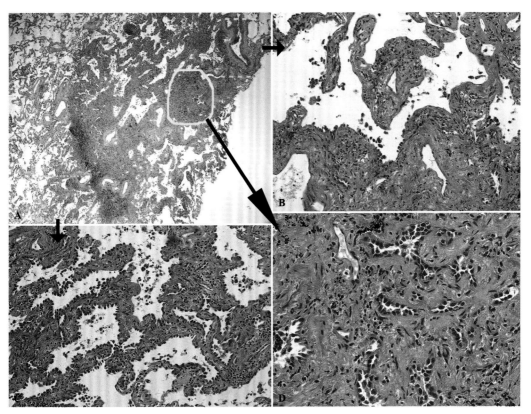

▲ 图 1-5　不同区域的 AIS 的发展具有异质性

A. AIS，组织形态改变的多态性；B. AIS，肺泡因肺间质增生而造成肿瘤性肺泡受到挤压；C. AIS，经典组织学改变；D. AIS，肺泡腔扩张，上皮细胞减少，呈现增长停滞不前的状态

第三节　早期肺腺癌病理学诊断要点及诊断思路

现行的肺腺癌分类方法由多个学科专家共同制订，集中体现了近年来各个学科从多种角度及多个层次对肺癌研究的最新成果和认识，改变了过去仅由病理医师凭肉眼检查和组织学改变单独做出肺癌病理诊断的传统，开创了以病理组织学为主伴多种技术手段或平台参与的肺癌病理诊断新局面。譬如以薄层高分辨 CT 为主的影像学检查技术对肺腺癌的诊断特别是早期肺腺癌的诊断有着重要意义。近年来随着薄层扫描高分辨 CT 技术的发展，影像学在早期肺癌的诊断中的作用越来越大。CT 影像学注重观察肺部肿块（或结节）大小、密度、形态和边界等方面的变化，最终综合判断肿块的性质及类型。AAH 是最早期的浸润前病变，CT 影像上病灶通常＜5mm，呈现密度浅淡的纯磨玻璃结节影，病灶可单发，亦可多发；非黏液性 AIS 多数表现为纯磨玻璃结节，也可是混合型磨玻璃结节；非黏液性 MIA 通常表现为以磨玻璃样成分为主伴部分实性成分的混合密度结节；黏液性 AIS 常表现为实性结节；而侵袭性腺癌多为实性结节，少部分也可以表现为混合密度或部分实性结节。影像学最大的优势在于可以观察肿瘤的全貌，能够分辨出实性成分和磨玻璃成分各自所占的比率，从而弥补了高度依赖取样大小和多少的病理切片的不足，因为仅凭肉眼检查和切片检查无法完成上述的比率分析。结合 CT 影像学信息有助于病理医师更全面地了解肿瘤的全部结构和信息，继而做出更加准确的诊断。

尽管 CT 影像学对早期肺腺癌的诊断有很大帮助，但在识别判断一些体内存在时间较长的早期肺腺癌较为困难，因为这些病灶由于组织结构的演变和对周围肺组织的影响而呈现出多态性的影像学表现。因此，许多问题的答案最终还是需要在显微镜下加以明确和鉴别。AAH 的鉴别诊断包括以下两个方面。

1. 要与非肿瘤性的各类肺泡上皮细胞增生鉴别，包括反应性肺泡上皮细胞增生、细支气管上皮细胞的化生。反应性肺泡上皮细胞的增生常出现在肺部的炎症和纤维化病灶中，上述病变往往有一个明显的与损伤相关的病史，例如肺炎或急性肺损伤，而 AAH 一般不出现在炎症或纤维化疾病中。反应性肺泡上皮增生的病灶分布较弥散，一般不形成局灶性密度相对均一的 AAH 样病变，而且增生的细胞形态正常，很少出现不典型形态，偶尔可见单个大的奇异细胞出现在炎症背景中，往往提示炎症而非肿瘤。细支气管上皮化生是上皮细胞对细支气管或细支气管周围损伤的非特异性反应。低倍镜下观察，反应性肺泡上皮细胞增生，形态类似 AAH；但在高倍镜观察，可见细支气管周围气道相邻的肺泡间隔内衬细胞为有纤毛的支气管型上皮。总之，AAH 的病理诊断标准应包括无任何诱因的肺泡上皮细胞不典型增生，肺泡腔内无或少量组织细胞和其他炎症细胞，肺间质内无炎性反应及相应的组织学变化。

2. 区分 AAH 与 AIS。关于 AIS 与 AAH 的鉴别主要抓住 3 点：① AAH 的最大径通常＜5mm，很少有＞8mm；② AAH 病灶内的细胞在肺泡壁上不连续排列，而 AIS 的瘤细胞在肺泡壁上连续排列；③在 CT 影像上，AAH 表现为纯磨玻璃结节。其实，AAH 与 AIS 往往是一个连续性进程，在同一病灶内常可同时存在。如遇到这种情形，如果病灶大小＞5mm，诊断 AIS 更为稳妥。从临床角度来讲，尽管 AIS 与 AAH 的鉴别有一定价值，但由于两者均属于浸润前病变，临床治疗方式相同，因此即使在某些病例中病理医师感到难以区别两者或混淆，也并不影响后续治疗和预后评估。相比之下，如何准确诊断 AIS 是一个比较复杂和困难的问题。由于 AIS 是肺腺癌诊断的重要基石，把握好 AIS 的诊断，诊断 MIA 就相对容易；继而，若能准确诊断 MIA，则对 LPA 的诊断亦不困难。

经典的 AIS 组织病理学诊断并不困难，但鉴于 AIS 在体内的发生和发展常常是一个持续时间较长的演变过程，导致临床实际工作中遇到的 AIS 往往合并有更为复杂的组织结构变化。在诊断组织结构复杂的 AIS 时应综合分析，特别需要注意以下 4 点。

1. 肿瘤组织学的结构，主要是关注肿瘤组织中原有的肺泡结构是否保留，因为 AIS 的肿瘤细胞应该是沿着原有的肺泡壁增生，不会主动破坏肺泡壁结构。如果出现肺泡组织结构因破坏后发生的重建，则可能已经发生局部间质浸润（图 1-6A）。如果见到复杂的腺样结构或带有纤维血管芯的乳头状结构等特征，浸润性癌的诊断即可成立。

2. 注意观察肿瘤细胞排列的形式和密度。AIS 的肿瘤细胞通常沿肺泡壁生长，细胞之间无明显间隔，大部分区域细胞密度适中，极少出现拥挤重叠，或成簇或成堆地向腔内生长。需注意的是 AIS 局部区域可由于肺间质增生和肺泡挤压收缩导致瘤细胞排列密度增加（图 1-6B）。此时与浸润性腺癌的鉴别很重要。在浸润性腺癌病灶内的肺腺泡，细胞密度明显增加，排列拥挤重叠，而且肺泡张力明

显较高，形成一种肿瘤性肺泡侵犯挤压肺间质之感（图 1-6C 和 D）。

3. 观察肿瘤细胞形态，包括瘤细胞高度、细胞核的形态和染色质及核仁特征等。如果瘤细胞的高度增加，超过周围细支气管的正常柱状上皮细胞的高度（图 1-7A 和 B），则提示浸润性腺癌；AIS 的瘤细胞核常突向肺泡腔，可以是深染，但很少见核仁及核分裂象，常见核内包涵体（图 1-7C 和 D）；相对的，浸润性腺癌的癌细胞核较大，染色质可淡染并可见核仁，或细胞核染色质粗糙、呈凝块状等（图 1-7E）。

4. 观察肿瘤细胞与间质的关系，判别肿瘤组织有无侵及肺间质，特别是注意鉴别假浸润现象与真性肿瘤组织浸润间质。所谓的假性浸润现象是指由于肿瘤细胞增生活性不高，沿肺泡壁分布的肿瘤细胞数量不足，受累肺泡张力下降，同时周围肺间质增生，从而导致受累肺泡受挤压而缩小。尽管假浸

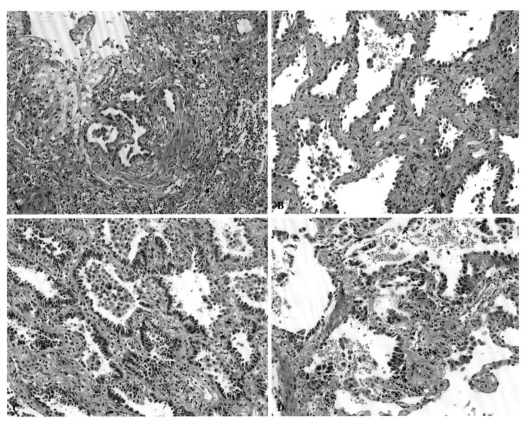

▲ 图 1-6 观察肿瘤细胞排列的形式和密度

A. 肺泡组织结构因破坏后发生的重建，则常可能会发生局部间质浸润；B. AIS，局部（右下）因受间质增生挤压肺泡收缩，细胞排列密度增加；C. 浸润性腺癌，肿瘤性腺泡细胞密度明显增加，排列拥挤重叠；D. 浸润性腺癌，瘤细胞明显异形，或成簇或成堆地向腔内生长

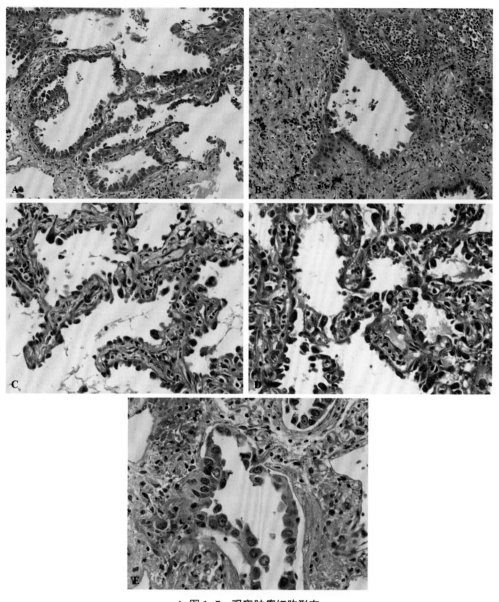

▲ 图 1-7 观察肿瘤细胞形态

A. 浸润性腺癌，细胞高度增加，排列拥挤，成簇或成堆；B. 浸润性腺癌，瘤细胞高度增加，大于细支气管柱状上皮细胞的高度；C. AIS，肿瘤细胞排列密度适中，瘤细胞核常是突向肺泡腔，可以是深染；D. AIS，瘤细胞常可见核内包涵体；E. 浸润性腺癌，细胞核相对较大，染色质可淡染并可见核仁

润现象、真性肿瘤浸润的鉴别比较困难，但抓住前述的两点则有助于判断。①注意观察第 3 点所涉及肿瘤细胞形态。假性浸润中因被挤压形成的假浸润肺泡（或腺体）（图 1-8A），其构成的瘤细胞通常深染，但不见核仁及核分裂象；而具有浸润能力的癌细胞核相对较大，染色质可淡染并可见核仁，或细胞核染色质粗糙等，视觉上即有细胞增殖活性强的特点。②通常肿瘤间质内存在促结缔组织反应性增生的现象（图 1-8B）。另外一个临床上常见到的

问题是，根据新分类的规定，在 AIS 的肺泡腔内应无瘤细胞形成的乳头样结构，如有乳头样结构形成则应诊断为乳头状腺癌。但新分类并未详细解释如何与在 AIS 病灶中经常观察到的贴壁细胞乳头样增生时形成的乳头样结构相鉴别。解决这一问题仍需要通过结合前述的第 2 点和第 3 点加以判定。AIS 的瘤细胞乳头样增生时，细胞排列密度适中，不会出现拥挤重叠；同时瘤细胞形态同非乳头样增生区域内的 AIS 细胞完全相同（图 1-8C）。而

乳头状腺癌细胞排列密度很高，常出现细胞拥挤重叠，同时癌细胞核染色质通常淡染并可见核仁（图1-8D）。

关于在冷冻切片上诊断AIS，以下4点可供参考。

1. 如前所述AIS组织结构常变化多样，仅凭冷冻切片常难以分辨肿瘤有无侵犯肺间质和胸膜等，因此冷冻切片在区别AIS、MIA和腺泡型腺癌时存在一定困难。经验不足者遇到上述问题时，可做出描述性诊断，如肺泡上皮细胞异型增生，有无肺间质侵犯待石蜡切片进一步明确；或贴壁状生长方式腺癌，有无肺间质侵犯待石蜡切片最终明确。如果情况特殊，一定要通过冷冻切片诊断AIS，则在术前一定要借助CT影像资料辅助诊断，AIS在CT影像上常表现为含有少量实性成分的磨玻璃结节。

2. 冷冻取材时要保留对肿瘤最有诊断价值的组织进行常规石蜡切片，以避免冷冻切片难以明确诊断，而常规石蜡切片又因所剩组织过少不能反映肿瘤全貌的尴尬两难局面。

3. 在患者体内存在时间较长的AIS如果出现微小浸润病灶，通常发生在纤维瘢痕的周边区域。

4. 最终诊断AIS时要求将全部肿瘤完全取材（最好在观察CT片后）并多做切片，以确保没有遗漏任何浸润病灶。需要注意的是在AIS中也存在组织异质性的问题。在原位腺癌发展和演变过程中，由于肺泡萎缩塌陷及肺间隔纤维组织增生反复不断，最终形成大小不等的纤维化区域。因此在冷冻切片上仅可见纤维化区域时，一定要注意纤维化区域周围的肺泡上皮细胞增生状态，并要结合CT影像学资料综合分析，必要时应再取材以明确病灶性质（图1-9）。

对MIA的诊断，除了应掌握浸润性癌的诊断标准外，还需要注意以下两点：①如发现肿瘤侵犯淋巴管、血管或胸膜，以及出现肿瘤性坏死时，不能诊断为MIA，而应直接诊断为浸润性腺癌。②浸润性病灶不超过5mm是MIA的诊断基础，但如果肿瘤本身在5mm左右，而且绝大部分为浸润性病灶也应诊断为浸润性腺癌。有一种浸润性腺癌（绝大多数为分化较低的实性腺癌或微乳头型）以病灶小和转

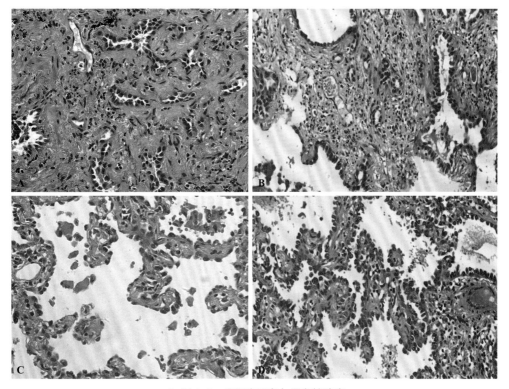

▲ 图1-8　假浸润现象与浸润性腺癌

A. 假浸润现象，肺泡因肺间质增生而造成肿瘤性肺泡受到挤压；B. 浸润性腺癌，肺泡张力大，常可见侵犯周围肺间质；C. AIS，肺泡间隔乳头样增生，瘤细胞排列松散；D. 乳头状腺癌，细胞核异型明显，细胞排列常出现细胞拥挤重叠

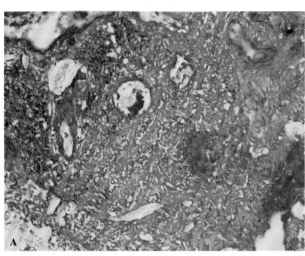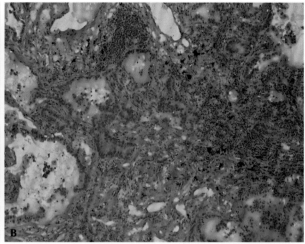

▲ 图 1-9 AIS 异质性

A.冷冻切片初次取材，仅见增生纤维瘢痕组织及残存细支气管；B.冷冻切片再次取材，在增生纤维瘢痕外围见肿瘤组织

移快为特征，与 MIA 的临床预后完全不同。如在同一肿瘤中存在多个 < 5mm 的浸润灶时，浸润性病灶所占全部肿瘤的百分比之和乘以肿瘤的最大径的数值如仍 < 5mm，则该肿瘤仍诊断为 MIA，如果数值超过 5mm，则应诊断为附壁生长型腺癌（LPA）。

诊断 LPA 需要注意的问题，首先是 LPA 只能用于以贴壁状生长为主的非黏液腺癌。此外，贴壁状生长方式还可见于各类肺转移性肿瘤，故需要注意鉴别。如果肿瘤内虽有较多 LPA 成分，但在比例上仍不构成肿瘤主要成分时，不能诊为 LPA，只能将 LPA 作为某种浸润性腺癌的一部分。

鉴于目前的肺腺癌分类经由多学科专家从多学科、多角度制订形成，病理医师在应用该分类时应积极地从多学科的角度进行综合分析，最终做出更加全面和准确的病理诊断。病理医师要注意与影像科医师、胸外科医师等相互沟通、相互学习，要

学习和掌握影像学有关的诊断术语及其临床意义，如 GGO、pGGO、mGGO、solid nodule、part-solid nodule 等。有条件者还应掌握上述诊断术语的诊断标准，特别是 AAH、AIS 及 MIA 的影像学变化特征。有句行业术语讲得很好："影像学看的是森林，组织病理学看到的是树干和枝叶"。影像学能观察到肿瘤在体内的整个概貌和肿瘤组织疏实密度的分布状态，这不仅对病理医师判断肿瘤恶性程度（浸润区域大小）有重要价值，而且能够指导在肉眼取材时有的放矢，有助于抓到肿瘤最具侵犯的成分。总之，多学科肺腺癌分类既然是多个学科联合制订的一个病理分类，则病理诊断时一定要发挥多学科的作用，特别在诊断中遇到困难时一定要与相关学科（影像学科、肿瘤科、胸外科等）医师相互沟通配合。总之，多学科分类就是要求多学科协同合作解决肺腺癌病理诊断的问题。

第四节　离体肺标本充气下 CT 导向穿刺定位微小结节

一、进行术后标本 CT 下穿刺定位的起因

2011 年，国际肺腺癌多学科新分类充分肯定

了术前 CT 检查的作用，并通过大宗病例显示肺原位癌和微浸润腺癌切除术后的 5 年生存率可达 100% 或接近 100%。随着多排螺旋 CT（MDCT）

和电视辅助胸腔镜手术（videoassisted thoracoscopic surgery，VATS）的发展，不仅可以清晰显示肺内微小结节，也使越来越多的高度可疑微小肺癌患者在微创手术下获得根治。但是，早期的非典型腺瘤样增生（AAH）、原位腺癌（AIS）、微浸润腺癌（MIA）多在CT图像上表现为直径<10mm的纯磨玻璃结节（pGGN）或含有微小实性成分的混合密度磨玻璃结节（mixed ground glass nodule，mGGN），此类病变早期干预可明显提高患者预后，但其体积小，密度低，术后标本中病灶准确定位和取材成为摆在胸外科、病理科医师面前的难题。其次，针对同时发生的肺内多发病灶的处理上，虽然术前可以确定一个或数个主要病灶为恶性，但是肺内的不同病灶的发展阶段不一致，有的病灶已经发展为IAC，而其他病灶可能仍处于MIA、AIS或AAH的阶段，虽然这些病灶都是同时发生的，但是其他病灶与主要病灶间的关系并不一定是肺内的转移，相反，大多数专家达成共识，认为其他病灶虽然是同时发生的肺早期腺癌病变，但是并不是主要病灶的肺内转移。这就给我们带来了一个新的挑战，既然多个病灶之间没有因果关系，依据文献报道，这些病灶的基因突变情况就有可能不一致，故了解肺内切除的所有病灶的病理诊断及基因分型是非常有意义的，对于后续的治疗具有重要的指导意义。为了避免VATS术后可能面对无法获得病理诊断的尴尬局面，以及争取获得切除标本内所有病灶的病理诊断及基因突变情况，我们采用CT引导穿刺定位的方法，由于肺内的空气与病灶具有天然的密度对比，当标本切除下来之后，肺内气体基本排出，在CT上肺组织与病灶，尤其是纯磨玻璃病灶的造影剂基本消失，无法在无充气的实变肺内发现磨玻璃病灶。所以，在CT引导的基础上，我们对标本进行充气后再进行CT扫描，恢复病灶与正常肺组织在体情况下的天然对比差异，进而对该类病灶进行细针穿刺定位。

二、肺切除标本再充气后CT导向穿刺定位的操作过程

保持术后标本暂不冲洗、不固定、不切开状态

下至CT机房，标本充气采用旋涡式充气增氧机，在电动泵出气口接橡皮软管，于橡皮软管末端接普通的输液细针（接口无漏气），将细针刺入标本支气管内对切除标本进行充气，当切除肺标本膨胀较为完全时，对照在体CT图像，将切除标本按照在体CT图像的方位摆放在CT检查床上，在电动泵持续维持一定压力下进行扫描，若扫描图像显示局部肺组织充气不佳，则对切除标本进行适度按摩达到满意充气后再次进行扫描，直至病灶可清晰显示，结合患者术前CT图像确定病灶在标本中的位置后再行穿刺针定位，连同定位针的标本送至病理科进行剖开和取材病检（图1-10）。

三、讨论

由于多层螺旋CT的普及应用，越来越多的磨玻璃结节在健康体检患者中被发现。研究表明GGN的恶性率甚至高于实性肺结节，其中以肺腺癌为多。国际肺腺癌新分类将原位腺癌（AIS）归于浸润前病变，同时提示原位腺癌和微浸润腺癌经手术治疗后5年生存率非常高。但AIS和MIA灶常较小且多为磨玻璃密度，胸部X线片和常规CT易漏诊。随着MSCT技术发展和放射科医师对早期肺癌征象的认识，肺部小病灶的术前准确诊断率不断提高；由于电视辅助胸腔镜手术的普及，肺结节微创切除术的风险大大减低。但是，由于病变微小和密度疏松，从术后标本中检出病变进行病理取材会给胸外科和病理科医师带来挑战，甚至由于找不到病灶而不能进行取材和组织学诊断，影响患者的后续治疗。

术前CT或透视导引下病灶穿刺定位，可以指导外科医师在术中迅速到达病灶部位，能够有效减少术中损伤和及时获得病理诊断。特别是近来兴起的CT引导下Hook-wire定位技术，使肺结节定位准确率和中转开胸手术成功率大大提高。但此方法也存在一些缺点：①术前进行CT引导经皮穿刺定位本身是一项有创的检查，可能带来一些并发症，如出血、气胸、血胸、肿瘤播散和种植等；②将金属钩埋置在体内至手术切除的过程中，可能会发生位置变化，从而影响病灶切除和术后取材的效果；③如病灶非常小（<10mm）或为磨玻璃密

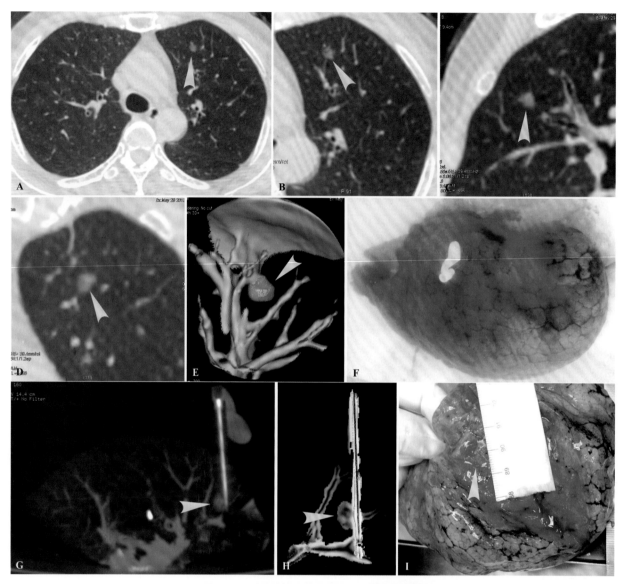

▲ 图 1-10　肺切除标本再充气后 CT 导向穿刺定位

A 至 E. CT 扫描发现左肺上叶前段微小混合密度结节（箭头），可见小血管进入病灶，影像诊断原位腺癌可能性大；F. 外科行左上肺叶切除，鉴于病灶较小，标本送至 CT 室在扫描床上重新对离体的肺再充气，以求极可能还原在体时肺体积；待肺充气膨胀后，对肺标本进行 CT 扫描，发现病灶后，直接穿刺定位；G. 扫描的离体肺图像，可见磨玻璃病灶（箭头）和穿刺针，穿刺针尖的位置即病灶的位置；H. 标本肺局部穿刺区域的三维重组图像，可见病灶（箭头）位于针缘；I. 穿刺确定病灶位置后，即送标本至病理科，沿穿刺针尖区域切开即可发现病灶（箭头）

度，病理科医师徒手裸眼在术后标本上也难以发现病灶，需要对病灶可能存在的部位进行逐层的切片和显微镜观察，这难免会耗费大量不必要的时间和精力，尤其是在术中冷冻检查时，快速、准确地定位病灶可缩短患者的麻醉时间，也是病灶定性诊断的基础，这也将影响下一步手术范围的选择，比如是否需要进一步扩大手术范围，是否需要进行局部

淋巴结的清扫等。

　　对切除标本进行持续充气状态下的 CT 导向穿刺定位，保持了肺组织的充气状态，恢复了病灶与周围肺组织的密度对比，可获得接近甚至超过在体时的 CT 图像质量，及时、准确发现和定位病灶，且穿刺定位过程也不会对患者造成进一步的损伤。本方法适用于开胸或胸腔镜下切除的标本，肺叶或

楔形切除的标本都可以，但是本方法的成功与否与标本的充气情况密切相关，故本方法对手术切除标本也有较高要求，要求外科医师尽量保证标本的完整性，减少对手术标本的损伤，若为楔形切除标本，则要求手术切口细致缝合，这样在标本进行充气时若发现标本局部有漏气，则及时缝合，减少漏气，以免导致充气失败。为防止标本因局部漏气而致充气失败，选择在持续充气下对标本进行扫描，

对于损伤不是很严重的标本，只要病灶所在肺段充气良好，不影响病灶显示即可。

综上所述，通过对病灶标本充气后 CT 导向穿刺定位，能够迅速并有效的定位病灶，并同时避免了术前穿刺定位的损伤及并发症的可能，对于肺内微小磨玻璃结节灶及肺内多发病灶的定位和定性诊断有实用价值。

第五节　微小肺癌的分子生物学进展

肿瘤的发生和发展是多基因参与、多阶段演进的复杂过程。各种环境和遗传的致癌因素可能以协同或序贯的方式引起细胞非致死性的 DNA 损害是肿瘤发生的中心环节。研究表明，原癌基因的激活，抑癌基因失活，凋亡调节基因和 DNA 修复基因改变，以及 microRNA 在转录环节的调控异常，都会导致基因表达水平发生异常，从而促进细胞发生转化。近年来，基因组学和分子生物学发展迅速，已初步揭示了肺癌的病因及发病的分子机制。仅在肺腺癌患者的基因组中就已经发现两万多个明显突变，存在多种癌基因的激活和抑癌基因的失活等体细胞突变。然而目前关于微小肺癌基因改变的文献报道较少，主要有 2 方面的原因：①相对于晚期肺癌，微小肺癌患者一般无临床症状，主要通过体检发现，相对检出率低，样本少，且主要为外周型肺腺癌；②由于肿瘤小，多基因研究受到制约。现有数据主要集中在 *EGFR*、*p53*、*K-ras*、*Rb*、*ALK*、*ROS1* 及 PD-1/PD-L1 等热点突变基因，以下将从基因功能、突变类型及发生率等方面进行阐述。

一、表皮生长因子受体家族

表皮生长因子受体家族包括 HER1（erbB1，EGFR）、HER2（erbB2，NEU）、HER3（erbB3）及 HER4（erbB4）4 种蛋白。每个受体蛋白均含有 3 个结构域，即胞外区域、跨膜区和胞内区域。表皮生长因子受体（epithelial growth factor receptor，EGFR）是原癌基因 c-erbB1 的表达产物，是表皮生长因子受体家族成员之一。EGFR 本身具有酪氨酸激酶活性，一旦与配体表皮生长因子（EGF）等结合，可以诱导受体自身二聚体化，同时其胞内酪氨酸激酶结构域发生自身磷酸化而活化，激活 PI3K/AKT/mTOR、ras/raf/MAPK、JAK/STAT 等信号通路，将生长信号传递至核内。

EGFR 被认为是肺癌发生发展的重要驱动基因，主要表现为基因扩增和突变，多见于肺腺癌和腺鳞癌。据文献报道，≤ 1cm 肺腺癌中 *EGFR* 基因突变率为 38%。在肺泡上皮非典型腺瘤样增生患者中，*EGFR* 突变率为 5%～25%；原位腺癌（即以前的细支气管肺泡癌）患者突变率为 10%～50%；在微浸润性腺癌患者中突变率为 40% 左右。笔者单位已发表的研究数据显示在 AAH 患者中该基因突变率为 22.2%，AIS 患者该基因突变率为 35.7%。

HER2/NEU 基因对受体酪氨酸激酶的上皮生长因子受体家族成员进行编码。该蛋白自身没有配体结构域，因此不能结合生长因子。但是，它能与其他配体结合的 EGF 受体家族成员紧密结合，形成一种异质二聚体，从而增强了激酶介导的下游信号通路的活化。非小细胞肺癌患者中，2% 的病例发生 *HER2/NEU* 基因的扩增，2%～4% 的病例发生该基因突变。同样，笔者单位的研究数据显示在 AAH 患者中该基因突变率为 5.6%，AIS 患者该基因突变

率为10.7%。

二、受体酪氨酸激酶（ALK）

受体酪氨酸激酶（anaplastic lymphoma kinase，ALK，间变性淋巴瘤激酶）最早在间变性大细胞淋巴瘤（ALCL）中发现，因而得名。在部分肺癌患者中，染色体2p发生转位，19号内含子与棘皮动物微管相关样蛋白4（echinoderm microtubule associated proteinlike4，EML4）的13号内含子区域融合，导致ALK胞内激酶结构域可与EML4发生重排。多数EML4–ALK变异基于EML4片段的长度差异，EML4的1–13外显子与ALK 20–29外显子融合最常见。原癌基因 *EML4-ALK* 融合蛋白激酶持续性激活，通过介导ras/raf/MAPK1、PI3K/AKT和Jak–STAT3信号通路，促进细胞增殖。ALK重排见于4%的非选择性NSCLC患者。在早期微小肺癌中是否存在 *ALK* 基因重排，文献偶有个案报道，笔者单位的研究数据显示，在AIS和MIA患者中存在 *ALK* 基因重排的阳性率分别为0%（0/92）和0.48%（2/418），故此认为 *ALK* 基因融合可能是肺腺癌发生发展中的晚期事件。

三、ROS1

ROS1（c–ros oncogene 1 receptor tyrosinekinase，c-ros原癌基因受体酪氨酸激酶–1），定位于染色体6p22，编码跨膜受体酪氨酸激酶，配体不明，目前对非突变型ROS1作用知之甚少，已知它与胰岛素受体家族及ALK蛋白激酶区域具有高度的同源性。染色体重排是ROS1活化的首要机制，其融合伴侣（fusion partner）有FIG、KDELR2、TPM3、SDC4、LRIG3、EZR、SLC34A2和CD74，这些分子在融合激酶中的致癌机制尚不明确。ROS1活化主要激活PI3K/AKT/mTOR、STAT3和ras/MAPK/ERK信号通路。

在肺癌、恶性胶质瘤、胆管癌、胃癌等肿瘤中都发现了 *ROS1* 基因重排。在肺癌中，有1%～2%的NSCLC患者携带 *ROS1* 基因重排。与ALK重排类似，*ROS1* 基因重排主要发生在年轻、非吸烟、亚裔的腺癌患者。在我国一项1139例肺腺癌融合基因检测的研究中，18例AIS和41例MIA均未发现 *ROS1* 基因融合；笔者单位对3346例肺癌 *ROS1* 融合基因检测的研究中，156例AIS/MIA患者均未检出ROS1基因融合，均提示 *ROS1* 基因融合可能为肺腺癌发生发展过程中的晚期事件。

四、RET

RET 基因定位于染色体10q11.2，编码受体酪氨酸激酶，在神经脊发育过程中发挥作用。研究已证实，*RET* 基因改变在甲状腺乳头状癌和甲状腺髓样癌中有重要意义。*RET* 基因重排在部分肺癌中，RET功能性激酶结构域外显子12–20与KIF5B（kinesin family 5B gene，驱动蛋白家族–5B）融合，与 *EGFR*、*K-ras* 和 *ALK* 驱动基因改变相互排斥。大规模平行测序技术发现 *KIF5B-RET* 融合基因在肺腺癌中发生率为1%～2%。在1139例肺腺癌大规模筛查中，AIS与MIA均未见 *RET* 融合基因阳性，但在86例伏壁生长型肺腺癌中查见1例阳性患者，说明 *RET* 基因融合可能为肺腺癌发生发展过程中的晚期事件。

五、Ras

Ras（Rat sarcoma）癌基因家族包括 *N-ras*、*H-ras* 和 *K-ras*，分别定位在1、11和12号染色体上。*K-ras* 因编码21kD的ras蛋白故又名 *p21* 基因。当 *ras* 基因发生突变时，将导致在无上游EGFR活化信号刺激时Ras仍处于激活状态，使得Ras/raf/MAPK信号通路持续激活，导致细胞过度增殖和肿瘤发生。Ras还可以激活PI3K/AKT/mTOR通路，参与细胞增殖、生长、分化、黏附和迁移。

目前认为 *ras* 基因突变是肺腺癌的发生发展的早期事件，在肺鳞癌和肺小细胞癌中发生率极低。*H-ras* 和 *N-ras* 突变在肺癌中少见。在肺腺癌中 *K-ras* 突变率为25%～40%，主要见于12、13、61密码子区。有文献报道 *K-ras* 基因在AAH中突变率为15%～30%，在AIS和MIA中约为10%，在浸润性腺癌中突变率为20%～30%，而在黏液型BAC中可达70%。异于亚裔人群，*K-ras* 突变更常见于高加索人群、男性、吸烟者。笔者单位的数据显示在AAH患者中 *K-ras* 基因突变率为5.6%，AIS患者中该基因突变率为7.1%。

六、P53

P53 是重要的抑癌基因，定位于染色体 17p13，编码产物是分子量为 53kDa 的核磷酸蛋白，对维护基因组的稳定性有重要作用。P53 蛋白可作用于细胞周期的检测点调控细胞周期。DNA 发生损伤时，P53 能够激活与 DNA 修复相关基因的转录，诱导细胞周期停顿，阻止受损的 DNA 进行复制，促进 DNA 损伤的修复。当细胞受损严重时，P53 则可通过活化一系列凋亡相关基因（如 Bax、Fas 及氧化应激通路相关基因）诱导细胞凋亡。

P53 基因是肺癌中突变频率最高的基因之一，其错义突变将导致 P53 蛋白 DNA 结合结构域构象变化和活性丧失。在浸润前病变中，25% 的鳞状上皮轻度不典型增生和 75% 的 CIS 存在 P53 表达增高。有文献报道在 50 例 ≤ 1cm 肺腺癌中，4例（8%）存在 *P53* 基因突变。另有报道 *P53* 基因突变在 AAH、AIS 及 MIA 中的突变率分别为 6%、11%、36%，相对于浸润性肺腺癌，浸润前病变中 P53 蛋白表达低且染色浅，表达阳性者细胞异型性更为明显。在 AAH-AIS-MIA 进展过程中，P53 表达阳性率增加，与肿瘤的侵袭性呈正相关，研究认为 *P53* 基因突变或过表达参与肺腺癌早期的发生与发展过程。

七、视网膜母细胞瘤（Rb）

视网膜母细胞瘤（retinoblastoma，Rb）基因是第一个被克隆的抑癌基因，属于细胞周期调控因子，是重要的抑癌基因，在 p16^{INK4a}-CyclinD1-CDK4-Rb 信号通路中的重要蛋白。Rb 蛋白可通过与 E2F 转录因子家族成员结合，抑制细胞 G_1-S 期所需基因的转录而将细胞周期阻断在 G_1 期。CyclinD1、CDK4 和细胞周期依赖激酶抑制因子 p16（CDKN2A）的变异会引起 p16^{INK4a}-Cyclin D1-CDK4-Rb 信号通路的失活，是肺癌发生发展的早期事件。文献报道，通过免疫组化法可以在 50%的不典型增生和近 70% 的 AIS 中检测到阳性表达。p16^{INK4a} 通过纯合子缺失、甲基化和突变引起失活。而 *CyclinD1* 基因扩增或其他机制引起蛋白在 AAH 中高表达，高于 BAC 与浸润性腺癌，研究认为 CyclinD1 过表达在 AAH 的发生中发挥重要作用。Rb 通路的基因改变可能与早期肺腺癌的侵袭性成正相关。

八、BRAF

BRAF 定位于染色体 7q34，编码蛋白属于丝氨酸/苏氨酸激酶家族成员，通过调节 MAP 激酶/ERK 信号通路，进而影响细胞增殖及分化。该基因最常见的突变类型为 V600E 点突变，肺腺癌患者的突变率约为 3%，常见于有吸烟史的患者。笔者单位已发表的研究数据显示 AAH 患者该基因突变率为 11.1%（2/18），AIS 患者该基因的突变率为 14.3%（4/28）。较于浸润性腺癌，该研究数据表明 AAH 与 AIS 发生该基因突变的概率相对较高，一方面由于研究数据较小，存在局限性，另一方面也显示目前的研究结论不能肯定 *BRAF* 基因属于肺腺癌的早期驱动基因。

九、PD-1 与 PD-L1

程序性死亡受体 1（programmed death receptor-1，PD-Ⅰ）是免疫球蛋白 B7-CD28 家族的 Ⅰ 型跨膜糖蛋白，相对分子质量为 50～55ku，包括胞外段、疏水性跨膜区及胞内段 3 个部分。其胞内段包括一个氮端的酪氨酸残基和一个碳端的酪氨酸残基，两者分别参与免疫受体酪氨酸抑制基序（immunereceptor tyrosine-based inhibitory motif，ITIM）以及免疫受体酪氨酸转化基序（im-muneceptor tyrosine based ine-basedswitch motif，ITsM）。

PD-1 主要表达于活化的 T 细胞表面。其配体程序性死亡配体 -1（programmed death receptor-ligand 1，PD-L1）同属于 B7-CD28 家族，在 T 细胞、B 细胞、DC 细胞表面以及血管内皮细胞内均有表达，在肿瘤内的浸润性淋巴细胞、巨噬细胞以及树突状细胞内也可以正常表达。PD-L1 与 PD-1 结合后可产生多种生物学效应：①通过促进上皮细胞间质转化进而促进肿瘤发生；②抑制 CD4$^+$ T 细胞向 Th1 和 Th17 细胞分化，抑制炎症细胞因子的释放，通过与 B7-CD28 途径的拮抗作用阻碍 T 细胞的增殖过程，最终使 T 细胞功能衰竭甚至是凋亡，从而发挥免疫负调控的作用；③通过抑制 TIL

细胞活化、影响 Th 细胞分化、抑制效应细胞因子的产生、促进抑制性细胞因子的分泌和增加 TIL 细胞凋亡等方式抑制 TIL 细胞的功能，从而导致肿瘤免疫逃逸的发生；④可促进 Treg 的分化及功能活化；⑤肿瘤相关巨噬细胞表达的 PD-L1 可促进肿瘤细胞发生免疫逃逸。Konishi 等首次应用免疫组化方法证明 PD-1/PD-L1 信号通道与 NSCLC 的联系。研究结果显示，所有的 NSCLC 标本内均存在 PD-L1 的表达，不同的标本表达程度存在差异，且在 PD-L1 阳性表达区域，肿瘤特异性 T 淋巴细胞表达 PD-1 的百分率显著低于 PD-L1 阴性表达区域，提示 PD-1/PD-L1 在 NSCLC 的抗肿瘤免疫中发挥着负性调节作用。进一步对 PD-1/PD-L1 的表达程度与 NSCLC 患者的各临床特征之间进行相关性分析后发现，男性、有吸烟史、腺癌、*EGFR* 突变、*K-ras* 突变、*ALK* 阴性的患者具有更高的 PD-1 表达，PD-L1 表达上调更多见于女性、无吸烟史、腺癌、EGFR 突变或 ALK 易位的 NSCLC 患者，其表达水平与患者的淋巴结转移情况以及肿瘤临床分期呈正相关关系，且差异均具有统计学意义（$P < 0.05$）。

此外，鳞状细胞癌约占肺非小细胞癌 20%～30%，早期微小鳞状细胞癌约占鳞状细胞癌的 12%。目前针对鳞状细胞癌驱动基因的研究显示，*FGFR1* 基因扩增约占 20%，PI3K 突变约占 30%～50%，CCND1 扩增、CDK4 扩增及 CDKN2A 缺失约占 25%。小细胞癌约占肺癌的 13%，与其相关的较常见的驱动基因包括 *P53*、*RB1*、*MYC* 及 *NOTCH* 基因的改变。

细胞内分子之间相互作用交织成复杂的网络，肿瘤的发生发展是多个基因突变积累的结果。一个突变基因功能的丧失可能会默许或促进另一基因的突变，从而在肿瘤细胞增殖过程中形成不同的亚克隆群，某些亚克隆群因而获得进展和侵袭能力，促进肿瘤的进展。目前，微小肺癌与晚期肺癌之间基因改变是否存在差异及存在哪些差异，还需要进一步研究，而随着二代及三代测序技术的发展与应用，微小肺癌的分子机制或许可以得到揭示。

（张　晴　李　娜　张　杰　李　铭）

参 考 文 献

[1] Bueno R, Hughes E, Wagner S, et al. Validation of a molecular and pathological model for five-year mortality risk in patients with early stage lung adenocarcinoma[J]. Journal of Thoracic Oncology,2015,10(1):67-73.

[2] Burotto M, Thomas A, Subramaniam D, et al. Biomarkers in early-stage nonsmall-cell lung cancer: current concepts and future directions[J]. Journal of Thoracic Oncology,2014,9(11):1609-1617.

[3] Clément-Duchêne C, Alla F, Gauchotte G, et al. Is there a relationship between the presence of lung mucosa preinvasive lesions and lung cancer incidence? Influence of tobacco consumption[J]. Lung Cancer,2014,84(2):134-138.

[4] Cooper WA, Lam DC, O'Toole SA, et al. Molecular biology of lung cancer[J]. Journal of Thoracic Disease,2013,5(Suppl 5):S479- 490.

[5] Eguchi T, Kadota K, Park BJ, et al.The new IASLC-ATS-ERS lung adenocarcinoma classification: what the surgeon should know[J]. Seminars in Thoracic and Cardiovascular Surgery,2014,26(3):210-222.

[6] Gu B, Burt BM, Merritt RE, et al. A dominant adenocarcinoma with multifocal ground glass lesions does not behave as advanced disease[J]. The Annals of Thoracic Surgery,2013,96(2):411-418.

[7] He P, Yao G, Guan Y,et al. Diagnosis of lung adenocarcinoma in situ and minimally invasive adenocarcinoma from intraoperative frozen sections: an analysis of 136 cases[J]. Journal of Clinical Pathology,2016,69(12):1076-1080.

[8] Henschke CI, Yankelevitz DF, Mirtcheva R, et al. CT screening for lung cancer:frequency and signifiicance of part-solid and nonsolid nodules[J]. American Journal of Roentgenology,2002,178(5):1053-1057.

[9] Izumchenko E, Chang X, Brait M,et al. Targeted sequencing reveals clonal genetic changes in the progression of early lung neoplasms and paired circulating DNA[J]. Nature Communications,2015,6:8258.

[10] Kadota K, Sima CS, Arcila ME, et al. KRAS mutation is a significant prognostic factor in early-stage lung adenocarcinoma[J]. The American Journal of Surgical Pathology,2016,40(12):1579-1590.

[11] Kobayashi Y, Mitsudomi T, Sakao Y, et al.Genetic features of pulmonary adenocarcinoma presenting with ground-glass nodules: the differences between nodules with and without growth[J]. Annals of Oncology,2015,26 (1):156-161.

[12] Lee NK, Park CM, Kang CH, et al. CT-guided percutaneous transthoracic localization of pulmonary nodules prior to video-assisted thoracoscopic surgery using barium suspension[J]. Korean Journal of Radiology,2012,13(6):694-701.

[13] Lee SM, Park CM, Goo JM, et al. Invasive pulmonary adenocarcinomas versus preinvasive lesions appearing as ground-glass nodules: differentiation by using CT features[J]. Radiology,2013,268(1):265-273.

[14] Li M, Shen G, Gao F, et al. CT-guided fine-needle localization of ground-glass nodules in re-aerated lung specimens: localization of solitary small nodules or multiple nodules within the same lobe[J]. Diagn Interv Radiol,2015,21(5):391-396.

[15] Li W, Wang Y, He X, et al. Combination of CT-guided hookwire localization and video-assisted thoracoscopic surgery for pulmonary nodular lesions: analysis of 103 patients[J]. Oncology Letters,2012,4(4):824-828.

[16] Morales-Oyarvide V, Mino-Kenudson M. Tumor islands and spread through air spaces: distinct patterns of invasion in lung adenocarcinoma[J]. Pathology International,2016,66(1):1-7.
[17] Noguchi M, Morikawa A, Kawasaki M,et al. Small adenocarcinoma of the lung. Histologic characteristics and prognosis[J]. Cancer,1995,75(12):2844-2852.
[18] Pan Y, Zhang Y, Li Y, et al. ALK, ROS1 and RET fusions in 1139 lung adenocarcinomas: a comprehensive study of common and fusion pattern-specific clinicopathologic, histologic and cytologic features[J]. Lung cancer,2014,84(2):121-126.
[19] The Cancer Genome Atlas Research Network. Comprehensive molecular profiling of lung adenocarcinoma[J]. Nature,2014, 511 (7511):543- 550.
[20] Travis WD, Brambilla E, Noguchi M, et al. International association for the study of lung cancer/american thoracic society/ european respiratory society international multidisciplinary classification of lung adenocarcinoma[J]. Journal of Thoracic Oncology,2011,6(2):244-285.
[21] Trejo Bittar HE, Incharoen P, Althouse AD,et al. Accuracy of the IASLC/ATS/ERS histological subtyping of stage Ⅰ lung adenocarcinoma on intraoperative frozen sections[J]. Modern Pathol ogy,2015,28(8):1058-1063.
[22] Weichert W, Warth A. Early lung cancer with lepidic pattern: adenocarcinoma in situ, minimally invasive adenocarcinoma, and lepidic predominant adenocarcinoma[J]. Current Opinion in Pulmonary Medicine,2014,20(4):309-316.
[23] Yeh YC, Kadota K, Nitadori J, et al. International Association for the Study of Lung Cancer/American Thoracic Society/ European Respiratory Society classification predicts occult lymph node metastasis in clinically mediastinal node-negative lung adenocarcinoma[J]. European journal of cardio-thoracic surgery,2016,49(1):e9-e15.
[24] Yoshizawa A, Motoi N, Riely GJ, et al. Impact of proposed IASLC/ ATS/ERS classifification of lung adenocarcinoma: prognostic subgroups and implications for further revision of staging based on analysis of 514 stage Ⅰ cases[J]. Modern Pathology,2011,24(5): 653-664.
[25] Yotsukura M, Yasuda H, Shigenobu T, et al. Clinical and pathological characteristics of EGFR mutation in operable early-stage lung adenocarcinoma[J]. Lung Cancer,2017,109:45-51.
[26] Zhang J, Wu J, Tan Q, et al.Why do pathological stage Ⅰ A lung adenocarcinomas vary from prognosis? a clinicopathologic study of 176 patients with pathological stage Ⅰ A lung adenocarcinoma based on the IASLC/ATS/ERS classification[J]. Journal of Thoracic Oncology,2013,8(9):1196-1202.
[27] Zhao ZR, To KF, Mok TS, et al. Is there significance in identification of non-predominant micropapillary or solid components in early-stage lung adenocarcinoma[J]? Interactive Cardiovascular and Thoracic Surgery,2017,24(1):121-125.
[28] Zhao ZR, Xi SY, Li W, et al.Prognostic impact of pattern-based grading system by the new IASLC/ATS/ERS classification in Asian patients with stage I lung adenocarcinoma[J]. Lung Cancer,2015,90(3):604-609.
[29] Zugazagoitia J, Enguita AB, Nunez JA, et al. The new IASLC/ATS/ ERS lung adenocarcinoma classification from a clinical perspective: current concepts and future prospects[J]. Journal of thoracic disease,2014,6 (Suppl 5):S526-536.
[30] 陈群慧，张杰，叶晓丹，等 . 磨玻璃密度肺小腺癌病理亚型的 Ultra-HRCT 分析 [J]. 中国医学计算机成像杂志，2011，17：307-312.
[31] 李铭，高丰，吕帆真，等 . 肺微小磨玻璃结节标本充气下 CT 导向穿刺定位 [J]. 放射学实践，2014，29：444-446.
[32] 李娜，赵珩，张杰，等 . 2056 例手术切除肺腺癌的临床病理分析 [J]. 中华胸心血管外科杂志，2014，30：715-718.
[33] 王升平，李文涛，彭卫军，等 . 胸腔镜术前 CT 引导下 Hook-wire 定位肺内结节性病灶 [J]. 中华放射学杂志，2010，44：518-522.
[34] 韦璐，许彪，陈刚，等 . 16 排螺旋 CT 及三维重建技术在细针经皮肺穿刺活检中运用 40 例分析 [J]. 中国误诊学杂志，2008，8：6215-6216.
[35] 许彪，陈刚，韦璐，等 . 多层螺旋 CT 导向经皮肺穿刺活检的临床应用 [J]. 医学影像学杂志，2008，18：1336-1338.
[36] 张国桢，张杰 . 细支气管肺泡细胞癌的影像病理特征与识别 [J]. 临床肿瘤学进展，2010，7：27-29.
[37] 张杰，吴洁，高慧，等 . 肺癌表皮生长因子受体基因突变和扩增与临床病理相关性研究 [J]. 中华病理学杂志，2011，40：675-678.
[38] 张杰 . 肺腺癌 IASLC/ATS/ERS 国际多学科分类临床应用中的若干问题与思考 [J]. 诊断病理学杂志，2012，19：401-405.
[39] 张杰 . 早期肺腺癌病理诊断若干问题 [J]. 中华病理学杂志，2016，45：475-478.
[40] 赵瑞英，张杰，朱蕾，等 . 肺腺癌 7371 例间变性淋巴瘤激酶融合蛋白表达及临床病理特征分析 [J]. 中华病理学，2016，45：486-491.
[41] 朱雄增，张杰 . 肺腺癌 IASLC/ATS/ERS 国际多学科分类解读 [J]. 临床与实验病理学杂志，2012，28：241-243.

第2章　肺部断层影像解剖学进展

没有解剖就没有医学。肺小叶内的肺泡是肺微小腺癌的起源地，肺血管则是肿瘤的供血系统，是肺微小腺癌发生转化、演变中的重要支柱。对肺癌病灶的影像分析要点可概括为"五定"，即定位、定量、定形、定性、定级。其中定位、定量、定级（有无转移）都必须是在对肺分叶、分段及纵隔淋巴结分组正常、细微的解剖结构熟知的基础上才能判断无误。

第一节　肺泡、肺血管、肺小叶的正常解剖结构

一、肺泡

肺内支气管经多次分支，形成由无数细支气管组成的支气管树。每一个最细小的支气管通到一个肺小叶（即次级肺小叶），称为小叶细支气管（lobular bronchiole），直径＜1.0mm。进入小叶后再分支成呼吸性细支气管（respiratory bronchiole），直径约0.5mm。终于盲端的肺泡小管及其膨出的囊状结构即为肺泡（pulmonary alveolus）。肺泡是支气管树的终末部分。

肺泡是肺实质组织的最末一级（24级）分支，亦是外呼吸的气体交换场所。成年人肺中肺泡数目为3亿～4亿个。其平均直径约为0.2μm，总面积近100m²，比人的皮肤表面积还要大几倍。许多肺泡共同开口于肺泡囊。肺泡是肺部气体交换的主要部位，也是肺的功能单位。

肺泡的组成：肺泡是由单层上皮细胞构成的半球状囊泡。组织结构上肺泡包括以下6个主要部分。

1. 扁平上皮细胞　又称Ⅰ型肺泡细胞（type Ⅰ alveolar cell）。厚约0.1μm，基底部为基膜，无增殖分裂能力。肺泡表面93%为此种细胞。电镜下可见肺泡上皮下方及肺泡毛细血管内皮外方各有一基膜，肺泡与血液间气体交换至少要经过肺泡上皮、上皮基膜、血管内皮基膜及内皮细胞4层结构，故Ⅰ型肺泡细胞主要参与气体交换。这些肺泡腔内的氧气与肺泡隔毛细血管内血液携带的二氧化碳之间进行气体交换所通过的结构称为气血屏障。气血屏障很薄，总厚度为0.2～0.5μm。间质性肺炎时，肺泡隔内结缔组织水肿、炎症细胞浸润，可导致肺换气功能发生障碍。

2. 分泌上皮细胞　又称Ⅱ型肺泡细胞（type Ⅱ alveolar cell）。Ⅱ型肺泡细胞位于Ⅰ型肺泡细胞之间。细胞呈立方形或圆形，顶端突入肺泡腔。细胞核圆形，胞质着色浅、呈泡沫状。电镜下，细胞游离而有少量微绒毛，胞质内富含线粒体和溶酶体，有较发达的粗面内质网和高尔基复合体。核上方有较多的分泌颗粒。颗粒内物质释放出来后，在肺泡表面形成一层黏液层，称为表面活性物质。表面活性物质有降低肺泡表面张力、稳定肺泡大小的作用。呼气时肺泡缩小，表面活性物质密度增加，表面张力降低，防止肺泡过度塌陷；吸气时肺泡扩张，表面活性物质密度减小，肺泡回缩力加大，可防止肺泡过度膨胀。表面活性物质的缺乏或变性均可引起肺不张。Ⅱ型肺泡细胞有分裂、增殖、分化为Ⅰ型肺泡细胞的功能，故具有修复受损伤上皮的

作用。根据目前的研究，鉴别癌细胞来自Ⅰ型肺泡细胞还是Ⅱ型肺泡细胞无实际临床意义。

3. Clara 细胞　是一种无纤毛上皮细胞，主要分布于终末细支气管和呼吸性细支气管。在光镜下细胞呈柱状，游离面向管腔内凸出呈圆顶状，胞质染色浅。在电镜下细胞顶部胞质内有较多低电子密度的分泌颗粒。Clara 细胞具有活跃的增殖分化特性及分泌功能，参与支气管上皮损伤的修复过程。Clara 细胞分泌蛋白是 Clara 细胞最主要的分泌产物，具有抗炎、抗纤维化及抗肿瘤侵袭等多种生物活性，与多种肺部疾病关系密切。另外在器官保护、气道上皮更新和损伤修复、外源性化学物质的生物转化及远端气道液体平衡调节等方面，它也发挥着重要的生理作用。

4. 肺泡巨噬细胞（alveolar macrophage）　来自于血液单核细胞，吞噬了较多尘粒的肺泡巨噬细胞称为尘细胞，而心力衰竭细胞则是心力衰竭患者肺内出现的吞噬了血红蛋白分解产物的巨噬细胞。

5. 肺泡囊、肺泡管、肺泡孔　肺泡囊是由许多肺泡共同开口而成的囊腔，并与肺泡管连续，每个肺泡管分支形成 2～3 个肺泡囊。肺泡与肺泡间以

肺泡孔（alveolar pore，也称 Kohn 孔）相互沟通，肺泡与末梢细支气管以 Lambert 孔联通（图 2-1）。通常每个肺泡有 1～6 个肺泡孔，这些肺泡孔连接相邻肺泡，并在肺泡扩张时完全张开，呈卵圆形或圆形，为沟通相邻肺泡内气体的孔道。当某支气管受到阻塞时可通过肺泡孔建立侧支通气，进行有限的气体交换。

6. 肺泡隔（alveolar septa）　相邻肺泡之间的薄层结缔组织为肺泡隔，内含丰富的毛细血管网、弹性纤维、网状纤维和胶原纤维等组成的肺泡间质。其中的网状纤维、弹性纤维及少量的胶原纤维构成肺泡毛细血管的支架，弹性纤维使肺泡具有良好的弹性。慢性支气管炎或支气管哮喘时，肺泡长期处于过度膨胀状态，会使肺泡的弹性纤维遭到破坏，失去弹性，形成肺气肿，影响呼吸功能。肺泡隔内还有成纤维细胞、巨噬细胞、浆细胞和肥大细胞，此外还有淋巴管和神经纤维等。由于毛细血管内皮对液体的通透性比肺泡细胞内皮高，心力衰竭患者体液会渗出到结缔组织中，造成间质性肺水肿。肺泡一面开口于肺泡囊、肺泡管、呼吸性细支气管，另一面与肺泡隔的结缔组织和血管密接。

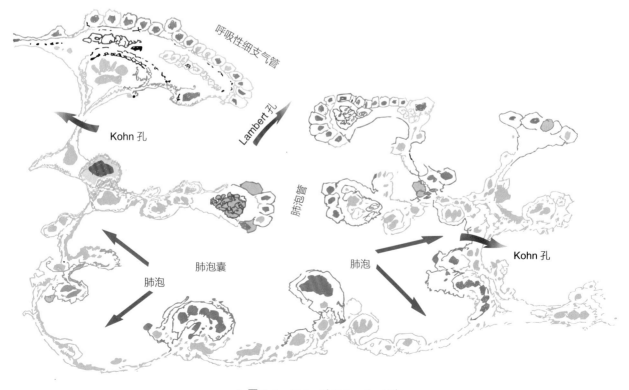

▲ 图 2-1　Kohn 孔和 Lambert 孔

二、肺血管

肺具有两套相对独立的血液循环系统：一套为由肺动脉和肺静脉组成的肺循环（小循环），属于肺的功能性血管系统；另一套由发自体循环（大循环）的支气管动脉和支气管静脉组成，为肺的营养性血管。

肺动脉起自右心室的肺动脉圆锥，经肺门入肺后随支气管树走行，逐级分支，最后形成包绕在肺泡壁上的毛细血管网；肺小静脉起于肺泡壁毛细血管网，在向心性回流过程中越汇越粗，逐步形成上、下肺静脉进入左心房。在肺内，肺动脉分支紧密伴行于同名支气管，并有一致的分布区域，多位于支气管的前、外侧。肺静脉属支较动脉多，与支气管的关系不太密切。分支分布与支气管多不一致，常见于同名支气管的后、内侧。在肺段内，肺段动脉分支与肺段支气管一致，而肺段静脉可分为段内支和段间支。前者位于肺段内，收纳相应肺段的部分回心血，较细小；后者行于相邻肺段之间，不与支气管和动脉伴行，接受相邻两肺段的静脉回流，属支较粗大，可视为肺段静脉的主支。肺段内支气管、动脉和静脉三者之间的相对位置关系在影像诊断和外科手术中有重要意义（图 2-2）。

支气管动脉是肺的营养血管，供应支气管、肺、胸膜和支气管淋巴结等，支气管动脉与肺动脉的终末支存在生理性的吻合，吻合支一般在支气管入肺后第 4～8 级分支处，共同分布于肺泡壁。支气管动脉与肺动脉的吻合使体循环和肺循环相交通。实验证实结扎叶以下支气管动脉不会引起支气管肺组织的损伤。

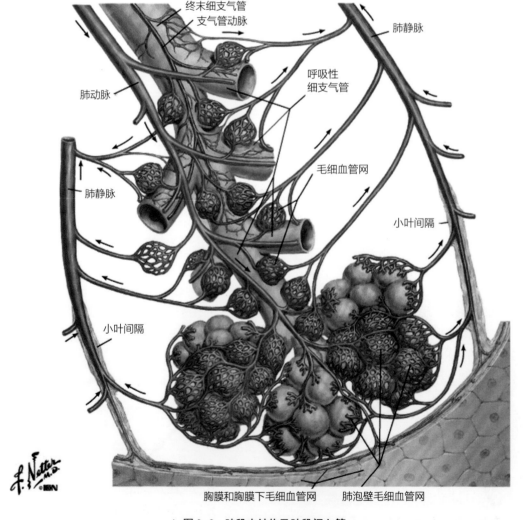

▲ 图 2-2　肺段内结构及肺段间血管
改编自 Netter Interactive Atlas of Human Anatomy

支气管动脉系统来自体循环，其数目和起源变化较大，比较多见的是右侧1支，左侧2支，少数人左侧和右侧有4～5支。支气管动脉通常从降主动脉发出，单独或与肋间动脉共干。少数从锁骨下动脉、无名动脉、胸廓内动脉甚至肋间动脉发出。左侧支气管动脉单独开口于第5～6胸椎水平的降主动脉，相当于左、右支气管与降主动脉交叉的上方，直径1.1～1.5mm。右侧支气管动脉常呈直角开口于降主动脉的右侧壁，直径约2.0mm。

支气管动脉与支气管伴行，经过纵隔间隙分支到气管、支气管、食管中段、肺、胸膜和支气管淋巴结，可与肺动脉、肋间动脉、Adamkiewicz动脉交通并参与脊髓供血（图2-3）。支气管动脉在支气管壁外膜组织中形成动脉丛，即支气管动脉丛（bronchial arterial plexus），并由此发出分支穿透肌层进入黏膜下层，形成纤细的毛细血管丛营养支气管黏膜、肺动脉、静脉壁和脏层胸膜，分布于肺泡壁，营养肺泡壁。2/3的支气管动脉血液最后经支

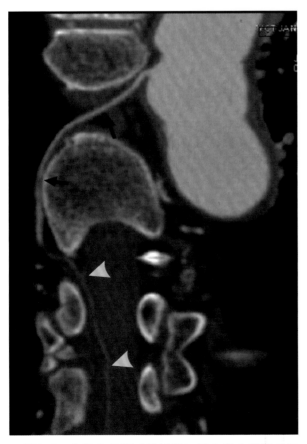

▲ 图2-3　右侧支气管动脉（箭）发自降主动脉并与 Adamkiewicz 动脉（箭头）交通

气管静脉流入肺静脉的属支，1/3的血液则流入奇静脉（右侧）和半奇静脉（左侧），回流至上腔静脉系统。熟悉支气管动脉的解剖变异对提高选择性支气管动脉介入治疗的疗效及减少手术并发症有重要意义。

肺的体循环主要来自支气管动脉和支气管静脉，也可来自肋间、膈下动脉。体循环为肺实质提供了主要的血流量，虽然在健康人群中支气管循环仅占总血流量很小一部分，但其在维持呼吸道及肺功能方面发挥着关键的作用。特别在许多病理条件下，支气管循环的可塑性更强，发挥的作用更重要，例如肺癌主要由支气管动脉供血。病理状态下供血系统的血流动力学将发生异常变化。肺CT灌注成像（CT perfusion imaging，CTPI）可反映肺微循环的血流动力学改变，通过分析灌注成像特征可评估相应病理状态。因此，能够同时测量这两套循环系统的CT灌注技术对于疾病的诊断和治疗都是非常有意义的，但是常规的CT灌注技术不能从根本上区分两套血供系统。

长期以来，对于两套循环系统在肺部疾病的血供占比上一直存在争议。虽然20世纪六七十年代就有尸检结果报道肺癌组织中存在两套血供系统，并在后续研究中得到证实，但仍有部分研究者认为肺癌仅由支气管动脉供血。明确肺部病变血供起源及构成百分比对认识疾病的发生、发展，以及明确诊断和决定治疗计划、改善预后有重要的作用。

肺癌主要由支气管动脉供血，支气管动脉始终参与肺癌病灶发生发展的全过程，并发生相应的功能、形态的变化。肺动脉有时也参与供血，肿瘤越靠近胸膜缘，肺动脉供血的比例越大。还有少数肺癌病例接受双侧支气管动脉供血或其他体循环血管供血。位于上叶的病灶常接受锁骨下动脉分支的供血，位于下叶的病灶常接受食管固有动脉或膈动脉的供血，而在肺门附近的病灶常接受纵隔内其他体循环血管分支的供血。由于支气管动脉和肺动脉可以同时参与肺癌供血，因此临床上对部分肺癌病例仅做支气管动脉灌注化疗是不够的，应该同时加做肺动脉的灌注介入治疗。

另外，结核病灶与肺癌病灶一样也可同时存在两套血供系统，两套血供系统间存在多途径的相互

交通。当结核病灶或肿瘤病灶发生坏死时，两套血供的血管床有可能被破坏、相通，由于肺动脉血流明显高于支气管动脉血流，在压力差的驱使下发生支气管动脉–肺动脉瘘，从而为结核或肺癌患者的咯血症状提供了一种解释。此外，病灶血供的强弱还可用来判断结核或肺癌病灶的活跃程度，通过观察治疗前、后的血供变化（病灶在CT影像上的增强程度）评估治疗疗效及进行预后分析。

肺内血管的CT表现与支气管相同之处在于其影像特征主要取决于管径的大小和走行方向；与支气管不同的是，支气管内一般含空气，呈低密度影，而血管内充盈血液，显示高密度影，两者形成鲜明对比。但肺动脉和肺静脉在通常情况下无密度差异，两者间的鉴别有一定困难，需依据与相应支气管的位置关系或连续层面观察加以区别：靠近肺门的大血管一般较易识别，而肺内血管特别是越靠近外周的血管识别较为困难，往往需借助连续层面追踪观察到肺门血管干处，才能判定是肺动脉或是肺静脉。一般来说，肺动脉与同级同名的肺内支气管伴行于肺叶、肺段、亚段及小叶中心，而肺静脉及其属支单独走行在肺段、亚段及小叶的边缘。图2-4显示了细支气管及其动脉、肺动脉和肺静脉与肺泡的相对位置关系。

三、肺小叶

当小支气管分支到直径1.0mm以下时，称为细支气管。细支气管继续分支到直径0.5mm时，称为终末细支气管。每一个细支气管（或3～5个终末细支气管）连同它的各级分支及分支末端的肺泡构成1个肺小叶，或称次级肺小叶。肺小叶是肺的结构和功能单位，也是小叶性肺炎的病理单位，每叶肺有50～80个肺小叶。

每个肺小叶呈大小不等的锥体形，其尖朝向肺门，底大多向着肺表面，状似多边形，小叶边长约20mm，在胸膜面上隐约可见其底部的轮廓。肺小叶的构造可分为小叶间隔、小叶核心结构和小叶实质3部分。小叶间隔构成肺小叶的边界，主要由结缔组织组成，这些结缔组织主要来自胸膜基质。小叶间隔在肺的各个部分发育程度不等。一般沿肺肋面、纵隔面和膈面发育较好，胸膜下小叶间隔厚度可达0.1mm；靠近肺中心区的小叶间隔发育较差，以至于很少见到肺小叶的完整轮廓。肺小叶静脉和大的淋巴管位于小叶间隔内，静脉的直径约为0.5mm。小叶核心结构由支配小叶的细支气管（或终末细支气管）、小动脉及一些起支持作用的结缔组织构成。肺小叶及肺泡的结构详见图2-4及

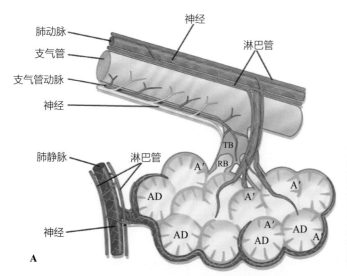
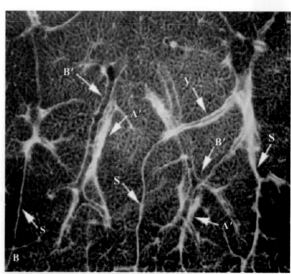

▲ 图2-4 肺小叶结构中细支气管、肺动脉、支气管动脉和肺静脉与肺泡的相对位置关系

A. 模式图（A′. 肺泡；AD. 肺泡囊；RB. 呼吸性细支气管；TB. 终末细支气管）（改编自 Koeppen BM and Stanton BA. Berne and Levy Physiclogy[M].6th ed.）；B. 肺小叶1mm薄层标本，可见小叶间隔（S）、细支气管（B′）与伴行的肺动脉（A′）、走行于小叶间隔边缘的肺静脉（V）（引自 Webb WR. Thin-section CT of the secondary pulmonary lobule: anatomy and the image – the 2004 Fleischner lecture. Radiology, 2006, 239:322–338. ）

图 2-5。

薄层 CT 扫描因为受容积效应的影响较少，故可更细致地显示支气管血管束。总的说来，CT 图像上的血管外形比较光滑规则，从肺门向肺周围逐渐变细；有时较大血管的外缘可呈三角形，代表着血管的分支处。肺血管的断面影接近肺门及纵隔方向较粗也较多见，越近肺外周越少和越细，在薄层扫描时血管断面显示的概率亦增加。

CT 图像上如何鉴别血管与肺内细小结节，下述方法可供参考：①血管断面往往与伴行的支气管断面紧邻，大小也相仿；②与邻近的条状血管影直径比较，粗于相邻血管的为微小结节，否则为血管断面；③在＜1mm 的上下横断层面做连续动态追踪观察，如连续出现者为血管，否则为微小结节；④改变患者体位后扫描，因血管方向改变，断面影随之消失，而微小结节形态和位置不变；⑤ MPR 冠状位图像重组后在计算机屏幕上做动态连续观察，血管是连续走行呈一条由粗渐细的平滑曲线影。微小结节则完全不同，可表现为一个独立于血管结构的点状影。

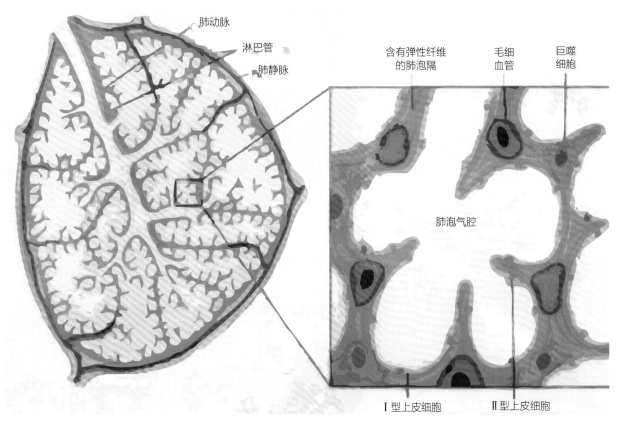

▲ 图 2-5　正常的次级肺小叶（或称肺小叶）及肺泡中Ⅰ型、Ⅱ型上皮细胞和间质结构的模式图

相邻两肺泡间的组织为肺泡间隔，内有丰富的毛细血管及弹性纤维、网状纤维；弹性纤维包绕肺泡

第二节　肺 CT 图像上的分叶分段及心包隐窝

CT 图像上确定肺段的主要依据是肺段支气管，它位于肺段的中心。可选择上、中、下肺门的各个连续层面进行分叶分段。图 2-6 所示为自肺尖至横膈由上向下的 7 个关键重点 CT 横断面，图 2-7 为

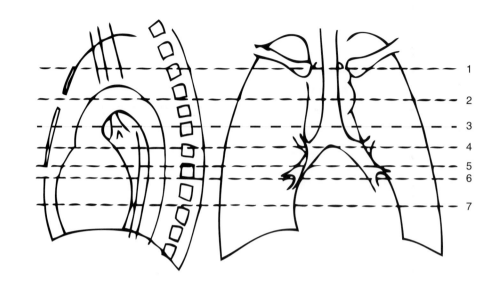

A

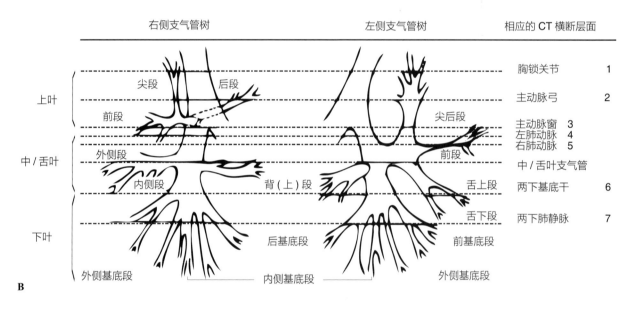

右侧支气管树	左侧支气管树	相应的 CT 横断层面	
		胸锁关节	1
尖段 后段		主动脉弓	2
上叶 前段 尖后段		主动脉窗	3
		左肺动脉	4
		右肺动脉	5
中/舌叶 外侧段 前段		中/舌叶支气管	
内侧段 背(上)段 舌上段		两下基底干	6
	舌下段	两下肺静脉	7
下叶 后基底段 前基底段			
外侧基底段 内侧基底段 外侧基底段			

B

▲ 图 2-6　胸部 CT 的 7 个重要解剖层面
A. 各个重要解剖层面位置示意；B. 各个层面与两侧支气管树解剖的相应对照关系

各断面上的肺段分布及主要解剖结构。

一、经主动脉弓上方的层面

　　两侧肺野内可见多个圆形或逗点状管道断面影，它们是上叶尖段的支气管血管束，故本层面及向上层面主要为两肺上叶尖段分布（图 2-7A）。在肺尖之上有胸膜顶，与肺尖一起突入颈根部，又称颈胸膜。它可高出锁骨内侧 2cm，有时可以增厚、粘连，形成不规则的斑片影，不可误认为是肺内病灶。

二、经主动脉弓的层面

　　两肺内近纵隔缘可见含气的尖段支气管，在其内侧的高密度影为尖段动脉，在其外侧者为尖段静脉。在肺野的前、后方，尚可见支配前段和后段的支气管血管影，故该层面可同时显示上叶的尖段、后段和前段（图 2-7B）。由于左肺斜裂较右肺者出现层面高，故本层面左肺野内尚可见下叶的上段（背段）。在主动脉弓及其以下的主动脉窗、左肺动脉层面上心包浆膜在这些大血管根部反折时，形成浆膜

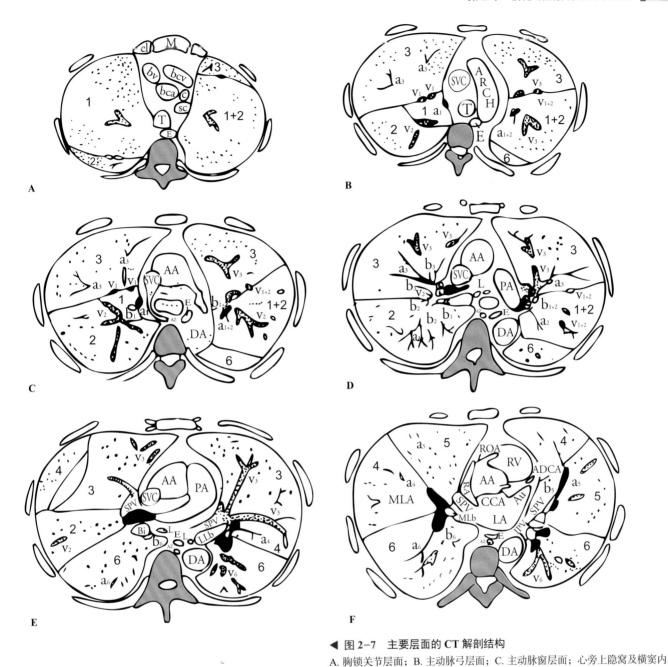

◀ 图 2-7　主要层面的 CT 解剖结构

A. 胸锁关节层面；B. 主动脉弓层面；C. 主动脉窗层面；心旁上隐窝及横窦内有积液时可呈圆形（横断面图像）、长条形液性灶（冠矢状面图像），不要误认为是肿大的淋巴结；D. 左肺动脉窗层面；E. 右肺动脉窗层面；F. 基底干上层面；G. 下肺静脉层面（a. 动脉，AA. 升主动脉，ADCA. 左冠状动脉前降支；ARCH. 主动脉弓；Au. 心耳；Az. 奇静脉；B. 气管；b. 段支气管；bca. 头臂动脉；bv. 头臂静脉；Bi. 中间支气管；CA. 颈总动脉；CCA. 右冠状动脉；Cl. 锁骨；DA. 降主动脉；E. 食管；IAR. 主动脉下隐窝；ILA. 下叶动脉；ILB. 下叶支气管；IPV. 下肺静脉；IV. 无名静脉；IVC. 下腔静脉；L. 淋巴结；LA. 左心房；LCA. 左冠状动脉；LLb. 舌叶支气管；LPAR. 左肺动脉隐窝；LPVR. 左肺静脉隐窝；LSPV. 左上肺静脉；LV. 左心室；M. 胸骨；MLA. 中叶肺动脉；MLb. 中叶支气管；OS. 斜窦；PA. 肺动脉；PCR. 上腔静脉后隐窝；RA. 右心房；RCA. 右冠状动脉；RIPV. 右下肺静脉；RPA. 右肺动脉；RPAR. 右肺动脉隐窝；RSPV. 右上肺静脉；RV. 右心室；RVOT. 右心室流出道；SA. 锁骨下动脉；SAR. 主动脉上隐窝；SPV. 上肺静脉；SVC. 上腔静脉；T. 气管；TD. 胸导管；Th. 胸腺；TS. 横窦；V. 静脉）（本线条图均为原上海医科大学沈宗文教授根据国人尸体的横断剖面，对照胸部 CT 层面精心绘制而成）

间隙，大的称窦如横窦、斜窦，小的称隐窝如心旁上隐窝 / 主动脉上隐窝（图 2-7C）。当这些隐窝或窦内有少量积液时可呈圆形，不要误认为是肿大的淋巴结。在此层面上可见到主动脉上隐窝。

三、经左肺动脉的层面

在右肺野内可显示上叶支气管干及其前、后段支气管的长轴，上叶尖段静脉的断面呈圆形，位于前、后段支气管形成的向外开放的夹角内；后段静脉呈长轴汇入尖段静脉，该静脉亦可用来划分右肺上叶的前、后段。左肺野内所见基本同右侧，只是前、后段支气管不如右肺者粗大明显。两肺斜裂位置前移，下叶上段面积增大。本层面主要由两肺上叶的前、后段和下叶上段（背段）构成（图 2-7D）。左侧纵隔内外的分界线不如右侧有一条纵行的脂性密度的线状影作为分界标志，而是以左肺动脉第一支近端和左上叶支气管开口处作为左侧纵隔内外的分界线。在此层面上可见到主动脉上隐窝。

四、经右肺动脉干的层面

两侧肺野前方可见 1～3 支较大的血管影，无支气管伴行，为上叶前段静脉的段间支（主支），表示前段行将结束。右肺野中部少血管的"透亮区"前部为水平裂（横裂、副叶间裂），后部为斜裂（主叶间裂），所围的肺组织属中叶外侧段。左肺野中部可见舌叶支气管和血管。两肺斜裂进一步向前移位。本层面右肺内主要为上叶前段、后段、中叶外侧段和下叶上段（背段），因此要强调在此一层面

的病灶定位必须准确，不要将应属于右上叶前段或后段的病灶误定在右中叶外侧段；左肺内主要为上叶前段和上舌段、下叶上段（背段）分布（图 2-7E）。在此层面上的右肺动脉远端可以见到一条纵行的脂性密度的线状影，这是右侧纵隔内外的分界线，此线外侧有正常的 10R 组肺门淋巴结、脂肪组织等集聚称为"右肺门软组织集聚征"（right hilar soft tissue collection），不可误认为是右肺动脉栓塞或病理性右肺门肿大淋巴结（图 2-8B）。在干性胸膜转移的图像中，此层面上的水平裂（横裂、副叶间裂）可有呈簇状的小颗粒灶，斜裂（主叶间裂）上有呈串珠状的小颗粒灶出现，不可误认为是肺内的转移灶（图 2-8A）；在两裂交界处的局限性积液，在横断面图像上易误认为是肺内病灶，用图像后处理技术多平面重组（multiplanar reformation，MPR）获得冠状面、矢状面重组加上 CT 值的测定即可明确是 MPR 叶间裂的局限性积液（图 2-9）。

此外，在此层面上可见到主动脉上隐窝和向右侧升主动脉及左侧肺动脉干向后延伸的横窦、左或右肺动脉隐窝（图 2-10）。

五、经叶间动脉的层面

右肺显示中叶支气管及其外、内侧段支气管的长轴，相应的肺段动脉分别位于支气管的外（后）方，而静脉则位于支气管的内（前）方。左肺显示上舌段支气管和血管干，其中动脉位于支气管的外侧，静脉位于支气管的内侧。本层面两肺下叶上段达到最大截面，向下将逐渐变小。本层面右肺可见

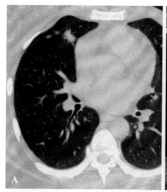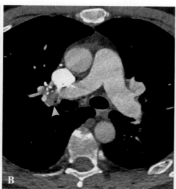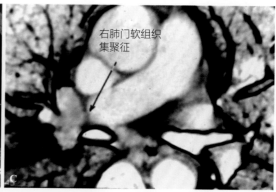

▲ 图 2-8　叶间裂上的粟粒转移灶和右肺门软组织集聚征

A. 右侧叶间裂上的粟粒转移灶；B. 右肺门软组织集聚征（箭头）；C. 右肺门软组织集聚征，可见胸膜纵隔内外分界线（箭）

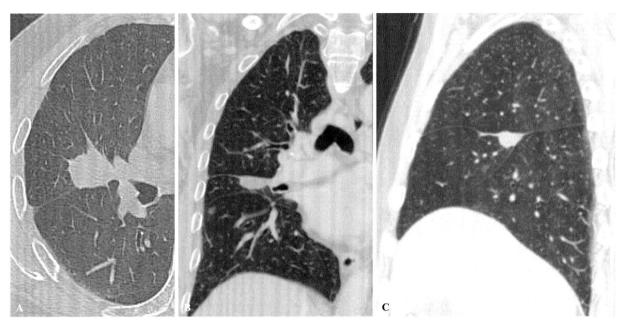

▲ 图 2-9 两裂交界处的局限性积液，在横断面图像上易误认为肺内病灶（**A**）。经图像后处理 **MPR** 冠状面（**B**）、矢状面（**C**）重组加上 **CT** 值的测定即可明确是叶间裂的局限性积液

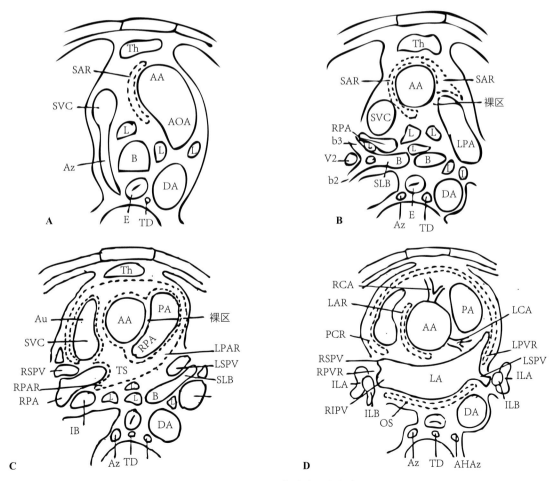

▲ 图 2-10 心包隐窝和心包窦

A 至 D. 不同 CT 扫描层面上心包隐窝的位置示意图（虚线）。A. 主动脉弓层面；B. 左肺动脉层面；C. 右肺动脉层面；D. 主动脉根部层面（AA. 升主动脉；DA. 降主动脉；L. 淋巴结；OS. 斜窦；RPA. 右肺动脉；SAR. 主动脉上隐窝；SVC. 上腔静脉；TS. 横窦）

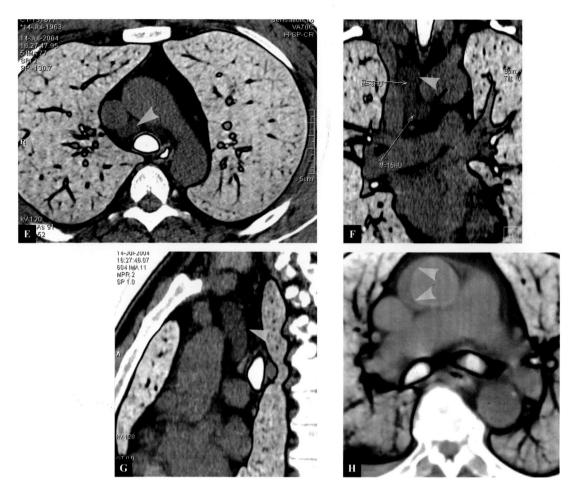

▲ 图 2-10（续） 心包隐窝和心包窦

E 至 H. 主动脉上隐窝内有少量积液，影像所见为隐窝和心包窦不同程度扩张（箭头和箭），内为液性密度，CT 值为 8HU。E. 主动脉弓层面横断面 CT 图像；F 和 G. 分别为冠状面和矢状面图像，箭头和箭所示为心包横窦的延续；H. 右肺动脉层面 CT 图像，箭头所示为包绕升主动脉的隐窝

中叶外、内侧段及下叶上段，左肺则为上叶的上舌段和下叶上段占据（图 2-7F）。此外，在本层面上可见到主动脉下隐窝和斜窦。在左心耳和左上肺静脉之间为左肺动脉隐窝。在右上、下肺静脉之间为右肺动脉隐窝。当斜窦内有少量积液时可呈长条形，不要误认为是肿瘤的转移。

六、经两下肺静脉的层面

右肺斜裂前方仍为中叶的外、内侧段分布，斜裂后方由下叶的内、前、外、后基底段占据。左肺斜裂前方仅有下舌段，有时亦可见上舌段，斜裂后方基本同右肺，亦为内、前、外、后基底段分布（图 2-7G）。在上述的心包隐窝中，若脏层与壁层之间有少量积液时是可以显示的。而前壁层心包也容易显示，约 2mm 厚，脏层心包非常薄，一般不能显示。邻近右心室的心包有时厚度可达 7mm，此为正常表现，不要误认为是心包增厚。

第三节 纵隔淋巴结分组更新（第7版，AJCC）

准确地对与肺癌相关的区域淋巴结进行分组对于疾病分期、治疗及预后都非常重要。肺癌的局部及区域淋巴结包括肺内、肺门、纵隔及锁骨上下淋巴结区。截止到2009年，肺癌的区域淋巴结分组标准一直沿用两套系统，即由日本肺癌学会、美国癌症联合委员会（American Joint Committeeon Cancer，AJCC）制订完善的 AJCC/Naruke 分组法和由美国胸科学会（ATS）提出的 ATS 分组法。根据1978年提出的 AJCC/Naruke 分组法，肺癌淋巴结分为上、下纵隔区和肺内淋巴结区。上纵隔区包括：1组，最上纵隔组；2组，上气管旁组；3组，血管前气管后组；4组，下气管旁组；5组，主动脉窗组；6组，主动脉旁组（升主动脉、主动脉弓、膈神经）。下纵隔区包括：7组，隆嵴下组；8组，食管旁组；9组，肺韧带组（包括双侧肺静脉）。肺内淋巴结区包括：10组，肺门组；11组，叶间组；12组，肺叶组；13组，肺段组；14组，肺内组。为了更精确地从解剖学角度定义胸内淋巴结，1983年 ATS 对 AJCC/Naruke 分组法进行了改进，形成了所谓的 ATS 分组标准。1996年，为了统一 ATS 和 AJCC/Naruke 分组法，AJCC 和国际抗癌联盟（Union for International Cancer Control，UICC）提出了 MD-ATS 标准，但此标准仅在北美地区受到广泛采用，而欧洲及日本包括中国仍主要采用原 AJCC/Naruke 分组标准。AJCC 与 ATS 标准的主要不同之处包括：① AJCC 的1组淋巴结相当于 ATS 的1+2组淋巴结；② AJCC 的 2+3+4R+4L 淋巴结相当于 ATS 的 4R+4L 淋巴结；③ AJCC 的 7+10 组淋巴结相当于 ATS 的7组淋巴结，鉴于此，根据 ATS 淋巴结分组标准划分为 N_2 的ⅢA期肺癌如果参照 AJCC 标准则应划归为Ⅱ期（N_1）。

为了进一步整合两种分组方法，受 AJCC 和 UICC 的委托，1998年开始，国际肺癌研究协会（IASLC）建立了肺癌国际分期委员会专门为计划于2009年发布的第7版 UICC/AJCC 肺癌 TNM 分期提供修改建议，此即 IASLC 肺癌淋巴结分组法，已经公开发表于2007年。根据 IASLC 的建议，肺癌区域淋巴结仍分为14组，进一步被归纳为7区：包括锁骨上区（1组）；上纵隔区（2R、2L、3a、3p、4R、4L组）；主动脉肺动脉 AP 区（5、6组）；下纵隔区，包括隆嵴区（7组）和下区（8、9组）；N_1 淋巴结的肺门/叶间区（10、11组）和周围区（12、13、14组）。具体各组淋巴结的详细描述见表2-1和图2-11。

相对于之前的 MD-ATS 和 AJCC/Naruke 分组方法，IASLC 方法的主要改进之处在于以下几点。

1. IASLC 分组的显著特点是详细描述了各组淋巴结的范围和区分边界，更大限度地降低了淋巴结分组时的不确定性和随意性。

2. 明确地将锁骨上和胸骨切迹处的淋巴结与胸内淋巴结加以区分，定义为1组淋巴结。1组锁骨上淋巴结与2组淋巴结的分界线是胸骨切迹。

3. 更为明确地描述了2组和4组淋巴结的范围。2R、4R 与 2L、4L 的分界线是气管左侧缘。5组淋巴结缩小划定范围。下界是在左主肺动脉的上缘。10L 淋巴结的划定范围扩至左主肺动脉处归属 N_2。

4. 鉴于上纵隔的淋巴引流主要以右侧气管旁区为主，且延伸超过气管中线，故而2组和4组淋巴结左、右侧亚组（2R 和 2L、4R 和 4L）的分界不再是气管中线，而是气管左侧缘。新概念是：左侧肺癌处于中线的淋巴结由原来的 N_2 划入 N_3 的范畴。右侧肺癌越过中线的淋巴由原来的 N_3 归入 N_2 的范畴。

5. 取消了原 AJCC 分组内的气管前淋巴结（归属3组），因为该区域的淋巴结很难与2组和4组淋巴结区分，而且经右侧行纵隔4组淋巴结清扫时，该处淋巴结常一并清扫。而原血管前3a组淋巴结和气管后3p组淋巴结继续保留，且进一步明确其分界。

6. ATS 中的7组和 AJCC 中的7、10组淋巴结统一并称为隆嵴下淋巴结组（7组）。

7. 4组和10组淋巴结的分界不再是胸膜反折，而是由更具影像和手术操作识别度的标志性解剖结

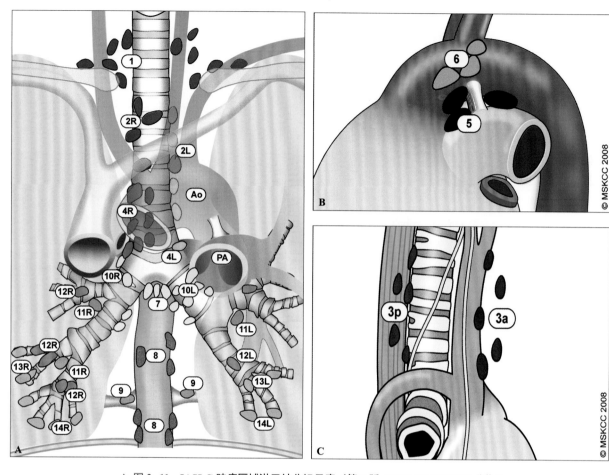

▲ 图 2-11　IASLC 肺癌区域淋巴结分组示意（第 7 版 AJCC/UICC TNM 分期）

A. 各组淋巴结分布示意，3、5、6 组未显示；B. 5、6 组淋巴结位置示意；C. 3a 和 3p 组淋巴结位置示意

构，即右侧为奇静脉下缘，左侧为肺动脉上缘。

8. 同样，更为明确地区分了 10 组和 11 组淋巴结。原先的 10R、10L 属 N_1 的范畴，现均已归入 N_2。

9. 基于总体生存率的分析，提出将淋巴结组进行分区归类。这或许有助于影像科医师和肿瘤科医师评估跨多个淋巴结组的巨大淋巴结病变。

尽管新的淋巴结分组系统已经在淋巴结范围的确定方面较前有了较大的改进，但仍存在某些模糊和不确切之处。进展期肺癌行选择性纵隔淋巴结放疗时，放疗医师需要根据 CT 影像准确勾画出受累的淋巴结组，现行分组系统中的某些定义削弱了其实际可操作性。这主要表现在以下几个方面：①由于肺尖和锁骨相对位置的变动，将造成 1、2、3 组淋巴结区分上的困难，从而导致淋巴结分期属于 N_2 还是 N_3 存在争议；②4R 与 10R、4L 与 10L 的分界，特别是当淋巴结位于气管分叉前方时，容易造成分组困难，导致 N_1 和 N_2 分期的差异；③4L 和 5 组淋巴结的分界为动脉韧带，但该结构在很多 CT 影像上并不容易显示；④7 组淋巴结的范围较之前分组标准在前后方向上均有所扩大，即 7 组的下界在右侧扩至中间段支气管的下缘，在左侧至左下叶支气管的上缘；⑤10 组淋巴结的内侧界较之前更靠近隆嵴，即 N_1 淋巴结涵盖的范围更大。10 组和 11 组淋巴结的区分比较困难，是否有必要细分此两组淋巴结值得讨论，在放疗靶区制订时常将此两组淋巴结合并勾画。

表 2-1　IASLC 肺癌区域淋巴结分组

分　区	淋巴结分组及解剖界限
锁骨上区	1 组：下颈部，锁骨上，胸骨切迹淋巴结 　　上界：环状软骨下缘 　　下界：双侧锁骨，中线区域为胸骨上缘 　1R：右侧淋巴结 　1L：左侧淋巴结 　　左右两侧的分界线为气管中线
上纵隔区	2 组：上气管旁淋巴结 　2R 　　上界：右肺尖，中线区域为胸骨上界 　　下界：无名静脉的末端与气管的交叉平面 　2L 　　上界：左肺尖，中线区域为胸骨上界 　　下界：主动脉弓上缘 　2R、2L 以气管左侧缘（而非气管中线）为分界线 3 组：血管前和气管后淋巴结 　3a：血管前淋巴结 　　右侧 　　　上界：肺尖 　　　下界：气管隆嵴水平 　　　前界：胸骨后缘 　　　后界：下腔静脉前缘 　　左侧 　　　上界：肺尖 　　　下界：气管隆嵴水平 　　　前界：胸骨后缘 　　　后界：左侧颈总动脉 　3p：气管后淋巴结 　　上界：肺尖 　　下界：气管隆嵴水平 4 组：下气管旁淋巴结 　4R：包括右侧气管旁淋巴结和延伸至气管左侧缘的气管前淋巴结 　　上界：无名静脉的末端与气管的交叉平面 　　下界：奇静脉下缘 　4L：包括气管左侧缘以左的淋巴结，内侧至动脉韧带 　　上界：主动脉弓上缘 　　下界：左主肺动脉上缘
主动脉肺动脉 AP 区	5 组：主动脉弓下（主肺动脉窗）淋巴结 　　上界：主动脉弓下缘 　　下界：左侧主肺动脉上缘 　　左界：动脉韧带 6 组：主动脉旁淋巴结 　　位于升主动脉和主动脉弓前方和左侧的淋巴结 　　上界：主动脉弓上缘的切线水平 　　下界：主动脉弓下缘
下纵隔区	7 组：隆嵴下淋巴结 　　上界：气管隆嵴 　　下界：左侧为下叶支气管的上界，右侧为中间段支气管的下界

（续表）

分　区	淋巴结分组及解剖界限
下纵隔区	8 组：隆嵴下食管旁淋巴结 　　　位于 7 组淋巴结区下方的食管周围的淋巴结 　　上界：左侧为下叶支气管的上界，右侧为中间支气管的下界 　　下界：横膈 9 组：肺韧带淋巴结 　　　位于肺韧带内的淋巴结 　　上界：下肺静脉 　　下界：横膈
肺门 / 叶间区	10 组：肺门淋巴结 　　　包括紧邻主支气管和肺门血管（包括肺静脉和主肺动脉近端）的淋巴结 　　上界：右侧为奇静脉下缘，左侧为肺动脉上缘 　　下界：双侧均为叶支气管开口处 11 组：肺叶间淋巴结 　　　位于各叶支气管的开口之间的淋巴结 　　11s：指代位于右上叶支气管与中间支气管之间的淋巴结 　　11i：指代位于右中叶支气管和下叶支气管之间的淋巴结
周围区	12 组：肺叶内淋巴结 　　　邻近叶支气管 13 组：肺段淋巴结 　　　邻近段支气管 14 组：肺亚段淋巴结 　　　邻近亚段支气管

第四节　肺部 CT 图像后处理技术

一、二维、三维图像处理

随着多层 CT 各向同性分辨率成像性能的提升和现代计算机技术的飞速发展，三维成像的临床应用将越来越常规化。通过图像的实时交互式操作，展现出更详尽细致的影像信息，增强了放射科医师的诊断信心，提高了工作效率，已成为主要的 CT 图像观察手段。同时，也满足了外科医师对直观、立体图像的需求。三维成像技术包括多平面重组、最大 / 最小密度投影、表面阴影显示、容积再现及仿真内镜等后处理重组方法。

（一）多平面重组

多平面重组（MPR）方法是将一组以像素为单元的源图像通过插值运算，重构为以体素为单元的三维体数据，再根据诊断需要截取得到其他平面或曲面的二维重组图像（图 2-12）。不同于 MR 检查，临床中除了头部和四肢通过特殊的体位扫描可以直接得到冠状面或矢状面图像，其他部位检查只能利用容积扫描后得到的一组横断面图像进行后处理，重组得到冠状面、矢状面或其他任意斜面的 CT 图像，减少了直接冠状位扫描所致的辐射剂量。

对于弯曲走行的结构，可以进行曲面重组（curved planar reformation，CPR），它由操作者以平面图像为参考，沿感兴趣器官的中心轨迹画一条曲线，从三维数据中截取得到沿该曲线展开、拉直的

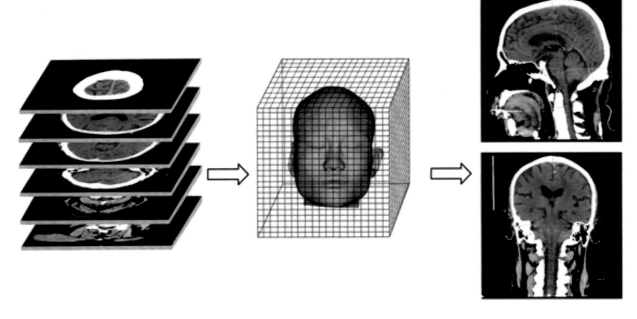

叠加原始断层图像　　　　　　　　　　　　重构体数据　　　　　　　　　　　　重组冠／矢状面图像

▲ 图 2-12　多平面重组技术原理示意图

曲面重组图像。例如为方便肋骨骨折评估，须将全部肋骨沿其走行绘制曲线拉直以获得全景图，即为冠状曲面重组图像（图 2-13）。

曲面重组图像对操作者的依赖性很大，受所画曲线的准确性影响，改变了真实的解剖空间位置关系，必须附有曲线参考图。对这种手工的曲面图像进行径线测量也是不可靠的。高级 CT 中还具备一种自动曲面成像的功能，对与周围组织密度差异较大的管状结构，如呼吸道和强化后的血管，计算机可以检测出管道的边界，自动提取血管、呼吸道，并沿着弯曲管道的中心线截取出曲面图像，能准确地测量径线，评价管道狭窄的程度。

多平面重组后处理中，可以通过增加重组图像的厚度，降低图像的噪声。也可以批量生成多幅连续的重组图像，用于拍片和存储。由于 MPR 图像中保留了物体的衰减特性，反映的是实际的 CT 值信息，因此可以在重组图像上进行 CT 值测量，而下述的三维显示技术由于改变了 CT 值的属性，是不能进行 CT 值测量的，径线测量也不可靠。

（二）最大或最小密度投影

最大 / 最小密度投影（maximum/minimum intensity projection，MIP/MinIP），是利用投影成像原理，将由若干源图像组成的三维体数据朝向任意方向进行投影，设想有许多条平行投影线穿过三维体数据，取每条投影线经过的所有体素中最大或者最小的一个体素值作为投影结果图像的像素值（图 2-14）。最大密度投影用于突出显示碘造影剂、骨骼及钙化等高密度结构，低密度的组织结构被去除。最小密度投影用于突出显示呼吸道、扩张的胆道等低密度结构，高密度的组织结构被去除。

MIP 图像是对三维信息进行的二维投影显示，并没特意产生三维效果，相近密度的组织结构在同一投影方向，会产生前后物体影像的重叠。为了克服这种情况，可以将图像进行多角度投影或旋转，也可将投影的容积限定在选定的厚层块内，层块外的组织被消隐，不参与投影成像，称为层块最大 / 最小密度投影（slab MIP/MinIP），层块的厚度则根据诊断需求进行选择。

MIP 的主要优点是分辨率很高，组织结构失真少，临床上广泛应用于具有相对高密度组织和结构。MIP 的主要缺点是相近密度的组织结构在同一投影方向，会产生前后物体影像的重叠。

（三）表面阴影显示

表面阴影显示（surface shaded display，SSD）

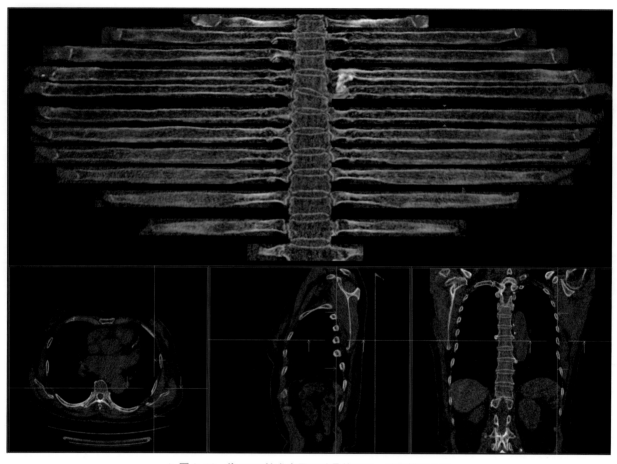

▲ 图 2-13　将 CPR 技术应用于肋骨的显示：肋骨排列全景

是指通过选定的阈值，确定三维体数据中物体的表面几何信息，并用虚拟光源加上明暗阴影，呈现出立体感较强的三维效果（图 2-15）。SSD 又称表面再现或表面遮盖，主要用于骨骼、增强血管及呼吸道的立体显示，了解其空间位置关系。

表面阴影显示利用中心投影原理，判断投影线上的体素值是否第一次达到或超过阈值，超过者被保留下来，定义为白色，低于阈值的体素 CT 值被舍弃，定义为黑色。所以，结果图像显示准确性受图像分割参数（即阈值）的影响较大。选择的阈值过高，会导致骨缺损的假象和管腔狭窄程度被高估；阈值过低，会让像素噪声得以显示，以及管腔狭窄程度被低估或掩盖。SSD 还存在一个缺陷，就是不能显示物体内部结构，因为当多个组织结构的 CT 值都超过了给定的阈值且在投影方向上重合时，只有最靠近观察者的结构才显示，其后 CT 值相近或更高的组织都会隐藏在前面的结构中。目前

高级 CT 中，SSD 已经被容积再现技术取代，但仍用在组织器官的体积测量软件和虚拟内镜显示技术中。

表面阴影显示方法的优点是：三维效果明显、立体感强；对于体积、距离和角度的测量准确，可实施三维图像操作（如模拟手术）。SSD 方法的缺点是：由于该法是采用阈值法成像，图像显示准确性受图像处理中分割参数（阈值）的影响较明显；结果图像不能显示物体内部结构，也不提供物体的密度信息。

（四）容积再现

容积再现（volume rendering，VR）技术利用投影成像原理，将穿过三维体数据后每条投影线上的所有体素值，经传递函数加权运算后，以不同的阻光度和颜色表示各 CT 值区间，绘制在结果图像中。容积再现又称作体积再现或体绘制，无论是从显示

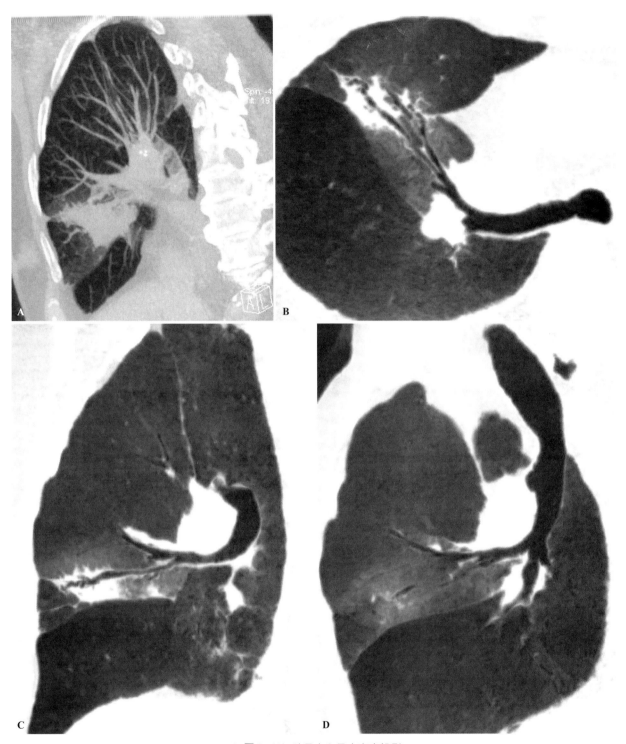

▲ 图 2-14　肺最大和最小密度投影

A. MIP 图像可以显示支气管和血管的走行和有无挤压推移等外部的情况；B 至 D. MinIP 图像主要用于显示支气管的腔内情况，有无局部狭窄或阻塞等

原理还是从性能效果方面都比 MIP 和 SSD 具有优势，它保留了所有体素中的许多细节信息，最大限度地再现了组织结构的空间关系，立体效果逼真。

　　与 SSD 不同，容积再现在进行立体绘制的同时

保留原始体数据的信息，摒弃了传统图形学中必须由面来构造体的约束，无须预先提取表面轮廓即可直接绘制体数据的立体图像，即所获取三维立体图像保持原始的体素信息，可直接通过图像得到原始

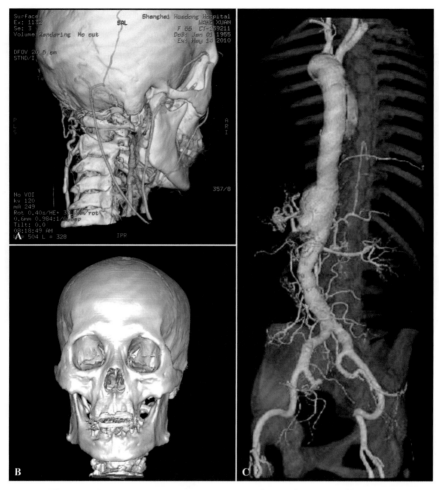

▲ 图 2-15 颅骨（A 和 B）的表面阴影显示和腹主动脉（C）的容积再现显示

体数据中任一容积、任一平面或任一点的数据，便于局部组织的观察和各种数值的测量。

相比表面再现中每次的图像再处理都需重新计算等值面，直接的体数据绘制简化了图像再处理后的绘制过程，因此可对已绘制的图像进行一些交互式的操作，如分割等。同样，在表面再现中，物体中各体素点并不带有其原始信息，无法通过其密度的不同而加以区分。在容积再现中，可根据该点体素的数值对其进行不同的处理，例如设置为不同的伪彩色和透明度，可提高三维立体绘制对同物体不同组织成分之间差异的显示和区分，也便于观察密度连续变化而没有明确界面的物体。从某种意义上说，容积再现更接近现实世界中真实物体的显示。

容积再现在医学影像的三维立体显示上具有很大优势：①容积再现是一种立体显示绘制法，可直观地显示物体的空间位置、结构和与其他物体间的关系，这是传统投影法无法做到的；②容积再现显示立体图像是基于原始三维体数据直接绘制的，无须进行等值面的抽取，保留了原始数据的信息，可直接对图像进行分析处理，无须再处理后重新计算等值面，增强了交互性，同时也可直接从立体图像上提取原始数据和测量；③绘制图像时，无须通过小几何图形面来构成三维物体。因此，在很大程度上抑制了因绘制立体图形时，由计算产生的小几何图形伪像。而且，容积再现可通过不同透明度曲线和颜色条的控制，显示不同密度物体的区别，能生动再现物体的形态。

容积再现对存在一定密度差的皮肤、骨骼、软组织、实质脏器、植入物、钙化、气体或碘造影剂均可分别显示在同一幅图像中。例如，将皮肤和软组织做完全透明处理，图像中没有显示；注入碘造影剂后的血管做稍透明处理，图像中显示稍亮；骨骼选择为不透明处理，图像中显示较暗（图2-16）。厂家在一般容积再现软件中都预设了各种已经调整好阻光度和颜色等参数的参考模式，用户也可自行定制保存参考模式，简化了操作。当然，也可以通过限定的层块范围或任意裁剪的方法，去除无关组织的遮挡，只显示部分的兴趣区域容积再现图像。

综上所述，容积再现是目前比较好的一种三维立体显示方法。容积再现的主要优点是能同时显示空间结构和密度信息，对于肿瘤组织与血管空间关系显示良好。缺点是数据计算量大、耗时，对计算机的运算能力、内存大小、系统资源和存储能力都有很高的要求。通常情况下，512×512矩阵的CT图像如超过500幅，往往无法做到实时显示。

（五）仿真内镜显示

仿真内镜（virtual endoscopy，VE）技术利用源图像生成的体数据，通过SSD或容积再现重组得到管道结构内表面的三维成像，再运用计算机空腔导航技术模拟光学纤维内镜进行腔内观察。仿真内镜主要用于呼吸道、充气的肠道、鼻窦及增强血管等管状结构内壁表面的立体观察，对显示管腔内异物、新生物、钙化及管腔狭窄显示较好。还可用于有创检查或外科手术的模拟导航和教学演示。操作时，将视点植入结构内部，调整视角、景深、旋转视向，自动或手动进行视点漫游，对视点前方结构进行动态实时显示（图2-17）。

如前所述，三维成像技术都需要利用源图像先期生成体数据后，才能做进一步的处理。那么，要获得高质量的三维显示，CT原始断层图像必须满足以下条件：①层厚薄，尽可能达到各向同性空间分辨率；②间距等于或小于层厚，即相互重叠的重建；③卷积核选择恰当，没有明显伪像；④源图像的技术参数一致，且在同一容积扫描范围内。

CT仿真内镜的原理，是将观察点设置在欲观察的腔体内，通过一定的视角范围，对腔体内进行观察。须观察的腔体内可能是中空且具有低密度值的组织器官，如气管、肠道；也可能是充盈造影剂而具有高密度值的组织器官，如CT血管造影，因此不同腔体的绘制需采用不同的计算方法，使腔体内部显示为空腔，更清楚地显示腔体内壁。腔体的内腔基本上可使用上述2种三维立体绘制方法（表面再现和容积再现）来显示。CT仿真内镜在观测点上可进行任意角度的观察，对于选定了一定路线的CT仿真内镜，还可以沿着路径的方向进行电影方式的观察。

CT仿真内镜可采用表面再现法，通过设定不同的阈值调整内腔的等值面，使用不同的表面平滑程度来绘制腔体内腔表面的形态。这种方式的常见问题是无法显示不同密度的组织，各种组织或被视为一体，或有部分无法显示，且无颜色变化，对比不明显。目前CT仿真内镜大多采用体绘制技术，以观察点远景投射的方式进行投影。体绘制技术可将内腔中不同密度的组织通过透明度曲线和伪彩色颜色条的设置来绘制显示，如血管支架等，可明确

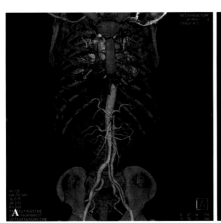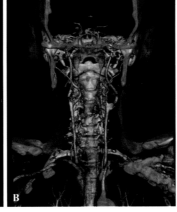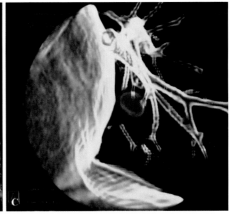

▲ 图2-16 腹主动脉（A）、颈动脉（B）和肺结节（C）容积再现图像

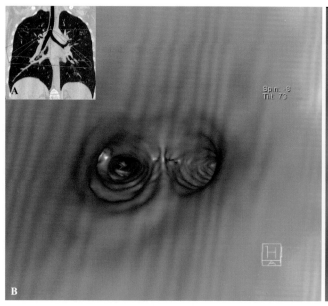
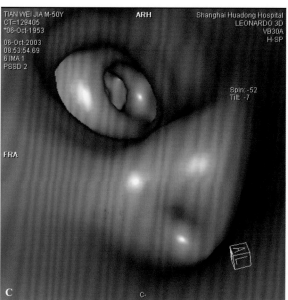

▲ 图 2-17　仿真内镜显示

A. 冠状面参考图，线图示视点位置、视向、视角和景深；B. 气管隆嵴处的容积再现图像；C. 突出气管壁的肿块

显示不同密度组织的差异。

作为一种非侵入式、无接触的辅助医学检查技术，CT 仿真内镜通过 CT 扫描所得的体数据再现，能展示腔体内的信息。由于 CT 数据的可回顾性，任何人在任何时候均可反复地观察腔体内部的信息，而且由于其交互性特点，可通过改变观测角度和范围，观察到纤维内镜无法观察的部位。然而，由于 CT 仿真内镜是基于三维体数据显示的，由采样和绘制及一些人为操作因素所带来的伪像也是不可避免的，实际应用中必须注意因此产生的 CT 仿真内镜与真实情况的差异。

临床工作中，直接利用上述三维显示技术有时仍然难以去除不需要的结构，目标结构显示不突出，这时可以对源图像进行编辑，也可以直接在三维显示中裁剪不需要显示的结构，这就是图像处理中的分割技术。理想的分割方法既能自动完成，又正确无误，力求减少手工操作。当然，自动分割做不到的，仍然可以使用人工分割，手工操作尽管费时烦琐，但有时也可充分发挥人的主观能动性和专业知识的优势。因此，自动和人工分割的方法常可以联合运用。常用的自动分割方法有阈值分割、边缘检测、区域生长法及膨胀腐蚀处理等。阈值分割为最常用的自动分割方法，由用户给定一对阈值上

下限，分离灰度差异明显的不同物体，如自动去骨技术。区域生长法是指将成组的像素或区域发展成更大区域的过程，从用户在兴趣区内指定的一个像素作为种子点开始，将与种子点有相似灰度属性的相邻像素合并到此区域，"生长"止于阈值边界。区域生长法能将具有相同特征的联通区域分割出来，可提供很好的边界信息和分割结果。当然，三维成像中分割出来的组织结构，不一定都是被当作去除的结构，也可根据用户需求保留下来，而未被分割的组织被去除。也可以在容积图像中，逐个分割组织，分别保存，然后再进行图像融合。甚至可以将平面的图像融入立体图像中，相互参考定位。

在 CT 图像工作站上，操作者可以通过一键式操作，在几种不同的三维显示技术之间自由转换。各 CT 厂家也会根据不同的检查器官和特殊的诊断任务，配置多种专门的后处理软件包，可以将自动去骨、容积再现、MIP、MPR 等多种图像后处理方法联合起来运用，并按照医师的诊断思路编制成流程化的操作，提高了工作效率和诊断效能。这些专门的后处理软件主要用于脑血管、颈动脉、冠状动脉、肺动脉、主动脉及四肢等血管成像和分析，也有针对多发外伤、外科矫形、结肠仿真内镜等特殊

任务而研发的后处理软件。

仿真内镜检查的优点是无创性，患者痛苦小，视点不受限制，能从狭窄或梗阻病变的远端观察。仿真内镜主要缺点是不能观察病灶的颜色，对扁平病灶不敏感，技术参数的选择不当、人体运动等多种因素可导致伪影。

（六）多对象组合绘制

很多情况下，需要在一幅图像中显示多个不同的物体及其空间位置关系。当这些物体间密度值分布差异较大时，可以使用颜色条和透明度曲线区分显示，如肺和增强后的主动脉、支架和血管等。而CT图像中，人体软组织间的密度值是非常接近的，一些组织的密度值分布是相互重叠的。对于这些密度值分布比较接近的物体，很难单纯通过颜色条和透明度曲线的方式区分相互间微小的密度差异。此时，一个ROI被称为一个物体对象，可通过ROI划分来获取图像数据中所关注的不同解剖结构。如

欲在一幅图像上同时观察几个物体对象并考察其相互的空间位置关系，则可为每个物体对象选择不同的颜色条和透明度曲线，再将其组合起来显示。这种显示方式被称为多对象组合绘制。图2-18显示多对象组合绘制的实例。多对象组合技术可以将多种解剖结构复合显示，明确不同解剖结构之间的空间位置关系，采用不同伪彩色颜色条和透明度曲线，使一些密度分布十分接近的不同组织能够明确区分。由于不同对象各自保存自己的ROI，组合图像既可用于整体显示，亦可单独考察每个分离的单元，为一些复杂的结构性病变诊断提供了良好的形态学参考信息。表2-2简要总结了以上各种图像后处理技术的优缺点和临床应用。

二、肺微小结节三维图像后处理方法

由于CT技术的飞速发展，可获得的肺部图像越来越薄，能发现的肺部结节越来越小。以往在

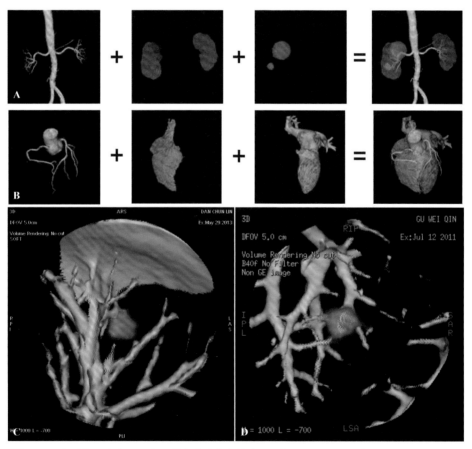

▲ 图2-18 多对象组合在显示不同器官或病变中的应用，根据不同的组织赋以不同的颜色加以区分
A. 肾；B. 心脏；C 和 D. 肺结节

表 2-2　图像后处理技术优点、缺点比较

方　法	最佳使用范围	优　点	缺　点
多平面重组（MPR）	除颅脑外、肢体、脊柱和矫形外科等的日常应用	易于学习和掌握，几乎可用于CT检查的各个部位，是横断面图像以外常用的CT图像显示方法	图像是对三维信息进行的二维投影显示
最大密度投影（MIP）	全身血管系统	简便、快速显示全身血管系统的一种技术。与MIP层块（MIP Slab）结合使用，可根据临床要求，可多可少地显示所需观察的解剖结构	图像上的高密度组织结构（如骨组织）可影响血管的显示效果。血管壁钙化的显示，亦受血管内造影剂的影响
曲面重组（CPR）	弯曲和钙化的血管，以及用于胰腺、胆管、泌尿系统、脊柱、下颌骨等	显示钙化或弯曲血管的腔内狭窄，或显示血管内支架的最佳方法	若无专用处理软件，纯人工操作较费时、费力
表面阴影显示（SSD）	整形外科	立体感较强，接近仿生学效果	不能显示物体内部结构，受处理阈值的影响较大，易造成假象
容积再现（VR）	使用广泛，可用于各种检查	最有用和有效的三维成像方法，结合有效的分割技术，可广泛用于血管和非血管性疾病	对钙化不敏感。熟练程度与操作经验有关
仿真内镜（CTVE）	结肠、呼吸道、血管和其他中空器官	可进入和观察到血管或中空器官的内部并观察内部表面情况	只能针对某些检查且处理耗时

5mm 甚至 10mm 层厚肺部扫描 CT 图像上所见的肺结节形态学特征如毛刺、分叶、胸膜凹陷等很少见于微小结节，前者属于相对发展成熟的肿块型肺癌的影像学特点，继续沿用于微小肺癌的诊断将导致误诊或遗漏。此外，对于微小肺结节的分析，仅凭借单纯横断面图像上的病灶放大、测量（CT 值、距离、面积和角度）等常规分析手段已经不能很准确地评估结节的性质。此时，如何处理肺内微小结节的图像，对于判断微小结节的性质有着非常重要的意义，使用特殊的图像后处理技术可以多方位的观察微小结节的形态、结构，以及结节与周围组织和血管的关系，帮助阅片医师获得更多的微小结节的细节信息，提高诊断的正确率。

在 16 层螺旋 CT 机应用于临床后，由于提高了 Z 轴分辨率，使得图像不仅仅在横断面，同时也在冠状面和矢状面上达到了很好的清晰度，做到了各向同性，这样就为多方位观察微小结节提供了技术支持。众所周知，CT 扫描得到的原始数据进行横断面成像时称为"重建"（reconstruction）；而在横断面图像的基础上再进行图像的后处理称为"重组"（reformation）。为了能够获得更好的三维图像

质量，需要对薄层图像进行三维后处理，重建层厚 1～3mm。对于微小结节，除了需要重建 1mm 的图像外，还需要进行重叠重建（recon increment），重叠部分需达到 50% 以上，这样才能得到更加细腻的三维图像。重建好薄层图像后，再将图像装入后处理软件就能进行三维图像重组。

肺微小结节与血管的关系恰恰对其性质的判断有着极其重要的价值，针对肺部微小结节，需要通过三维重组图像来了解病灶与周围血管的关系，包括血管的类型及相关血管与病灶的关系等。因此，使用曲面重组（CPR）来了解肺结节与周围血管的关系才是最为清晰和可靠的方法。CPR 图像大多是由手工绘制而成的，对于操作者的依赖性较大，需要沿着所选路径进行点-线的连续操作才能将原本不在一个平面的血管或支气管影像形成 CPR 的图像。肺部血管似树状结构，具有方向各异、走行迂曲、分支纤细的特点，需要绘制者具备较好的解剖学知识和三维空间概念的基础，熟练操作才能制成显示满意的图像，以避免在 VR 图像上判定容易出现偏差及血管变化较小不容易发现的缺点（图 2-19）。不同厂家的后处理工作站也略有不同，有

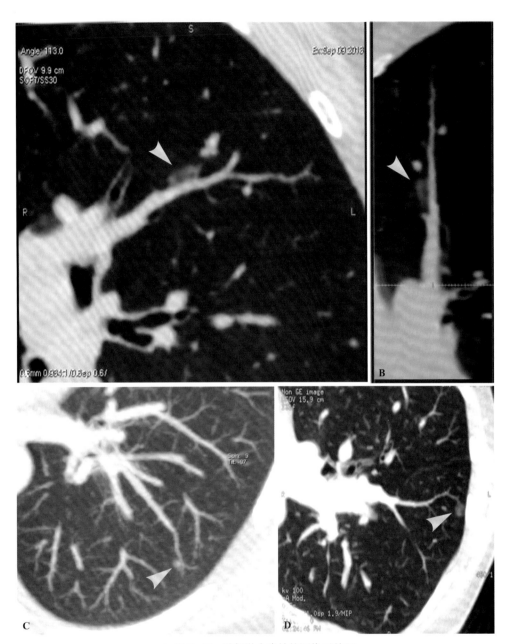

▲ 图 2-19　肺部微小病灶的图像后处理

左肺上叶小结节（管壁型）的 CPR 图像（A，箭头）和采用冠状动脉分析软件血管拉直显示图像（B，箭头）；左肺下叶小结节的 MIP 图像（C，箭头）和 CPR 图像（D，箭头）

些 CPR 是一次成形，不能旋转；有些则可以旋转进行多角度的观察，大部分高端的后处理工作站都具备后者功能。对于一些微小结节与外周纤细血管无法判定关系的情况，还能通过 CPR+MIP 的方法，增加曲面重组的范围，更好地观察磨玻璃结节与血管的关系。在图像重组细节上，针对肺部微小病灶及血管的特征，可选择颈部 CT 血管成像（CT angiography，CTA）或冠状动脉 CTA 的分析软件进

行分析，而以后者分析软件进行图像分析可得到更加满意的效果。

对于实性或半实性的结节，利用 VR 技术可以得到很好的三维视觉图，对于结节的轮廓和外貌有很直观的认识。还能进一步测量结节的体积，用于随访观察。在实际工作中，综合多种图像处理方法，可以全方位多角度地观察肺内微小结节的形态，获取更多的病灶信息，从而提高对病变性质判

断的准确性。

此外，三维立体支气管、血管影像解读分析系统可有助于精确的病灶定位，判断周围的支气管、血管有无畸形，以便制订精准的手术方案，其优点包括：①可对肺小结节进行定形、定量、定位与定性，以及直观地呈现拟切除的肺段血管／胸膜叶裂的走行和位置关系，可指导术中的切除方式，避免在术中借助器械或手指反复触摸肺组织，对正常肺组织造成额外损伤，也避免扩大手术切除范围或中转开胸；②有助于在术前发现肺血管／胸膜叶裂的解剖变异，从而在术中准确辨认以防止误判，降低手术难度和意外事件的发生，减少手术时间，规避手术风险，最大限度保留正常肺组织，最大限度切除肿瘤，提高手术的精准性和安全性；③可精确显示肺内相对隐蔽区域的病灶，例如肺尖、近脊柱、肺门后、纵隔旁、膈面后，以及定位针难以到达、穿刺角度不理想或有重要血管、骨骼等阻挡的病灶；④可实现图像的自动化分割和选择性解剖结构观察，例如肺动脉、肺静脉、支气管既可分别展示，也可聚集排列呈原生态显示，具有高效、智能和直观的特点，不同于一般的图像可视化技术。但需考虑到 CT 检查时肺处于膨胀状态，而手术过程中术侧肺处于萎陷状态，两种状态下的血管和支气管走行及相对位置都会发生变化，术中仍需结合实际情况准确分辨，做出精确的诊断与评估。CT 技术新模式的应用显著提高了肿瘤微血管的检出，极大地提高了对早期微小肺癌影像诊断的精确性（参见病例解析 53）。

（张国桢 郑向鹏 王鸣鹏 李 铭 李 骋）

参 考 文 献

[1] AMERICAN JOINT COMMITTEE ON CANCER AJCC cancer staging manual[M].7th ed. New York: Springer-Verlag, 2010.

[2] American Thoracic Society Medical section of the American Lung Association.Clinical staging of primary lung cancer[J]. The American Review of Respiratory Disease,1983,127(5):659-664.

[3] Ashida C, Zerhouni EA, Fishman EK. CT demonstration of prominent right hilar soft tissue collections[J]. Journal of Computer Assisted Tomography,1987,11(1):57-59.

[4] Goldstraw P, Crowley J, Chansky K, et al.The IASLC Lung Cancer Staging Project: proposals for the revision of the TNM stage groupings in the forthcoming (seventh) edition of the TNM Classification of malignant tumours[J]. Journal of Thoracic Oncology,2007,2(8):706-714.

[5] Itoh H, Murata K, Konishi J, et al. Diffuse lung disease: pathologic basis for the high-resolution computed tomography findings[J]. Journal of Thoracic Imaging,1993,8(3):176-188.

[6] Mountain CF, Dresler CM. Regional lymph node classification for lung cancer staging[J]. Chest ,1997,111(6):1718-1723.

[7] Naruke T, Suemasu K, Ishikawa S. Lymph node mapping and curability at various levels of metastasis in resected lung cancer[J]. The Journal of Thoracic and Cardiovascular Surgery,1978,76(6):832-839.

[8] Pitson G, Lynch R, Claude L, ET AL. A critique of the international association for the study of lung cancer lymph node map:a radiation oncology perspective[J]. Journal of Thoracic Oncology,2012,7(3):478-480.

[9] Rusch VW, Asamura H, Watanabe H, et al. The IASLC lung cancer staging project: a proposal for a new international lymph node map in the forthcoming seventh edition of the TNM classification for lung cancer[J]. Journal of Thoracic Oncology,2009,4(5):568-577.

[10] Shen ZW, Zhang GZ, Cao Y. Division of lobes and segments of lung on CT scan and topographical relation of segmental bronchi and related vessels[J]. Chinese Medical Journal,1988,101(10):723-730.

[11] Walker CM, Rosado-de-Christenson ML, Martínez-Jiménez S, et al. Bronchial arteries: anatomy, function, hypertrophy, and anomalies[J]. Radiographics,2015,35(1):32-49.

[12] Ward HE, Nicholas TE.Alveolar type Ⅰ and type Ⅱ cells[J]. Australian and New Zealand Journal of Medicine ,1984,14 (5 Suppl 3): 731-734.

[13] Webb WR.Thin-section CT of the secondary pulmonary lobule: anatomy and the image--the 2004 Fleischner lecture[J]. Radiology,2006,239(2):322-338.

[14] ZielińskiM, Rami-Porta R.Proposals for changes in the Mountain and Dresler mediastinal and pulmonary lymph node map[J]. Journal of Thoracic Oncology,2007,2(1):3-6.

第3章 肺癌的筛查

CT是发现≤10mm肺微小结节的最有价值、最可靠、必不可少的重要检查程序。AI将成为影像科医师的最佳帮手，成为辅助筛查的有力工具。熟悉和掌握CT读片的基本要点是临床和影像科医师的基本功。CT检查在发挥诊断作用的同时，应最大限度地加强对受检者的保护。使用低剂量CT扫描（low-dose CT, LDCT）可做早期肺癌筛检。当前胸部低剂量螺旋CT扫描是检出早期肺癌最佳的、也是最有效的影像学检查方法，发现肺癌的敏感度和准确度最高，同时将被检查者受到的辐射剂量控制在较低水平。为了更好地进行肺癌的CT筛查，应熟知由NCCN、Fleischner学会和中华医学会放射学分会发布的肺癌筛查和肺部结节影像处理指南。

第一节 人工智能与CT在肺结节筛查中的应用

一、AI在肺结节筛查中的兴起

人工智能（artificial intelligence，AI）在影像数据分析方面主要有两种方法。第一种是影像组学（radiomics），通过提取人工定义的工程学特征，如统计学特征（均值、范围、方差等）、形态学特征（粗糙度、硬度、体积、质量等）、纹理特征（灰度共生矩阵、游长矩阵等）、直方图特征、图像强度特征及小波特征等。这些特征被认为能够反映肿瘤内部的异质性，并且与肿瘤的基因表型，以及一些临床事件的发生发展存在一定的关联。AI在影像图像分析的另一种方法就是深度学习（deep learning，DL）。DL是目前很先进的AI手段。DL无须专家预先定义特征便能够自动学习图像里具有代表性的多层次征象及高阶特征，这些特征信息量更加丰富且泛化。一方面，DL能够减少数据预处理过程所需的手工工作量，比如感兴趣区的分割。另一方面，DL能够学习非常复杂而且多维的数据特征，并模仿医师识别图像中重要的影像学征象，从而做出临床决策。

AI对肺结节的检测：计算机辅助检测（computer-aided detection，CAD）肺结节进入临床早在十几年前就有相关研究（图3-1）。但因传统的CAD假阳性率和假阴性率比较高，在临床上实际使用较少。假阳性会增加医师再次审核的工作量，假阴性造成漏诊，在临床上都应该尽量避免。近年来，随着DL技术的飞速发展，CAD在肺结节的检出方面取得了突破性的进展。由于CAD检出肺结节的方法不断改进，例如从简单的阈值法到形态学和纹理等特征学习法；从2D到3D；从传统机器学习，如支持向量机（SVM）到DL的卷积神经网络；检出准确率也就不断提高。目前检出敏感度为80%～95%，每次扫描的假阳性（FP/scan）为0.1～15。但由于肺结节直径（3～30mm）、密度、形态（圆形、类圆形、分叶状）、类型（实性、半实性、磨玻璃结节）存在较大变异，加上肺结节周围的复杂结构（肺组织、气管、血管、胸膜、纵隔）也会增加CAD准确检出的难度，所以肺结节自动检测还是存在一定的假阳性和假阴性。今后随着数据量的增加及DL网络结构的不断优化，CAD的假阳性率和假阴性率将继续降低。

AI 对肺结节的定性：在日常影像诊断过程中，放射科医师只能依靠少量的定性及定量特征来对图像进行评估，如分叶、毛刺、胸膜牵拉、磨玻璃成分、CT 值、最大径等。但"同病异影"和"异病同影"的情况给鉴别诊断带来很多困难。而 AI 对肺结节定性（良性 / 恶性、浸润前病变 / 浸润性病变）或分类（实性 / 半实性 / 磨玻璃结节）是通过定量分析或深度学习进行的。CT 图像上的肺结节分为肉眼可见的特征（大小、分叶、毛刺）及肉眼不可见的特征（如内部纹理特征、未知高维特征等），AI 要寻找图像之间存在的相似点和不同点，从而对结节进行分类。通过提取这些大量的影像组学特征，然后进行相关统计学分析来对肺结节进行定性。DL 的一个很大的优势是能够将以上的肺结节检出、分割、诊断融合到一个多任务的网络中同时进行。这种多任务的特点也可以在肺结节诊断的同时进行全身评估。例如，可以自动评估原发肿瘤的大小、邻近淋巴结转移及远处转移，进行 TMN 分期。目前的 DL 方法在对病灶进行定性诊断时，有的并不需要准确病灶的分割，只需要得到肺结节的中心位置便可对其进行定性，这要归功于 DL 强大的学习功能，包括迁移学习、增强学习、注意力学习模型、数据增强等。

AI 面临的挑战：尽管 AI 在影像领域初放异彩，但真正将 AI 软件无缝应用到临床还需要解决以下面临的挑战。首先是如何获取高质量及大批量的数据。数据是 AI 的命脉与核心，从训练、试验到验证，每一步都需要高质量的数据。提供给模型的数据越精准、越全、越多、越符合日常场景，建立的模型也就越准确、越泛化、越稳定。其次便是 AI 的可解释性、AI 数据的安全性、隐私性与法律效应。但是随着肺 CT 数据量的增加和数据质量的提高，AI 挖掘出肺结节的微观特征，且无缝覆盖到肺结节筛查、诊断、治疗的各个阶段，届时以上的种种问题都能迎刃而解，AI 将成为影像科医师的最佳帮手，成为辅助筛查的有力工具。

近年来应用计算机辅助检测系统检测数字化胸部 X 线片，即计算机 X 线摄影（CR）及数字 X 线摄影（DR）上的偶发性肺小结节，有助于发现在胸部 X 线片上重叠及隐蔽区的结节，可帮助放射科医师提高早期肺癌的检出率，减少漏诊率。

CAD 利用计算机软件分析和处理数字化的胸部影像，以利于发现病变并鉴别其性质，为医师诊断提供参考诊断结果。该系统可帮助放射科医师提高病灶检出率，因而又被称为放射科医师的"第二双眼睛"，现已成为系列随访的必备工具之一。新一代实时交互式计算机系统，如 IQQATM-Chest V 1.0 胸部 X 线片解读分析系统（智能 / 交互式定性定量分析），可通过对比增强观察模式、结节增强观察模式及自动或手动的分割模式对数字化胸部 X 线片影像中的肺部结节进行显示、辨认、标记、定量分析，自动汇总后再做出图文并茂的临床报告（图 3-1）。

Abe 等在 1996—2001 年北美放射学会使用 CAD 在胸部 X 线片上进行了大规模的可行性试验，结论是 CAD 可提高放射科医师的诊断准确率，减少漏诊率，缩短工作时间，提高工作效率。Shiraishi 等以 427 个肺结节的常规数字化图像和软组织图像为研究对象，结果显示 CAD 在数字化胸部 X 线片上的检测敏感性为 78.2%，假阳性为每幅图像 4.2 个。

二、CT

1. X 线计算机体层摄影（computed tomography，CT） CT 对于胸部疾病的检出无疑是一种经济、便捷、有效、准确的诊断方法。它用最短时间、花费最小代价、使用最简单的无创检查以达到最佳的效果。CT 的密度分辨率较胸部 X 线片高。胸部 X 线片的密度分辨率为 5%，CT 的密度分辨率为 0.2%。胸部 X 线片是胸部三维物体在二维平面的重叠投影（正侧位）；而胸部 CT 为胸部结构的横断面影像，利用图像后处理可以实现三维结构显示，有利于更全面地观察胸部病变。CT 的问世使医学成像进入了一个以电子计算机和体层成像相结合，以图像重建为基础的新时代。CT 已是最常用、最有价值、必不可少的胸部影像学检查方法。CT 增强扫描可显示结节的强化程度及其内部和边缘部分的微小血管结构，特别是在评价结节的良性、恶性方面 CT 显著优于胸部 X 线片。为了评估肺小结节的良性、恶性，提高诊断的准确性和可靠性，CT 扫描

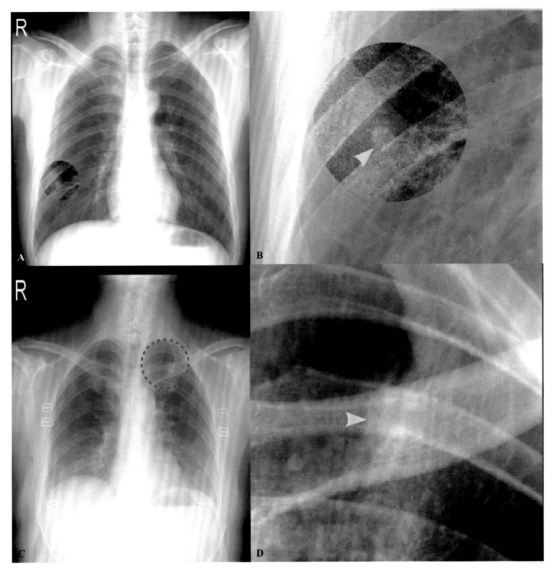

▲ 图 3-1　胸部 X 线片解读分析系统（智能 / 交互式定性定量分析 IQQATM-Chest V 1.0）

A. DR 胸片的结节增强观察模式；B. 放大像显示出一个易被漏诊的肺结节（箭头）；C. DR 胸片的结节增强观察模式；D. 放大像检出一个位于锁骨后被重叠的小肺癌（箭头）

中最为关键的技术要领是"切薄层，做增强，测数据，用软件"。目前在我国有条件的地区，都应取消胸部 X 线片作为肺癌筛查的检查手段，而将低剂量 CT 胸部扫描作为筛查早期肺癌的首选影像检查方式。很多早期肺癌表现为 10mm 以下的磨玻璃病灶（原位腺癌 AIS），在胸部 X 线片及 PET 影像上难以显示。此外，40 岁以上不吸烟的女性，特别是进入绝经期后，小肺癌的发生率持续增加。LDCT 筛查发现的早期肺癌患者中，女性非吸烟者多，故 40 岁以上女性和非吸烟者都应该纳入到肺癌 LDCT 筛查人群中。

国际早期肺癌行动项目（I-ELCAP）是目前规模最大的 LDCT 年度筛查肺癌的研究之一，共有来自 7 个国家的 38 个研究单位参与。该项大型研究中，31 567 例肺癌高危人群每年接受 LDCT 检查，≥ 40 岁受检者中首次发现肺癌阳性率为 1.3%，年度检查阳性率 0.3%；≥ 60 岁中首次 LDCT 和年度检查发现肺癌阳性率分别为 2.7% 和 0.6%。共诊断肺癌 484 例，预计 10 年生存率为 80%；Ⅰ期肺癌 412 例（85%），预计 10 年生存率为 88%，其中诊断后 1 个月内接受手术者生存率可达 92%。这表明 LDCT 可以提高肺癌的早诊率，并可降低 80% 的病死率。

在CT检查中除连续动态观察平扫的、毫米级的薄层横断面解剖图像外，还必须充分使用CT的血管成像（CTA）功能、图像后处理功能、能谱和CT仿真内镜（CTVE）的功能，以获得更丰富、更全面、更大量的信息，从而可以对磨玻璃结节（GGN）的性质做出综合性判断，取得更完善的结论。

2. CT血管成像（CTA）　CTA是螺旋CT应用方面的重要进展之一。用CT专用自动压力注射器从外周静脉以团注法（bolus）注入碘造影剂，快速采集图像并做多方位、多角度的图像重组从而观察全身各处血管的新技术。CTA技术方便、安全、基本无创伤、可在门诊进行，同时可显示扫描区域内动、静脉及软组织或病灶的强化情况。与多普勒（Doppler）超声和磁共振成像血管造影相比，CTA的优点是：①重组的血管图像质量稳定，真实性好；②三维成像可从不同角度显示血管结构；③图像不受或少受呼吸、吞咽、蠕动和搏动等伪影影响；④可以识别钙化斑块。CTA可用于全身各部位血管造影检查，特别是对手术前后患者的血管解剖结构做出快速诊断及评价，尤其适合外伤、急诊和不能接受常规血管造影的患者。

3. CT图像后处理的临床应用　CT扫描后获得原始CT数据被用来重建横断面图像，即我们通常看到的CT横断面图像，该过程称为"重建"，而在横断面图像的基础上再进行图像的后处理称为"重组"。例如，CT的图像还可以用二维或三维成像形式显示：二维的多平面图像重组（MPR）、曲面图像重组（CPR）、三维表面重组中的表面阴影显示（SSD）、三维容积重组中的容积再现技术（VR）、最小密度投影（MinIP）、最大密度投影（MIP）及CT仿真内镜（CT virtual endoscopy，CTVE）、空气铸型成像（air cast imaging，ACI）。这些图像的形成是基于CT横断面的图像数据的基础上，在CT的独立工作站上利用各种计算机软件进行图像后处理的方式对横断面图像进行重新组合。重建和重组两者的主要差别是前者采用了原始扫描数据，而后者则是采用了横断面的图像数据。在对肺微小结节≤1mm的薄层横断图像中，使用多平面重组

（MPR）、最大密度投影（MIP）等图像后处理技术形成冠状面、矢状面、曲面等多种图像，能更有利于显示结节的形态学特征及解剖关系，以免漏误诊；使用多种窗位技术的变化观察结节边缘及其内部结构特征；使用动脉期、静脉期、延迟期3期动态增强评价其血供及密度特点，以便详细观察结节与肺动静脉、支气管间关系及进行形态学分型，并分析与病灶之间的关联。这对病灶的定性会有很高的临床应用价值（详见第2章第四节）。

4. CT仿真内镜（CT virtual endoscopy，CTVE）　CTVE是螺旋CT应用方面的另一个重要进展。它通过一系列螺旋CT扫描的容积数据与计算机领域的虚拟现实（virtual reality）结合，如管腔导航技术（navigation）或漫游技术（fly-through）即可模拟支气管内镜（FOB）检查的全过程，还可以进行伪彩色编码，使影像更显逼真。CTVE作为获取人体腔道内三维或动态三维解剖结构图像的新方法，其优点有：①为无损伤性检查方法；②可显示段及亚段支气管；③能从支气管腔闭塞和狭窄的远端观察病变；④可同时显示多方位的管腔外的解剖结构，且对壁外肿瘤精确定位、确定范围；⑤可模拟纤维内镜的检查过程，有助于FOB医师的培训。缺点：①不能显示病变颜色，不能发现或鉴别充血、水肿等炎性病变；②对于黏膜下的病变，单凭CTVE很难做出定性诊断；③可有伪影影响；④不能进行活检。呼吸道CTVE的适应证为：①显示小儿或成年人的先天性和后天性支气管病变；②发现呼吸道狭窄并追寻病因；③为气管、支气管内置放支架做术前定性、术后复查；④可为呼吸道受阻、气管镜检查失败者或气管镜检查禁忌者做检查；⑤可以替代纤维支气管镜对肿瘤患者术后、放疗、化疗及介入治疗后的情况进行随访。

5. 能谱CT的应用　在能谱CT（spectral CT）成像方面，它不仅拥有传统CT的特点，并且可通过碘基图反映结节的血流情况，通过能谱曲线反映物质的能量衰减特性，能谱曲线是不同能量X线束穿过物质后形成的CT值的衰减曲线，用不同单能量下的组织相应的CT值表示。通常选用碘浓度（IC）、水浓度（WC）、标准化碘浓度（NIC）、斜率、k值等参数作为良恶性结节之间的鉴别指标。有报

道称，恶性结节的 IC 值、NIC 值均低于良性结节。而能谱 CT 的水基图是肺结节除去碘物质后等同于水密度时的衰减成像，即水含量反映的是肺结节的密度大小，混合磨玻璃结节水含量明显高于纯磨玻璃结节的水含量。平扫下恶性结节 k 值小于良性结节，增强扫描后由于碘造影剂的注入，碘对 X 线的吸收衰减效应明显，所以恶性结节在动脉期中 k 值又大于良性结节。能谱 CT 通过各种参数及其能谱曲线等对不同病理学类型的磨玻璃结节鉴别具有一定的参考价值。

6. 胸部 CT 影像阅读重点

(1) 在观察肺内病变时：①应将病灶 ≤ 1mm 薄层的横断面图像在监视器上用连续的、层层堆塑的方法做动态观察，明确病灶是结节性还是非结节性；②要注意结节的外形、密度、钙化及周围结构。特别是要注意病变内有无一般胸部 X 线片、体层片不能分辨的内在钙化小点，这对判断良性、恶性会有所助益；③对肺内单发结节灶而言，其绝对 CT 值并不可靠，因为有部分容积效应这一因素的影响。由于每一幅 CT 图像都源自一定扫描厚度的身体组织，在单位体积（即像素面积）的扫描范围内，可包括多种组织，这时 CT 值也即为这几种组织 CT 值的平均数，因这种 CT 值所代表的组织密度并不存在，这种现象就称为部分容积效应。如水与气体叠加在一起的 CT 值类似脂肪。而 < 10mm 的钙化灶与气体叠加在一起时，其 CT 值类似软组织密度，不能表示出真正的钙化密度。只有经过工作站重建获得的层厚 ≤ 1mm 薄层图像或增强前后的相对 CT 值，对病变方可有诊断价值。

(2) 在观察纵隔病变时，需首先明确结节或病灶来源于前 / 中 / 后纵隔，以助定性。其次同样要注意结节或病灶的外形、密度、钙化及周围结构。再次要测量病灶的 CT 值以明确是囊性、实性还是脂肪性。有时囊性病灶由于其蛋白质成分多，CT 值增高而近似实性密度。采用增强扫描可以明确病变是否为血管性。

(3) 纵隔内的淋巴结：按照第 7 版 AJCC/UICC 分组方法可分成 14 组淋巴结，1~9 组为纵隔内淋巴结，10~14 组为纵隔外的肺内淋巴结。CT 能够发现 5mm 以下的淋巴结，在一般情况下，单个淋巴结短径 > 15mm，或多个淋巴结短径 > 10mm 时，才有病理诊断意义。炎症、结核、肺癌、结节病、恶性淋巴瘤均可导致纵隔淋巴结增大。所以应先做定位，然后再定量，最后或须结合 PET/CT 的有关资料甚至穿刺活检才能明确定性。

(4) 对于肺癌的纵隔淋巴结定位和转移定级，CT 观察要点是：①在肺尖至膈上各层面中，肺内可见 11R/L、12R/L、13R/L 和 14R/L 组，由于都位于纵隔胸膜外，因此同侧属 N_1，对侧属 N_3；② 1 组锁骨上淋巴结与 2 组淋巴结的分界线是胸骨切迹；③ 2R、4R 与 2L、4L 的分界线是气管左侧缘。新概念：左侧肺癌处于中线的淋巴结由原来的 N_2 划入 N_3 的范畴。右侧肺癌越过中线的淋巴由原来的 N_3 归入 N_2 的范畴；④ 5 组淋巴结缩小划定范围。下界是在左肺动脉的上缘。10L 淋巴结的划定范围扩至左肺动脉处并归属 N_2；⑤ 7 组的下界在右侧扩至中间段支气管的下缘，在左侧至左下叶支气管的上缘；⑥原先的 10R、10L 属 N_1 的范畴，现均已归入 N_2（图 3-2）。

(5) 观察胸膜和胸壁病变时，要注意少量的胸腔积液在 CT 上的征象有时与胸膜增厚非常相似，但积液具有重力坠积效应，位置可随着体位的变换而改变，而且积液的形态多为新月形。增强扫描亦有助于两者的鉴别，增厚的胸膜可显著强化，而积液则无增强。

对于增厚的胸膜有时需借助胸膜外脂肪层（通常厚 1~4mm）来辨识，后者将胸膜与胸壁组织，如肋骨、肋间最内肌、肋间静脉或肋下肌等分开。在脂肪层的衬托下可以发现轻微增厚的胸膜，增厚的胸膜呈一孤立的线样影。胸膜增厚见到的脂肪层可以是正常存在的胸膜外脂肪垫的反映，亦可以是胸膜炎症的结果，这主要见于结核性胸膜增厚患者。因此，在胸膜增厚的同时，胸膜外脂肪层的增厚有助于对胸膜病变的诊断。而胸膜外脂肪层的消失则表示病变已侵犯到壁层胸膜和胸壁。

脏层、壁层胸膜增厚若同时有胸腔积液时，很容易在 CT 上发现，这种现象称为"胸膜分离征"（split-pleur sign）。发生于石棉肺患者壁层的"胸膜斑"与肺的交界面光滑，且厚度较为一致。当增厚的胸膜内发生钙化时，钙化多数情况下位于壁层

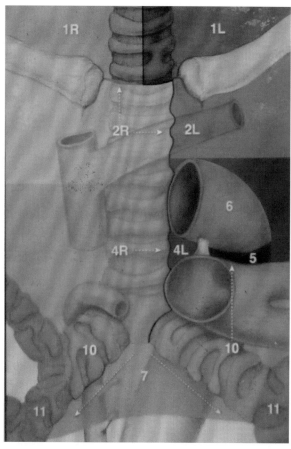

▲ 图 3-2　纵隔内的淋巴结分组更新部分（第 7 版，AJCC/UICC）

胸膜；但慢性脓胸时发生的钙化主要存在于脏层胸膜。在众多累及肺间质的疾病中，明显的壁层胸膜增厚主要见于石棉肺和类风湿关节炎的患者。

三、肺磨玻璃结节（GGN）的比较影像学

1. 胸部 X 线片及常规 CT 扫描　胸部 X 线正、侧位片是诊断肺癌最基础的筛查方法，在早期肺癌筛查中虽有一定的价值，但由于 X 线片的密度分辨率低，前后结构重叠，亚厘米、密度低的、处于重叠部位的微小 GGN 病变不易被发现，甚至在 CT 和手术证实后回顾性阅片也较难判断。因此，对经济条件许可的人群用低剂量螺旋 CT 扫描后做薄层及图像重组，在提高早期肺癌的诊断率上有着重要作用。CT 在诊断中显著优于 X 线片，CT 横轴位、高分辨率图像，无重叠，特别是扫描后薄层冠状位、矢状位图像重组及增强扫描，能发现更多的 X 线片

无法显示的 GGN 影像诊断信息，如 GGN 边缘（即肺 – 瘤交界面）、GGN 内部结构的显示及其对周围邻近结构侵犯的显示均优于 X 线片和 MRI。可以清楚显示分叶征、毛刺征、血管集束征和胸膜凹陷等征象。此外，在对 GGN 随访观察病变的动态变化中，定期健康的体检和对暂时不能定性的 GGN 病变，CT 扫描的动态观察有助于对 GGN 做出正确诊断，可大幅度提高 0 期微小肺癌的诊断准确率。无疑 CT 是早期肺癌的最重要的影像检查手段（详见第 3 章第二节）。

2. CT 灌注成像（perfusion imaging）及能谱成像（gemstone spectral imaging）　这是 CT 功能成像的重要部分。CT 灌注成像在获取并测量下列多个量化参数后，以鉴别肺结节的性质并指导进一步治疗，它具有潜在的应用价值：血容量（blood volume，BV），是血管床的血液体积，与病灶开放血管的管径和数量有关；血流量（blood flow，BF），是指一段血管的血液速度，它与患者的心功能状况、淋巴回流及 BV 水平密切相关；表面通透性（permeability surface，PS）是扩散系数，反映血管内皮细胞的通透性；平均通过时间（mean transit time，MTT）是指造影剂通过微循环的时间及时间密度曲线（time density curve，TDC）等。很多研究指出，认为恶性肺结节的 BF、BV、PS、MTT 值均高于良性结节。恶性肺结节的 TDC 表现为快速而急剧的上升，峰值低于主动脉的强化峰值，并且在达到峰值后变化不大；良性肺结节的强化峰值低于恶性肺结节，经过一段平台期，TDC 急剧下降。由于 CT 灌注成像扫描层次及时间的增多，较一般 CT 的 X 线辐射量超过平时多倍以上，因此不易推广。此外又因为在 CT 扫描方法、CT 灌注值算法、CT 灌注指标的评价上由于所用机型、参数不尽相同，而存在诸多的不统一，所以也有报道炎性结节的血容量和血流量均明显高于恶性结节的相反结论。这是不易推广的另一个因素。

3. MRI　在肺结节的检出方面，MRI 的敏感性低于 CT，主要是由于肺部质子密度低、磁敏感性不均匀、空间分辨率低。MRI 应用常规 T_1WI 或者 T_2WI 很难显示 5mm 以下的结节。对于磨玻璃密度结节（GGN），尤其是纯磨玻璃密度（pGGO）结节，

MRI 不能显示。因此对于 GGN，目前不推荐使用 MRI 检查和诊断。

MRI 在肺部病变良性或恶性的鉴别、肿瘤分级、疗效预测及评估、预后判断、检测肿瘤病灶的复发等方面，由于近年来动态增强磁共振成像（dynamic contrast-enhanced MRI，DCE-MRI）的应用是有一定的参考价值及实用意义的。动态增强磁共振成像的定量分析可以应用于肿瘤的疗效预测及评估中，包括放疗、化疗、抗血管治疗、内分泌治疗等。利用 DCE-MRI 技术也可以显示出肿瘤微血管渗透性和血流分布，因而可直观地应用于肿瘤新生血管的显示并评估抗血管治疗的疗效、调整药物剂量。此外，DCE-MRI 还能反映出组织的含氧状态，进而指导放疗剂量的选用。但该技术也有一些局限性，例如成像参数和分析方法的差异、最佳模型和方案的难确定性。所以在对肺癌结节的肿瘤血供、血管生成、增殖特性和反映肿瘤的侵袭能力上，DCE-MRI 的研究和应用并未有突破性的进展，还存在着很多的机遇和挑战。

3.0 T 磁共振弥散加权成像（DWI）及其表观扩散系数（ADC）值对孤立性肺结节的定性诊断具有一定的价值。恶性结节的 ADC 值显著低于良性结节，当 b = 900s/mm^2 时，ADC 值的诊断价值最大，鉴别良恶性病变的最佳阈值为 1.228×10^{-3}mm^2/s，其特异性达 91.2%，敏感性达 83.3%。DCE-MRI 联合 DWI、CT 动态增强联合磁共振快速反转恢复 - 平面回波成像（STIR-EPI）对肺结节的定性亦具一定的诊断优势。磁共振扩散峰度成像（DKI）能定量评估由于组织成分差异所导致的非高斯扩散特征，因而能准确显示组织微观结构环境的复杂性，其中恶性结节的平均峰度（MK）值较良性结节明显升高，且 MK 值准确性与 DWI 中的 ADC 值大致相同，但 MK 值较 ADC 值略高，说明 DKI 或许能更准确评估肺部肿瘤。此外，肺结节体素内不相干运动扩散成像（IVIM-DWI）也是 MRI 用于肺部研究的热点之一，有报道指出恶性结节真实扩散系数值（D）均低于良性结节，灌注分数值（f）高于良性结节，两者皆表现出较高的诊断价值，可同时反映组织的水分子扩散和血流灌注信息，从而可较好地鉴别肺结节的良恶性。

4. PET/CT　PET/CT 对 GGN 病变的诊断价值有限。主要原因是：①阳性率低，pGGO 假阴性率 100%，mGGO 假阴性率也达 60% 以上，因此其定性价值有限；②此类病变即使是恶性也很少发生淋巴或血行转移，因此分期价值也有限；③标准摄取值 SUV 诊断良恶性的特异度较低，高摄取不一定是肿瘤，低 FDG 摄取的也不能排除肿瘤。但 SUVmax 对肿瘤预后有一定预测价值，高摄取提示预后较差，低摄取提示预后较好。因此建议 SUVmax 联合观察 CT 形态学来对结节进行定性和预后评价。

结合美国胸内科医师学会（American College of Chest Physicians，ACCP）2013 版临床指南中对疑似肺癌结节使用 PET/CT 检查的建议，我们的建议如下。

(1) 纯磨玻璃密度结节，不推荐 PET/CT 检查。

(2) 混杂密度磨玻璃结节，实性成分 < 5mm 的，不推荐 PET/CT 检查。

(3) 对直径 10mm 以上的部分实性结节，实性成分 > 5mm 的，如果定性困难，可推荐 PET/CT 检查。

(4) 高度怀疑恶性的 mGGO 病变，实性成分 > 5mm 的，行全身 PET/CT 检查进行术前分期的可以推荐。

(5) 伴有肺内其他实性结节，或者有肺外肿瘤病史的 GGN 患者，建议 PET/CT 检查（详见第一篇第 4 章）。

5. 影像组学（radiomics）和影像基因组学（radiogenomics）　影像组学是数字影像学与各种现代组学技术手段相结合的产物，旨在全面定量分析肿瘤在活体状态下的组织、细胞和亚细胞层面的信息。利用海量影像（CT、MRI、PET/CT 等）信息和病理信息通过兴趣区（ROI）分割方式将病变轮廓逐层勾画出来，然后将二维 ROI 进行三维容积重组生成三维感兴趣体积（VOI），进而高通量地提取和分析相关特征数据。通常提取两类影像信息特征：语义特征和不可视特征。前者包括感兴趣区域大小、形状、血管生成、毛刺等用于病变定性描述的参数；后者则包括纹理、组织直方图、分形维等近百个变量，用于定量描述病灶图像的特征。在此基础上建立预测肿瘤临床表型的模型，构建不同定量图像特征和临床表型之间的相关性，从而对肿瘤 / 肺癌的病理类型、肿瘤 / 肺癌的临床分期、肺结节的良恶性鉴别进行预测和判断，从而为肺结节的临床诊断提供参考。由于影像组学是一类基于影像大数据的分析诊断方法，其对数据的标准化、算法的可重复性和可靠性均有严格要求，因此其研究结果往往需要进行多中心验证。

此外，影像图像特征与人类肿瘤基因组表达的关联，即影像基因组学亦为肿瘤的非侵入性诊断和预后判断提供了新的思路。有研究显示，肺气肿、气道异常、磨玻璃成分所占比例、肿瘤边缘的类型等 4 个变量可用于预测非小细胞肺癌中表皮生长因子受体（EGFR）有无突变，其中肺气肿、气道异常与 EGFR 野生型相关，而磨玻璃成分的高比例提示与 EGFR 突变型有关。进一步的研究表明，

肺癌病灶内实性成分最大径 > 2cm、磨玻璃病变面积较小且 PET/CT SUV > 6 时，EGFR 突变率低而 KRAS 突变和 ALK 易位重排融合发生率均较高，这种情况多见于充实 / 实体型腺癌。在侵袭性黏液腺癌很少发生 EGFR 突变，KRAS 突变相对发生率较高；ALK 融合阳性多见于微乳头型肺腺癌，在 AIS 和 MIA 中较少。肺癌实性病灶最大径 < 1cm、磨玻璃病变面积较大且 PET/CT SUV < 6 时，EGFR 突变率高而 KRAS 突变和 ALK 易位重排融合发生率均较低，这种情况多见于棉球 / 磨玻璃型腺癌（以 AIS 和 MIA 为主）与伏壁型生长的肺腺癌。

影像组学与影像基因组学目前都尚处于研究探索阶段，但应用前景广阔，可以用无创的方式提供肿瘤的生物学信息，借助图像分析监测肿瘤的发生、发展、治疗反应及其预后。

第二节　低剂量 CT 扫描在肺癌筛查上的应用

放射线的辐射在自然界是一个相当普遍的现象，很多食物含有天然放射性物质，因为含量甚微，实际上对人体是无害的。此外，因为医疗、交通和日常生活，我们也会多多少少受到各种辐射。有趣的是，因为理论上所有的香蕉都含有天然放射性物质钾 40，所以科学上有个名词叫"香蕉等效剂量"，用等同于"吃了多少香蕉"来衡量所受到的辐射量（表 3-1）。

从表 3-1 中可见，如果短时间内受到 2000mSv 以上的辐射，致癌的风险很高。但是对辐射的耐受性因人而异，各不相同。如果遗传物质 DNA 受到损伤且未获得良好修复，在 10～20 年后或可诱发癌症。在全球范围内，天然辐射源对成年人造成的平均有效剂量约为 2.4mSv/ 年，中国大陆范围内约为 2.3mSv/ 年。

由于近年来螺旋 CT 新技术、新机型的迅速发展，CT 检查中 X 线的过量曝光、儿童使用成年人检查参数等问题在临床上屡有发生。国家卫生和计划生育委员会于 2012 年公布了新版的《GBZ 165–2012　X 线计算机断层摄影放射防护要求》，对新设备的防护提出了具体要求，对 CT 机房、工作人员的操作有了明确规定。《防护要求》提出，CT 工作人员应在满足诊断需要的同时，尽可能减少受检者所受照射剂量。在开展 CT 检查时，做好非检查部位的防护，严格控制对诊断要求之外部位的扫描。要禁止用成年人的辐射剂量评估标准来评估儿童的辐射剂量。

一、低剂量 CT 成像的沿革

根据世界卫生组织国际癌症研究机构（IARC）的最新统计数据，2020 年全球肺癌新发病例高达 220 万例，所致死亡例数达到 180 万例，位居癌症死亡人数榜首。肺癌的高发病率和致死率使得其仍将是肿瘤治疗最优先考虑的研究对象。但不可回避的问题是，胸部 CT 扫描的辐射剂量（2～4mSv）远远高于传统胸部 X 线片（0.02mSv），视扫描参

表3-1　人体在医疗、交通和日常生活中
所接受的放射线辐射剂量

辐射源	剂量（mSv）
吃一个香蕉（150g）	0.0001
每年每天看2h电视	0.001
在核电站周围生活1年	0.001～0.02
坐1h飞机	0.005
1次正位胸部X线片	0.02
正常环境下每年所受的本底辐射	2.4
产生放射性疾病（短时照射折合到年）	2000～4000
死亡（短时照射折合到年）	＞4000

数、次数、是否增强、有无灌注的不同，剂量差异在50～100倍。因此，众多学者和设备制造商都在研究如何在不显著损害影像质量和影响诊断的前提下，进一步降低CT的扫描剂量。

鉴于对CT扫描所带来的辐射风险的关注，低剂量CT扫描的概念紧随CT临床应用的开展而出现。最早的一篇关于低剂量CT的论文发表于1981年，探讨了在低剂量扫描条件下对骨松质内骨小梁进行定量研究的可行性问题。在20世纪80年代为数不多的几个低剂量CT研究主要集中于骨科方面，利用影像评价骨质疏松、儿童关节发育和骨盆测量等。

第一个关于低剂量肺CT检查的研究见于1990年。Naidich等对比研究了采用常规扫描条件下（120kVp，140mAs）和较低剂量扫描条件下（120kVp，10mAs）所获得的肺部CT图像，结果显示在其他参数不变的情况下，可以降低管电流实现低剂量扫描。因为放射线剂量与管电流呈线性关系，因此剂量也相应下降；由于肺组织本身的天然高对比度和对X线的低吸收性，较低剂量的肺部CT的图像质量能够一定程度满足诊断的要求，可以考虑将低剂量CT扫描用于患儿的检查及具有罹患肺癌高危因素人群的筛查。自此开始，低剂量

CT在肺部的应用逐渐展开，甚至扩展至对全身其他解剖部位病变的评估。但潜在的问题之一是低剂量扫描条件下获得CT图像是否可能遗漏病灶，进而导致误诊。许多研究者对不同低剂量条件下（如40、80mAs等）的肺部CT图像质量进行了评估，结果显示低剂量CT影像虽然图像噪声较大，但图像质量基本能够保证准确地评估肺内浸润性疾病。对体型较大的患者，常规条件CT更具优势。

随着计算机技术和硬件的发展，特别是最近十余年，低千伏、低毫安秒CT成像愈来愈成熟，图像质量得到改善。多数主流CT机型都设置了低剂量扫描模式和自适应千伏/毫安秒选择，有助于实现更具个体化的CT扫描，对于剂量的控制更趋自动和完善。通过控制CT扫描范围、降低千伏（CarekV、70kV）、降低mSv、大螺距扫描（Flash炫速技术）、使用前瞻性心电触发扫描技术、配合迭代后处理重建等方法能有效减少CT扫描的辐射剂量。除了低剂量CT外，甚至还出现了绿色CT、超低剂量CT等提法，尽管这反映了技术的进步，但某种程度上造成了概念的混淆，导致了理解上的困惑。

二、低剂量CT的定义

尽管低剂量CT一词的使用已逾30年，但其并无明确严格的定义。根据最新发布的NCCN肺癌筛查指南，低剂量CT的辐射剂量相当于常规扫描时的10%～30%。就具体扫描参数而言，对于体型较小的受检者（BMI ≤ 30kg/m²），扫描条件为100～120kVp，≤ 40mAs，射线总剂量≤ 0.2mSv；对于体型较大的受检者（BMI > 30kg/m²），扫描条件为120kVp，≤ 60mAs，射线总剂量≤ 0.5mSv；其他的条件包括：应用16排以上探测器的机型，机架旋转速度≤ 0.5，采集时间≤ 10s，重建层厚≤ 3mm等。超低剂量CT（Ultra-LDCT）的标准是DLP 4.4～11.0mGy·cm相当于射线总剂量≤ 0.06～0.15mSv（图3-3）。

三、低剂量CT筛查肺癌的是与非

（一）"是"——无可争辩的阳性结果

全国癌症筛查试验的随机对照研究（national

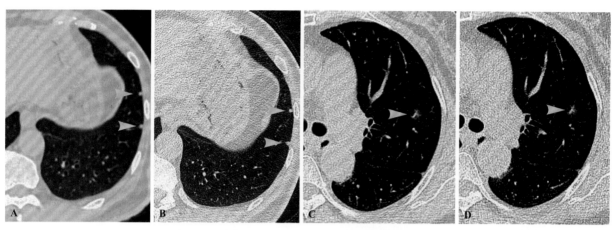

▲ 图 3-3　常规 CT 和低剂量 CT 扫描剂量和图像质量对比

64 岁男性患者，体重 65kg，两种剂量 CT 扫描图像质量相同（A 和 B）。A. 常规 CT（DLP 161mGy·cm，射线吸收量 2.2mSv，箭头示病灶）；B. LDCT（DLP 25mGy·cm，射线吸收量 0.35mSv，箭头所示为病灶）。69 岁女性患者，体重 56kg，2012 年 3 月行右肺上叶肺癌手术；2013 年 9 月随访发现左肺上叶磨玻璃病灶，5 个月后再次行胸部 CT 扫描随访病灶变化（C 和 D），低剂量扫描图像并不影响对左肺上叶磨玻璃病灶的评估。C. 常规剂量扫描图像（100kV，80mAs，DLP 105mGy·cm，射线吸收量 1.47mSv，箭头示病灶）；D. 低剂量扫描图像（100kV，40mAs，DLP 35mGy·cm，射线吸收量 0.49mSv，箭头所示为病灶）

lung screening trial，NLST）、国际早期肺癌行动项目（international early lung cancer action program，I-ELCAP）和 NELSON 试验是目前世界上 3 个最大的 LDCT 肺癌筛查的研究项目。美国国家癌症研究所于 2002 年开始实施 NLST，随访至 2009 年，共有 53 454 例 55—74 岁（平均年龄为 62 岁）城市无症状的、平均每年吸烟约 50 包的肺癌高危者参加。NLST 将患者随机分为 2 组，分别每年进行 LDCT 或胸部 X 线检查。NLST 的结论是 LDCT 检出的肺癌病例是胸部 X 线的 4～10 倍。LDCT 筛查使肺癌的病死率降低了 20.3%。这是第一个 LDCT 筛查可以降低肺癌病死率的随机对照试验，提供了极有说服力的证据。使用 < 30mAs 行低剂量胸部螺旋 CT 扫描时，曝光剂量为常规 CT 检查的 10%～25%，结节灶的发现率并无明显降低，而低剂量 CT 普查比胸部 X 线片发现更多（近 10 倍）更小的（< 5mm）早期肺癌。Ia 期肺癌的发现率从 35.1% 提高至 93%。由此可以认为，在检出早期肺癌方面胸部低剂量螺旋 CT 扫描是目前最佳的、也是最有效的影像学检查方法，不但达到了对检出肺癌敏感度高和准确度高的要求，而且使被检查者受到的辐射剂量保持在较低的水平。基于此，以低剂量 CT 进行肺癌筛查开始受到广泛关注和逐步接受，肺癌的筛查模式和与之相伴的肺微小结节的处置模式也在发生

转变。

1994—2005 年，共有来自 7 个国家的 38 个研究单位参与。I-ELCAP 成员在肺癌筛查研究中的成果归纳为：① I 期肺癌的治愈率可达 80%～90%，总 10 年生存率高达 92%；②每年定期 LDCT 筛查发现的肺癌病例 80% 以上处于 I 期；③筛查可以促进戒烟；④肺癌筛查的费用与乳腺癌、宫颈癌和结肠癌的筛查费用相近。上述结果明确提示 LDCT 筛查肺癌具有积极的实用价值。

（二）"非"——有争议的反对意见

在使用 LDCT 筛查早期肺癌上能否使患者真正"受益"？存在争议的主要问题有：筛查过度诊断上的误漏性；临床随访上持续时间的长期性；成本效益上增加医疗费用的可行性；辐射剂量上的诱发癌变性是质疑肺癌筛查"弊"大于"利"的基本观点。

Croswell 等发表在 Ann Intern Med 上的一项研究显示，在肺癌筛查中，LDCT 扫描一次的累计假阳性概率为 21%，二次累计假阳性的概率为 33%；对微小结节的生长率评价及正常测定比较困难；在微结节体积不变的情况下，大多数需要有 3 个月、6 个月或至少连续 3 年的随访检查，对受检者来说也是一种放射性伤害；在等待检查结果期间可能产生焦虑心理；部分甚至接受了外科手术，增加了手

术风险和发生术后并发症的概率；由于很少有保险能够覆盖这种早期筛查的费用，对患者造成了经济负担。

（三）"解"——对有争议问题的解读

对以上这些有争议的问题归纳起来主要包括：是否需要筛查；有无更好的筛查方法；如果需要LDCT筛查，如何解决假阳性率高、过度诊断、增加医疗费用和辐射诱发癌变等问题。

1. 是否需要筛查　全球的肺癌5年存活率仅为16%左右。中国肺癌5年存活率更低，主要原因是66%的肺癌发现时已为晚期。因此，亟须要发展新的早期诊断方法筛查肺癌，以提高肺癌患者的生存率，让患者活得长和活得好，这才具有无价的社会和经济效益。

2. 有无更好的筛查方法　既然需要筛查，就需要科学、理想、简便、易行、价廉、敏感、特异、易重复等特点的筛查技术。其中易行、特异、敏感和易重复的无创技术尤其重要。在无创筛查技术中，最早研究的是胸部X线片和脱落细胞学。但是痰液细胞学检查阳性率低，而优化的细胞学检查方法对I期肺癌敏感性仅35%，常规痰细胞学检查仅能发现全部肺癌患者的16%。尽管有报道血液和呼出气标志物也可能用于筛查，但是目前仍处于研究阶段。因此，目前可用于大规模筛查的临床技术中，只有LDCT科学性和可行性最佳，易于推广和被筛查者接受。

3. 如何解决假阳性率高、过度诊断的问题　LDCT具备无创、简便、易行、价廉、敏感、特异、易重复的特点，可用于大规模肺癌筛查的首选。为了避免过度诊断，筛查后可采用CT增强扫描方法进行鉴别诊断。0期肺原位腺癌（AIS）在CT影像上的特征是在磨玻璃结节（GGN）的周边出现微细血管移动进入其内，同时在其内部还可有微血管互相联通，形成肿瘤微血管CT成像征。如再加用图像后处理技术（MPR、MIP、CPR）更可提高其显示率，这是它与非典型腺瘤样增生（AAH）和其他良性结节最为关键的鉴别要点。因此，只要把握好0期肺癌（AIS）的正确诊断，就可以降低假阳性率、避免误诊、漏诊和过度诊断（图3-4）。

4. 是否增加了医疗费用　如何以最小的代价来提高早期肺癌的检出率是肺癌研究的重点之一。至于医疗费用，中国LDCT价格便宜，在上海已接近DR胸部正、侧位片的价格，仅为欧美的1/40～1/20。1例晚期肺癌患者诊断后的化疗、放疗和靶向治疗等所花去的费用即足够数万次LDCT检查，可以抵消上万人花费的筛查费用。此外，对这些早期治愈的患者可以活得长和活得好，可有更长的工作寿命，这才具有无价的社会和经济效益。根据I-ELCAP的估算，LDCT筛查的费用低于200美元，近似于乳腺癌筛查所需的费用，而早期肺癌的手术费用不到进展期肺癌费用的50%，因而成本效益在可接受范围。《新英格兰医学杂志》在2014年11月出版的临床试验分析中建议，针对高风险的吸烟者及曾经吸烟者每次胸部CT筛查扫描医保将承担285美元，从卫生经济学角度证明了进行筛查的成本是合算的。

5. 辐射能否诱发癌变　澳大利亚统计1985—2005年有医疗记录的110万年轻人，其中68万人接受过CT检查，发现每1400个在20岁前接受CT检查的年轻人，在10年中可有1个人发生肿瘤，但很难肯定一定是X线所致。这说明CT检查带来的益处远高于风险。LDCT单次剂量可以低到1.5mSv以下，与乳腺X线摄影筛查类似，在安全范围内，根本不存在射线辐射危害过高的问题。美国联邦医疗保险和医疗补助服务中心（CMS）及美国预防服务特别小组（USPSTF）根据国家肺癌筛查试验（NLST）的结果，针对以下人群，美国医疗保险负担每年一次的低剂量CT肺癌筛查：①年龄55—74岁；②至少有30包×年的吸烟史；③正在吸烟或戒烟少于15年的。这说明高危人群筛查已获认可，并也间接提示LDCT的放射线量不会对人体产生不利影响。

随着LDCT筛查早期肺癌扫描方案的不断完善及对大量随机对照试验结果的经验积累，LDCT在早期筛查方面一定会得到广泛的应用，对肺癌的早期发现、早期诊断及治疗会有极大的临床意义和实用价值。

四、从 low dose 到 right dose

不可否认的是，尽管低剂量CT的图像质量在

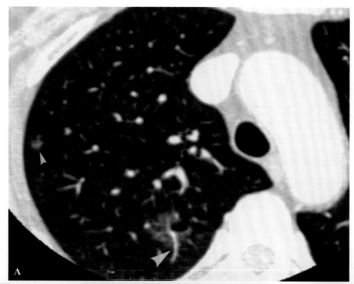

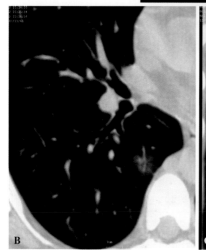
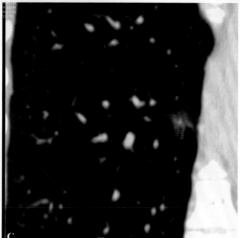
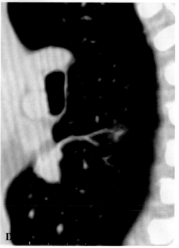

▲ 图 3-4　低剂量 CT 诊断 AIS

A. 右上肺有 2 个病灶，小的在前，位于胸膜旁，3mm 磨玻璃微结节，周围未见细小血管，属 AIS；大的在后，位于脊柱旁，10mm 磨玻璃结节，有外周血管移动进入，符合 MIA（箭头示病灶所在），经 VATS 及病理证实；B 至 D. CT 增强扫描见右下肺背段脊柱旁 6mm GGN，其前缘可见微血管进入内部（B），MPR 图像示肿瘤微血管 CT 成像征（C 和 D），该病例经 VATS 切除，病理证实为 MIA

改善，相较于常规 CT 图像，仍存在差距，特别是在细节显示方面。在肺内结节检查方面，低剂量对于＜ 3mm、4～5mm、6～10mm 和＞ 10mm 结节的检查敏感度分别为 67%、89%、100%、100%。因此，在选择低剂量 CT 扫描需特别要考虑到上述问题。

　　理论上来讲，任何电离辐射都存在致癌的风险。尽管大量的研究数据已经证实，医用诊断范围的辐射剂量致癌的概率非常低，接近于零（图 3-5）。但鉴于电离辐射诱发癌症的不确定性特征，认识到辐射的危害，尽可能地不受辐射或尽量减少不必要

的辐射仍然非常重要。特别是，近些年来 CT 检查存在滥用的趋势，一方面加剧了患者的经济负担，另一方面则是不必要的辐射风险。此外，社会舆论也发挥了正反两方面的作用，在向大众介绍影像辐射知识的同时，过分强调了辐射的风险，导致大众越来越关注 CT 检查的辐射风险，甚至到了某种夸张的程度，为了避免辐射，拒绝接受必要的电离辐射检查。在这种舆论环境下，生产厂商也不得不采用各种描述低剂量的口号宣传自己的产品，如前所述的绿色环保 CT、超低剂量 CT 等，同时更多的临床医师和科研人员将精力投入到针对低剂量检查的

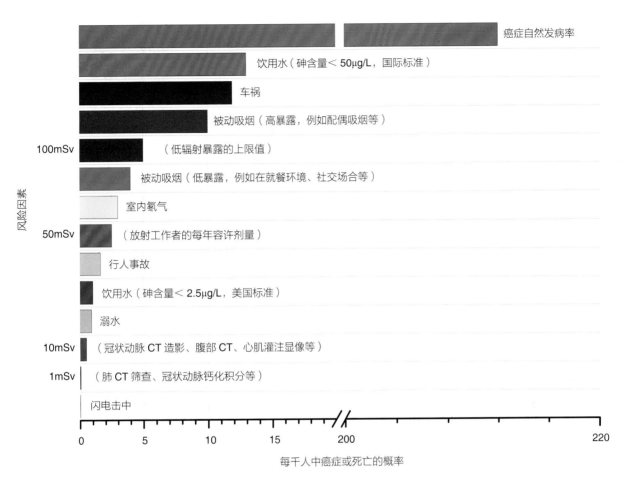

▲ 图 3-5　每千人中由于电离辐射发生恶性肿瘤的风险与日常活动意外死亡发生概率的对比

研究中，关于低剂量扫描的研究成为放射学的热点之一，关于低剂量 CT 的研究报道越来越多。

低剂量已经成为放射学中最为滥用的词汇之一。针对这种情况，Bankier 和 Kressel 在发表于 2012 年 12 月的 Radiology 杂志的社论中强调，为了保证科学的准确和严谨，应尽可能地在涉及 CT 检查剂量的研究论文中避免，甚至摒弃使用低剂量（low dose）一词，建议采用更为确切和可靠的测量数值参数，如容积 CT 剂量指数（volume CT dose index，CTDIvol）、剂量长度乘积（dose length product，DLP）、个体化剂量估值（the size specific dose estimate，SSDE）等对 CT 扫描加以描述，由定性描述式的低剂量（low dose）转为定量的剂量准确记录（right dosimetrics）。

在应用电离辐射进行医学检查时，长期以来遵循 ALARA（as low as reasonably achievable）原则，即将检查的辐射剂量尽可能地降低。该原则强调采用最低的放射剂量来获得合适的图像质量以用于准确诊断。在 ALARA 原则下，结合辐射剂量来定义可接受的图像质量标准非常重要。临床实践和研究业已证实，剂量并非越低越好，剂量过低将不可避免地导致图像质量下降，造成误诊，甚至无法用于诊断，而需要重新扫描。如果重复扫描，患者的实际接受剂量反而更高。显然，不能以牺牲诊断的准确性和医疗质量而一味地追求低剂量，而是应该根据检查的目的，在剂量和图像质量两者间进行必要的权衡。基于此，2012 年美国麻省总医院的 Thrall JH 及 Mayo 诊所的 Hendee WR 和 O'ConnerMK 均先后指出，CT 检查中采用 ALARA 的原则虽然非常必要，但这仅考虑了辐射的危险，并未考虑到医疗安全和患者诊疗效益。因此，建议对其进行补充，将患者的获益与检查的安全性纳入其中，即新的三结合原则：① ALARA，最低的合理剂量；② ASARA（procedures as safe as reasonably achievable），最安全的合理操作；③ AHARA（benefits as high as reasonably achievable），最高的合理患者获益。因此，从 low dose 过渡到 right dose 代表了影像检查在剂量方面的发展方向。Right dose 概念的提出具有两层含义：①扫描剂量力求准确定量记录，以备后续统计评估；②对于特定的患者选择最为正确的扫描条件，以保证在尽可能低的辐射剂量的同时，检查操作足够安全，患者获益最大。此外，一些非营利性组织或团体，如 Image Wisely 和 Image Gently 等，在推动准确合理的影像检查方面扮演了非常积极的作用。

总而言之，在日常 CT 临床工作中的各个方面，都要考虑降低患者接受的辐射剂量并予以执行，使 CT 检查在发挥诊断作用的同时，最大限度地加强对患者的保护。因此，一定要把握好剂量与图像质量的平衡，不宜盲目、过度追求低剂量而牺牲了图像质量，以至于不能做出正确的诊断。CT 工作人员也应在满足诊断需要的同时，尽可能减少受检者所受照射剂量。

五、低剂量 CT 扫描的应用范围

综合以上的多项研究可以认为，胸部低剂量螺旋 CT 扫描于当前确实是在检出早期肺癌方面属于最佳的、也是最有效的影像学检查方法，具有最高的肺癌检出敏感度和准确度，而被检查者受到的辐射剂量仍可控制在较低水平。因此，对以下 6 个方面建议使用低剂量 CT 扫描：①高危人群肺癌的筛查，即年龄 55—74 岁；至少有 30 包 × 年的吸烟史；正在吸烟或戒烟少于 15 年的人群。但是 45 岁以上非吸烟的女性也应该纳入 LDCT 肺癌筛查人群；②胸部 X 线片发现肺内单发或多发微小结节病变后，可先行低剂量 CT 检查。如果对肺内结节的定性缺乏特异征象难以确诊时，可再行定期复查或做 CT 增强检查；③肺癌术后为了监控肿瘤的复发或转移及放疗、化疗后随访动态观察；④ CT 引导下肺穿刺活检；⑤婴幼儿、儿童体部 CT 检查，应常规采用低剂量 CT 扫描；⑥对于肺以外的自然对比度好的受检部位，如鼻窦、乳突、骨骼等也适合使用低剂量 CT 扫描。

第三节 肺癌筛查指南

肺癌是中国乃至全球病死率位居首位的恶性肿瘤。据统计，2020 年中国肺癌的新增病例数为 815 563，占全部新发恶性肿瘤的 17.9%；死亡病例数为 714 699，占癌症死亡总数的 23.8%，且继续呈攀升趋势。在美国，肺癌的发病率和死亡率已经呈现下降态势。美国癌症协会（American Cancer Society, ACS）发布的 "2020 年度癌症统计数据报告" 中指出，2009—2015 年期间美国肺癌死亡率下降明显，总体 5 年相对生存率为 19%，其中晚期肺癌患者 5 年相对生存率只有 5%，早期肺癌患者 5 年相对生存率为 57%。

对肿瘤进行筛查，有助于早期发现、早期诊断和早期治疗，显然可以降低肿瘤相关的病死率，这已经在宫颈癌、结肠癌和乳腺癌方面施行，其有效

性也已经得到了公认。国际上已经开展了大样本的随机肺癌筛查研究，相关的研究结果确定了肺癌筛查的有效性和可行性。基于此，在人群中，特别是对存在肺癌风险因素的人群进行肺癌筛查业已提上日程，美国医保局（Centers for Medicare and Medicaid Services, CMS）已经批准了对肺癌筛查的费用支付，为在美国进行全面的肺癌筛查扫清了障碍。在国内，低剂量 CT 肺癌筛查已经逐步代替正侧位胸部 X 线片，其直接的结果就是微小结节（包括微小肺癌）的检出率呈显著上升趋势。

肺癌筛查的目的在于发现尚未引起临床症状的早期病变，通常这些病变较小，治疗的效果也较佳，对于保证患者的预期寿命和生活质量都非常有益。特定疾病病死率（disease-specific mortality）是

指被筛查人群中由于特定肿瘤死亡的比率，是评估肿瘤筛查效率的最具客观性和最主要的指标。随机对照筛查试验是评价肿瘤筛查是否降低特定疾病病死率的主要方式，而非随机试验由于存在领先时间偏倚或病程长短偏倚等因素容易导致人为地拉高生存率。20 世纪 60—70 年代，数个临床随机试验对胸部 X 线片在改善肺癌患者生存率方面的作用进行了研究，所有的结果均为阴性。2011 年报道的 PLCO Ⅲ 期临床随机试验数据也证实在低危人群中以胸部 X 线片作为肺癌筛查的手段作用不大。相较于胸部 X 线片，低剂量螺旋 CT 分辨率更高，对小病灶更为敏感，但不容忽视的是采用 LDCT 筛查导致的过度诊断和假阳性率。

美国 NCCN 是第 1 个，也是最主要的发布肺癌筛查指南意见的专业学术机构，其指南意见得到了国际肺癌研究协会（IASLC）、美国疾病预防工作小组、美国临床肿瘤学会和美国胸科学会等机构的推荐和支持。NCCN 的肺癌筛查指南涵盖了 5 方面的内容：①肺癌的风险因素评估；②肺癌高危患者的入选标准；③对筛查中所发现结节的评估与随访建议；④低剂量 CT 筛查的准确性；⑤肺癌筛查的利与弊。

一、肺癌风险因素评估

与肺癌发病相关的风险因素很多，包括吸烟史（既往、现在）、二手烟暴露、氡气接触、职业接触、肿瘤病史、肺癌家族史、肺部疾病（如 COPD、肺纤维化等）及激素替代治疗等。

吸烟是最主要也是最有可控性的因素，吸烟与 85% 的肺癌死亡有关，同时吸烟也是其他肿瘤和非肿瘤性疾病的风险因素。据估计，每年在美国约有 44 万人死于与吸烟有关的疾病。在全球范围内，截至 2020 年，由于吸烟所导致的死亡病例将超过 1000 万。肺癌与吸烟的因果关系最早报道于 1939 年，之后的研究进一步证实了吸烟在肺癌发生和发展中的作用。烟草内含有 7000 种以上的化学物质，其中超过 50 种为已知的致癌物质。最近，FDA 列出了 93 种存在于烟草制品或吸烟过程中被认为有害或潜在有害的成分。吸烟者罹患肺癌的风险是非吸烟者的 20 倍以上；即使已经戒烟，其风险仍然

高于从未吸烟者。每天的吸烟量（包）和吸烟史（年）的乘积（包 × 年，pack-year）用以表示吸烟量，据此对吸烟相关的风险程度进行分级。根据 NCCN 指南和 NLST 试验，年龄 55—74 岁的人群中吸烟史超过 30 包 × 年的现吸烟者或已戒烟但时间短于 15 年的既往吸烟者均为发生肺癌的最高危人群。至于二手烟或被动吸烟与肺癌的关系目前尚缺乏可靠的数据支持，因此在 NCCN 指南中，对单纯暴露于二手烟环境者可不必进行肺癌筛查。

某些职业史也与肺癌的发生关系密切。目前已有大约 150 种已知的致癌物质，其中与肺癌相关的有砷、石棉、镍、铍、硅等，由于职业暴露导致的平均肺癌发病风险为 1.59，而同时吸烟者，风险更高。

既往肿瘤史也在某种程度上增加了肺癌的发病风险，特别是既往患有肺癌、淋巴瘤、头颈部肿瘤及与吸烟相关的肿瘤，如食管癌等。与正常人群相比，小细胞肺癌患者发生第二肺部原发肿瘤的风险高 3.5 倍，而既往接受胸部放疗和烷类药物化疗患者再发肺部肿瘤的风险分别为 13 倍和 9.4 倍。约 9% 的头颈部肿瘤患者会出现同时性或异时性的第二原发肿瘤，组织学上多为鳞状细胞癌，约 33% 的病例发生在肺部；在喉癌和下咽癌患者中，肺部是第 2 常见的原发肿瘤部位。

有肺癌家族史者罹患肺癌的风险亦增高。近亲直系亲属患有肺癌者发生肺癌的风险比为 1.8；如果家族内多个成员患有肺癌或发生肺癌的年龄较低，则风险更高。

患有肺部慢性疾病（如 COPD 和肺弥漫性纤维化）的患者发生肺癌的风险亦增高，其原因可能与导致这些慢性疾病的原因有关，如上述所提到的吸烟和职业接触史等。

根据上述风险因素和病史情况，结合 NLST 试验资料，NCCN 将人群划分为罹患肺癌的高危、中危和低危人群（表 3-2）。建议在高危人群中开展肺癌筛查，而对于中危和低危人群则不给予推荐。

二、肺癌筛查的年龄因素

肺癌诊断的中位年龄为 70 岁，大约 53% 的肺癌患者年龄在 55—74 岁；而 28% 的肺癌患者

表 3-2　罹患肺癌的风险分级标准（NCCN 肺癌筛查指南 2020.1 版）

风险分组	风险因素
高风险组	• 年龄 55—77 岁，吸烟超过 30 包 × 年，未戒烟或戒烟低于 15 年 • 年龄 50 岁或以上，吸烟超过 20 包 × 年，且存在一定的风险因素（根据风险模型计算的肺癌风险超过 1.3%*）
中风险组	• 年龄 50 岁或以上，吸烟超过 20 包 × 年或二手烟暴露，但无其他风险因素
低风险组	• 年龄＜ 50 岁，和（或）吸烟少于 20 包 × 年

*. 根据肺癌风险计算模型 https://brocku.ca/lung-cancerscreen-ing-and-risk-prediction/risk-calculators/

年龄在 75—84 岁，因此 NCCN 指南内并未明确筛查的中止年龄，而且认为对具有高危风险因素的超过 74 岁的部分人群进行 LDCT 肺癌筛查仍有意义。USPSTF 新近公布的推荐意见将肺癌筛查的年龄扩展至 55—80 岁的高危人群。另外的一层考虑是，通过年度 LDCT 筛查发现早期肺癌的部分相对高龄患者，由于体力情况仍好，仍然有机会接受根治性的治疗，如手术、放疗、化疗或立体定向放疗（SBRT）。因此，可以认为，年度肺癌筛查的年龄上限是患者体力情况无法耐受根治性治疗。至于两次筛查的间隔时间目前仍存在很多争议。根据 NLST 的数据，至少应行两次连续的年度 LDCT 筛查，再决定后续的筛查频率。

三、肺微小结节的影像学评估原则

根据影像特征，LDCT 筛查所见的肺内非钙化性结节，按大小可分为≤ 5mm 的粟粒结节、6～10mm 的微结节、11～20mm 的小结节；按密度也可以分为 3 类，即纯磨玻璃结节（pGGN）、混合磨玻璃结节（mGGN）和实性结节（sGGN）（图 3-6）。这些结节的恶性概率分别约为 59%、48% 和 11%。部分 pGGN 可以自行消失，但长期持续存在的 pGGN 的恶性概率更高，可达 75%。病理上，恶性 pGGN 通常为原位癌或微浸润癌，这些病灶手术切除后患者的 5 年生存率为 100%；恶性 mGGN 和 sGGN 通常为浸润性癌。

对偶发性肺结节首先要明确诊断，若在手术前能明确其性质，可使 30%～90% 的患者避免不必要的手术。其次对不明的偶发性肺结节应根据患者的年龄、危险因素、预测发展趋势等因素提出合理的处置方案。

1. 评估必须建立在对结节恶性概率估算的基础上，而概率大小是因患者的年龄、吸烟史、结节体积、生长速度及 CT 影像的形态差异而有所不同。当评估结节的恶性可能性较小时，应使用 CT 检查对结节做随访。结节倍增时间＜ 1 个月或稳定时间＞ 24 个月，可以认为是良性的可能性较

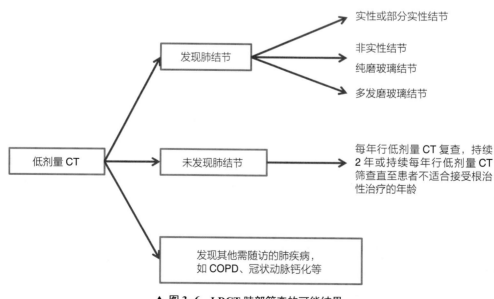

▲ 图 3-6　LDCT 肺部筛查的可能结果

大。在 2013 年 10 月 IASLC 组织的第 15 届世界肺癌大会上，荷兰学者对欧洲最大规模肺癌筛查试验（NELSON 试验）的数据进行了分析。分析共涉及 7155 例研究对象的近 1 万个低剂量 CT 检测到的肺部非钙化结节，定量评估其直径、体积和体积倍增时间（VDT），并随访 2 年。研究评估了上述 3 大特征与肺癌发生可能性之间的关系，对美国胸科学会（ACCP）肺结节诊疗决策路径做了修改，产生了新的筛查结果判读流程：结节直径＜ 5mm（结节体积＜ 100mm³）与无结节无显著差异，肺癌概率 0.6%；结节直径 5～10mm（结节体积 100～300mm³）肺癌概率 0.9%～5.8%，需要随访 CT；结节直径≥ 10mm（结节体积≥ 300mm³）肺癌概率 11.1%～26.2%，须即刻采取进一步措施。体积倍增时间 VDT ＞ 600 天，肺癌概率为 0%～0.9%；VDT 为 400～600 天，肺癌概率为 4.0%；VDT ＜ 400 天，肺癌概率为 6.7%～25.0%。

2. 由于非实性结节生长非常缓慢，应仔细阅读影像。根据结节的生长速度，要调整或延长随访间隔时间和总时间，结节体积的变实与生长速度的加快提示为恶性征象，吸烟患者的恶性结节生长速度明显较非吸烟患者为快。＜ 4mm 的结节有 1% 的可能性出现恶性征象，变为恶性肿瘤；而＞ 8mm 的结节有 25% 的可能性出现恶性征象，变为恶性肿瘤。

3. 观察结节的形态比观察结节的大小更为重要。所以对检出的非实性结节特别要仔细观察有无发展为实性成分的可能。高危患者的混合性（部分实性）结节不应认为是陈旧感染或非特异性，需积极对待。对偶然发现的肺粟粒结节［＜（4～5）mm］的 3 年随访观察其动态变化中发现有 15% 的概率由 AAH 发展为 AIS；有 15% 可以消失；有 30% 能够缩小；有 40% 可以没有变化（大小稳定不变）。

四、肺微小结节的随访及处置原则

在 2013 年 10 月 IASLC 组织的第 15 届世界肺癌大会上提出，将 ACCP 推荐的结节大小界值从 4mm 提高至 5mm，8mm 提高至 10mm。在保持敏感度 94.4% 的情况下，以减少 CT 随访但又不漏诊，并达到目前公认的 Fleischner 标准的水平。

针对随访发现的肺内微小结节，Fleischner 及

NCCN 分别发布了各自的处理原则。前者更注重于影像学方面的评估和处理（表 3-3）；后者则更侧重于从多学科的角度对微小结节的处置意见，更为系统和详细（图 3-7 至图 3-9）。此外，中华医学会放射学分会心胸学组也于 2015 年 5 月在《中华放射学杂志》上发布了中国版的"肺亚实性结节影像处理专家共识"，处理思路基本与 NCCN 的推荐指南一致。表 3-3、表 3-4 和表 3-5 简要列举了 NCCN、ACCP、Fleischner 和亚洲共识在不同类型肺小结节处置方面的推荐意见，既有共同之处，亦有差异。

图 3-7、图 3-8 和图 3-9 为我们中心的肺小结节筛查、评估和处置流程。我们的流程与其他指南的不同之处在于：①弱化了结节大小的因素。因为研究已经显示，得益于 CT 影像分辨率的提升，经影像发现并由手术证实的肺癌大小可以低至 4mm，故而以大小论良恶和以大小论处置显然过于武断；②强调了对结节性质判断的重要性，尤其是关注"四增"特征（增大、增密、增实和增强）和鉴别有无结节新生血管［CT 血管成像征：血管"移动"和（或）"联通"征象］，尽可能对结节予以明确的定性诊断，既有助于减轻患者的焦虑心态，也有助于临床医师选择合适的干预措施；③强调了动态观察的重要性，尤其是对持续存在的磨玻璃结节需要密切观察和分析；④在筛查起始年龄方面，考虑到国内空气质量状况、工作环境状态，以及生活方式与欧美国家存在显著的差异，沿用 NCCN 的风险分组模型和肺癌的发病年龄趋向年轻化，且在无吸烟史和女性人群中越来越多见，因此我们建议将肺癌筛查的起始年龄尽可能下调（比如取代胸部 X 线片纳入入职体检，或 30 岁左右），且无论有无吸烟史。根据初次肺部筛查的 CT（基线 CT）情况再决定后续的随访策略：若基线 CT 阴性，对于 45 岁以下人群，可每 3 年 LDCT 筛查一次；对于 45 岁以上人群，可每 2 年 LDCT 筛查一次；若基线 CT 阳性，则按现有阳性结节处置原则；⑤对于随访期限，考虑到磨玻璃病灶的惰性特征，经 5—10 年随访后发现浸润性生长的并非罕见，因此建议不设特定期限，应持续定期随访，直至病灶钙化、机化或需干预为止。

针对上述随访和处理原则，需补充说明以下几点。

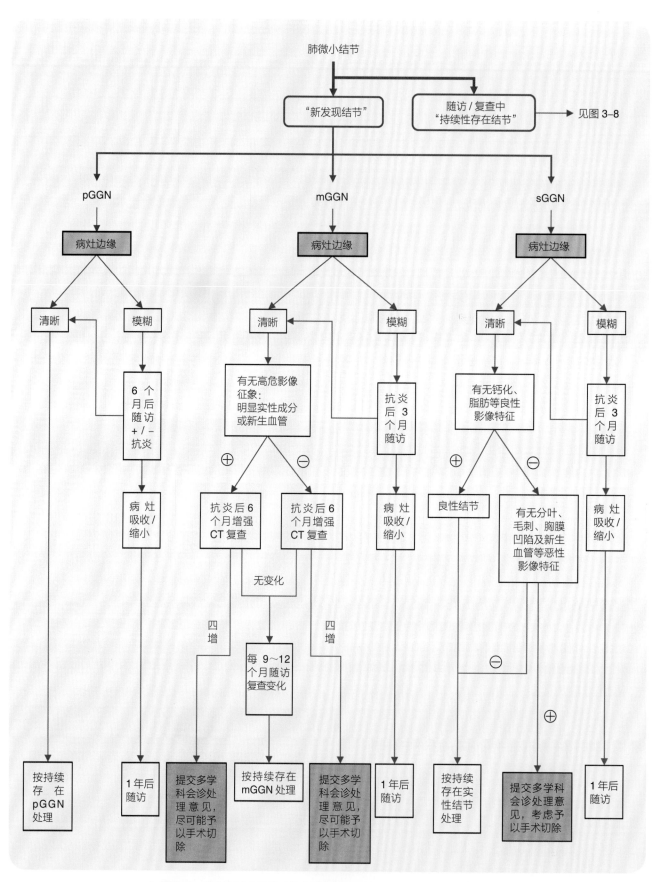

▲ 图3-7 华东医院张国桢肺微小结节诊疗中心新发现肺结节的处置流程

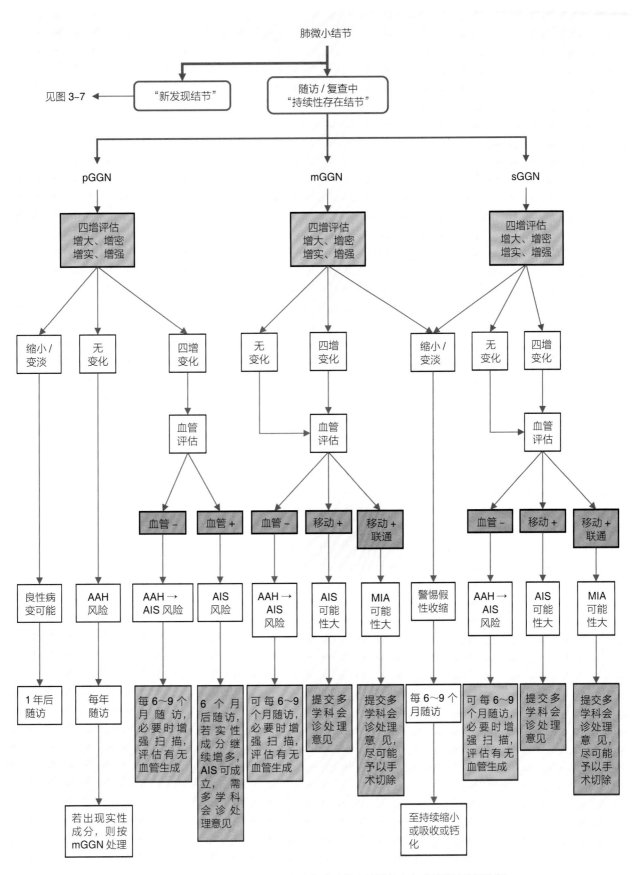

▲ 图 3-8　华东医院张国桢肺微小结节诊疗中心持续性存在肺结节的处置流程

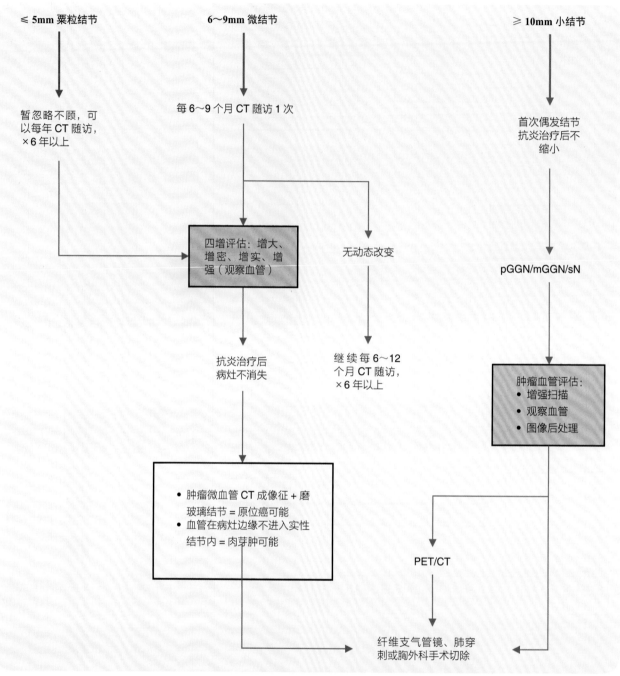

≤ 5mm 粟粒结节

暂忽略不顾，可以每年 CT 随访，×6 年以上

6～9mm 微结节

每 6～9 个月 CT 随访 1 次

四增评估：增大、增密、增实、增强（观察血管）

抗炎治疗后病灶不消失

无动态改变

继续每 6～12个月 CT 随访，×6 年以上

- 肿瘤微血管 CT 成像征 + 磨玻璃结节 = 原位癌可能
- 血管在病灶边缘不进入实性结节内 = 肉芽肿可能

≥ 10mm 小结节

首次偶发结节抗炎治疗后不缩小

pGGN/mGGN/sN

肿瘤血管评估：
- 增强扫描
- 观察血管
- 图像后处理

PET/CT

纤维支气管镜、肺穿刺或胸外科手术切除

▲ 图 3-9　华东医院张国桢肺微小结节诊疗中心肺结节简要处置流程

(1) 所有的筛查及随访 CT 均需采用低剂量技术，即扫描电压 100～120kVp，电流 40～60mAs，或更低的条件。但如果需同时评估纵隔及淋巴结，则需采用常规扫描条件，必要时还需使用造影剂。

(2) 新发结节指平均直径 ≥ 3mm 的结节病灶，平均直径 =（结节的最长径 + 与其垂直的经线长度）/2。

(3) 结节增大的标准：对于 < 15mm 的结节或多发结节或半实性结节，任何一个结节或实性区平均直径增加 ≥ 2mm 即可认为增大；对于 ≥ 15mm 的结节灶，平均直径增加 15% 即认为增大。若结节增大迅速，应怀疑炎性原因或非小细胞肺癌之外的其他恶性病变可能。

(4) 对于所有的 GGN/GGO 或非实性病灶，必须在薄层（层厚 < 1.5mm）CT 影像上加以评估，以排除任何实性成分存在的可能。若存在实性成分

表 3-3 不同指南对实性肺结节影像学随访策略比较

结节分类	大小（mm）	指南			
		NCCN 2019	**ACCP 2018**	**Fleischner 2017**	**亚洲指南 2016**
低危结节	<4	无须随访	无须随访	无须随访	每年 CT 复查
	4~6	12 个月后复查 CT。如稳定，无须继续随访	12 个月后复查 CT		12 个月后复查 CT。如稳定，继续每年随访
	6~8	6~12 个月后复查 CT。如稳定，18~24 个月后再次复查	6~12 个月后复查 CT。如稳定，18~24 个月后再次复查	6~12 个月后复查 CT。如稳定，18—24 个月后再次复查	6~12 个月后复查 CT。如稳定，18~24 个月后再次复查，之后每年随访
	≥8	3、9、24 个月后复查 CT。可考虑 PET 或活检	3、9、24 个月后复查 CT。可考虑 PET 或活检	3 个月后复查 CT 或 PET 或活检	3~6、9~12、18~24 个月后复查 CT。若结节增大，需活检
高危结节	<4	12 个月后复查 CT。如稳定，无须继续随访	无须随访	可于 12 个月后复查 CT	每年 CT 复查
	4~6	6~12 个月后复查 CT。如稳定，18~24 个月后再次复查	6~12 个月后复查 CT。如稳定，18~24 个月后再次复查		6~12 个月后复查 CT。如稳定，18~24 个月后再次复查，之后每年随访
	6~8	3~6 个月后复查 CT。如稳定，9~12 个月和 24 个月时复查 CT	3~6 个月后复查 CT。如稳定，9~12 个月和 24 个月时复查 CT	6~12 个月后复查 CT。如稳定，18~24 个月后再次复查	3、6、12 个月后复查 CT。若稳定，之后每年随访
	≥8	3、9、24 个月复查 CT。可考虑 PET 或活检	3、9、24 个月复查 CT。可考虑 PET 或活检	3 个月后复查 CT 或 PET 或活检	PET 检查，若代谢增高，活检；若活检阳性，手术切除

表 3-4 不同指南对肺磨玻璃结节影像学随访策略比较

结节分类	大小（mm）	指南			
		NCCN 2019	**ACCP 2018**	**Fleischner 2017**	**亚洲指南 2016**
pGGN	<5	无须随访	无须随访	无须随访	可以考虑定期复查
	5~6	3 个月后复查 CT。如稳定，继续每年复查，至少持续 3 年	每年复查 CT，至少持续 3 年	6~12 个月后复查 CT。如稳定持续存在，则每 2 年复查，直至 5 年	每年复查 CT，至少持续 3 年
	≥6				
mGGN	<5	3 个月后复查 CT。如稳定，每年复查，至少持续 3 年	3、12、24 个月后复查 CT。若稳定，之后每年随访，至少持续 3 年	无须随访	3、12、24 个月后复查 CT。若稳定，之后每年随访
	5~6	活检或手术切除	3 个月后复查 CT，若持续存在，则活检或手术切除；若初次检查结节 >15mm，则 PET 或活检，或手术切除	3~6 个月后复查 CT，若稳定持续存在且实性成分 <6mm，每年复查，至少持续 5 年	3 个月后复查 CT，可考虑予以抗炎治疗
	6~8				
	≥8				

表 3-5　不同指南刘多发亚实性磨玻璃结节影像学随访策略比较

大小(mm)	指南			
	NCCN 2019	**ACCP 2018**	**Fleischner 2017**	**亚洲指南 2016**
＜5	2 年和 4 年后复查	无明确意见	3～6 个月后复查 CT。如稳定，2 年和 4 年后复查	在排除转移可能的情况下，对每个结节分别进行评估
5～6	3 个月后复查 CT。如稳定，继续每年复查，至少持续 3 年		3～6 个月后复查 CT。后续处理视最可疑结节而定	
≥6				

则应按半实性结节策略进行相应处理。

(5) PET 或 PET/CT 影像上，如果病灶相对于肺实质呈高摄取，不管 SUV 值的高低，都应怀疑存在恶性病变可能。PET/CT 发现的病灶通常 ≥ 8mm。

(6) 上述随访或评估结节不包括含有典型影像特征提示良性的结节，如良性钙化、含脂肪成分的错构瘤或特征明确的炎性病灶。如果存在多发结节或炎症性可能不能除外，可以进行一个疗程的广谱抗菌消炎治疗，需覆盖厌氧菌。1～2 个月后再行 LDCT 复查。

（张国桢　郑向鹏）

参考文献

[1] Abe H, MacMahon H, Engelmann R, et al. Computeraided diagnosis in chest radiography: results of large scale observer tests at the 1996—2001 RSNA scientific assemblies[J]. Radiographics, 2003,23(1):255-265.

[2] Aberle DR, Adams AM, Berg CD, et al.Reduced lung-cancer mortality with low-dose computed tomographic screening[J]. The New England Journal of Medicine,2001,365(5):395-409.

[3] Andy Adam AKD, Jonathan Gillard, Cornelia Schaefer-Prokop, et al. Grainger & Allison's Diagnostic Radiology[M]. 6th ed. New York: Churchill Livingstone, 2014.

[4] Bai C, Choi CM, Chu CM, et al. Evaluation of pulmonary nodules: clinical practice consensus guidelines for Asia[J].Chest,2016, 150(4):877-893.

[5] Balkman JD, Mehandru S, DuPont E, et al. Dual energy subtraction digital radiography improves performance of a next generation computer-aided detection program[J]. Journal of Thoracic Imaging, 2010, 25(1):41-47.

[6] Bankier AA, Kressel HY. Through the Looking Glass revisited: the need for more meaning and less drama in the reporting of dose and dose reduction in CT[J]. Radiology,2012,265(1):4-8.

[7] Bankier AA, MacMahon H, Goo JM, et al.Recommendations for measuring pulmonary nodules at CT: A statement from the Fleischner Society[J]. Radiology,2017,285(2):584-600.

[8] Bertolaccini L, Viti A, Terzi A.Digital tomosynthesis in lung cancer: state of the art[J]. Annals of Translational Medicine,2015,3(10): 139.

[9] Bray F, Jemal A, Grey N, et al.Global cancer transitions according to the Human Development Index (2008-2030): a population-based study[J]. The Lancet Oncology,2012,13(8):790-801.

[10] Croswell JM, Baker SG, Marcus PM, et al. Cumulative incidence of falsepositive test results in lung cancer screening: a randomized trial[J]. Annals of Internal Medicine,2010,152 (8):505-512, w176-580.

[11] Damilakis JE, Tsouderos JG.Optimal CT settings for head imaging in the paediatric patient. An analysis of absorbed dose[J]. European Journal of Madiology,1989,9(1):48-50.

[12] Dobbins 3rd JT, McAdams HP, Sabol JM, et al. Multi-institutional evaluation of digital tomosynthesis,dual-energy radiography, and conventional chest radiography for the detection and management of pulmonary nodules[J]. Radiology,2017,282(1):236-250.

[13] Field JK, Duffy SW, Baldwin DR, et al.The UK Lung Cancer Screening Trial: a pilot randomised controlled trial of low-dose computed tomography screening for the early detection of lung cancer[J]. Health Technology Assessment,2016,20(40):1-146.

[14] Fintelmann FJ, Bernheim A, Digumarthy SR, et al.The 10 Pillars of Lung Cancer Screening: Rationale and Logistics of a Lung Cancer Screening Program[J]. Radiographics ,2015,35(7):1893-1908.

[15] Firmino M, Angelo G, Morais H, et al. Computer-aided detection (CADe) and diagnosis (CADx) system for lung cancer with likelihood of malignancy[J]. Biomedical Engineering,2016,15(1):2.

[16] Galea A, Durran A, Adlan T, et al. Practical applications of digital tomosynthesis of the chest[J]. Clinical Radiology,2014,69 (4): 424-430.

[17] Gerber TC, Carr JJ, Arai AE, et al.Ionizing radiation in cardiac imaging: a science advisory from the American Heart Association Committee on Cardiac Imaging of the Council on Clinical Cardiology and Committee on Cardiovascular Imaging and Intervention of the Council on Cardiovascular Radiology and Intervention[J]. Circulation,2009,119(7):1056-1065.

[18] Gilkeson RC, Sachs PB.Dual energy subtraction digital radiography: technical considerations, clinical applications, and imaging pitfalls[J]. Journal of Thoracic Imaging,2006,21(4):303-313.

[19] Gould MK, Fletcher J, Iannettoni MD, et al. Evaluation of patients with pulmonary nodules: when is it lung cancer?: ACCP evidencebased clinical practice guidelines (2nd edition)[J]. Chest,2007,132(3 Suppl):108s-130s.

[20] THasan N, Kumar R, Kavuru MS. Lung cancer screening beyond low-dose computed tomography: the role of novel biomarkers[J]. Lung,2014,192(5):639-648.

[21] THendee WR, O'Connor MK. Radiation risks of medical imaging: separating fact from fantasy[J]. Radiology,2012,264(2):312-321.

[22] THenschke CI, Yankelevitz DF, Libby DM, et al.Survival of patients

with stage I lung cancer detected on CT screening[J]. The New EnglandJournal of Medicine,2006,355(17):1763-1771.

[23] Hoffman RM, Sanchez R.Lung Cancer Screening[J]. The Medical Clinics of North America,2017,101(4):769-785.

[24] Horeweg N, van Rosmalen J, Heuvelmans MA, et al. Lung cancer probability in patients with CT-detected pulmonary nodules: a prespecified analysis of data from the NELSON trial of low-dose CT screening[J]. The Lancet Oncology,2014,15(12):1332-1341.

[25] International Agency for Research on Cancer GLOBOCAN2012(IARC), Section of Cancer Information. http://globocan.iarc.fr/Pages/fact_sheets_cancer.aspx.

[26] Jha P, Ramasundarahettige C, Landsman V, et al.21st-century hazards of smoking and benefits of cessation in the United States[J]. The New England Journal of Medicine,2013,368(4):341-350.

[27] Kim SH, Kamaya A, Willmann JK. CT perfusion of the liver: principles and applications in oncology[J]. Radiology,2014,272(2): 322-344.

[28] Lee KS, Primack SL, Staples CA, et al.Chronic infiltrative lung disease: comparison of diagnostic accuracies of radiography and low- and conventional dose thin-section CT[J]. Radiology, 1994, 191(3):669-673.

[29] Linet MS, Slovis TL, Miller DL, et al.Cancer risks associated with external radiation from diagnostic imaging procedures[J]. CA, 2012,62(2):75-100.

[30] Loeb S, Bjurlin MA, Nicholson J, et al. (2014) Overdiagnosis and overtreatment of prostate cancer[J]. European Urology, 2014, 65(6): 1046-1055.

[31] Lv Y, Jin Y, Xu D, et al.Assessment of 64-slice spiral computed tomography with perfusion weighted imaging in the early diagnosis of ground-glass opacity lung cancer[J]. Journal of the Balkan Union of Oncology,2016,21(4):954-957.

[32] Ma J, Ward EM, Smith R, et al. Annual number of lung cancer deaths potentially avertable by screening in the United States[J]. Cancer,2013,119(7):1381-1385.

[33] MacMahon H, Naidich DP, Goo JM, et al. Guidelines for Management of Incidental Pulmonary Nodules Detected on CT Images: From the Fleischner Society 2017[J]. Radiology, 2017, 284(1):228-243.

[34] Mets OM, de Jong PA, Chung K, et al. Fleischner recommendations for the management of subsolid pulmonary nodules: high awareness but limited conformance-a survey study[J]. European Radiology,2016,26(11):3840-3849.

[35] Mortani Barbosa EJ, Jr. Lung cancer screening overdiagnosis: reports of overdiagnosis in screening for lung cancer are grossly exaggerated[J]. Academic Radiology,2015,22(8):976-982.

[36] Nagatani Y, Takahashi M, Murata K, et al.Lung nodule detection performance in fifive observers on computed tomography (CT) with adaptive iterative dose reduction using three-dimensional processing (AIDR 3D) in a Japanese multicenter study: Comparison between ultra-low-dose CT and low-dose CT by receiver-operating characteristic analysis[J]. European Journal of Radiation,2015, 84(7): 1401-1412.

[37] Naidich DP, Marshall CH, Gribbin C, et al.Low-dose CT of the lungs: preliminary observations[J]. Radiology,1990,175(3):729-731.

[38] National Comprehensive Cancer Network Lung Cancer Screening (Version 2.2018). https://www.nccn.org/store/login/login. aspx?ReturnURL=https://www.nccn.org/professionals/physician_gls/pdf/lung_screening.pdf. Accessed August 20, 2017

[39] Oken MM, Hocking WG, Kvale PA, et al.Screening by chest radiograph and lung cancer mortality: the Prostate, Lung, Colorectal, and Ovarian (PLCO) randomized trial[J]. Jama,2011,306(17):1865-1873.

[40] Pontana F, Remy-Jardin M, Duhamel A, et al. Lung perfusion with dual-energy multi-detector row CT: can it help recognize ground glass opacities of vascular origin[J]? Academic Radiology, 2010, 17(5):587-594.

[41] Ruegsegger P, Anliker M, Dambacher M.Quantification of trabecular bone with low dose computed tomography[J]. Journal of Computer Assisted Tomography,1981,5(3):384-390.

[42] Schauer DA, Linton OW. NCRP Report No. 160, Ionizing Radiation Exposure of the Population of the United States, medical exposure--are we doing less with more, and is there a role for health physicists[J]? Health Physics,2009,97(1):1-5.

[43] Shiraishi J, Li F, Doi K. Computer-aided diagnosis for improved detection of lung nodules by use of posterior-anterior and lateral chest radiographs[J]. Academic Radiology,2007,14(1):28-37.

[44] Smith RA, Andrews KS, Brooks D, et al.Cancer screening in the United States, 2017: a review of current American Cancer Society guidelines and current issues in cancer screening[J]. CA, 2017, 67(2): 100-121.

[45] Sudarski S, Hagelstein C, Weis M, et al.Dual-energy snap-shot perfusion CT in suspect pulmonary nodules and masses and for lung cancer staging[J]. European Journal of Radiology,2015, 84(12):2393-2400.

[46] Suramo I, Torniainen P, Jouppila P, et al.A low-dose CT-pelvimetry[J]. The British Journal of Radiology,1984,57(673):35-37.

[47] Tammemagi MC, Church TR, Hocking WG, et al.Evaluation of the lung cancer risks at which to screen ever- and never-smokers: screening rules applied to the PLCO and NLST cohorts[J]. PLoS Medicine,2014,11(12):e1001764.

[48] Townsend CO, Clark MM, Jett JR, et al.Relation between smoking cessation and receiving results from three annual spiral chest computed tomography scans for lung carcinoma screening[J]. Cancer, 2005,103(10):2154-2162.

[49] Travis LB, Gospodarowicz M, Curtis RE, et al.Lung cancer following chemotherapy and radiotherapy for Hodgkin's disease[J]. Journal of the National Cancer Institute,2002,94(3):182-192.

[50] Van Iersel CA, De Koning HJ, Draisma G, et al. Risk-based selection from the general population in a screening trial: selection criteria, recruitment and power for the Dutch-Belgian randomised lung cancer multi-slice CT screening trial (NELSON)[J]. International Journal of Cancer,2007,120(4):868-874.

[51] Vock P, Szucs-Farkas Z.Dual energy subtraction: principles and clinical applications[J]. European Journal of Radiation,2009,72(2): 231-237.

[52] Wang G, Zhang C, Li M, et al. Preliminary application of high-definition computed tomographic Gemstone Spectral Imaging in lung cancer[J]. Journal of Computer Assisted Tomography, 2014, 38(1):77-81.

[53] Wood DE, Eapen GA, Ettinger DS, et al.Lung cancer screening[j]. Journal of the National Comprehensive Cancer Network, 2012, 10(2): 240-265.

[54] Zheng X, Ren Y, Phillips WT, et al. Assessment of hepatic fatty infiltration using spectral computed tomography imaging: a pilot study[J]. Journal of computer assisted tomography,2013, 37(2):134-141.

[55] Zwirewich CV, Mayo JR, Muller NL.Lowdose high resolution CT of lung parenchyma[J]. Radiology,1991,180(2):413-417.

第4章 微小肺癌 PET/CT 研究进展

PET/CT 在肿瘤的诊断、分期及治疗决策、疗效观察方面具有重要作用。随着肺癌筛查技术的进展，越来越多的直径低于 10mm 的肺内小结节得到发现，鉴于 ^{18}F-FDG PET/CT 显像在肺内小结节中的应用现状仍有限，如何发挥 PET/CT 在这些小结节的定性及指导临床处理方面的作用是目前研究的热点及难点。

正电子发射型断层显像（positron emission tomography，PET）是近年来发展的无创探测发射正电子放射性核素在机体内分布的断层显像技术，是反映活体内生化反应的最新技术，在肿瘤的诊断、分期及治疗决策、疗效观察方面已积累了一定的临床经验。肺癌的发病率及致死率在肿瘤中仍居首位，PET/CT 在肺癌中的应用研究一直是这方面热点，同时也存在一些争议，目前，随着肺癌各种筛查技术的发展，越来越多的直径 ≤ 10mm 的肺孤立性结节（solitary pulmonary nodule，SPN）被发现，针对这些小结节的定性及后续的处理更为重要。PET/CT 的研究热点也逐步聚焦在提高肺内小结节诊断的准确性和辅助细化个体化诊治方面。本章节将对 PET/CT 在肺内小结节中临床应用进展做一介绍。

第一节　PET/CT 概述

PET/CT 显像通过功能影像和结构影像的同机融合，为病灶提供更丰富的信息，达到了对医学影像诊断疾病的 4 定要求，即定性、定量、定位、定期（表 4-1）。肿瘤显像是 PET/CT 显像的主要内容。绝大多数肿瘤细胞具有葡萄糖代谢明显增高的特点，表现为对葡萄糖的摄取和代谢速率增加，这些特点奠定了 PET/CT 肿瘤显像的基础。^{18}F-FDG 是葡萄糖的类似物，静脉注入人体后进入肿瘤组织，在己糖激酶的作用下磷酸化生成 6- 磷酸 -FDG，后者不能参与葡萄糖的进一步代谢而滞留于肿瘤细胞内。PET/CT 通过测定 ^{18}F-FDG 的摄取情况确定肿瘤的恶性程度，并可对肿瘤累及的范围、治疗效果、随访及患者的预后做出评价。当然，除了葡萄糖代谢，PET 可以通过不同的正电子显像剂反映体内的各种组织（包括肿瘤）的各种生化反应过程，由于标记及应用的成熟，目前 95% 以上的正电子显像剂是 ^{18}F-FDG，因此本章介绍的内容以 ^{18}F-FDG 的 PET 显像为主。

一、PET/CT 检查流程与操作要点

1. 嘱受检者携带既往和近期检查资料。详细询问患者疾病的发病经过（包括现病史、既往史、家族史、职业、吸烟史等），了解病变的部位、诊断与治疗的经过（如活检结果、手术、放疗、化疗、有无应用骨髓刺激因子及激素、目前药物治疗情况），尤其是糖尿病史及血糖控制情况、近期接触和感染史。

2. 注射 ^{18}F-FDG 之前禁食至少 4～6h，不禁水。避免服用止咳糖浆、糖锭类药物，避免静脉输入含葡萄糖液体。

3. 显像前 24h 避免剧烈活动。

4. 检查前测量身高、体重、测试血糖。血糖水

表 4-1 **PET 和 CT 优势互补**

PET	CT	互补价值
分子信息	解剖结构信息	分子影像
灵敏度高，特异性强	可读性好、精确定位、分辨率好	诊断可靠性增加 / 全面
异常	异常	病变诊断可靠
正常	正常	异常可能性较小，结合临床考虑
异常	CT 未见异常 / 病变与周围正常组织未见异常密度改变	识别生理性摄取、早期恶性病变诊断等密度病变
正常	异常	避免 FDG 摄取阴性肿瘤的漏检，CT 发现良性病变

平原则上一般应低于 150mg/dl（8.3mmol/L）。血糖升高会降低肿瘤对 FDG 的摄取，并增加本底。大多数情况下血糖＞ 200mg/dl（11.1mmol/L）要求控制血糖后另行预约检查时间。

5. 静脉注射 ^{18}F–FDG 370～555MBq（10～15mCi），注射部位选择已知病变部位对侧肢体，药物注射后安静休息，不要与人交谈，避免紧张体位。

6. 注射时及注射后嘱患者放松，对精神过度紧张的患者，检查前可用镇静药。患者在注射后取卧位或坐位安静避光休息。注意保暖，以减少棕色脂肪的摄取。

7. 显像时间：一般常规选择注射药物 1h 后行 PET/CT 检查。先采集低剂量 CT 图像，扫描范围自颅底至股骨中段，扫描参数：根据 CT 型号不同。常规采用 2min/ 床位的采集时间；对 60kg 以下或重症患者或不配合患者采用 1～1.5min/ 床位的采集时间；而对重体重或小病灶患者，提高注射剂量并采集 3～4min/ 床位。采集完成后利用 CT 数据对 PET 图像进行衰减校正，进行图像重建和融合。部分患者行双时相显像（即常规 1h 显像，2～3h 延迟显像）。

8. 肺内小结节建议增加呼吸控制的 1mm 薄层 CT 采集。诊断时需要更准确的形态学特点，故而对大多数病例需要行诊断性 CT 扫描。但是，我们仍然建议 PET/CT 检查完成后再对患者进行适当评估，并选择进行。CT 的三维容积显示和 PET 图像的融合（4D 图像）可酌情应用。

9. 增强 CT 的合理选择，当需要判断病灶与邻近血管或器官的关系、小病灶与血管断面鉴别时可考虑应用增强 CT。

二、图像分析方法

1. PET 目测法 目测肿瘤部位的热区（即定性分析）是临床工作中的最基本方法。在各个层面寻找异常放射性摄取浓聚灶，并注意与生理性摄取或炎症等良性导致的假阳性摄取区分，必要时行延迟显像。对于胸部病灶，一般将病灶的放射性摄取程度与纵隔心血池的摄取程度进行比较，分为 4 级：1 级为未见放射性摄取，2 级为轻度放射性摄取但低于纵隔血池，3 级为中度放射性摄取，与纵隔血池摄取程度相似，4 级为明显放射性摄取，摄取程度高于纵隔血池。其实在临床中，医师判读病例首先印象出自目测法，而且结合 CT 的融合影像也是与目测法相关。本章中所述重点为肺内小结节，因为其体积较小，放射性摄取一般低于纵隔血池，所以我们临床工作中常将病灶的放射性摄取程度与肺本底进行比较，分为 2 级：1 级同肺本底，未见放射性摄取；2 级高于肺部本底，见放射性摄取即为异常。

2. PET 半定量分析法 标准化摄取值（standardized uptake value，SUV）是目前最常用的评价病灶 FDG 摄取程度的半定量分析指标。由于局部组织 FDG 摄取的绝对量不仅取决于其葡萄糖代谢率，还受引入体内的 FDG 活度（如残留在注射器内的活性）及个体大小、血糖、部分容积效应等多种因素的影响，因此局部的 FDG 摄取程度需要进行标准化采集和处理。SUV 是单位重量（或体积）组织显像剂的摄入量与单位体重显像剂注射量的比值：SUV 为组织的 FDG 浓度（MBq/g）[FDG 注射剂量（MBq）/患者体重（g）]。其中组织 FDG 浓度可用感兴趣区（ROI）技术从 FDG PET 图像获得（计数/g），在经时间衰变校正和已知活度转换系数转换为 FDG 注射时的活度（MBq/g），转换系数的正确性和 ROI 设置的技术因素是决定 SUV 准确性的关键。目前 PET/CT 厂家都有相应的软件提供，因此 SUV 获得很简单。对于一个 ROI 可同时获得 SUV 平均值和最大值等多种数值，但最常用的就是这两种，两者均可作为诊断的参考依据，ROI 的设置对前者影响更大。为保证 SUV 的可重复性和减少 ROI 的设置对 SUV 的影响，临床一般采用病灶内放射性浓聚最高处的 SUV 最大值作为诊断的参考依据，尤其是放射性分布不均匀的病灶。其他影响 SUV 的因素还包括 FDG 注射后至显像的时间、图像重建所用的滤波函数和截止频率、体重、注射量的计量正确性等，这些因素可通过规范化消除影响。值得注意的是上面提到的 FDG 注射时的血糖浓度是影响病灶 SUV 的另一个重要因素，注入体内的 FDG 与葡萄糖存在竞争性抑制关系，血糖升高将使病灶处的 FDG 摄取减低，SUV 减低，这对治疗前后的对比有相当的影响。另外，由于 FDG 在脂肪内的分布和摄取减少，因此用体重对 FDG 进行分布容积标准化将使肥胖者的 SUV 偏高。有研究者提出用瘦体型体重和体表面积对 FDG 进行分布标准化，可部分消除这种影响。因此，应用 SUV 时要考虑以上各种因素，并尽量减少其影响。对于肺内结节，既往研究一般推荐以 SUV 2.5 作为良性、恶性鉴别的临界值。随着经验的累积，目前认为，以单一界值作为鉴别诊断良性、恶性的标准是有明显的局限性的，SUV 最大值只能作为鉴别肺部良性、恶性结节的一个重要参考指标，并不能绝对化。肿瘤从无到有，从小到大，从低代谢发展到高代谢，可能是一个漫长的过程，时限应该超过以往认为所需随访的时间，而且绝大多数的 < 1cm 的 SPN，其 SUV 均 < 2.5，因此我们需要结合肺内小结节的位置、大小、形态、病变的数量及病灶内放射性分布情况，结合病史及其他的检查和定期随访结果，进行全面综合分析。

3. T/B 或 L/B　利用 ROI 技术计算靶组织(target, T) 与本底（base，B）的放射性分布比，也称病灶本底比（L/B）。在获得 SUV 有困难或 SUV 偏低时，L/B 也可作为 FDGPET 的半定量分析指标，这是最早的半定量分析方法，虽然有一定的效果，但受影响因素更多，因此近来使用较少。

4. PET/CT 综合分析法　PET/CT 兼有 PET 和 CT 的优势，在对 PET 图像进行分析的同时可参考 CT 图像及 PET/CT 融合图像，结合 CT 提供的解剖学信息对 PET 上的高浓聚灶进行定性和定位，必要时可行 CT 后处理，如多平面重组、仿真内镜等，提供更多的诊断信息。综合分析的优势是具备核医学和放射学的双重知识，同时涵盖临床资料的了解，对诊断正确帮助极大，但可能也会是"双刃剑"，如果哪方面的认识有欠缺，可能会影响诊断的结果。

第二节　肺内小结节 PET/CT 显像应用现状及进展

一、肺内小结节概述

1. 肺内小结节 SPN　据统计，肺内小结节病变在传统胸部 X 线中发现率仅为 0.2%，而在高分辨率 CT 中发现率达到 40%～60%，其中多数为良性病变。而对于小部分的恶性病变，则需要提高鉴别率，做到早发现、早治疗，从而降低肿瘤的病死率。传统胸部 X 线发现的肺内实性、单个、圆形、边界清楚的 ≤30mm 的不透光结节，习惯上称为"肺内孤立性结节"。高分辨率CT在肺癌筛查的临床研究中，基线筛查时发现小结节病变占8%～51%，而且结节通常为多发性，96%的非钙化结节≤10mm，72%的结节≤5mm。对于那些≤10mm的小结节，由于很难确定其性质，故统称为"肺内小结节"。随着肺癌筛查技术的发展，越来越多的直径≤10mm的肺内小结节被发现，那么针对这些小结节的定性及后续的处理更为重要。临床及影像学将此类结节中癌变者称为微小肺癌。

2. 肺内小结节的分类

(1) 实性结节：实性肺小结节是指CT影像上表现为肺实质内单发、直径≤10mm的圆形或不规则形的密度增高影，边界清晰或不清晰。

(2) 纯磨玻璃结节：在高分辨率CT上呈模糊样密度增高影而其内仍可见肺血管影及支气管结构；磨玻璃成分为均匀的磨砂状阴影，有时可见空腔征，通常这样的磨玻璃样结节进展很慢，或数年无变化，或仅表现为逐渐密实。这种影像特征在病理上往往对应为原位腺癌或非典型腺瘤样增生。

(3) 部分实性结节（含有实性结构的磨玻璃影称为部分实性结节，实性部分≤50%）：部分磨玻璃结节可伴有微结节，其中实性成分往往为浸润性腺癌。≤5mm的实性成分以微浸润腺癌多见，或为预后良好的伏壁生长型。

二、肺内小结节 ^{18}F-FDG PET/CT 显像图像分析方法

^{18}F-FDG PET/CT显像融合了形态学及功能学信息，在肺部单发结节中的应用已经逐步成熟。Yi等研究结果显示，增强CT和PET/CT诊断的灵敏度、特异性和准确性分别为81%、93%、85%和96%、88%、93%，PET/CT对肺部结节定性的灵敏度及准确性优于增强CT。PET/CT显像因为CT和PET的可互相补充（表4-1），PET/CT中CT部分在常规采集中多采用无屏气状态下低剂量扫描，可以为肺部病变提供丰富的形态学信息。弥补了既往PET显像仅仅提供能量代谢，信息不丰富的缺点，如能显示大多数无FDG摄取但有形态学改变的良性病变和FDG摄取阴性肿瘤，进而为患者健康情况及临床医师下一步临床决策的制订提供了帮助。所以，PET/CT较单一PET对肺癌的诊断有明显的优势（图4-1）。

近几年开展的文献综述显示，^{18}F-FDG PET/CT诊断肺癌的灵敏度介于72%～94%。多数研究的局限性是使用单一界值来鉴别良性、恶性结节。使用SUV最大值单一界值作为诊断、鉴别肺内小结节良性、恶性的价值更为有限：肺内小结节的体积小，部分容积效应会导致SUV最大值计算不

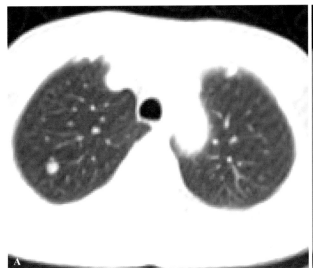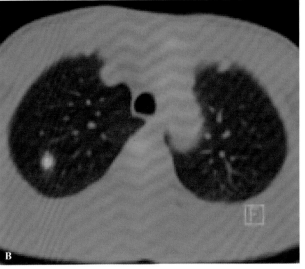

▲ 图4-1　男，53岁，体检胸部CT示右肺上叶小结节，大小约 **0.6cm×0.7cm**，形态学表现为实性小结节，细小毛刺、分叶征，形态学高度可疑为恶性病变。行**PET**检查后，该结节**FDG**代谢异常增高，**SUV**最大值为**3.7**，1h延迟后**SUV**最大值为**4.1**。**PET**及**CT**表现均为典型恶性肿瘤表现（**A**和**B**）。该患者术后病理为：腺癌

够准确；另外，有活力的肿瘤细胞的数量少，导致聚集的能量代谢也不高，尤其是纯磨玻璃结节中，这一特点更为明显，一般＜5mm的纯磨玻璃结节无FDG摄取增高。一项针对344例患有肺部结节的美国老兵开展的前瞻性研究中，使用5个分类的似然比克服了此局限性。将诊断结论分为肯定良性、倾向良性、不确定、倾向恶性、肯定恶性5类。以SUV最大值高于纵隔血池的SUV最大值作为诊断标准：这5类的似然比分别为0.03（95%CI 0.01～0.12）、0.15（95%CI 0.09～0.25）、1.01（95%CI 1.00～1.02）、3.2（95%CI 1.9～5.3）和9.9（95%CI 5.4～18.3）。这个结果说明了凭目测法判断病灶FDG摄取越高，恶性程度越高是较为准确的。也有专家提出使用双时相FDG摄取情况来改善诊断准确性。但是，一个综合了10项包括816例的890个肺部小结节的系统性研究发现：双时相显像诊断准确率并不优于单时相显像的诊断价值。本研究结果显示：双时相显像对肺部结节恶性诊断的灵敏性和特异性分别为85%（95%CI 0.82～0.89）和77%（95%CI 0.72～0.81）。对于绝大多数无FDG摄取的肺内小结节，双时相显像的价值更为有限。

肺内小结节中的病理类型以肺类癌、原位腺癌、微浸润腺癌、伏壁式腺癌等多见，很少见于鳞状细胞癌。鳞状细胞癌生长缓慢，为低代谢肿瘤，通常放射性轻度摄取，此时，SUV对其定性的价值不大，而依赖诊断性CT所提供的形态学信息。如果CT上表现为典型的肺癌征象，则可以提示恶性病变可能性大。有些病灶位于肺底近膈肌处，由于呼吸运动伪影，PET上显示为阴性；直径≤5mm的病变，由于部分容积效应，PET上也会显示为阴性。此时，CT诊断恶性病变的证据足够时，亦可以定性诊断。在临床实践中，可以通过改进扫描技术及重建方法改善肺部结节的呼吸伪影问题，诸如：4D呼吸门控扫描方法和PSF重建方法等方法可以改善小结节及微小结节的检查率，并提高PET/CT诊断的准确性。有些病变较小，PET上存在部分容积效应，会显示为低或无FDG放射性摄取，CT上的征象也难以识别，这时，PET/CT诊断肺癌的证据不足，但最后病理提示为恶性病变，这类

病灶是肺癌诊断中的一大难点，应当引起注意（图4-2）。Buchbender等研究发现基于PET/CT的虚拟三维气管镜检查可以较好地显示气管、支气管并同时完成全身扫描，无须多余的检查，有较好的前景，或许对PET/CT表现不典型的病变有诊断价值，这需要更多的研究进行证实。

综上，使用SUV单一价值及双时相显像对肺内小结节的诊断价值均有限。较为可靠的方法为：根据患者的临床风险指数、综合CT形态学信息和凭主观判断病灶FDG摄取的程度和（或）T/B、L/B（以肺本底为参照）进行诊断及鉴别诊断。本章下文将详述这一标准。

三、肺内小结节 ^{18}F-FDG PET/CT 显像进展

（一）肺内小结节风险分层

早在2005年，美国推出了Fleischner学会（Fleischner Society）指南强调，先要对不确定的小结节病变进行恶性可能的风险预估，并运用概率预测方法量化分析临床特点中的危险因素。分析发现预测恶性可能的4个独立因素分别是吸烟史、患者的年龄、结节的大小、戒烟的时间，它们的风险比分别是7.9、2.2、1.1、1.6。肺内小结节的恶性概率大致可以分成以下3类，即低概率（＜5%）、中间概率（5%～65%）和高概率（＞65%）。其中，低概率的临床因素包括年轻、极少的吸烟史、无先前的癌症史、结节小且边缘规则，以及位于肺上叶的位置等。中间概率结节具有高概率和低概率结节的混合性临床特征，并包括那些具有非特征性的非手术活检结果。提示结节具有高恶性肿瘤概率的临床因素包括高龄、重度吸烟史、先前的癌症史、结节大且边缘不规则或有毛刺、结节位于上肺叶等。

（二）^{18}F-FDG PET/CT 显像在风险分层后肺内小结节中的应用

1. CT影像学特征　肺内小结节，尤其是直径≤8mm的微结节，PET扫描多数为阴性，即无FDG摄取情况。此时，在临床应用中，需要加诊断型CT的扫描以获取肺内小结节更多的形态学信息，提高肺内小结节的诊断准确性（图4-3）。

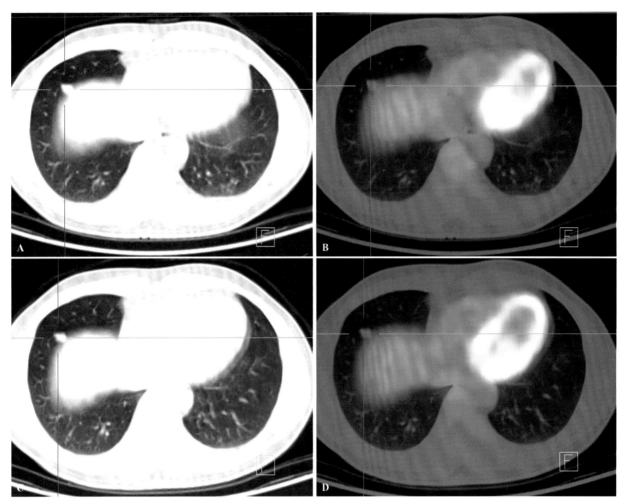

▲ 图4-2　男，68岁，无明显临床症状。2009年4月行PET/CT检查发现右下肺近膈顶处小结节，PET上未见其FDG代谢异常增高（A和B）。2012年12月随访病灶未见明显增大，PET示其FDG代谢轻度增高，SUV最大值为0.9（C和D）。术后病理示：低分化腺癌

(1) 良性病变的影像学特征

① 钙化：有文献报道，致密均一的钙化指示良性病变。在肺癌筛查研究中，14%的微结节中有钙化，其CT值＞164HU；或肉眼比较，与肋骨密度相似。典型的良性病灶的钙化为层状、中央型和爆米花状。层状和中央型的钙化在炎性肉芽肿中多见，爆米花样钙化是错构瘤的典型表现。但是值得注意，恶性结节中亦有15%的病灶有钙化。

② 内部脂肪密度：良性病变的另一特点是病灶内部存在脂肪密度。例如，中央区CT值在−40～−120HU是错构瘤的特点。

③ 多形性：形状是判断良性、恶性病变的重要参数。一项基于病理形态与影像形态的研究报告指出，24%的多边形小结节为良性病变，特别是紧贴胸膜的病灶，表现为紧邻胸膜面为直线，其余边均为凹面，多因为病灶收缩或纤维化形成凹面。

卵圆、扁平或管状：相同的研究还发现，最大横径／垂直直径的比值在判断良性病变中更有意义。比值＞1.78多为良性病变，即管状、扁平状多为良性病变。换言之，如比值小，即圆形或类圆形病灶更趋向于恶性。概括为胸膜下病变，实性为主，形态多形性，或管状、扁平状，诊断为良性结节的敏感性和特异性分别为61%和100%。

微小结节聚集：两个或多个≤10mm、彼此分开的病灶，成节状或簇状，提示感染性病变。

(2) 恶性病变的影像学特征

① 分叶和毛刺：恶性小结节的常见影像学特征是分叶和毛刺，分叶的意义更大。文献报道，恶性

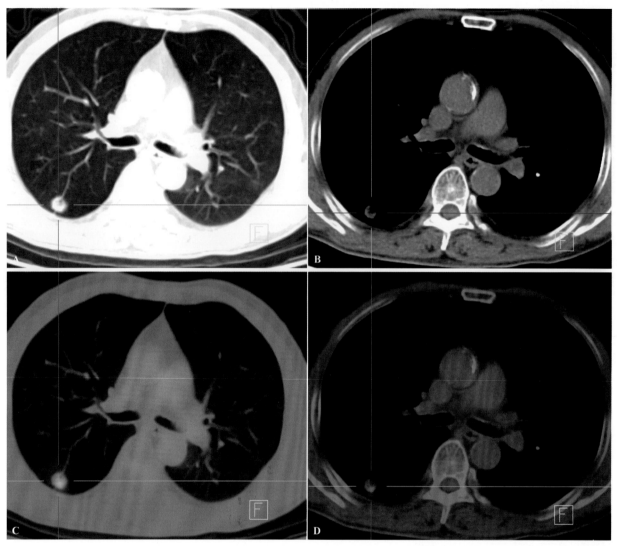

▲ 图 4-3　男，50 岁，咳嗽、咳痰 1 个月余。胸部 CT 检查示右肺下叶背段结节，实性结节，内见空腔征、分叶征、毛刺征（A 和 B）。PET 检查示：右肺下叶背段结节 FDG 代谢异常增高，SUV 最大值为 3.5，延迟后 SUV 最大值为 4.3（C 和 D）。术后病理示：腺癌

结节伴分叶达 33%～100%，但多达 50% 的恶性结节中可无毛刺。

② 密度：通过高分辨率 CT 的三维重组，发现病灶的密度对诊断良性、恶性病变也极有意义。对磨玻璃结节增加了恶性的可能性。文献报道，在非钙化病灶中，19% 为非实质性成分，多为磨玻璃或部分磨玻璃样，其中 34% 是恶性的。纯磨玻璃样病灶多体积较小，密度均一，毛刺比实质性病变少见。其病理基础多为肺泡细胞癌、微浸润癌或癌前期病变非典型腺瘤样增生。在我们分析的一组小结节病变中发现，随着结节体积增大，密度增浓，肿瘤的病理类型也在变化，微浸润癌和浸润状肺癌随

之逐渐增多。混合性磨玻璃结节中，实性成分的体积越小，病理组织成分中侵袭性也越低。混合磨玻璃在形态上比起纯磨玻璃结节和实性结节，为多形性，其形态可为点状、叶形或伴有气泡征、空腔征，甚至实性部分有纤维状收缩，较长的毛刺如针芒状，不易与良性病变鉴别。一般良性病变的磨玻璃样伴灶性不透明病变多为感染性病变，在吸烟者中出现灶性纤维灶，常见于呼吸性细气管炎相关性间质性肺疾病或脱屑性间质性肺炎。研究发现这类感染性病灶多在 3 个月内吸收。因此，对肺内小结节病变早期应用 CT 检查随访来鉴别性质是行之有效的方法。

③支气管充气征、空腔征、空洞：在一项CT与病理组织的对照研究中发现，恶性的特征通常包括支气管充气征、空腔征、空洞病变，在80%的恶性病变中至少有一项存在。空腔征存在于50%的原位癌（曾称为细支气管肺泡癌，BAC）中。与支气管充气征不同，后者为分支状的充气影像。空腔征可能是腺癌的特征，组织学上对应的是明显扩张的含气的细支气管或肿瘤相关的囊形结构。而空洞是缺血性坏死所致，在原位癌或小的浸润性腺癌中非常少见。恶性肺内小结节的影像学特征为多样性，因而在缺乏明确的良性影像学特点时，须怀疑是恶性结节，直至证实其性质（图4-4）。

2. PET 显像　当临床预测肺内小结节为肺癌的结果和CT诊断结果不一致时，尤其是临床预测可能性较小而CT诊断结果不确定时，FDGPET扫描的性价比还是很高的，推荐行PET检查。临床预测高度可疑恶性而CT诊断结果不确定时，PET扫描阴性结果并不能完全排除恶性。但是，FDG在原发灶中的摄取程度和生存期长短呈负相关。无FDG摄取的病例有较好的预后。因此，肺部实性结节中无FDG摄取病例需要密切随访至少2年以确定良性、恶性。在高度可疑恶性病变而PET显示阴性时，有必要实施细针穿刺活检病理以确定诊断。一站式PET/CT扫描融合了PET功能学信息和CT形态学信息，可以帮助鉴别FDG高代谢区为正常结构还是病理改变。针对单纯PET和整合型PET/CT对肺部结节定性价值的3个研究中，有2个研究结果显示整合型PET/CT较单纯PET诊断结果更为准确。尽管我们将肺部结节的定性诊断和肺癌的分期诊断作为PET扫描的两个独立适应证，但是我们喜欢选择PET扫描作为肺部结节定性诊断的一大原因是PET扫描可以提供更多分期信息。

根据更新后的美国胸内科医师学会（ACCP）指南，对于那些被认为可以手术治愈，且胸部CT上其他异常不明显的肺结节而言，使用PET成像评估结节的胸外转移状况，是其ⅠB级推荐。对于PET检测到的异常病灶进行活检，包括PET擅长的纵隔淋巴结采样等，都是完成结

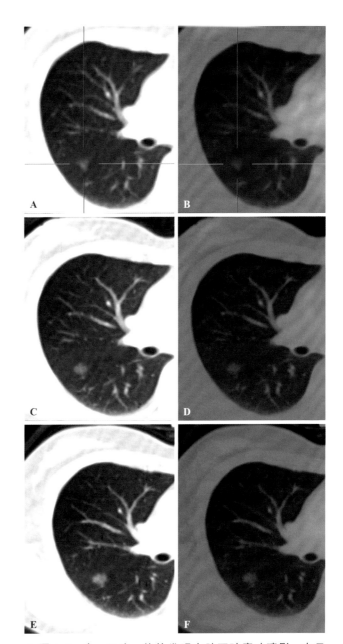

▲ 图 4-4　女，56 岁，体检发现右肺下叶磨玻璃影，未见 FDG 代谢异常增高。随访 3 次（A 和 B；C 和 D；E 和 F），病灶逐渐增大，FDG 代谢轻度增高（高于肺本底），SUV 最大值为 0.6。术后病理示：原位腺癌

节术前分期所必需的内容。两个随机对照研究表明，PET扫描的应用可降低肺结节患者的非根治性手术切除率。Fischer 等发现在采用常规分期的肺结节患者中，有52%的患者随后会接受徒劳的开胸手术；而在采用PET/CT分期的患者组中，这一比例只有35%。导致徒劳开胸的原因，包括后期发现结节为良性病变，或ⅢA、ⅢB或Ⅳ期癌症；患者在术后12个月内疾病

复发或死亡；探查性开胸等。同样，van Tinteren 等也注意到，使用 PET 成像可使肺结节患者的徒劳开胸手术率下降 20%（从 41% 降到 21%，也就是相对减少了 51%）。另外的 3 个随机对照研究也发现，使用 PET 成像发现的远处转移或纵隔淋巴结受累，可使超过 14%～17% 的患者改用非手术治疗。包括美国国家癌症数据库和监测、流行病学及最终结果注册研究等在内的一些基于人口的大型研究，也都证实了利用 PET 扫描对结节进行术前分期的益处。

美国胸内科医师学会（American College of Chest Physicians, ACCP）2013 版临床指南中对疑似肺癌的 ≤10mm 肺内小结节是否行 PET/CT 检查的建议如下：①如怀疑为低到中度恶性（5%～60%）、直径 8～10mm，推荐行 PET/CT 检查；②如怀疑为高度恶性（＞60%），直径 8～10mm，不推荐行 PET/CT 检查进行定性；但是对高度怀疑的病变，行全身 PET/CT 检查进行行术前分期是推荐的；③对直径至少 8～10mm、诊断不明的肺单个结节拟行手术切除的患者当临床恶性可能较低（＜40%）时，PET 扫描并不是高代谢，可行 CT 随访（至少 2 年，纯磨玻璃影至少 3 年）；④对直径至少 8～10mm、诊断不明的肺单个结节如临床怀疑中到高度恶性（＞60%）或结节 PET 扫描为高代谢可行手术切除；⑤对直径 8～10mm 的部分实性结节，推荐行 PET/CT 检查。

因此，PET 扫描最适用于那些直径＞（8～10）mm，且具有中度恶性肿瘤概率的实性或亚实性肺结节的评估，以及对肺部结节的术前分期。

3. PET/CT 显像假阳性及假阴性病例　PET 诊断常见假阴性病例为低代谢肿瘤，包括伏壁生长为主的腺癌（微浸润型或原位癌）、黏液腺癌和类癌。常见假阳性病例为感染性或炎性病变，多见于真菌性感染、结核球、结节病（图 4-5）。但是自相矛盾的是，假阳性病例可以提示临床患者有活动性感染或炎症而需要特殊治疗，在某种意义上也起到了帮助患者及时治疗的作用。FDG-PET 扫描也可以指导临床医师对病灶进行病理活检，FDG 代谢增高部分更倾向有确定性结果，可以减少患者不必要的多余检查并减少经济及心理负担。致密均匀的实性小结节，如伴有分叶、刷状毛刺、胸膜牵扯征，则恶性可能性极大。由于病灶小，很难穿刺明确病理，且正电子发射体层摄影（PET）对于 ≤8mm 的病灶，诊断的假阴性率明显增高，因此随访中观察有无进展并结合影像学特征是临床上决定是否开胸探查的主要依据。值得注意的是，恶性实性结节的病理类型多为浸润性腺癌，以腺泡状、乳头状和实性亚型为主。临床实践中对于无症状的肺内小结节的处理，主要根据影像学的特征判断小结节病变的性质，高度怀疑恶性病变时可给予正电子发射体层摄影（PET）检查、CT 引导下的经皮肺活检或电视辅助胸腔镜手术（VATS）切除。但以上诊断方式存在各自的局限性，例如，无症状的 ≤10mm 的小结节通常影像学特征不明显；而 PET 检查对于 ≤8mm 病灶的特异性明显下降；CT 引导下的肺穿刺活检

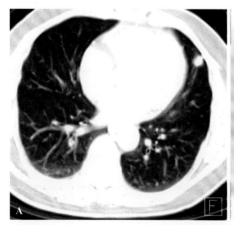
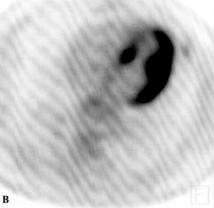
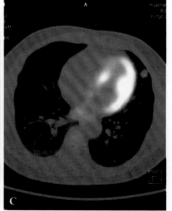

▲ 图 4-5　男，68 岁，咳嗽、咳痰 1 个月余，无痰血。2012-02-12 胸部 CT 示左上肺舌段小结节，大小约 0.8cm×0.9cm（A）；PET 示 FDG 代谢明显增高，SUV 最大值为 2.85，延迟后 SUV 最大值为 3.91（B 和 C）。术后病理结果：炎性肉芽肿

因肋骨的阻挡和肺的活动而难以成功。因此，对于不能明确性质的肺内小结节，随访是临床上的主要手段。

4. PET/CT 显像指导肺内小结节的治疗及监测

在临床中，我们发现有异常摄取的肺内小结节术后病理更具有侵袭性，定期随访时要相对缩短随访间隔时间，以免出现分期改变，错失最佳治疗时机。另外，有研究报道，针对肺内小结节的不同放射性摄取，手术方式的选择会有所不同，进而也会对预后产生不同影响。Kyung Bum Nam 等研究显示 PET/CT 显像对 GGO 占主要成分的肺癌术后监测方面无明显优势，主要是因为该类肺癌的复发概率很低，且极易出现假阳性和假阴性。对于 PET/CT 显像是否能成为 GGO 为主的肺癌术后监测的推荐方案，仍有待进一步开展研究。

四、结语

肺癌是 PET 和 PET/CT 最好的适应证之一，有关 PET 显像在肺癌诊断、分期及再分期、疗效检测等中的价值国内外已经积累了较多资料。随着肺癌筛查技术的进展，越来越多的直径≤10mm 的肺内小结节（SPN）被发现，对这些小结节的定性及临床处理为一热点及难点。^{18}F-FDG PET/CT 显像在肺内小结节中的应用现状仍有限。作为一个 PET 医师，应及时了解国内外研究进展，用循证医学方法开展多中心协作研究，取得充分的证据，使 PET/CT 在肺内小结节的定性及分期中的价值越来越重要。

（任树华　管一晖）

参考文献

[1] Balogova S, Huchet V, Kerrou K, et al. Detection of bronchioloalveolar cancer by means of PET/CT and ^{18}F-fluorocholine, and comparison with ^{18}F-fluorodeoxyglucose[J]. Nuclear Medicine Communications,2010,31(5):389-397.

[2] Barger RL, Jr., Nandalur KR.Diagnostic performance of dual-time ^{18}F-FDG PET in the diagnosis of pulmonary nodules: a meta-analysis[J]. Academic Radiology,2012,19(2):153-158.

[3] Buchbender C, Herbrik M, Trefffert J, et al.Virtual ^{18}F-FDG PET/CT bronchoscopy for lymph node staging in non-small-cell lung cancer patients: present and future applications[J]. Expert Review of Medical Devices,2012,9(3):241-247.

[4] Cha MJ, Lee KS, Kim HS, et al. Improvement in imaging diagnosis technique and modalities for solitary pulmonary nodules: from ground-glass opacity nodules to part-solid and solid nodules[J]. Expert Review of Respiratory Medicine,2016,10(3):261-278.

[5] Chao F, Zhang H.PET/CT in the staging of the non-small-cell lung cancer[J]. Journal of Biomedicine & Biotechnology,2012:783739.

[6] Chiu CF, Lin YY, Hsu WH, et al.Shorter time dual-phase FDG PET/CT in characterizing solid or ground-glass nodules based on surgical results[J]. Clinical imaging,2012,36(5):509-514.

[7] Chun EJ, Lee HJ, Kang WJ, et al.Differentiation between malignancy and inflammation in pulmonary ground-glass nodules: The feasibility of integrated ^{18}F-FDG PET/CT[J]. Lung Cancer,2009,65(2):180-186.

[8] Divisi D, Barone M, Zaccagna G, et al.Fluorine-^{18} fluorodeoxyglucose positron emission tomography in the management of solitary pulmonary nodule: a review[J]. Annals of Medicine, 2017,49(7):626-635.

[9] Fischer B, Lassen U, Mortensen J, et al. Preoperative staging of lung cancer with combined PET-CT[J]. The New England Journal of Medicine,2009,361(1):32-39.

[10] Fletcher JW, Kymes SM, Gould M, et al.A comparison of the diagnostic accuracy of ^{18}F-FDG PET and CT in the characterization of solitary pulmonary nodules[J]. Journal of Nuclear Medicine, 2008,49(2):179-185.

[11] Gómez-Caro A, Boada M, Cabañas M, et al. False-negative rate after positron emission tomography/computer tomography scan for mediastinal staging in cI stage non-small-cell lung cancer[J]. European Journal of Cardio-thoracic Surgery,2012,42(1):93-100; discussion 100.

[12] Gould MK, Ananth L, Barnett PG. A clinical model to estimate the pretest probability of lung cancer in patients with solitary pulmonary nodules[J]. Chest,2007,131(2):383-388.

[13] Gould MK, Donington J, Lynch WR, et al. Evaluation of individuals with pulmonary nodules: when is it lung cancer? Diagnosis and management of lung cancer, 3rd ed: American College of Chest Physicians evidence-based clinical practice guidelines[J].Chest, 2013,143(5 Suppl):e93S-e120S.

[14] Hattori A, Matsunaga T, Takamochi K, et al. Clinical Significance of Positron Emission Tomography in Subcentimeter Non-Small Cell Lung Cancer[J]. The Annals of Thoracic Surgery,2017,103(5):1614-1620.

[15] Hattori A, Suzuki K, Matsunaga T, et al. Tumour standardized uptake value on positron emission tomography is a novel predictor of adenocarcinoma in situ for c-Stage IA lung cancer patients with a part-solid nodule on thin-section computed tomography scan[J]. Interactive Cardiovascular and Thoracic Surgery,2014,18(3):329-334.

[16] Kernstine KH, Grannis FW, Jr., Rotter AJ.Is there a role for PET in the evaluation of subcentimeter pulmonary nodules[J]? Seminars in Thoracic and Cardiovascular Surgery,2005,17(2):110-114.

[17] Kozower BD, Meyers BF, Reed CE, et al. Does positron emission tomography prevent nontherapeutic pulmonary resections for clinical stage IA lung cancer[J]? The Annals of Thoracic Surgery,2008,85(4):1166-1169; discussion 1169-1170.

[18] Lasnon C, Hicks RJ, Beauregard JM, et al. Impact of point spread function reconstruction on thoracic lymph node staging with ^{18}F-FDG PET/CT in nonsmall cell lung cancer[J]. Clinical Nuclear Medicine,2012,37(10):971-976.

[19] Minamimoto R, Senda M, Jinnouchi S, et al. Detection of lung cancer by FDG-PET cancer screening program: a nationwide Japanese survey[J]. Anticancer Research,2014,34(1):183-189

[20] Murakami S, Saito H, Sakuma Y, et al. Prognostic value of preoperative FDG-PET in stage ⅠA lung adenocarcinoma[J]. European Journal of Radiology,2012, 81(8):1891-1895.

[21] Naidich DP, Bankier AA, MacMahon H, et al. Recommendations for the management of subsolid pulmonary nodules detected at CT: a statement from the Fleischner Society[J]. Radiology, 2013, 266(1):304-317.

[22] Nair VS, Barnett PG, Ananth L, et al. PET scan ^{18}F-fluorodeoxy-glucose uptake and prognosis in patients with resected clinical stage ⅠA non-small cell lung cancer[J]. Chest, 2010,137,(5):1150-1156.

[23] Nitadori J, Bograd AJ, Morales EA, et al. Preoperative consolidation-to tumor ratio and SUVmax stratify the risk of recurrence in patients undergoing limited resection for lung adenocarcinoma ≤ 2 cm[J]. Annals of surgical oncology,2013,20(13):4282-4288.

[24] Ost D, Fein AM, Feinsilver SH. Clinical practice. The solitary pulmonary nodule[J]. The New England journal of medicine, 2003, 348 (25):2535-2542.

[25] Park HK, Jeon K, Koh WJ, et al. Occult nodal metastasis in patients with nonsmall cell lung cancer at clinical stage ⅠA by PET/CT[J]. Respirology,2010,15(8):1179-1184.

[26] Park SY, Cho A, Yu WS, et al. Prognostic value of total lesion glycolysis by 18F-FDG PET/CT in surgically resected stage ⅠA non-small cell lung cancer[J]. Journal of Nuclear Medicine, 2015, 56(1):45-49.

[27] Qiu ZX, Cheng Y, Liu D, et al. Clinical, pathological, and radiological characteristics of solitary groundglass opacity lung nodules on high-resolution computed tomography[J]. Therapeutics and Clinical Risk Management, 2016,12:1445-1453.

[28] Saisho S, Yasuda K, Maeda A, et al. Role of 2-[^{18}F]fluoro-2-deoxyglucose positron emission tomography in preoperative management of solid type small-sized lung cancer[J]. Annals of Nuclear Medicine,2013,27(6):515-522.

[29] Sayyouh M, Vummidi DR, Kazerooni EA. Evaluation and management of pulmonary nodules: state-of-the-art and future perspectives[J]. Expert Opinion on Medical Diagnostics, 2013, 7(6):629-644.

[30] Shibata H, Nomori H, Uno K, et al. 11C-acetate for positron emission tomography imaging of clinical stage ⅠA lung adenocarcinoma: comparison with ^{18}F-fluorodeoxyglucose for imaging and evaluation of tumor aggressiveness[J]. Annals of Nuclear Medicine, 2009,23(7):609-616.

[31] Shiono S, Abiko M, Okazaki T, et al. Positron emission tomography for predicting recurrence in stage Ⅰ lung adenocarcinoma: standardized uptake value corrected by mean liver standardized uptake value[J]. European journal of Cardiothoracic Surgery, 2011, 40(5):1165-1169.

[32] Shiono S, Abiko M, Sato T. Limited resection for clinical Stage ⅠA non-small-cell lung cancers based on a standardized-uptake value index[J]. European journal of Cardio-thoracic Surgery, 2013, 43(1):e7-e12.

[33] Shiono S, Yanagawa N, Abiko M, et al. Detection of nonaggressive stage Ⅰ A lung cancer using chest computed tomography and positron emission tomography/computed tomography[J]. Interactive cardiovascular and thoracic surgery,2014,19(4):637-643.

[34] Sun JS, Park KJ, Sheen SS, et al. Clinical usefulness of the fluorodeoxyglucose (FDG)-PET maximal standardized uptake value (SUV) in combination with CT features for the differentiation of adenocarcinoma with a bronchioloalveolar carcinoma from other subtypes of non-small cell lung cancers[J]. Lung cancer, 2009, 66(2):205-210.

[35] Swensen SJ, Silverstein MD, Ilstrup DM, et al. The probability of malignancy in solitary pulmonary nodules. Application to small radiologically indeterminate nodules[J]. Archives of Internal Medicine, 1997,157(8):849-855.

[36] Takenaka T, Yano T, Morodomi Y, et al. Prediction of true-negative lymph node metastasis in clinical Ⅰ A non-small cell lung cancer by measuring standardized uptake values on positron emission tomography[J]. Surgery Today,2012,42(10):934-939.

[37] Tsutani Y, Miyata Y, Nakayama H, et al. Solid tumor size on high-resolution computed tomography and maximum standardized uptake on positron emission tomography for new clinical T descriptors with T1 lung adenocarcinoma[J]. Annals of Oncology ,2013,24(9):2376-2381.

[38] Uehara H, Tsutani Y, Okumura S, et al. Prognostic role of positron emission tomography and high-resolution computed tomography in clinical stage ⅠA lung adenocarcinoma[J]. The Annals of Thoracic Surgery,2013,96(6):1958-1965.

[39] van Tinteren H, Hoekstra OS, Smit EF, et al. Effectiveness of positron emission tomography in the preoperative assessment of patients with suspected non-small-cell lung cancer: the PLUS multicentre randomised trial[J]. Lancet,2002,359(9315):1388-1393.

[40] Waki A, Fujibayashi Y, Yokoyama A.Recent advances in the analyses of the characteristics of tumors on FDG uptake[J]. Nuclear Medicine and Biology,1998,25(7):589-592.

[41] Wang YC, Tseng HL, Lin YH, et al. Improvement of internal tumor volumes of non-small cell lung cancer patients for radiation treatment planning using interpolated average CT in PET/CT[J]. PloS One, 2013, 8(5):e64665.

[42] Yi CA, Lee KS, Kim BT, et al. Tissue characterization of solitary pulmonary nodule: comparative study between helical dynamic CT and integrated PET/CT[J]. Journal of Nuclear Medicine, 2006, 47(3):443-450.

[43] Yonemori K, Tateishi U, Uno H, et al. Development and validation of diagnostic prediction model for solitary pulmonary nodules[J]. Re spirology,2007,12(6):856-862.

[44] Yoshioka M, Ichiguchi O.Selection of sublobar resection for c-stage Ⅰ A non-small cell lung cancer based on a combination of structural imaging by CT and functional imaging by FDG PET[J]. Annals of Thoracic and Cardiovascular Surgery,2009,15(2):82-88.

[45] Zhang WD, Guan YB, Li CX, et al. Pulmonary mucosa-associated lymphoid tissue lymphoma: computed tomography and ^{18}F-fluorodeoxyglucose-positron emission tomography/computed tomography imaging fifindings and followup[J]. Journal of Computer Assisted Tomography 2011,35(5):608-613.

[46] Zhou J, Li Y, Zhang Y, et al. Solitary ground-glass opacity nodules of stage Ⅰ A pulmonary adenocarcinoma: combination of ^{18}F-FDG PET/CT and high resolution computed tomography features to predict invasive adenocarcinoma[J].Oncotarget,2017,8 (14):23312-23321.

第 5 章 肿瘤血管生成与影像研究

肿瘤演进的早晚和快慢与诱导间质血管增生能力密切相关，无血管期的肿瘤细胞群体受限于血供与营养而处于静息或惰性状态，血管开关的启动和相继的血管增生是肿瘤进展的起始环节。新生血管除了对肿瘤的"灌注"作用外，还有旁分泌作用。血管内皮细胞产生的生长因子和其他细胞因子通过旁分泌方式刺激肿瘤细胞生长，因此肿瘤内的内皮细胞和肿瘤细胞能刺激相互的生长，加速肿瘤的演变和侵袭。肿瘤血管的新生并非单纯意义的血供增加，更反映了肿瘤生物学行为的改变，由惰性的休眠状态，向恶性化和侵袭性方向进展。因此，及早准确地识别肿瘤血管新生现象，对于判断肿瘤的动态发展、及时进行干预至关重要。

第一节 肿瘤的血管生成在肿瘤演进中的作用

肿瘤的发生是多种因素相互作用的结果，例如基因突变，环境因素和机体自身免疫状态异常等。以非小细胞肺癌为例，由孤立肺泡上皮细胞或 Clara 细胞间变形成的肿瘤细胞，倍增至多个肿瘤细胞巢，再至影像上可见的病灶，或者在病理学上，由癌前病变，经原位癌阶段，发展至浸润性癌的演进过程可以表现为一个相对较为缓慢进展的过程，可达数年甚至数十年之久。期间，大多数肿瘤处于一种生物学惰性状态或称休眠。然而如果肿瘤摆脱休眠状态，其恶性化进程将会显著加快，影像上表现为肿瘤体积倍增时间缩短，临床上可能开始出现某些相关症状。从生物学角度看，肿瘤的恶性化演进包含了一系列的分子事件，其中最为重要的是肿瘤细胞和血管新生表型转换，其决定了肿瘤发展的方向，也是肿瘤从无临床症状到出现症状的转折点。研究发现，肿瘤演进的早晚与其诱导间质血管增生能力密切相关，无血管期的肿瘤细胞群体受限于血供与营养而处于静息状态，只有打破血管生成负调控的平衡才能增殖和远处转移，这间接解释了临床

上很多原位癌可以长期静止而无进展的现象。本节将详细阐述肿瘤生长的惰性和休眠状态、肿瘤血管的生成机制和新生血管的结构特点，着重强调在临床工作中如何分析和利用这些特点早期发现恶性肿瘤的演化，以尽早开始进行干预治疗，改善治疗的效果。

一、肿瘤休眠

肿瘤休眠（tumor dormancy）指肿瘤细胞长期存在，却没有发展为临床可以检测到的肿瘤，这是临床上普遍存在的一种生物学现象，也是恶性肿瘤的生物学特征之一。除了隐匿存在的极早期原发性肿瘤外，肿瘤休眠状态亦可指原发肿瘤经过治疗（手术、放疗、化疗等）后的少量残余病灶或播散性微转移病灶的不活跃期。经过一段潜伏期后，随着新生血管的形成，这些细胞或微小病灶被重新激活，进展成为有临床症状和（或）影像学表现的肿瘤，因此肿瘤休眠细胞也是研究肿瘤复发和转移的重要对象。

根据肿瘤细胞休眠的成因，大体可以分为2种形式的休眠状态。

1. **细胞性休眠（cellular dormancy）** 由于与肿瘤生长相关的生长因子，以及与微环境作用的黏附分子等信号通路受到抑制，肿瘤细胞的分裂和迁移减缓，因而细胞的数量和肿瘤的体积长时间维持不变。试验研究显示，小鼠肺内尚未形成有效血管的转移灶内存在 $10^3 \sim 10^5$ 个肿瘤细胞，其中大多数细胞处于细胞增殖的 G_0 期或 G_1 期。然而免疫组化分析的结果显示情况可能并非如此。休眠的肿瘤结节内既存在增殖细胞，也存在凋亡细胞，提示肿瘤休眠并非肿瘤细胞失去了增殖能力，而是其增殖与凋亡处于动态平衡。只有当这些休眠肿瘤细胞的内在性质或生长环境发生变化时，增殖与凋亡之间的平衡才会被打破，肿瘤细胞开始快速增殖，形成可被临床诊断的转移灶。

2. **血管性休眠（angiogenic dormancy）** 早期的肿瘤细胞招募血管的能力较低或缺乏，因此一段时间内难以形成独立的血管系统和血供，其营养主要通过微环境的弥散渗透获得，在此条件下肿瘤的体积一般不会超过 $2mm^3$ 或直径超过 1.5mm。换言之，在直径超过 1.5mm 的肿瘤内，通常都已经形成一定的肿瘤血管。因为若无新生血管直接提供营养，原有的肿瘤将无法保持增殖，或即使有增殖能力，但与凋亡相平衡，表现为临床上难以检测的孤立肿瘤细胞或小细胞团，或长期静止存在的肿瘤样病灶。

因此，肿瘤休眠的含义应包含以下几个方面：①肿瘤细胞在新生表型转换之前无诱导血管新生能力，且对宿主无害；②血管新生负性调节因子和正性调节因子处于动态平衡或负性调节因子占优势；③肿瘤直径不超过 1.5mm，大体观察需借助放大镜且呈白色透明状，镜下观察需放大 5~10 倍；④没有发生镜下可见的转移灶；⑤肿瘤在休眠期间保持增殖活跃和代谢的动态平衡；⑥能够从异质性的肿瘤中克隆出无血管生成的肿瘤细胞。

处于休眠状态的肿瘤细胞通常无自身血管，肿瘤休眠状态的打破与肿瘤血管开关的开启和后续的肿瘤血管生成（angiogenesis）密切相关，由于肿瘤血管的生成，原有的癌灶将获得更充足的营养供

应，肿瘤代谢加快，增殖加速，反映在病理上则表现为肿瘤由原位癌向浸润性癌演进。

二、肿瘤血管生成

肿瘤生长依赖于有效的肿瘤血管和血供。早期肿瘤的生长可分为2个阶段。

1. **无血管期（avascular phase）** 肿瘤生长受限而处于相对静止的血管性休眠状态；有研究显示，此期内肿瘤细胞的增殖指数为 12%，而凋亡指数变动在 4%~7.5%，因而肿瘤体积倍增时间显著延长，可达数年之久。

2. **血管期（vascular phase）** 在此阶段，肿瘤内出现新生血管，肿瘤细胞由于血供营养等条件改善而生长加速，同时血行转移的风险显著增加。早在 1973 年，Gimbrone 等进行了一个经典的试验：分别将肿瘤细胞种植于富于血管组织的虹膜上和无血管的眼前房内，观察肿瘤的生长情况。虹膜部位的肿瘤很快形成新血管，肿瘤进入快速增长期；而位于眼前房的肿瘤细胞虽然仍具有增殖能力，但由于缺乏新血管形成，肿瘤大小无明显变化。

因此对于大多数肿瘤细胞，要发展为临床影像上可检出的病灶，必须存在良好的血供和营养供应，以维持肿瘤的持续增殖。研究表明，血管周围组织内的氧分压呈指数下降，距血管越远，氧的弥散越差，与血管距离超过 200μm 的区域氧分压极低，形成物理上的乏氧区（hypoxia）。因此肿瘤增殖至一定体积后，组织中现存的血管不能满足肿瘤的生长需要，肿瘤必须招募血管以维持自己的血供，这一过程被称为肿瘤血管新生（angiogenesis），而血管新生的启动与血管开关（angiogenic switch）的激活密不可分。

（一）血管开关

如前所述，在形成有效的肿瘤血管之前，已经存在于体内的肿瘤细胞虽具有代谢活性，但功能却处于休眠状态，无法发生侵袭性生长。换言之，当肿瘤从非血管新生状态转变为血管新生状态时，肿瘤将逃离休眠；无血管期到血管期的转折是预示肿瘤侵袭性的重要指标之一，因此发现和判断此转折点对于选择治疗的时机显得非常重要。此转折点在

生物学上称为血管开关。目前对于休眠状态的肿瘤启动血管开关的时机、条件和机制均未达成共识。根据现有的研究，与血管开关启动有关的因素包括代谢压力（低氧、低 pH、低血糖）、机械压力（细胞增生产生的压力）、免疫或炎性反应（组织有免疫细胞或炎症细胞浸润，如局部创伤）、基因突变（调节血管生成相关因子表达的原癌基因的激活或者抑癌基因的缺失）等。这些因素可通过多个途径调节与血管生成有关的激活因子或抑制因子，诱导内皮细胞增生，稳定新生血管，促进血管成熟等。表 5-1 简要列出了目前证实在血管新生过程中发挥作用的主要生物因子。

肿瘤能否成功诱导血管新生取决于促血管新生因子与抗血管新生因子的相对水平高低。如果肿瘤细胞及基质细胞表达的促血管新生因子增多，内源性抗血管新生因子降低，肿瘤内微环境内存在骨髓来源的内皮祖细胞或者与血管新生相关的炎症细胞，都将有助于休眠肿瘤血管开关的开启，发生从非血管新生表型向血管新生表型的转换。理论上认为，肿瘤血管新生过程中存在 2 个关键性阈值：诱导阈值和维持阈值。所谓诱导阈值是指血管内皮细胞由静止转变为增生状态时所需的血管生成因子的量，与血管开关有关；维持阈值则指维持内皮细胞持续增殖所需的血管生成因子的量，与血管成熟有关。通常认为诱导阈值显著高于维持阈值。因此，肿瘤休眠的破坏和血管开关的开启可能与微环境的突然改变有关，局部促血管新生因子的一过性增加和累积触发了血管开关，而持续低浓度的促血管因子维持有效的血管连续增殖，从而使得肿瘤细胞脱离休眠状态进入快速增殖期。

此外，不同组织可能有其相对特异的血管新生途径，在血管相对缺乏的组织，如表皮，血管新生的转换更主要依赖于促血管生成因子的增加；而在血管相对丰富的组织，如胰腺，血管开关的启动则可能更主要依赖于抑制血管生成因子的减少。

（二）肿瘤血管生成的过程

肿瘤的血管生成存在多种方式，包括出芽式血管生成、套入式血管生成、募集内皮祖细胞的血管生成、血管生成拟态、马赛克血管和血管共选择等。募集内皮祖细胞的血管生成，即血管从头生成不但参与了肿瘤的血管生成，还与血管芽生同为肿瘤血管生成的主要方式。简言之，血管新生过程主要包括 4 个步骤：①小血管内皮细胞的激活；②细胞外基质的降解；③细胞在基质中的迁移、增殖、内皮细胞组建为中空管道；④管道最终吻合形成新的毛细血管。

在细胞分子水平上，血管形成过程受多种因子的调节（表 5-1）。以肿瘤血管重要生成方式之一的出芽式血管生成（sprouting angiogenesis）为例，首先在 VEGF 的作用下，宿主血管扩张，通透性增高；在 Ang2 和蛋白酶的作用下，血管基底膜和间质基质降解；VEGF、bFGF、IGF-1、粒细胞 - 巨噬细胞克隆刺激因子（GM-CSF）等动员和募集内皮始祖细胞进入肿瘤间质；受 VEGF、Ang1 和 bFGF 等因子的影响，内皮细胞增生、迁移和重排，同时细胞迁移还受细胞 - 基质受体整合素 $\alpha_v\beta_3$ 和 $\alpha_v\beta_5$ 的调控。新生血管的成熟需要新生基底膜、周细胞和平滑肌细胞的参与，其中 PDGF-BB 募集平滑肌细胞，TGF-b1 和 Ang1/Tie2 则有助于稳定内皮细胞和平滑肌细胞的相互作用；蛋白酶抑制药，如 PAI-1，阻止新生血管周围细胞外基质的降解以稳定新生血管。经过上述复杂过程，在已有的宿主微血管床基础上，由内皮细胞芽生产生肿瘤自己的微血管系统。当然，内皮细胞的存活能力对于新生血管的维持必不可少。在成年人，静止状态的内皮细胞可以存活数年之久，而 VEGF 和 Ang1 是最重要的存活因子。

研究还发现，初期形成的新生血管很不稳定，存在发展与消退的交替现象。只有当新生血管在肿瘤细胞自身和微环境内产生的血管新生因子的共同作用下，经过重塑、成熟后，才能建立有效的肿瘤新生血管系统，借此肿瘤也才能真正脱离休眠状态，开始演进发展。Gilead 等对卵巢癌休眠瘤的研究发现，即使休眠肿瘤也能够某种程度地诱导血管新生，在肿瘤的外周可以检测到高密度的血管组织，但这些新生血管由于缺乏周细胞及平滑肌细胞的保护而非常不稳定，无法形成有效的血管系统（图 5-1）。

表 5-1　血管生成激活因子和抑制因子

激活因子和抑制因子	功　能
VEGF 家族成员	刺激血管新生，通透性增高，白细胞黏附
VEGFR、NRP-1	整合与血管生成和细胞生存相关的信号
Ang1 和 Tie2	稳定血管，降低通透性
PDGF-BB 及其受体	招募平滑肌细胞
TGF-β_1、内皮糖蛋白、TGF-β 受体	刺激细胞外基质的增生
FGF、HGF、MCP-1	刺激血管生成
整合素 $\alpha_v\beta_3$、$\alpha_v\beta_5$、$\alpha_5\beta_1$	基质内大分子和蛋白酶的受体
VE-cadherin；PECAM（CD31）	内皮细胞结合分子
Ephrins	调节动脉/静脉的特定结构与功能
纤溶酶原激活物、MMPs	基质重构，释放和激活生长因子
PAI-1	稳定新生血管
NOS、COX-2	刺激血管生成和血管扩张
AC133	调节血管母细胞的分化
趋化因子	在血管生成过程中具有多向功能
Id1/Id3	控制内皮细胞的可塑性
VEGFR-1；可溶性 NRP-1	俘获 VEGF、VEGF-B、PIGF
Ang2	Ang1 拮抗因子
TSP-1、TSP-2	抑制内皮细胞的迁移，生长，黏附和生存
血管抑素	抑制肿瘤细胞的血管生成
内皮抑素（胶原XⅧ片段）	抑制内皮细胞迁移和生存
血管抑制因子、钙网蛋白	抑制内皮细胞生长
血小板因子 -4	抑制 bFGF 和 VEGF 结合
TIMPs、MMP 抑制药、PEX	抑制病理性血管生成
Meth-1、Meth-2	MMP、TSP 和整合素抑制药
IFN-α、IFN-β、IFN-γ、IP-10、IL-4、IL-12、IL-18	抑制内皮迁移，降解 bFGF
促凝血酶原片段 -2、抗凝血酶原Ⅲ片段	抑制内皮细胞生长
泌乳素	抑制 bFGF 和 VEGF 结合
VEGI	调控细胞生长
SPARC 片段	抑制内皮细胞与 VEGF 的结合和活性
骨桥蛋白片段	干扰整合素信号通路

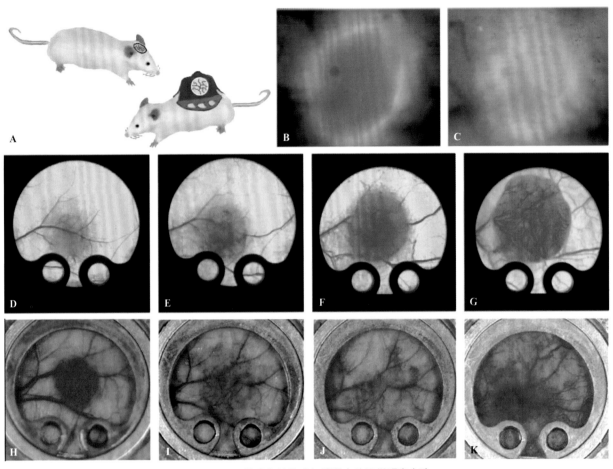

▲ 图 5-1　肿瘤血管生成与消退在体显微观察实验

A. 移植瘤鼠模型；B 和 C. 利用 GFP 标记 VEGF 启动子动态观察其活性，可以发现相对于第 7 天（B），第 14 天（C）所见的绿色荧光更强，分布范围更大，提示 VEGF 合成加速；D 至 G. 动态显示了肿瘤血管的形成和增生过程，所见分别为第 5 天、第 10 天、第 15 天、第 20 天的图像；H 至 K. 为肿瘤血管进行性退缩的连续过程，随着血管的退缩，肿瘤也消退和吸收（引自 Jain. Endothelial cell death, angiogenesis, and microvascular function after castration in an androgendependent tumor: role of vascular endothelial growth factor. Proc. Natl Acad. Sci. USA，1998，95，10820–10825. ）

（三）新生肿瘤血管的结构和功能特点

由于肿瘤血管的生成过程失调，因而具有不同于正常血管的结构和功能。主要表现在以下 3 个方面。

(1) 血管网结构无序，血流紊乱：由于 VEGF、血管生成素等血管形成调节因子的失衡，肿瘤内新生血管排列杂乱，走行迂曲，管腔不均匀扩张，存在大量的血管盲端、动静脉间短路及血管的局部膨出和狭窄等，从而导致其内血流紊乱，血循环效率下降，瘤内形成散布的乏氧区和酸性区域。这种异常的肿瘤内环境，对于肿瘤细胞具有选择性效应，即选择性地保留那些恶性程度更高、转移潜能更

大、更为耐受乏氧所致凋亡的细胞，这些细胞克隆增生，加剧了肿瘤的恶性度和侵袭性（图 5-2）。

(2) 血管通透性高：肿瘤的新生血管管壁薄弱，内皮细胞间连接扩大，形成很多开口或称内皮窗孔。内皮细胞形态不规则，堆积生长，形成延伸至管腔内的凸起。基底膜结构缺乏或不连续。缺乏完整平滑肌被覆，即使有平滑肌细胞存在，这些围绕新生血管的细胞缺乏正常平滑肌细胞的收缩功能。因此，新生血管的通透性很高，但这种通透性在肿瘤内又存在明显的异质性，不同区域、不同时间和不同成熟度的血管通透性不同；而且肿瘤的性质和宿主器官也影响新生血管的通透性。在低血管通透性的肿瘤内，通常 Ang1 高表达，而 VEGF 和 PIGF

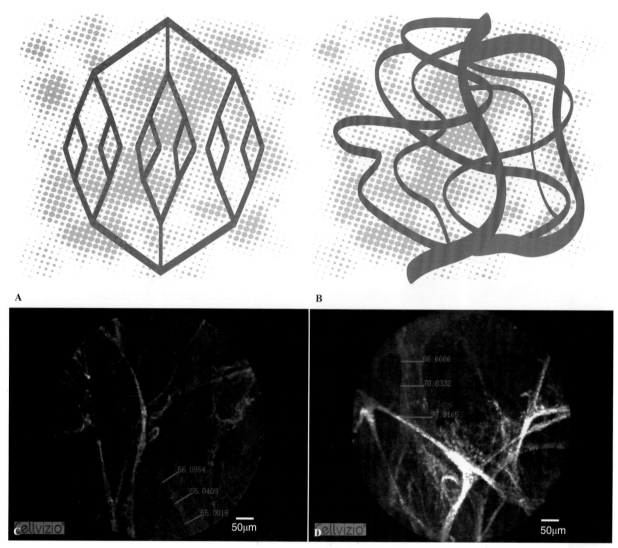

▲ 图 5-2　正常微血管与肿瘤微血管的形态学对比

A. 生理状态下或良性病变时的微血管模式图。血管分布均匀，管径较为规则一致，无异常的扩张或狭窄；走行规则，无异常交通支。B. 恶性肿瘤内的微血管模式图。血管增生，分布不均，走行杂乱，管腔狭窄与扩张交替，血管间存在大量交通支和血管瘘。C 和 D. 经支气管使用共聚焦支气管镜直接观察患者的病变。C 所示为肺内的炎性反应，毛细血管略有增宽，但管径均匀，约为 55μm；D 所示为腺癌病灶内的血管，可见血管明显增粗，管径变化较大，从 56μm → 97μm（C 和 D 由复旦大学附属中山医院呼吸科杨达伟、白春学教授提供）

（胎盘生长因子）表达较低；相反，高血管通透性的肿瘤常缺乏 Ang1 或过度产生其拮抗因子 Ang2。血管通透性增高，一方面易于癌细胞穿透而形成远处转移，同时也导致血管渗出增加，组织间压力增高，不利于药物在组织内的扩散，影响治疗疗效（图 5-3）。

　　(3) 缺乏一致性的细胞表面标志物：肿瘤血管内皮细胞表面的黏附分子和其他表面标志物的表达受肿瘤细胞和免疫细胞分泌的细胞因子和促血管形成分子的调节，如 VEGF 和 TNF-α 上调黏附分子的表达，而 bFGF 和 TGF-β1 则抑制其表达。血流紊乱和黏附分子表达的异常可能是肿瘤内白细胞 - 内皮细胞关系薄弱而淋巴细胞过度黏附的原因之一。然而识别具有特异性的肿瘤血管内皮细胞标志物仍然非常困难。

　　新生血管除了对肿瘤的"灌注"作用外，还有旁分泌作用。血管内皮细胞产生的生长因子和其他细胞因子通过旁分泌方式刺激肿瘤细胞生长，因此肿瘤内的内皮细胞和肿瘤细胞能刺激相互的生长，加速肿瘤的演变和侵袭。

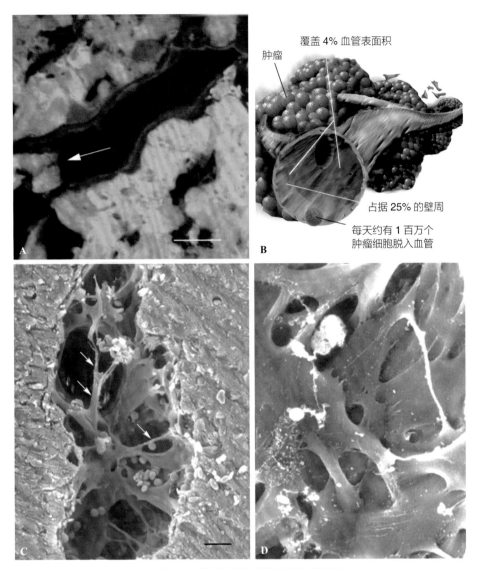

▲ 图 5-3　肿瘤血管的超微结构和模式图

A. 图内绿色为肿瘤细胞，红色为肿瘤血管内皮细胞，可见肿瘤细胞经血管内皮细胞间的异常扩大的间隙直接进入血液内（箭）；肿瘤血管内皮间隙可达 20μm；B. 定量分析，肿瘤内 15% 的血管可能处于异常非成熟状态，4% 的血管表面积为肿瘤细胞占据，因此大量的肿瘤细胞会直接脱落进入血液循环；C 和 D. 扫描电子显微镜显示肿瘤血管的管腔结构，可见管壁上存在大小不等的窗孔，形态异常的内皮细胞突入管腔形成很多分隔样结构，扰乱血流（箭）（引自 Carmeliet P, Jain RK. Angiogenesis in cancer and other diseases. Nature, 2000,407:249-257.）

第二节　肺内磨玻璃结节的微血管影像研究

一、新生肿瘤血管的影像学研究方法

肿瘤血管的新生并非单纯意义的血供增加，更反映了肿瘤生物学行为的改变，由惰性的休眠状态，向恶性化和侵袭性方向进展。因此，及早准确地识别肿瘤血管新生现象，对于判断肿瘤的动态发展、及时进行干预至关重要。现有的多种影像学手段，包括 CT、MRI 等都能够一定程度的对新生血管进行评估，各有优点、缺点。表 5-2 简要对比了这些影像技术在微血管评估方面的应用。

由表 5-2 对比可见，尽管敏感性较差，但多排螺旋 CT（MDCT）具有较好微小血管的分辨率，而且由于扫描速度快，呼吸运动和（或）脏器蠕动对 CT 图像的影响最小。特别是对于含气量甚高的肺组织，CT 影像技术较其他技术具有先天性的优势，空气的存在提供了良好的对比分辨率，因此在肺部微小结节和肺癌的检查方面，MDCT 为首选的检查手段。

目前在亚厘米肺结节的 CT 检查方面，关于增强扫描的作用存在很大争论，甚至很多医师认为增强扫描无实际意义。故而在此需要特别强调，为了观察肺内微小结节的血管形成情况，增强扫描不可缺少。对亚厘米结节进行增强扫描的重要性主要在于以下 2 点。

(1) 直径超过 2mm 的多数已经开始形成微细血管，造影剂的引入显然有助于识别血管，特别是病灶呈磨玻璃结节表现时，CT 增强扫描可见有微小血管移动进入结节，且在结节内还有微血管相互联通，即形成"肿瘤微血管 CT 成像征"。后者对于识别肿瘤由惰性转为进展有非常重要的参考意义。肺内的非典型腺瘤样增生病灶通常孤立，没有新生

血管的形成；在随访过程中，如果出现新生血管，则提示病灶已经脱离 AAH 阶段；对于判断原位癌和浸润性癌，肿瘤微血管 CT 成像征更具指标性意义。

(2) 很多亚厘米结节为纯磨玻璃或混合磨玻璃样影，判断其内实性成分或软组织成分的多少或变化对于判断结节有无进展同样非常重要。既往通常在平扫影像上凭肉眼主观性判断或通过对照多次病灶测量 CT 值加以评估，都存在一定程度的滞后性，容易低估病变的发展，这是因为肿瘤微血管在形成初期管壁不完整，血浆内成分容易进入病灶间质内，平扫影像上无法与间质的增生加以鉴别。研究证实，磨玻璃病灶增强扫描前后 CT 值的变化与病灶内实性成分的增加存在明显的线性关系，增强后 CT 值每增加 100HU 单位，病灶内的实性成分约增加 10%。因此，增强扫描有助于更准确和定量地判断病灶内实性成分的变化。

二、不同性质肺磨玻璃结节与血管关系的多层螺旋 CT 分析

（一）分析肺磨玻璃结节与周围血管关系的重要性

支气管、肺内血管与肺内结节的关系对于结节性质的判断有重要意义。1993 年，Gaeta 等在

表 5-2 不同影像技术在评估肿瘤微血管方面的应用对比

影像技术	造影剂	敏感性	体素大小	优 点	缺 点
MRI	Gd-DTPA、USPIO	+++	1.5mm（动态）	造影剂低毒性；造影剂功能多样；多序列参数成像；对血管大小敏感；无电离辐射风险	易受运动影响；扫描层数有限；设备依赖性
	Hb、Hydrogen	+	0.4～0.8mm（静态）		
MDCT	含碘造影剂	+	0.5～0.8mm	血管成像对比度与血管内造影剂的浓度直接相关	造影剂低敏感；造影剂毒性；电离辐射风险
PET	$H_2^{15}O$、$^{11}C-CO$、$C^{15}O$	+++++	3～4mm	成像质量与造影剂浓度直接相关；全身成像	核素半衰期短
SPECT	$^{99m}Tc-RBC$	++++	5～6mm	成像质量与造影剂浓度直接相关；全身成像	
超声	微泡	++++	0.5mm	微泡局限于血管腔内；超声对微泡的检测敏感性高	超声穿透性有限；亦受空腔脏器影响；操作者依赖性
近红外光学成像	Hb、HbO_2	+	1～2cm	可携带；费用低	穿透深度有限；设备标准缺乏

Radiology 发表了论述支气管与肺癌结节关系的经典研究论文，将支气管与肺结节间的关系概括为 5 型：A 型，支气管被肿瘤截断；B 型，支气管被肿瘤包裹；C 型，支气管受肿瘤推压；D 型，通向肿瘤的支气管壁均匀增厚，管腔光滑狭窄；E 型，通向肿瘤的支气管壁不规则增厚扭曲，管腔狭窄。该论文对于分析肺结节与血管的关系具有借鉴作用。由于低剂量 CT 肺癌筛查的展开，越来越多的无症状磨玻璃结节得到检出。研究表明，持续存在的磨玻璃结节的恶性比率甚至高于实性肺结节，其中以非典型腺瘤样增生、原位癌和微浸润性腺癌占多数。但也可为良性病变，如局灶性纤维化、炎症、出血等，因此准确鉴别非常重要。回顾性分析，在恶性磨玻璃结节病灶中，尤其是比较小的磨玻璃结节及纯磨玻璃结节，传统的肺结节恶性征象如分叶征、胸膜凹陷征、毛刺征、血管集束征等几乎不存在或出现概率很低，如果仍沿用这些影像特点来判断良性、恶性，显然将导致误诊和漏诊。根据前节早期肿瘤进展有赖于血管新生的生物学特点，仔细分析和总结病灶新生血管的 CT 影像特征必将有助于准确判断病变的性质。

（二）磨玻璃结节 CT 影像的分析方法

1993 年尚未出现多层螺旋 CT，最薄重建层厚为 2mm。经过近 20 年的发展，目前重建层厚可低至 0.625mm，且图像分辨率大大提高，加之 CTA 的应用，可以更清晰地显示支气管及肺血管与肺癌结节的关系。支气管动脉的分支和肺动脉的分支在解剖结构上与相对应的同级同名支气管伴行，因此能观察支气管的分支形态及走行，就同样可以观察与其伴行的动脉与肺癌结节的关系（图 5-4）。

为了准确分析病灶内和病灶周"肿瘤微血管 CT 成像征"，需行增强扫描，并以不超过 1mm 的层厚进行图像重建。薄层重建的图像传至工作站进行后续的图像后处理，包括冠状位、矢状位甚至斜位等多方位重组（MPR）、曲面重组、最大密度投影（MIP）、容积再现（VR）等，以求尽可能地显示病灶与周围血管的关系，避免仅凭单个方位做出错误判断。仔细观察和对比病灶内的血管（如果存在的话）与周围血管的关系和相对管径。正常肺血管自肺门向外周呈放射状分布且逐渐变细，如病灶区的血管失去此渐行渐细的特点甚至远端粗于近端或较周边邻同级血管粗，则视为血管增粗（在病灶内或进入病灶前增粗）；血管亦可扭曲、僵直，走行偏离正常路径；如果多个邻近小血管向病灶集中，则称为血管聚集。如有可能，还应由外周向中央沿病灶的血管向肺门区回溯，确定肿瘤血管的起始血管，肺动脉、肺静脉抑或支气管动脉等，以判断病灶的供血系统来源（图 5-5）。

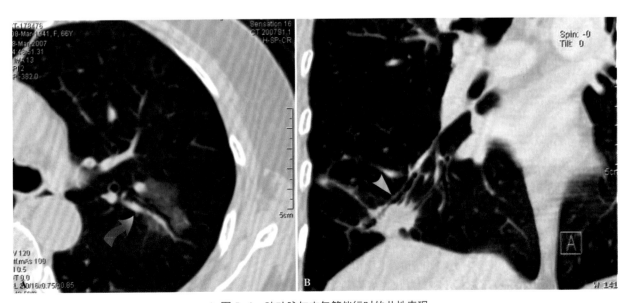

▲ 图 5-4 肺动脉与支气管伴行时的共性表现

A. 在 GGN 影像中肺动脉表现为走行僵直、变窄（箭）；B. 支气管在结节内表现为走行僵直、变窄（箭头）

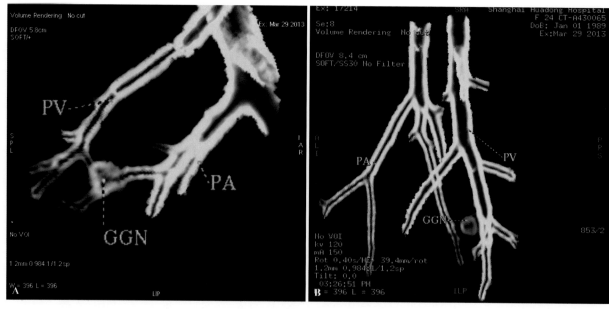

▲ 图 5-5　肺动静脉与肺结节关系

A. GGN 边缘有微细的动静脉血管进入；B. GGN 边缘无微细的动静脉血管进入（GGN. 磨玻璃结节；PA. 肺动脉；PV. 肺静脉）

（三）AAH、AIS、MIA 磨玻璃结节的"肿瘤微血管 CT 成像征"特点

参照 Gaeta 的支气管与肺结节的关系，将磨玻璃病灶与微血管的关系可以分为 4 型（图 5-6 和图 5-7）。

根据磨玻璃结节病灶的血管与肺内大血管的关系，可分为如下 3 类。

A 类，来源于肺动脉 / 支气管动脉。

B 类，汇入肺静脉。

C 类，同时见源自肺动脉的血管和汇入肺静脉的血管。

根据上述特征，我们对 108 个均由胸腔镜或开胸术给予根治性切除的磨玻璃结节（良性 10 例，恶性 98 例）进行了研究。所有病例在手术切除后肉眼可见的病灶全部取材，15mm 以内病灶整体切片，行 HE 染色，必要时给予免疫组化染色等明确诊断。全部恶性病灶的病理诊断均按照 2011 年新的肺腺癌分类标准：包括 AAH 7 例，AIS 17 例，MIA 39 例和浸润性腺癌 35 例。

不少文献分析了实质性 SPN 与血管的关系，尤其是血管集束征（vascular convergence sign，VCS）对于早期肺癌的准确诊断有一定价值。血管集束征一般认为是因反应性纤维结缔组织增生显著，将邻近血管牵引拉向结节或将其卷入结节所形成的。它并非是真正的肿瘤供血血管，也不能显示出肿瘤内的血管联通征象，而是肿瘤体内纤维化和肿瘤增殖、破坏造成肺支架结构塌陷、皱缩对周围血管的牵拉或肿瘤对经过血管的包绕所致。所以良性病变也可见到血管集束征。此外，肿瘤微血管 CT 成像征必须经过图像后处理的方法才能满意显示，而血管集束征不必经过图像后处理，仅平扫即能较清晰的显示。本组病例中不同性质的 GGN 与小血管的关系经分析后将其分为 4 型，数据统计显示当 GGN 与血管的关系表现为Ⅲ型、Ⅳ型，尤其表现为Ⅳ型时，即血管在 GGN 中走行，管径增粗（在病灶内或进入病灶前）或增多、聚集时，病灶需高度警惕为浸润性腺癌，良性组及浸润前组 GGN 与血管的关系多表现为Ⅰ型、Ⅱ型（表 5-3 和表 5-4）。

从组织病理学上来讲，AIS 多起源于细支气管黏膜上皮或肺泡上皮，故而较易出现细支气管僵直、牵拉、变窄、截断。肺动脉与支气管伴行，影像上支气管表现为截断或僵直牵拉时，肺动脉也多有相似的形态改变：早期受累时可表现为边缘走行伴僵直、牵拉、变窄等；受累严重时则可表现为截断。肺静脉不与支气管伴行，与支气管有一定距离，所以肺静脉形态变化多样，但它也以边缘走行伴

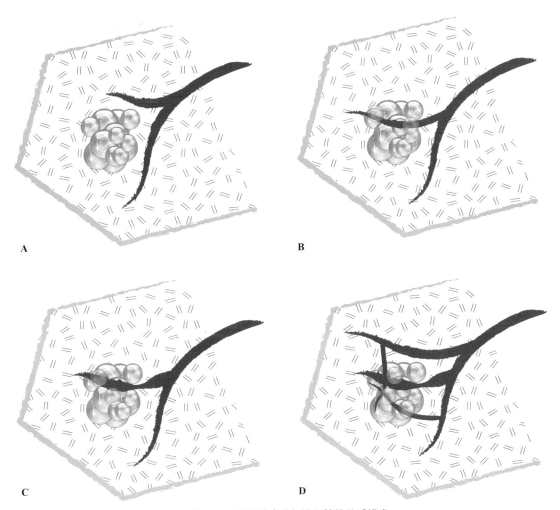

▲ 图 5-6　磨玻璃病灶与微血管的关系模式

Ⅰ型（A），病灶孤立存在，无血管进入病灶，或仅见血管从病灶旁绕行；Ⅱ型（B），血管穿过病灶，但病灶内血管段走行如常，无增粗、扭曲等改变；Ⅲ型（C），单支血管进入病灶，且病灶血管段走行扭曲、僵直，但未见明显增多、增粗等改变（血管"移动"征象）；Ⅳ型（D），2支或以上血管进入病灶，且在病灶内形成分支，分支间存在联通，血管管径不规则，局部有增粗，呈囊样扩张（血管"联通"征象）

僵直、牵拉、变窄、截断为多见。

　　研究已经表明，AAH、AIS、MIA 及 IAC 是一个多基因参与的连续进展的动态过程，AAH 和 AIS 可逐渐发展为 MIA、IAC，故推断本组病例显示的Ⅲ型、Ⅳ型 GGN 与小血管的关系也可逐渐发展为VCS。结合 Noguchi 等对 VCS 形成机制的观点，纤维化反应是本组病例中Ⅲ型、Ⅳ型小血管形态形成的主要机制，病灶内部的纤维成分对病灶周围正常走行的血管造成牵拉，改变了其正常的走行方向，当肿瘤组织向瘤内的微小血管或小叶间隔浸润生长或其刺激增生的纤维成分牵拉周围结构时，均可致局部联通的血管走行扭曲、僵直或聚集。在腺癌组中 MIA 和 IAC 亚组的 GGN 与血管关系也有差异，IAC 亚组中 GGN 与血管的关系Ⅲ型显示率更高，表明随着肿瘤恶性程度进展，其刺激增生纤维成分的增加，对病灶内微小血管的牵拉也更为明显。此外，肿瘤组织的生长代谢较正常组织高，故其所需血量也较多，可导致供血血管增粗；若病灶内远端血管受牵拉、扭曲，使管腔变窄或经过病灶的血管受肿瘤组织侵犯，致其管壁增厚、管腔狭窄或腔内瘤栓形成，也可使病灶近端的血管增粗；另有研究表明，内源性和（或）外源性所致的肿瘤血管生成，可到肿瘤病灶周围的血管向病灶趋向性生长或以出芽的方式形成新生的肿瘤血管，早期即可出现"肿

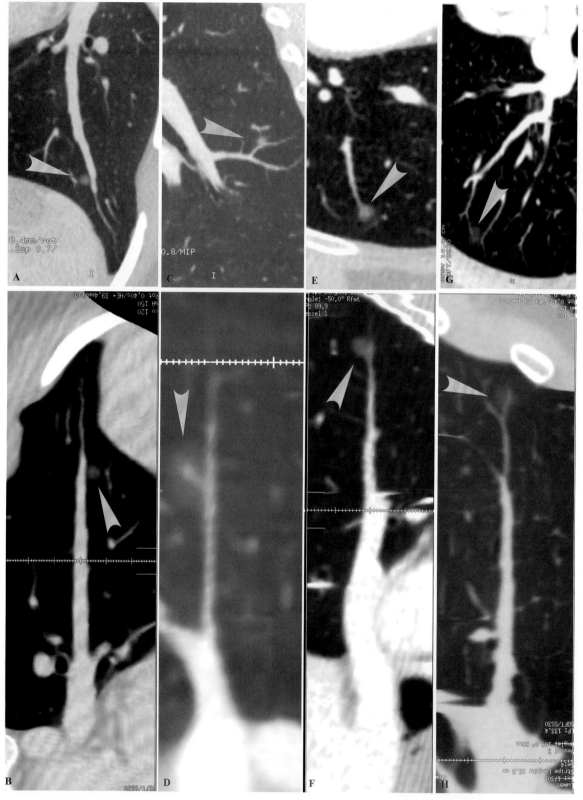

▲ 图 5-7 磨玻璃病灶（箭头）与微血管的关系

Ⅰ型（A 和 B），病灶孤立存在，无血管进入病灶，或仅见血管从病灶旁绕行；Ⅱ型（C 和 D），血管穿过病灶，但病灶内血管段走行如常，无增粗、扭曲等改变；Ⅲ型（E 和 F），单支血管进入病灶，且病灶血管段走行扭曲、僵直，但未见明显增多、增粗等改变（血管"移动"征象）；Ⅳ型（G 和 H），2 支或以上血管进入病灶，且在病灶内形成分支，分支间存在联通，血管管径不规则，局部有增粗，呈囊样扩张（血管"联通"征象）

表 5-3　不同性质磨玻璃结节的病灶—血管关系 [例数（%）]

GGN 分组	GGN—血管关系			
	Ⅰ型	Ⅱ型	Ⅲ型	Ⅳ型
良性Ⅰ	0（0.0）	9（90.0）	0（0.0）	1（10.0）
浸润前病灶	6（25.0）	16（66.67）	2（8.3）	0（0.0）
浸润性腺癌	3（4.0）	33（44.6）	19（25.7）	19（25.7）

表 5-4　GGN—血管关系亚组分析：微浸润性腺癌和浸润性腺癌 [例数（%）]

亚组	GGN—血管关系			
	Ⅰ型	Ⅱ型	Ⅲ型	Ⅳ型
MIA	3（7.7）	19（48.7）	5（12.8）	12（30.8）
IAC	0（0.0）	14（40.0）	14（40.0）	7（20.0）

瘤微血管 CT 成像征"的血管增粗。

本组数据同时显示，Ⅱ型 GGN 与小血管的关系在 3 组不同性质的 GGN 中均较常见，考虑这是因为肺内任何一种占位性病变都会与其邻近的结构形成一种空间关系。因此，即使病灶与周围血管无任何内在的联系，也可因为其恰好位于正常走行的血管路径上而显示为血管经过 GGN，故如果血管仅为经过 GGN，而无扭曲、僵直、增粗或聚集等改变，则对病变鉴别诊断的价值不大。在炎症机化过程中增生的纤维成分，也可影响局部小血管的走行，但本组病例中未见良性病变中走行的小血管有扭曲表现，考虑这是由于本研究选取磨玻璃成分 > 50% 的 GGN，故入组病灶纤维增生尚不显著，故还未明显影响局部小血管走行。在局部炎性改变中肉芽组织、新生毛细血管增生，局部血流量增加，同样可表现为血管增粗，而在本组 10 例良性病变中均未见血管有明确增粗改变，考虑这是由于本研究选取磨玻璃成分 > 50% 的 GGN，病变多处于非急性期，炎性改变不明显，故局部血流增加不明显。

虽然许多研究均表明观察 SPN 与邻近血管的

关系，有助于病灶性质的诊断，有研究认为肺静脉受累时，高度提示肺癌，这是因为肿瘤呈膨胀性生长，常侵及相邻的肺段和亚肺段，肺静脉位于肺小叶的周边部位，故肺静脉更易受侵，并可能参与肿瘤供血。另有研究表明 VCS 中绝大多数的血管并非供血血管或肿瘤血管，而是在肿瘤生长过程中被卷入的肺动脉或肺静脉，不参与肺癌供血。在本研究中，经过 GGN 的血管类型在 3 组不同性质的病灶中，差异无统计学意义（$P > 0.05$），即经过 GGN 的血管类型与 3 组不同性质的 GGN 不相关（$P=0.217$），故经过 GGN 的血管类型对病灶性质无诊断和鉴别诊断价值。

通过对"肿瘤微血管 CT 成像征"的研究证实血管类型（肺动脉或肺静脉）对于病灶性质的评估无明显价值；在分析 GGN 与周围血管关系的 4 种类型中，如果呈现为Ⅲ型、Ⅳ型时，即血管在 GGN 中走行扭曲、僵直，而无增多、增粗等改变，以及血管在 GGN 中走行，管径增粗（在病灶内或进入病灶前）或增多、聚集时，对于病灶的恶性具有高度的提示意义。

（郑向鹏　李　铭　张国桢）

参 考 文 献

[1] Aguirre-Ghiso JA.Models, mechanisms and clinical evidence for cancer dormancy[J]. Nature Reviews Cancer,2007,7(11): 834-846.

[2] Akslen LA, Naumov GN. Tumor dormancyfrom basic mechanisms to clinical practice[J]. APMIS,2008,116(7-8):545-547.

[3] Aoki T, Tomoda Y, Watanabe H, et al. Peripheral lung adenocarcinoma: correlation of thin-section CT findings with histologic prognostic factors and survival[J].Radiology,2001,220(3):803-809.

[4] Carmeliet P, Jain RK.Angiogenesis in cancer and other diseases[J]. Nature,2000,407(6801):249-257.

[5] Chapman AD, Kerr KM.The association between atypical adenomatous hyperplasia and primary lung cancer[J]. British Journal of Cancer,2000,83(5):632-636.

[6] de Bruin EC, McGranahan N, Mitter R, et al. Spatial and temporal diversity in genomic instability processes defines lung cancer evolution[J]. Science,2014,346(6206):251-256.

[7] Demicheli R. Tumour dormancy: fifindings and hypotheses from clinical research on breast cancer[J]. Seminars in Cancer Biology 2001,11(4):297-306.

[8] Fridman WH, Dieu-Nosjean MC, Pages F, et al. The immune microenvironment of human tumors: general significance and clinical impact[J]. Cancer Microenvironment,2013,6(2):117-122.

[9] Gao F, Li M, Ge X,et al. Multi-detector spiral CT study of the relationships between pulmonary ground-glass nodules and blood vessels[J]. European Radiology,2013,23(12):3271-3277.

[10] Giaccia AJ.Hypoxic Stress Proteins: Survival of the Fittest[J]. Seminars in Radiation Oncology,1996,6(1):46-58.

[11] Gilead A, Neeman M.Dynamic remodeling of the vascular bed precedes tumor growth: MLS ovarian carcinoma spheroids implanted in nude mice[J]. Neoplasia,1999,1(3):226-230.

[12] Gimbrone MA, Jr., Leapman SB, Cotran RS, et al. Tumor angiogenesis: iris neovascularization at a distance from experimental intraocular tumors[J]. Journal of the National Cancer Institute, 1973, 50(1):219-228.

[13] Henschke CI, Yankelevitz DF, Mirtcheva R, et al. CT screening for lung cancer: frequency and signifificance of part-solid and nonsolid nodules[J]. American Journal of Roentgenology, 2002,178(5):1053-1057.

[14] Indraccolo S, Favaro E, Amadori A.Dormant tumors awaken by a short-term angiogenic burst: the spike hypothesis[J]. Cell Cycle, 2006, 5(16):1751-1755.

[15] Jain RK. Normalization of tumor vasculature: an emerging concept in antiangiogenic therapy[J]. Science,2005,307(5706):58-62.

[16] Jain RK, Tong RT, Munn LL.Effect of vascular normalization by antiangiogenic therapy on interstitial hypertension, peritumor edema, and lymphatic metastasis: insights from a mathematical model[J]. Cancer Research,2007,67 (6):2729-2735.

[17] Kakinuma R, Ohmatsu H, Kaneko M, et al. Detection failures in spiral CT screening for lung cancer: analysis of CT findings[J]. Radiology, 1999,212(1):61-66.

[18] Kim HY, Shim YM, Lee KS, et al. Persistent pulmonary nodular groundglass opacity at thin-section CT: histopathologic comparisons[J]. Radiology,2007,245(1):267-275.

[19] Knighton D, Ausprunk D, Tapper D, et al. Avascular and vascular phases of tumour growth in the chick embryo[J]. British journal of Cancer, 1977,35(3):347-356.

[20] Lee HJ, Goo JM, Lee CH, et al. Nodular ground-glass opacities on thinsection CT: size change during follow up and pathological results[J]. Korean Journal of Radiology,2007,8(1):22-31.

[21] Mori K, Saitou Y, Tominaga K, et al. Small nodular lesions in the lung periphery: new approach to diagnosis with CT.Radiology, 1990, 177(3):843-849.

[22] Moserle L, Amadori A, Indraccolo S.The angiogenic switch: implications in the regulation of tumor dormancy[J]. Current Molecular Medicine,2009,9(8):935-941.

[23] Naumov GN, Akslen LA, Folkman J.Role of angiogenesis in human tumor dormancy: animal models of the angiogenic switch[J]. Cell Cycle, 5(16):1779-1787.

[24] Naumov GN, Folkman J, Straume O, et al. Tumor vascular interactions and tumor dormancy[J]. APMIS,2008,116(7-8): 569-585.

[25] Noguchi M, Morikawa A, Kawasaki M, et al. Small adenocarcinoma of the lung. Histologic characteristics and prognosis[J]. Cancer, 1995, 75(12):2844-2852.

[26] Soda H, Nakamura Y, Nakatomi K, et al. Stepwise progression from ground-glass opacity towards invasive adenocarcinoma: longterm follow-up of radiological findings[J]. Lung Cancer, 2008,60(2):298-301.

[27] Thomlinson RH, Gray LH.The histological structure of some human lung cancers and the possible implications for radiotherapy[J]. British Journal of Cancer,1955,9(4):539-549.

[28] Travis WD, Brambilla E, Noguchi M, et al. International association for the study of lung cancer/american thoracic society/european respiratory society international multidisciplinary classifification of lung adenocarcinoma[J]. Journal of Thoracic Oncology, 2011, 6(2): 244-285.

[29] Udagawa T, Fernandez A, Achilles EG, et al. Persistence of microscopic human cancers in mice: alterations in the angiogenic balance accompanies loss of tumor dormancy[J]. FASEB, 2002, 16(11):1361-1370.

[30] Uhr JW, Marches R. Dormancy in a model of murine B cell lymphoma[J]. Seminars in Cancer Biology,2001,11(4):277-283.

[31] Weis SM, Cheresh DA.A wake-up call for hibernating tumour cells[J]. Nature Cell Biology,2001,15(7):721-723.

[32] Yang Z, Sone S, Takashima S, et al. Small peripheral carcinomas of the lung: thin-section CT and pathologic correlation[J]. European Radiology,1999,9(9):1819-1825.

[33] Zhang L, Yankelevitz DF, Carter D, et al. Internal growth of nonsolid lung nodules: radiologic pathologic correlation[J]. Radiology,2012,263(1):279-286.

[34] Zwirewich CV, Vedal S, Miller RR,et al. Solitary pulmonary nodule: high-resolution CT and radiologic pathologic correlation.[J] Radiology,1991,179(2):469-476.

第二篇
微小肺癌 CT 影像诊断

第6章 纯磨玻璃结节

以对肺腺癌多角度、多层次的研究共识为基础，制订一个对多学科联合诊治及预后更有价值的、统一的分类及分型，将开创多学科联合诊治肺癌的新局面。磨玻璃病灶可见于多种病理改变，包括肿瘤、感染、局部出血和局灶性间质纤维化，单纯根据 CT 上的表现通常难以对磨玻璃病灶做出定性诊断，而密切随访并结合临床情况有助于病变的鉴别。肿瘤外带存在丰富的微血管分支结构，增强 CT 扫描时在肺癌结节的内外形成特有的肿瘤微血管 CT 成像征。这是原位癌（AIS）与非典型腺瘤样增生结节（AAH）最为关键的不同之处，是重要的鉴别要点，也是本章介绍的重点内容。

第一节 偶发性肺结节的影像学命名

依据 2008 年 Fleischner 学会胸部影像学词汇与 2017 年偶发性肺结节处置指南，对偶发性肺结节的命名已达成共识。对单发肺结节进一步细分为：磨玻璃密度影（GGO），指在薄层 CT 上病变边界清楚或不清的肺内密度增高影，但病变密度又不足以掩盖其中的细小血管和细支气管影；如果病变局限，则称为局灶性磨玻璃密度影（focal ground-glass opacity，fGGO）。磨玻璃影的成因多样，包括液体、细胞和（或）纤维化所致的间质增厚，部分肺泡萎陷，毛细血管容量增加或上述诸因素的综合作用，造成气腔的空气部分被置换。磨玻璃影较实性病变密度低，后者内部的支气管血管边缘往往被掩盖。根据磨玻璃影的内部密度，如磨玻璃密度病灶内不含有实性成分，称为纯磨玻璃密度影（pGGO）；如含有实性成分，则称为混合性磨玻璃密度影（mGGO）；如果病灶边界清楚，形态类圆形，表现为结节状，则称为磨玻璃密度结节（GGN）；根据结节内有无实性成分再分为纯磨玻璃密度结节（pGGN）和部分实性结节（part-solid nodule，psGGN）；后者又称混合性磨玻璃密度结节（mixed ground-glass nodule，mGGN）、亚实性结节（sub-solid nodule）、半实性结节（semi-solid nodule）。肺非实性结节包括上述两大类结节。至于对结节直径的大小也做了相应的规定：微结节（micronodule）是指散在的、微小的、圆形局限性致密影。对于微结节，过去曾使用过多种大小阈值，如 5mm、7mm 等，现认为将最大径在 5～10mm 的结节定义为微结节较为合适。对于直径 < 5mm 的结节则通称为粟粒型（miliary pattern）结节；小结节的大小则介于 11～20mm。

2017 指南要求肺结节 CT 检查需根据薄层（层厚 ≤ 1.5mm）横断面图像，因为常规 5mm 厚层 CT 图像上容易漏诊较小的 GGO，或者由于部分容积效应的存在，导致实性结节可能表现为磨玻璃样病灶。对于磨玻璃结节、亚实性结节，美国胸科医师协会（ACCP）、美国国家综合癌症网络（NCCN）、Fleischner 学会指南均建议对直径 < 5mm 的结节不需随访，而亚洲共识指南建议每年复查一次 CT，随访时间可延长至 5 年。另外，在结节的测量方面，2017 指南推荐使用自动化或半自动化的体积测量作

为传统线性测量的一种补充方法，其优点在于具有更好的可重复性。体积测量使用 $100mm^3$ 和 $250mm^3$ 作为阈值。

同样，在 IASLC 发布的 2017 年第 8 版肺癌 TNM 分期标准中也明确提出了肿瘤大小测量方法。由于患者的预后和肿瘤实性成分的大小相关，因此临床分期时对于部分实性结节需要测量其内部实性成分的大小；在病理分期时，需要考虑浸润性成分的范围。据此指南，对部分实性结节要求按照下述方法分别测量实性成分和亚实性成分的大小：在轴位、冠状位、矢状位的最大层面测量相应成分的长轴和短轴，取平均值；同时也要求精准测量肿瘤的整体范围。根据肺癌第 8 版 TNM 分期标准，3cm 作为 T_1 和 T_2 的分割点，5cm 和 7cm 则分别为 T_3 和 T_4 的起点。在临床实践中，肿瘤大小的测量以肺窗为准。例如，肿瘤大小在纵隔窗内测量为 4.7cm，而在肺窗内测量为 5.2cm，则应归为 T_3。

根据我国的具体情况，中华医学会呼吸病分会肺癌学组与中国肺癌防治联盟参照 Fleischner 学会 2017 指南，在 2018 年发表了"肺结节诊治中国专家共识"。对于肺结节的大小及内部特征作了进一步补充：纯磨玻璃结节的平均 CT 值对于鉴别诊断具有重要价值，若结节 CT 密度值逐年增高，提示恶性概率增大；为了更加准确评估纯磨玻璃结节与周围血管的关系，建议行增强 CT 薄层扫描重建，并结合图像后处理技术（如 3D 重组）以便更直观地观察肿瘤微血管的特征，以助于结节的定性。

随着 CT 越来越多地用于肺部肿瘤的早期筛查，在常规胸部 X 线片上不能发现的模糊结节检出率逐步增加。文献报道表明，CT 上显示的 GGN 中恶性病变所占的比例可能比实性结节更高，因此对 CT 上所发现的 GGN 应引起重视。在 CT 上呈单纯磨玻璃影（pGGO）时，肺窗表现为云雾状密度影，CT 值 –450～–650HU。病灶内有时偶见清晰的细小血管与数量不等的空泡或支气管充气影。纵隔窗病灶多不能显示。凡是肺泡内气体减少、细胞数量相对增多、肺泡上皮细胞增生、肺泡间隔增厚及终末支气管部分填充者均可在影像上表现为 pGGN，所以 pGGN 是一种非特异性的影像学表现。大多数肺微小腺癌表现为无明显实性成分的结节状磨玻璃影，

呈孤立的 pGGN，约占 43%，术后患者的 7 年生存率为 100%；另有 30% 的肺微小腺癌影像上表现为单发的磨玻璃影内存在数量不等的实性成分，称为混合性结节或混合性磨玻璃密度结节（mGGN），术后患者的 7 年生存率超过 60%；表现为多发性结节（multiple nodule）的肺微小腺癌约占 27%，其 7 年生存率则相对较低。因此，体检时发现的磨玻璃结节（即"偶发性磨玻璃结节"，incidentally detected GGN），如果经过抗炎或较长时期的观察不消失（即"持续性磨玻璃结节"，persistent GGN），应高度警惕；如果同时发现存在"肿瘤微血管 CT 成像征"时，须考虑肺微小腺癌的可能。所谓"肿瘤微血管 CT 成像征"是指在增强薄层扫描 CT 影像上观察到异常增生血管移动进入肿瘤内且与瘤体内的微血管互相联通的现象（血管"移动＋联通"）。因此，肺微小腺癌的影像诊断即可以简化为：肺微小腺癌＝持续性磨玻璃结节＋肿瘤微血管 CT 成像征。肺微小腺癌在肺癌 TNM 分期中归为 0 期，是病理学诊断肺微小腺癌的重要基石，是临床上实现肺癌"三早"处理，即早发现、早诊断、早治疗的起点，也是提高肺癌 5 年生存率的关键。基于上述原因，在影像及病理诊断的实际工作中，把握好肺原位腺癌的诊断至关重要。

在 X 线片上，肺原位腺癌常因病灶较小而被遗漏，或表现为边界不清的模糊淡薄的磨玻璃影，而被误诊为浸润型肺结核或炎症。由于磨玻璃密度影可见于多种肺实质和肺间质性病变，如过敏性肺泡炎、间质性肺炎、肺泡蛋白沉着症、类脂质性肺炎、结节病、耶氏肺孢子菌肺炎、特发性肺间质纤维化、闭塞性毛细支气管炎伴机化性肺炎等，所以需要认真加以鉴别。

根据 2011 版的肺腺癌的国际多学科分类新标准，肺腺癌大致可分为 4 类：原位腺癌（AIS）、微浸润腺癌（MIA）、浸润性腺癌（IAC）和浸润性腺癌变异型（VIA）。更为详细的肺腺癌新分类请参见第一篇第 1 章微小肺癌的病理学进展。

在新分类标准中，不再使用细支气管肺泡癌和混合型肺腺癌的名称，而分别以原位腺癌（AIS）和微浸润腺癌（MIA）取代，两者是 ≤ 10mm 微小肺癌的组成部分。据此，大多数以前诊断的含有细

支气管肺泡癌成分的肺腺癌，现在应划归为微浸润腺癌，故而肺微小腺癌的影像诊断亦应同步更新以契合现行的国际标准。鉴于影像学在早期肺癌诊断中发挥的作用日益增大，新分类标准中特别强调了影像学的应用和整合。表6-1为2011版国际分类与1995版野口病理分类的对照及对应的典型CT特征。

对于CT影像上发现的各种结节，包括纯磨玻璃结节、部分实性结节、亚实性结节、半实性结节和混合性结节，应结合临床及病理标准尽可能做出"五定"的影像学评估，即定位、定量、定形、定性、定级。非典型腺瘤样增生（AAH）是最早期的浸润前病变，CT上表现为≤5mm的pGGN；而原位腺癌病变通常>5mm，癌细胞单纯地沿肺泡壁呈伏壁式生长，密集排列，形态多样，可呈柱立方状、钉状、圆顶状，而无间质、血管或胸膜受累，但可见肿瘤血管移动进入纯磨玻璃结节（图6-1）。

肺微浸润腺癌通常表现为以磨玻璃样成分为主伴部分实性的结节，其实性部分直径通常不超过5mm，可见肿瘤血管移动进入瘤体，且其内还可见血管互相联通（图6-2和图6-3）；浸润性腺癌通常为实性结节，也可以是部分实性结节，偶为纯磨玻璃结节，病变边缘常有典型的深分叶和短毛刺表现（图6-4）。CT影像的优势在于可以全局性地观察肿瘤，能够分辨出病灶内的实性成分和磨玻璃成分并计算各自所占的比例，这一点恰恰弥补了病理学仅依赖局部取样的不足。影像学能观察到肿瘤组织的全貌和内部密度的高低变化，可以指导病理科医师在取材时有的放矢地抓到肿瘤最具特征性的部分，因此业内有语云："影像学看的是森林，组织病理学看到的是树干和枝叶"。总之，对于肺内的微小结节须从多学科、多角度进行综合分析，才能做出更加全面和准确的影像与病理诊断。

表 6-1　国际分类与病理学及相应 CT 特征

1995 版 Noguchi 野口病理分类	2011 版国际分类 IASLC/ATS/ERS	CT 特征	
	非典型腺瘤样增生（AAH）	磨玻璃结节（GGN）（少血管期）	
A 型：局限性肺泡癌（BAC），非黏液型	原位腺癌（AIS）	GGN（外源性血管生成期）	
B 型：BAC 伴有灶性肺泡结构塌陷	原位腺癌（AIS）	GGN（内源性血管生成期）	
C 型：BAC 伴弹性纤维重度增生、网状结构	微浸润腺癌（MIA）浸润性腺癌（IAC）	GGN/PSN（内源性血管生成期）PSN/SN，实性 +++	
D 型：分化差的腺癌，黏液型 BAC	浸润性腺癌变异型（VIA）	PSN/SN，实性 ++++	
E 型：管状腺癌			
F 型：乳头状腺癌伴有侵袭性生长			

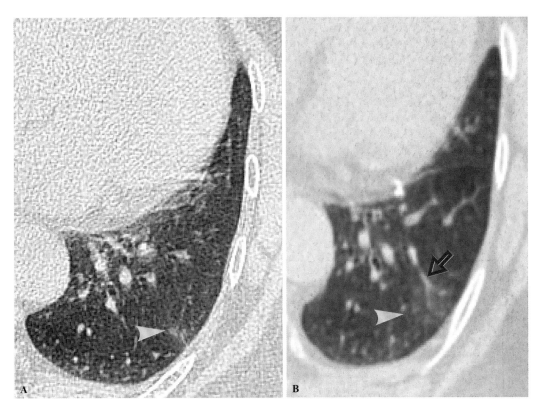

▲ 图 6-1 AAH 经过 8 年发展到 AIS

女，65 岁，左下肺后外侧段见一枚边界较为模糊的 pGGN 病变（A 和 B，箭头），经抗感染治疗不消失，考虑为 AAH。经过 8 年 CT 随访，病变缓慢增大且见血管移动进入其内（B，箭头），考虑为 AIS。手术病理：AIS

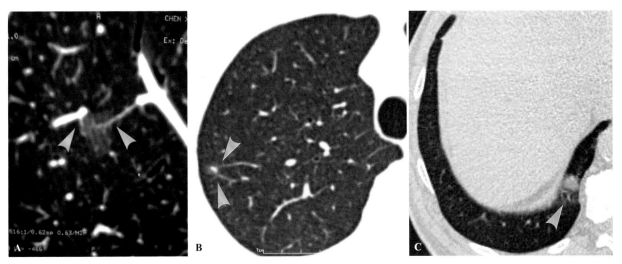

▲ 图 6-2 微浸润腺癌肿瘤血管移动进入瘤体

A. 发自 2 支肺内血管的细小血管（箭头）移动进入病灶（"移动"），分支增生形成瘤内血管系统（"联通"）；B. 与 A 类似，该病灶内可见明显的实性成分核心；C. 该病灶（箭头）位于椎旁肋膈脚，受呼吸影响较大，肿瘤血管的观察需仔细，可多方位图像重组进行评估

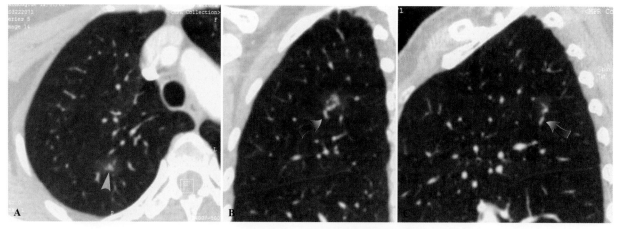

▲ 图 6-3　微浸润腺癌的肿瘤微血管 CT 成像征

女，52 岁，横断面放大图像见一枚直径约 12mm 的半实性结节（A，箭头），结节的内部可见 2mm 左右的稍高密度浸润灶；冠状面（B）和矢状面（C）清晰显示肿瘤血管（箭）移动进入病灶内，瘤内还可见微小血管的联通和强化

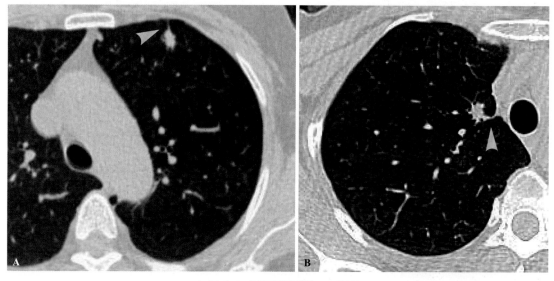

▲ 图 6-4　浸润性腺癌的 CT 表现

横断面 CT：左上肺前段（A）及右上肺尖段（B）分别见一直径约 15mm 和 10mm 的以实性成分为主的结节，病灶均见有深分叶、毛刺、棘突、胸膜牵拉（箭头）等征象，符合小腺癌的 CT 特征。手术病理证实为浸润性腺癌

第二节　肺纯磨玻璃结节的 CT 影像特征及病理基础

一、CT 检查要求和纯磨玻璃结节的临床意义

由于纯磨玻璃结节密度比正常肺的密度略高，特别是当扫描时患者呼吸控制不佳时，结节与周围肺组织的密度差更小，容易造成遗漏。因此在进行 CT 检查时，执行严格的扫描流程，包括患者呼吸控制和设置合适的扫描参数，才能可靠地检出纯磨玻璃样病变并保证检查的可重复性。管电流应当在 100～300mA。低剂量 CT 扫描虽也能显示纯磨

玻璃样结节的特征，但对于采用低剂量筛查发现的 5～9mm 纯磨玻璃结节应当采用标准扫描条件重新做增强薄层扫描，以进一步显示纯磨玻璃结节的特征及性质。图像重组层厚应 ≤ 1.0mm。层厚过大可能导致纯磨玻璃样病变漏诊或因部分容积效应导致实性结节类似纯磨玻璃样结节。

纯磨玻璃结节的检出具有重要的临床价值。在肺癌的筛查中，约 70% X 线片漏诊的肺癌结节在 CT 上显示为纯磨玻璃样病灶。病变 ≤ 5.0mm 的粟粒性结节在 CT 筛查中也常易漏诊，须采用 1mm 薄层的横断面图像在监视器上连续地层层堆塑动态观察，才不至于遗漏此类病灶。虽然薄层 CT 检查能更好地显示纯磨玻璃病灶的特征，但病灶良性、恶性的鉴别仍然很困难。此时，可以告知患者该类病灶目前尚处于良性阶段，必须经过 3 年以上的 CT 随访动态观察，并结合临床等情况才有助于病变的鉴别。大多数的良性粟粒结节可能在随访期内或经过合适治疗后缩小或吸收，或其大小也可以维持不变。与之相反，恶性粟粒结节在随访数月或数年后常有增大、增密、增强和（或）血管增粗的改变，据此才能判断其为恶性可能（图 6-5）。

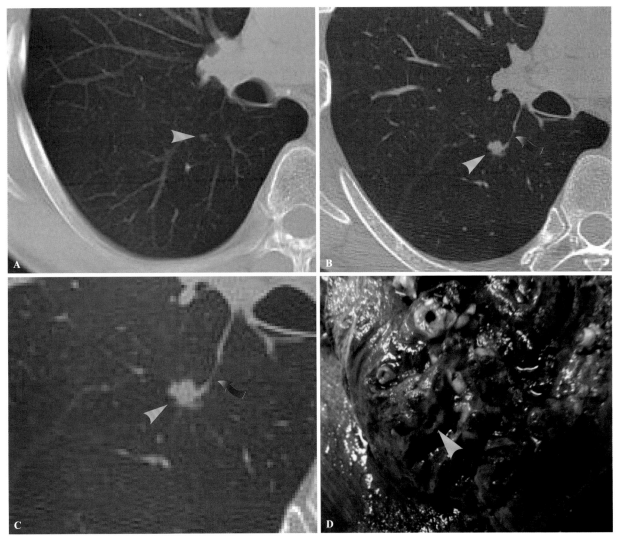

▲ 图 6-5　肺粟粒结节 42 个月后发展为微小腺癌

A. 右肺下叶背段 3mm 粟粒结节（箭头），性质无法判定，建议定期复查；B. 42 个月时复查 CT，原粟粒结节明显增大（8mm）、增实、血管增粗（箭）、增强扫描病灶强化（"四增"），判断病灶已经进展演化至浸润性腺癌阶段（箭头）；C. 为 B 图像中病灶的局部放大（箭头），可见血管（箭）、分叶等征象；D. 手术标本显示 1cm 浸润性腺癌（箭头）

二、纯磨玻璃结节

在肺薄层 CT 影像上表现为局灶性的密度增高影。磨玻璃结节（GGN）可进一步细分为纯磨玻璃结节（pGGN）和伴有部分实性结节的混合性磨玻璃结节（mGGN）两类。多种原因造成肺泡含气量下降或肺泡未被完全充填，均可形成 GGN，所以它是一种非特异性影像学表现，可见于多种性质的病变，如炎性病变（包括一般非特异性、结核及真菌性）、局灶性纤维化、非典型腺瘤样增生和肺原位腺癌。在 CT 诊断中对以上多种异病同影的磨玻璃结节做出鉴别有时非常困难。典型的 pGGN CT 影像特征为局灶性云雾状结节影，结节内的血管和支气管纹理清晰可辨，CT 值为 –600HU 左右。

三、非典型腺瘤样增生

在正常人群中非典型腺瘤样增生（AAH）的发病率为 2.8%，在 60 岁以上人群中的发病率为 6.6%。在肺腺癌患者中的检出频率更高，有报道其发病率为 10%～23.2%。在 2011 版肺腺癌的病理新分类中 AAH 属于癌前病变。AAH 在薄层 CT 上呈典型纯磨玻璃结节，可为圆形或类圆形，不含实性成分，边缘无毛刺及胸膜牵拉，周围无微小血管进入，内部也无微小血管互相联通。在病理上是肺末梢组织的局灶性增生，不典型的立方形或柱状上皮细胞代替原来的正常肺上皮细胞，沿着肺泡壁或呼吸末细支气管呈排列疏散的伏壁式生长（图 6-6）。

非典型腺瘤样增生（AAH）最初在切除的肺癌

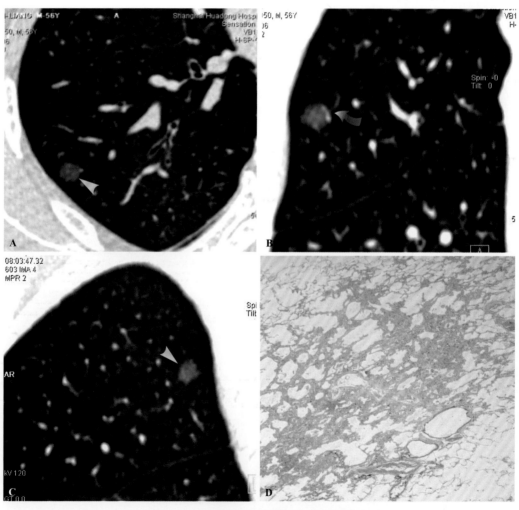

▲ 图 6-6　肺非典型腺瘤样增生的 CT 与病理（一）

A. 右上肺后段 5mm 纯磨玻璃结节（箭头）；B. 冠状面图像，3 年后病灶增大至 7mm，无毛刺，边缘可见微血管（箭）；C. 矢状面图像，结节内部无血管进入（箭头），这是与 AIS 不同之处；D. 镜下显示为非典型腺瘤样增生（AAH）

手术标本中偶然发现，后来在肺癌的早期筛查人群中也观察到了它的存在。由于与早期肺癌的形态学特征及分子生物学检测结果具有某些相似性，因此AAH被认为是一种癌前病变或分化良好的腺癌。由于AAH病灶较小且密度低，以往的普通放射学检查并不易检出这种早期病变。Kawakami等报道了对17 919例肺部结节性病灶的回顾性分析，其中确诊9例AAH，共10个病灶。病理上病变局限，边界清楚，增厚的肺泡壁或呼吸性细支气管内衬有不典型的立方或低柱状上皮细胞，排列疏散，细胞核浓染，核仁不清，细胞质少，通常无核分裂象，可见较大的残留气腔（图6-7）。Nakata等报道305例肺结节病灶资料，属GGN者达7%（22/305），其中肺原位腺癌（AIS）占22.7%（5/22）。因此，在临床上对GGN病灶定期行CT随访非常必要。经规范的长期观察后仍长期持续存在的肺小结节是AAH或肺原位腺癌的可能性甚高。

目前的部分研究推测AAH病变是在细支气管肺泡干细胞（BASC）发展成肿瘤干细胞后的基础上，进而分化增殖形成的。AAH有时随访3~4年都可稳定不变，可经一段相当长的时间，甚至8~10年才会发展至AIS。所以当AAH多发时，在同一肺叶或不同肺叶可以出现AAH与肺原位腺癌或微浸润腺癌同时存在或先后出现、不同时存在的现象（图6-8），称为同时性多原发肺癌(synchronous multipal primary lung cancer，SMPLC）或异时性多原发肺癌（metachro-nous multipal primary lung cancer，MMPLC），更为详细的内容可参见本书第10章。

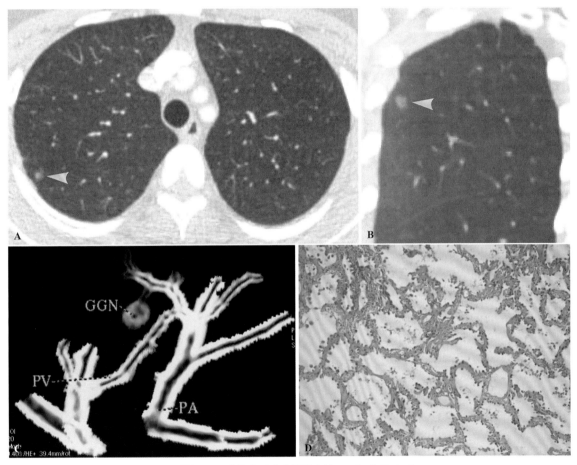

▲ 图6-7　肺非典型腺瘤样增生的CT与病理（二）

A. 横断面图像，右上肺尖后段胸膜旁见一直径约4.3mm纯磨玻璃结节（箭头）；B. 冠状面图像，病灶（箭头）较为孤立，无血管进入；C. VR图像，此病灶结节与周围的肺血管无关联；D. 手术病理证实为非典型腺瘤样增生；镜下示：肺泡结构存在，被覆较一致的立方状非黏液性上皮，上皮细胞之间有间隔（HE，100×）（PV. 肺静脉；PA. 肺动脉；GGN. 磨玻璃结节）

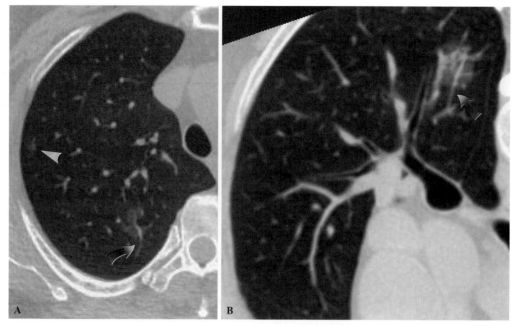

▲ 图 6-8 　肺非典型腺瘤样增生与有血管进入的原位癌共存的同时性多原发肺癌（SMPLC）

A. 右肺上叶见两枚磨玻璃结节灶，较小者直径约 5mm（箭头），较大者直径约 12mm，该病灶可见血管进入（箭）；B. 斜位重组图像，较大病灶的细节显示更为清楚，除观察到多支血管进入（箭）外，病灶内可见增生和联通的肿瘤血管；术后病理：原位癌（较大病灶）和非典型腺瘤样增生（较小病灶）

第三节　肺原位腺癌的 CT 影像特征、病理基础及鉴别诊断

肺原位腺癌（AIS）的发生、发展是一个多基因参与、多步骤渐进的过程。由于细支气管肺泡干细胞位于细支气管和肺泡交界处，有修复细支气管和肺泡损伤、自我更新和分化的能力，可传代分化出Ⅰ型和Ⅱ型肺泡细胞与细支气管细胞，细支气管肺泡干细胞在细支气管和肺泡损伤修复和内环境稳定中起重要作用。在外环境诱导及某些特定基因突变（如 K-ras 突变）的内外因素作用下，易发生转化、扩增或增殖成为肿瘤干细胞，进而发展成 AAH、AIS 和腺癌。这一系列过程（BASC → AAH → AIS → Adenocarcinoma）是在基因与微环境的调控下逐步演进的。由于在这个发生、发展过程中，不同阶段相互关联，相互交错，导致了 AIS 在影像学与形态学上的多样化表现，但在主体上仍呈现为纯磨玻璃样结节。

目前，AIS 在肺癌中所占的比例逐年升高，由

20 世纪 80 年代占非小细胞肺癌的 5% 上升至现在的 30%，且 50% 以上的患者为女性，62% 的患者无吸烟史。局灶性 AIS 最常见，约占 50%。患者通常无临床症状，仅在 CT 查体时偶然发现，与其他类型的肺腺癌相比预后较好，术后的 7 年生存率达 100%。临床上对 AIS 的诊断和治疗常常存在极大的差异，而诊断错误和治疗不当是造成患者预后不良的主要原因。鉴于对 AIS 的临床 - 影像 - 病理等综合诊断的逻辑思维、诊断要点尚缺乏一致、完整、全面的认识，尽快提高业界的认知能力和诊断水平至关重要。

影像学上，AIS 与 AAH 相似，绝大多数的 AIS 在 CT 影像上同样表现为局灶性纯磨玻璃结节，云雾状，边缘光整，直径 ≤ 3cm；较具特征性的表现是在云雾状磨玻璃结节周边常见横径 ≤ 2mm 微细血管移动进入病灶，同时在其内部还可有横径

≤ 2mm 的微血管分支出现，形成"肿瘤微血管 CT 成像征"（图 6-9）。这是它与非典型腺瘤样增生最为关键的不同之处（图 6-10）。

从 GGN 的大小、密度方面分析，AAH 一般 < 5mm，密度很低，绝对 CT 值在 -600HU 左右，可以保持数年不变，其边缘较 AIS 模糊，增强扫描无肿瘤微血管 CT 成像征。AIS 一般 > 5mm，多数在 5～30mm。但需要注意的是，也有部分 AIS 病例 ≤ 5mm，此时仔细观察有无血管移动进入病变显得尤其重要（图 6-11）。AIS 密度稍高于 AAH，若以 CT 密度值的量化标准计算，通常认为在动态随访期间，GGN 病灶的 CT 值前后相差超过 100HU 方具临床指导意义，提示已出现 AIS 的特征，即 AAH 在向 AIS 转化和演变。此为鉴别要点之二。

最后，在病理上 AIS 病灶内的肿瘤细胞单纯地沿肺泡壁呈伏壁式生长，形态多样，可呈柱立方状、钉状、圆顶状，而无间质、血管或胸膜的侵袭，可出现大量残存气腔，但无肺泡塌陷。癌细胞紧密、连续、叠层排列（图 6-12），与 AAH 病灶内的细胞呈不连续、疏散的排列不同，此为鉴别要点之三。AIS 既无肺泡塌陷，也无间质、血管或胸膜的侵袭，属于非浸润性的腺瘤。由于 AAH 与 AIS 两者是一个替代、演变、转化的连续过程，所以在同一侧患者或同一（不同）肺叶上可以先后出现或同时存在。根据 2011 版病理分类，AIS 与非典型腺瘤样增生（AAH）同被列入浸润前病变（preinvasive lesion）。因此，对 CT 常规查体中发现的、无症状的非侵袭性 pGGN 应引起重视。由于肺内发生 AIS 后往往可以持续一段很长的时间，手术切除后的病理证实肿瘤并未发生浸润性改变，术后也无须任何后续治疗，在 TNM 分期上它属于 $TisN_0M_0$，0 期。根据第 7 版 TNM 病理分期标准 ⅠA、ⅠB、ⅡA、ⅡB、Ⅲ 和 Ⅳ 期肺癌的 5 年生存率分别为 73%、58%、46%、36%、20% 和 13%，而 0 期（原位癌 Tis）的 5 年，甚至 10 年生存率是 100% 或接近 100%。因此把握好 AIS 的诊断，提高 0 期肺腺癌检出率，影像诊断是关键，这对于肺癌的早发现、早诊断、早治疗及预后都有着很重要临床价值和现实意义。当前全球肺癌的 5 年总体生存率仅为 19% 左右，在中国情况更差，主要原因在于 66% 的肺癌在发现时已为晚期。因此，须把握好对 AIS 的诊断，提高 0 期肺腺癌的检出率，及早启动干预，以改善肺癌患者的生存率，从而保证患者的生活质量和预期寿命，必将产生极高的社会和经济效益。

在 2011 年肺腺癌分类中均有原位腺癌、微浸润腺癌、浸润性腺癌的亚型即非黏液腺癌和黏液腺癌之分。原发性肺黏液腺癌（primary pulmonary mucinous adenocarcinoma，PPMA）的组织学特点是肿瘤内含有丰富的黏液，具有较独特的临床 - 影像 - 病理特征和免疫表型，所以归于肺腺癌的一种

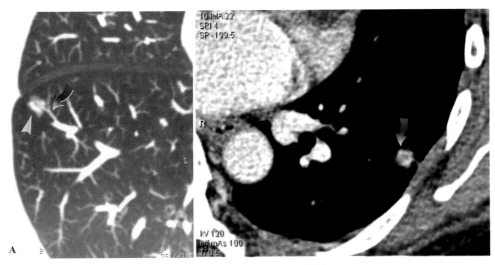

▲ 图 6-9 肿瘤微血管 CT 成像征

A. 肿瘤微血管 CT 成像征：MIP 图像显示肿瘤微血管（箭）移动进入瘤结节内（箭头）；B. 肿瘤微血管 CT 成像征：在瘤结节的外周带可见强化的新生微血管（箭）

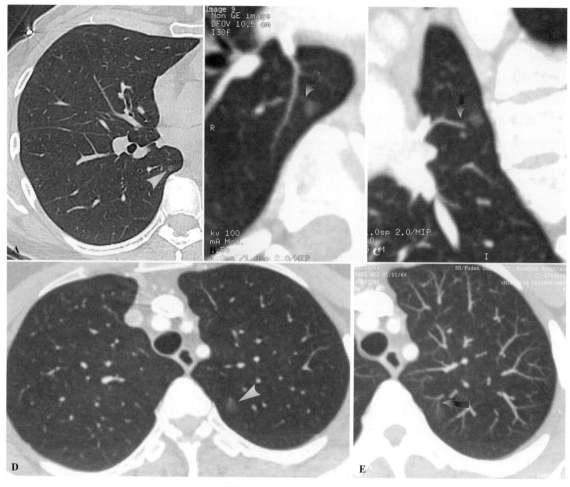

▲ 图 6-10 原位腺癌 CT 特征

一名患者，女，45 岁，体检发现右下肺内基底段 4.5mm GGN（A 至 C）；另一名患者，女，50 岁，体检发现左上肺尖后段 7mm GGN（D 至 E）。对于此 2 名患者，在横断面薄层图像上无法观察肺内病灶的周边微细血管情况，因而很难对病变进行定性（A 和 D，箭头）。采用图像后处理，包括 CPR（B 和 C）和 MIP（E）有助于多方位、多方向观察评估病灶周围血管情况：可见细小血管（B、C 和 E，箭）移动进入病灶内部，同时在其内部还有（无）小点状、细线状增强影出现，这是原位腺癌与非典型腺瘤样增生最为关键的不同之处，借此两者可以鉴别。2 名患者均行手术切除，病理证实为 AIS

少见亚型。在本书中除特别注明外，一般显示的都是常见的非黏液型微小腺癌。

早期微小（≤ 10mm）孤立性原发性肺黏液腺癌需与中晚期的多灶性 PPMA 相鉴别。75.0% 的孤立性肺黏液腺癌中心区域可见低密度影，形成典型的"中央空腔征"（图 6-13），在病理上对应为富含胶质黏液（黏液湖 / 池）的区域。其周围若衬覆高柱状细胞，则可呈现出典型的印戒样外观，此时需与真菌感染作鉴别。PPMA 有肿瘤微血管 CT 成像征，而真菌感染形成的空腔性病灶不存在此血管征象。另外 25.0% 的孤立性肺黏液腺癌可形成实性的癌巢，CT 上表现为实性微结节，其边缘可出现浅

分叶、细长、短小毛刺、胸膜凹陷等征象。当病变进一步发展到中晚期时病变可呈多中心性，累及多个肺叶、肺段，形成多发结节影、肺实变影、多囊腔 / 空洞影、磨玻璃影等多种形态表现，特别是在原发肿块周围出现实性或囊实性小结节灶、小囊泡或空泡影时，对诊断 PPMA 有重要意义。原发灶周围的空泡或囊腔可能是未被肿瘤细胞破坏的正常肺泡结构或细支气管和黏液的分泌，距离原发灶较远的小空泡或囊腔可能与癌细胞的支气管播散有关。

由于正常细胞向肿瘤细胞转化时可以不依赖于直接的血供，所以当癌前期的非典型结节样增生出现后，首先要经历一个少（乏）血管生长期，这

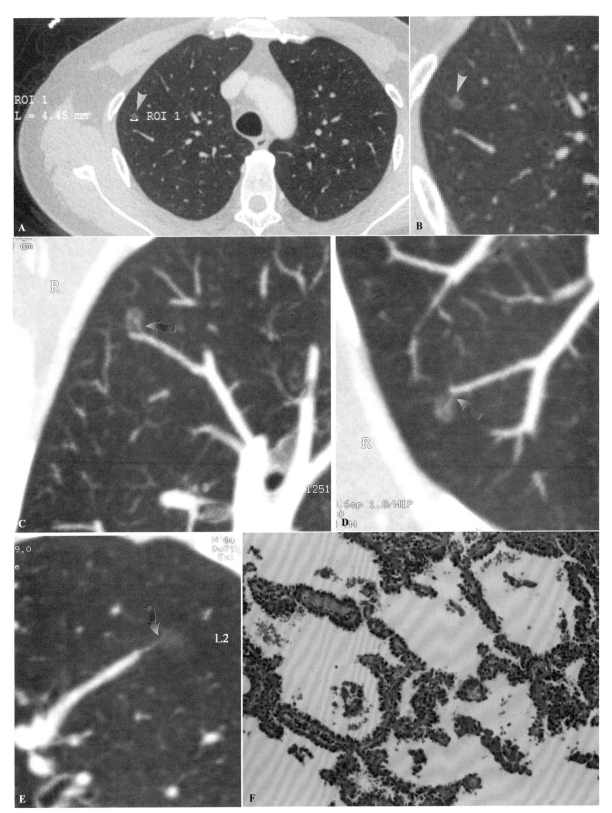

▲ 图 6-11　原位腺癌与非典型腺瘤样增生的鉴别要点

男，59 岁，右上肺 GGN，直径约为 4.4mm。在横断面薄层图像上是无法观察到周边有无微细血管的，无法区分 AAH、AIS 或其他病变（A 和 B，箭头）。经图像后处理（C 和 D，MIP；E，CPR）可观察到有横径 ≤ 2mm 的微血管分支（C、D 和 E，箭）移动进入病灶，同时在其内部还可见横径 ≤ 2mm 的微血管分支断面出现，可与不形成"肿瘤微血管 CT 成像征"的 AAH 鉴别。手术病理（F）为原位腺癌（4.4mm），肺泡结构存在，非黏液型肿瘤细胞沿肺泡贴壁生长，细胞间相互粘连（HE，200×）

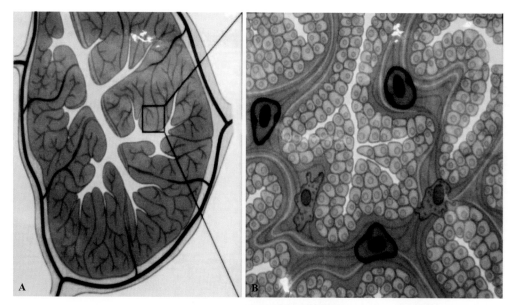

▲ 图 6-12 肺原位腺癌发展模式

A. 肿瘤细胞沿肺泡壁从单层伏壁式发展至叠层式生长，无间质的侵犯；B. 局部放大

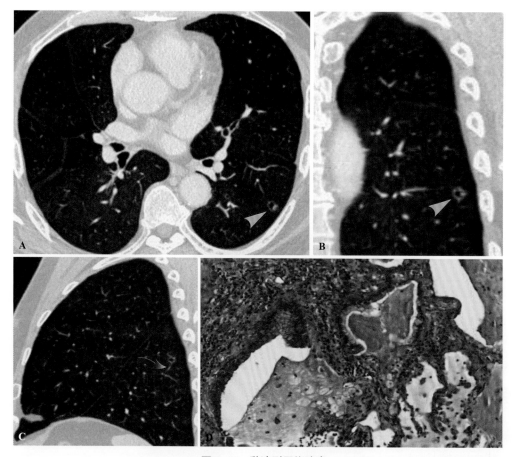

▲ 图 6-13 黏液型原位腺癌

A. 男，74 岁，左下肺见一含"中央空腔征"的 9mm 小病灶（箭头）；B. CT 随访 10 年，病灶形态、大小、密度、位置始终无动态改变（箭头）；C. CT 增强扫描，在矢状面重组图像上可见肿瘤血管进入病灶边缘，具恶性征象（箭）；D. 手术病理：黏液型原位腺癌（1cm×0.6cm），伴间质肺炎。间质内见炎症细胞浸润，肺泡结构存在，肺泡腔扩张、内含黏液，被覆单层分化较好的黏液性肿瘤性上皮，无纤毛分化（HE，100×）

是肿瘤细胞无血管的缓慢克隆性增殖阶段，这个时期很长，可达数年之久。非典型腺瘤样增生具有惰性，生长十分缓慢，其代谢所需要的养分主要由细胞外基质通过简单扩散方式提供，其供应范围也十分有限。但若肿瘤继续生长则必须形成专门的血供系统。所以，当非典型腺瘤样增生从癌前期向恶性转化的过程中，也就是从少（乏）血管生长状态向多（富）血管生成状态过渡、转化的过程，即转变为有血管生成的肿瘤持续性生长阶段，以利于肿瘤的生长。所以血管生成是促成上述转变的关键环节。

在早期的研究中，人们已发现肿瘤新血管的生成影响患者的预后，猜测血管生成可能是重要的预后因素。20世纪90年代初期，Weidner报道乳腺癌中每高倍视野下的血管数与转移有明确的相关性，首次提出肿瘤组织中微血管密度（microvessel density，MVD）这一概念及测定方法。随后，不同的研究者对不同的实体瘤进行的研究进一步证实MVD的增高预示着瘤体增长速度加快，转移可能性增大和患者生存期缩短，MVD可作为独立的预后判断因素。肺癌组织中的微血管密度与肺癌患者术后生存时间呈非常显著负相关。肿瘤组织中的平均微血管密度可从一个侧面反映出肿瘤组织和肿瘤细胞的微环境状态，对肿瘤细胞的增殖、生长、侵袭及转移均起重要作用，并将影响肿瘤的病理生理特点和患者预后。

肿瘤血管生成的来源之一是由于肺癌细胞会释放血管生成因子（angiogenic factor），特别是其中

的血管内皮生长因子（vascular endothelial growth factor，VEGF），刺激肿瘤周围附近的微细血管及其分支，长出毛细血管芽后形成迁移性的、新生的微血管，逐渐移动进入肿瘤，可直接供应肿瘤细胞所需要的营养物质，使肿瘤内的代谢得以进行，即外源性肿瘤血管生成学说。肿瘤的血管生成的来源之二是血管内皮生长因子进一步促使病灶区原有宿主血管加快增殖，形成并建立肿瘤内部的新生微血管，逐渐互相联通成网，从而促使肿瘤进一步生长，即内源性肿瘤血管生长学说。肺癌的肿瘤血管形成过程极为复杂，肺癌组织不仅通过微血管的外部移动和内部联通获得丰富的营养，而且也可以通过肺泡间质的这些微血管输出癌细胞，导致肿瘤不断生长和转移。这就是肿瘤供血系统由少血管生成状态→外源性血管生成状态→内源性血管生成状态发展的全过程（图6-14）。

按照肿瘤血管结构特征及分布的不均匀性，即从肿瘤的周边到中央区域，新生血管逐渐减少的规律，可将肺腺癌的结节病灶分为3个区带：①外带，即肿瘤的边缘，是癌细胞增殖、活跃生长的区域，也是肿瘤微血管主要分布区域。其血管形态和数目与肿瘤的转移有很大关系；②间带，或称过渡带，即肿瘤边缘和中心之间的区域；③中心带，是肺组织被破坏、再重建的区域，可以再产生新生血管和基质，但是后两者的血管数量和密度显著低于前者。由于AIS/MIA肿瘤外带有丰富的微血管分支结构，在CT增强扫描时可以见到瘤外带边缘有

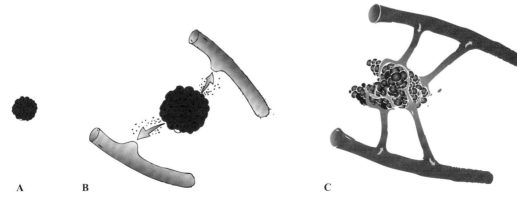

▲ 图6-14 肿瘤血管生成是肿瘤演化、发展和转移的重要环节

A.少（乏）血管生长期。肿瘤体积小，无直接血供。B.外源性血管生成期。癌细胞释放血管生成因子刺激周围的血管发出毛细血管芽，朝肿瘤生长（血管"移动"）。C.内源性血管生成期。毛细血管芽进入肿瘤，在其内分支形成毛细血管网，互相联通（血管"联通"）。肿瘤可经新生血管进入血液系统，形成远处转移

微血管移动进入其内，同时在瘤内还有少许的微血管互相联通强化，形成有特征性的肿瘤微血管CT成像征（图6-15），根据这一特点可以与非典型腺瘤样增生进行鉴别；而原位癌与微浸润癌鉴别时则以"移动"血管的粗细、"联通"血管的多寡来判定，微浸润癌的外部移动血管比AIS更粗（横径≥2mm）、内部联通血管比AIS更密、更丰富。

以往要研究肺癌组织内的微血管密度，在体观察非常困难，只能在术后的标本组织切片上利用免疫组化的方法进行。常用的免疫组化血管染色方法有Ⅷ因子法、生物素-抗生物素复合物（ABC法）、抗CD34单克隆抗体法及LSAB法等，较为烦琐。目前已经可以在治疗前通过无创的CT增强来评价肿瘤的微血管密度，从而对肿瘤的恶性度和预后进行评估，并且通过对比肿瘤治疗前后的微血管密度的改变评估治疗的效果。需要强调的是，正确和合理应用CT血管成像及图像后处理（MIP、CPR、MPR）的重要性，以有效地显示肿瘤周边丰富的微血管密度和与其密切相关的、增强前后相对CT值的变化，以及完整的肿瘤微血管CT成像征，这些特征是影像诊断肺原位腺癌的关键依据（图6-16）。相对于肿瘤发展至微浸润或浸润甚至更后期才会出现的征象，如深分叶征、棘突征、毛刺征、胸膜凹陷征、胸膜切迹征、支气管充气征、空腔征而言，认识和熟练掌握上述特征将有助于在疾病的更早期

（AAH、AIS或MIA）明确肺癌的诊断。

支气管、肺血管与肺癌结节的关系对CT影像做出正确诊断非常重要。无论是支气管动脉的分支还是肺动脉的分支在解剖结构上都与相对应的支气管伴行，沿途分支形成毛细血管网，分布于肺泡壁，营养肺泡壁、肺内支气管壁和脏层胸膜。在显示AIS病灶与支气管、肺动脉、支气管动脉之间的形态关系上，运用CT多平面重组（MPR）、最大密度投影（MIP）、曲面图像重组（CPR）等图像后处理方法观察GGN与肺动脉/支气管动脉间关系及进行形态学分型，对GGN的定性有很大的实用价值（详见第一篇第5章第二节肺内磨玻璃结节的微血管影像研究）。

肺癌的强化程度并不与外源性血管的大小呈正相关性，肺癌的强化程度及峰值与内源性新生的肿瘤小血管（0.02～0.10mm）是具有一定相关性的。肿瘤强化程度低，提示肿瘤内的新生血管密度较小；强化程度高，则提示新生血管密度较大。定量上分析，强化净增值或绝对增加值（=增强后CT值-增强前CT值）≤20HU时，表示肿瘤强化程度低，手术残留肿瘤血管的概率亦较低，术后肿瘤复发的概率较小，患者生存时间长。有研究认为肺静脉受累时，应该高度提示肺癌，这是因为肿瘤呈膨胀性生长，常侵及相邻的肺段和亚肺段，肺静脉位于肺小叶的周边部位，肺静脉受累对于判断肿瘤

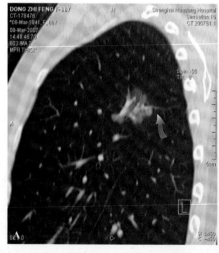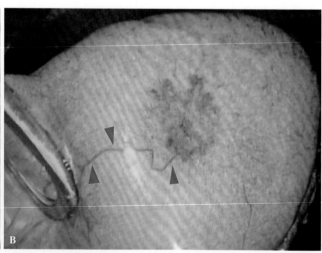

▲ 图6-15　肿瘤微血管CT成像征及术中所见

A. 瘤外带边缘可见微血管（箭）进入，其内形成丰富的微血管网，增强扫描，强化明显；B. 术中胸腔镜下直视图：一条迂曲的血管（箭头）与肿瘤相连

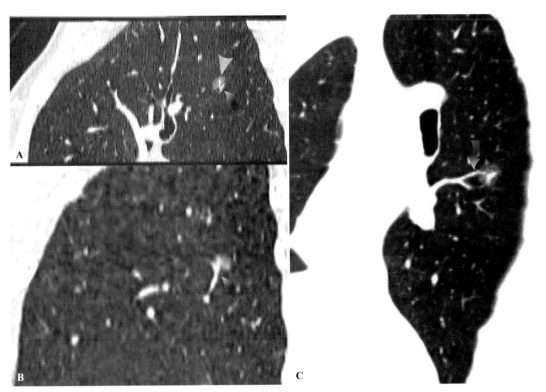

▲ 图6-16 CT血管成像和图像后处理是显示肿瘤微血管CT成像征、诊断微小肺癌（AIS/MIA）的关键步骤

A.矢状位，可见肿瘤微血管（箭）移动进入结节（箭头）；B.冠状位，同样显示肿瘤微血管（箭）移动进入结节，血管显示更为清楚；C.曲面重组斜位观察，肿瘤微血管发自于肺动脉的分支（箭）

的侵袭性更具指标意义。此外，肺静脉也可能一定程度地参与肿瘤供血。因此，肺血管与GGN的关系对病灶的定性诊断有肯定的实用价值。

再次强调，肿瘤微血管CT成像征是指在云雾状磨玻璃结节周边有直径2mm左右的微细血管移动迁入其内部，同时在其结节内部还可有直径2mm左右的微血管相互联通的CT征象。肿瘤微血管CT成像征是周围型微小肺癌与其他单发肺结节鉴别的一个重要依据。它与周围型肺癌的CT影像上所观察到的血管集束征不同。后者是由增粗的血管（扩张的小动静脉）、相应的支气管及部分纤维成分组成。血管集束征一般认为是从肺门侧走向肿瘤的多条血管因反应性纤维结缔组织增生显著聚拢，同时邻近血管被牵引拉向结节或被卷入结节所形成的。它并非是真正的肿瘤供血血管，也不能显示出肿瘤内的血管联通征象，而是肿瘤体内纤维化和肿瘤增殖、破坏造成肺支架结构塌陷、皱缩，对周围血管的牵拉或肿瘤对经过血管的包绕所致，比肿瘤微血管CT成像征的肿瘤供血血管粗大得多。血管集束

征既可以是动脉也可是静脉，或两者兼有，所以良性病变也可见到血管集束征。此外，肿瘤微血管CT成像征必须经过图像后处理的方法才能满意显示，而血管集束征不必经过图像后处理即能较清晰地显示。

磨玻璃密度影亦可见于肺实质和肺间质性病变，可以是肺泡腔或腔壁的炎症细胞浸润，本身无特异性。过敏性肺泡炎和间质性肺炎可表现为小叶中心磨玻璃密度影；肺泡蛋白沉着症、类脂质肺炎、结节病、耶氏肺孢子菌肺炎表现为全小叶分布的磨玻璃密度影；特发性肺间质纤维化、闭塞性毛细支气管炎伴机化性肺炎表现为边缘分布的磨玻璃密度影。凡是正常人体检发现的长期存在的偶发性磨玻璃结节，经过抗感染或较长时期的观察不消失，且具有"肿瘤微血管CT成像征"时，要考虑肺微小腺癌的诊断。由于"肿瘤微血管CT成像征"的含义是：肿瘤血管移动进入瘤体＋瘤体内微血管的互相联通，因此对于肺微小腺癌的CT诊断也可以简化为如下公式：

肺微小腺癌＝体检发现的、长期存在的、偶发性纯磨玻璃结节＋肿瘤微血管 CT 成像征

尽管肿瘤微血管 CT 成像征在周围型肺微小腺癌的鉴别诊断中有很高的特异性，但是这一公式的应用前提仍然是建立在既往病史、体检和基本的影像形态特征评价基础上，既不可偏废，也不能误解。在此必须强调指出这只是一个共性规律的表现，特殊的个性（个案）表现不能包括在内，但也不必对所有结节全都套用此一共性规律，譬如对6～10mm 的、有血管移动和强化的实性 / 半实性结节，可以是炎性肉芽肿，并非是腺癌（图 6-17 和图 6-18），这是因为只有肿瘤细胞分泌 VEGF 等血管生成因子形成新生的肿瘤血管随后进入瘤结节

内。而炎性肉芽肿并无分泌 VEGF 的功能，不能形成肿瘤血管之故。所以对每一个病例都应该是具体情况具体分析。在解读这些多元性影像（CT、MRI、DSA、PET/CT）发现的变化多端的征象时，要注意由表及里、去粗取精、去伪存真、细致分析、审慎鉴别、结合临床、找出规律、扬长避短、互相验证、互相补充、做出判断、完善结论。而绝不能采取仅凭一种征象或特征对病灶做出定性诊断。医学影像的诊断思维属逻辑推理学范畴，所获得的影像学信息和临床资料越多，平时掌握的病种越多，对解剖知识及正常变异了解越多，推理就越符合逻辑，诊断就越完善、准确。

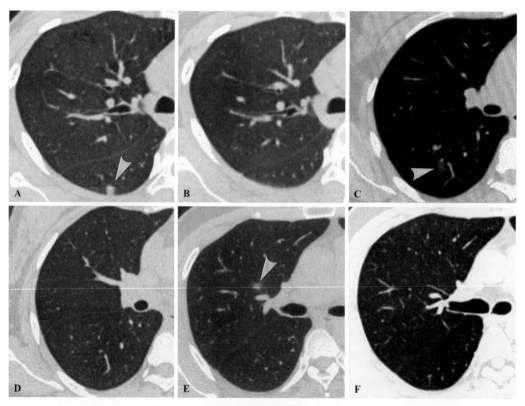

▲ 图 6-17　抗感染治疗在结节鉴别中具有重要作用

良性实性微结节患者，女，45 岁，体检发现右下肺背段胸膜下 8mm 实性结节（A，箭头），无任何临床主诉及体征，经抗感染治疗，3 个月后复查胸部 CT，病灶完全消失（B）。良性伴实性磨玻璃微结节患者，女，48 岁，CT 查体示右下肺背段血管旁 6mm 磨玻璃微结节（C，箭头），无任何症状及体征，经抗感染治疗，2 个月 CT 复查病灶完全消失（D）。良性磨玻璃微结节患者，男，31 岁，体检发现右上肺前段 7mm 磨玻璃结节（E，箭头），无不适主诉，经抗感染治疗，2 个月后 CT 复查示病灶完全消失（F）

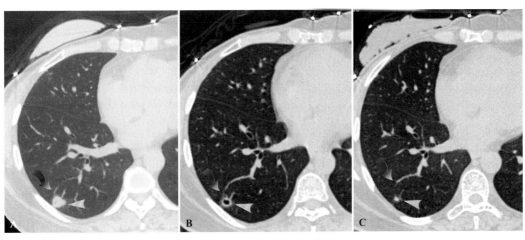

▲ 图6-18　良性实性小结节

A. 女，40岁，右乳腺癌术后1年，定期CT随访时发现右下肺后基底段11mm实性结节（箭头），边缘可见数条微小血管进入病灶（箭），结合病史，考虑转移性病变可能性大，但患者拒绝手术，遂给予短期抗感染治疗、观察；B. 抗感染治疗后2个月CT复查，病灶实性成分明显减少，结节中心呈空洞化改变（箭头），病灶周围血管亦减少（箭）；C. 继续随访至7个月，CT示病灶继续缩小，残留约3mm的粟粒灶（箭头），原与病灶相连的血管均退缩（箭）

（张国桢）

参考文献

[1] Aberle DR, Berg CD, Black WC, et al. The National Lung Screening Trial: overview and study design[J].Radiology,2011,258(1): 243-253.

[2] Akashita S, Tachibana Y, Sakamaki K, et al.Detection of pure groundglass nodules in the lung by low-dose multidetector computed tomography, with use of an iterative reconstruction method: a comparison with conventional image reconstruction by the filtered back-projection method[J]. Japanese Journal ofRadiology, 2015,33(3):113-121.

[3] Ashida C, Zerhouni EA, Fishman EK.CT demonstration of prominent right hilar soft tissue collections[J]. Journal of Computer Assisted Tomography,1987,11(1):57-59.

[4] Austin JH, Muller NL, Friedman PJ, et al.Glossary of terms for CT of the lungs: recommendations of the Nomenclature Committee of the Fleischner Society[J]. Radiology,1996,200(2):327-331.

[5] Bach PB, Mirkin JN, Oliver TK, et al. Benefits and harms of CT screening for lung cancer: a systematic review[J]. Jama, 2012, 307(22):2418-2429.

[6] Bak SH, Lee HY, Kim JH,et al.Quantitative CT Scanning Analysis of Pure Ground Glass Opacity Nodules Predicts Further CT Scanning Change[J]. Chest,2016,149(1):180-191.

[7] Bergers G, Benjamin LE.Tumorigenesis and the angiogenic switch[J]. Nature Reviews Cancer,2003,3(6):401-410.

[8] Brownlee NA, Mott RT, Mahar A, et al.Mucinous (colloid) adenocarcinoma of the lung[J]. Archives of Pathology & Laboratory Medicine, 2005,129(1):121-122.

[9] Chang B, Hwang JH, Choi YH, et al.Natural history of pure groundglass opacity lung nodules detected by low-dose CT scan[J]. Chest, 2013,143(1):172-178.

[10] Cho S, Yang H, Kim K, et al.Pathology and prognosis of persistent stable pure groundglass opacity nodules after surgical resection[J]. The Annals of Thoracic Surgery,2013,96(4):1190-1195.

[11] Gaeta M, Barone M, Russi EG, et al.Carcinomatous solitary pulmonary nodules: evaluation of the tumor-bronchi relationship with thin-section CT[J]. Radiology,1993,187(2):535-539.

[12] Gao F, Li M, Ge X, et al.Multi-detector spiral CT study of the relationships between pulmonary ground-glass nodules and blood vessels[J]. European Radiology,2013,23(12):3271-3277.

[13] Hall FM.Fleischner Society glossary of terms: infiltrates[J]. Radiology, 2008,248(3):1083.

[14] Hansell DM, Bankier AA, MacMahon H, et al.Fleischner Society: glossary of terms for thoracic imaging[J].Radiolody, 2008,246(3):697-722.

[15] Hendee WR, O'Connor MK.Radiation risks of medical imaging: separating fact from fantasy[J]. Radiology2012,264 (2):312-321.

[16] Henschke CI, Yankelevitz DF, Libby DM, et al.Survival of patients with stage I lung cancer detected on CT screening[J]. The New England journal of medicine,2006,355(17):1763-1771.

[17] Ichinose J, Kohno T, Fujimori S, et al.Invasiveness and malignant potential of pulmonary lesions presenting as pure ground-glass opacities[J]. Annals of Thoracic and Cardiovascular Surgery, 2014, 20(5):347-352.

[18] Kaneda H, Nakano T, Taniguchi Y, et al.A decrease in the size of ground glass nodules may indicate the optimal timing for curative surgery[J]. Lung Cancer,2014,85(2):213-217.

[19] Kawakami S, Sone S, Takashima S, et al. Atypical adenomatous hyperplasia of the lung: correlation between high-resolution CT findings and histopathologic features[J]. European Radiology, 2001, 11(5):811-814.

[20] Kim CF, Jackson EL, Woolfenden AE, et al.Idenfification of bronchioalveolar stem cells in normal lung and lung cancer[J]. Cell, 2005, 121(6):823-835.

[21] Kim H, Park CM, Koh JM, et al.Pulmonary subsolid nodules: what radiologists need to know about the imaging features and management strategy[J]. Diagnostic and Interventional Radiology, 2014, 20(1):47-57.

[22] Kitami A, Sano F, Hayashi S, et al.Correlation between histological invasiveness and the computed tomography value in pure ground-glass nodules[J]. Surgery Today,2016, 46(5):593-598.

[23] Kudo Y, Matsubayashi J, Saji H, et al.Association between high-resolution computed tomography findings and the IASLC/ATS/ERS classification of small lung adenocarcinomas in Japanese patients[J]. Lung Cancer,2015,90(1):47-54.

[24] Leibovich SJ, Wiseman DM.Macrophages, wound repair and angiogenesis[J]. Progress in Clinical and Biological Research, 1988, 266: 131-145.

[25] Lim HJ, Ahn S, Lee KS, et al.Persistent pure ground-glass opacity lung nodules ≥10 mm in diameter at CT scan: histopathologic comparisons and prognostic implications[J]. Chest, 2013, 144(4): 1291-1299.

[26] Mathews JD, Forsythe AV, Brady Z, et al.Cancer risk in 680,000 people exposed to computed tomography scans in childhood or adolescence: data linkage study of 11 million Australians[J]. BMJ, 2013, 346:f2360.

[27] McCollough CH.Automated data mining of exposure information for dose management and patient safety initiatives in medical imaging[J]. Radiology,2012,264(2):322-324.

[28] Mets OM, de Jong PA, Scholten ET, et al.Subsolid pulmonary nodule morphology and associated patient characteristics in a routine clinical population. European Radiology, 2017, 27(2):689-696.

[29] Moon Y, Sung SW, Lee KY, et al.Pure ground glass opacity on chest computed tomography: predictive factors for invasive adenocarcinoma[J]. Journal of Thoracic Disease, 2016,8(7):1561-1570.

[30] Mori K, Saitou Y, Tominaga K, et al.Small nodular lesions in the lung periphery: new approach to diagnosis with CT[J].Radiology, 1990, 177(3):843-849.

[31] Park CM, Goo JM, Lee HJ, et al.Persistent pure groundglass nodules in the lung: interscan variability of semiautomated volume and attenuation measurements[J]. AJR,2010,195(6):W408-414.

[32] Sakai N, Yabuuchi H, Kondo M, et al.Volumetric measurement of artificial pure ground-glass nodules at low-dose CT:Comparisons between hybrid iterative reconstruction and filtered back projection[J]. European Journal of Radiology, 2015,84(12):2654-2662.

[33] Sawada S, Yamashita N, Sugimoto R,et al.Long-term Outcomes of Patients With Ground-Glass Opacities Detected Using CT Scanning[J]. Chest,2017,151(2):308-315.

[34] Sim HJ, Choi SH, Chae EJ, et al.Surgical management of pulmonary adenocarcinoma presenting as a pure ground-glass nodule[J]. European Journal of Cardio-Thoracic Surgery,2014,46(4):632-636; discussion 636.

[35] Tamura T, Satoh H.Quantitative CT Scanning Analysis of Pure Ground-Glass Opacity Nodules Predicts Further CT Change[J]. Chest,2016,149(6):1586-1587.

[36] Thrall JH. Radiation exposure in CT scanning and risk: where are we[J]? Radiology,2012,264 (2):325-328.

[37] Travis WD, Brambilla E, Noguchi M, et al.International association for the study of lung cancer/american thoracic society/european respiratory society international multidisciplinary classification of lung adenocarcinoma[J]. Journal of Thoracic Oncology, 2011, 6(2): 244-285.

[38] Tuddenham WJ.Glossary of terms for thoracic radiology: recommendations of the Nomenclature Committee of the Fleischner Society[J]. Am J Roentgenol,1984,143(3):509-517.

[39] van Riel SJ, Sanchez CI, Bankier AA, et al.Observer Variability for Classification of Pulmonary Nodules on Low-Dose CT Images and Its Effect on Nodule Management[J]. Radiology, 2015, 277(3):863-871.

[40] Weidner N, Carroll PR, Flax J, et al.Tumor angiogenesis correlates with metastasis in invasive prostate carcinoma[J]. The American Journal of Pathology,1993,143(2):401-409.

[41] Weidner N, Semple JP, Welch WR, et al.Tumor angiogenesis and metastasis--correlation in invasive breast carcinoma[J]. The New England Journal of Medicine,1991,324(1):1-8.

[42] Yamaguchi M, Furuya A, Edagawa M, et al.How should we manage small focal pure ground-glass opacity nodules on high-resolution computed tomography? A single institute experience[J]. Surgical Oncology,2015,24(3):258-263.

[43] Yang X, Yan H, Liu H, et al.Vascular manifestations of small solitary pulmonary masses. Angiographicpathologic correlations and clinical significance[J]. Investigative Radiology,1996,31(5):275-279.

第 7 章　肺部分实性结节

肺部分实性结节是指结节呈不均匀的磨玻璃密度，部分表现为软组织密度。中心 / 边缘可有少许高密度实性影，恶性者常可伴有毛刺、分叶、胸膜凹陷及周围血管受侵犯的边缘征象。在磨玻璃结节中出现的高密度实变影的病理基础为肿瘤细胞的浸润性生长，其成分还包括纤维化及肺泡塌陷。若实变部分的最大直径 ≤ 5mm 时，则表示原位癌（AIS）已移行、演变为微浸润腺癌。当原位癌一旦发生微浸润，其病程将明显加快。

第一节　肺部分实性结节 CT 影像特征及病理基础

在肺腺癌发生、发展的早期阶段，其发生的部位可以是在肺泡、肺泡管，也可以是在呼吸性细支气管、肺小叶支气管等部位，从而造成了肿瘤有各不相同的影像形态。此外，由于肿瘤在不同区域的发展往往是不同步的，即使在同一肿瘤内也存在生长的异质性，某些区域的生长处于停滞不前的状态，某些区域则表现出退缩；另外，有些区域则生长活跃，这也是肿瘤影像学形态复杂性的原因。上述病理基础导致了肺腺癌在形态学上的多态性。根据对 GGN 定性评估的经验总结，提出以下 4 个 CT 评估指标，以供诊断时参考。

1. 外形　肺部分实性结节和实性结节可呈现出棉球、果实、颗粒、树叶、串珠、树枝、空腔、蜂窝、瘢痕、桑葚状 10 种外观形状（详见第 9 章）。< 10mm 的棉球状纯磨玻璃密度结节，大多数为非浸润性病变；而非棉球状的肺部分实性结节和实性结节内存在浸润性病变的可能性很大。在经手术证实的恶性磨玻璃病灶中，密度增加的实变部分在病理上对应肿瘤的浸润性生长区域。结节大小对 GGN 的定性诊断价值有限，甚至在某些时候存在误导性：有些大至 20mm 的 GGN 可以是良性病

变；相反，临床上手术切除证实的恶性 GGN 可以小至 4mm（图 7-1）。所以，传统上认为 < 5mm 或 < 8mm 的肺内结节可视为良性的观点已不可靠，故此大小已经无法作为评估病灶良性、恶性的绝对指标，只有密切结合病灶形态、密度、内部增强的改变，甚至穿刺活检才能定性。

2. 密度　磨玻璃结节病灶的平均 CT 值对良恶性的判断有一定的参考价值。纯磨玻璃结节由 AAH 演变、转化、发展至 AIS/MIA 的过程中，由于肿瘤细胞增殖能力逐渐增大，排列密度逐渐增加，侵袭能力逐渐增强，导致病灶 CT 值亦逐渐升高。CT 图像中感兴趣区（ROI）平均 CT 值受所设定 ROI 大小的影响较大，所以应结合平均 CT 值及最大、最小值作为密度评价的指标。通常可以 −500～ −400HU 范围作为浸润前期病变（AAH/AIS）的临界密度值，即在动态随访过程中，纯磨玻璃结节密度值进行性增高且达到 −500～ −400HU 的范围（危险区），提示病灶有变实变密的趋势，恶性概率加大；若低于此范围，在 −600～ −500HU（中间区），则恶性概率相对较低；若病灶 CT 值在 −700～ −600HU 的范围（安全区），则基本上可判定

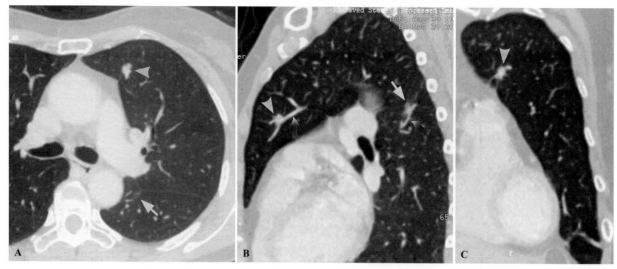

▲ 图 7-1　原位腺癌与微浸润腺癌 MIA 的鉴别要点

A. 女，55 岁，左肺上叶前段见一直径约 12mm 实性结节（箭头），左下肺背段近斜裂边缘见一直径约 4mm 磨玻璃结节（黄箭），仅从横断面薄层图像上无法评估病灶周边的血管情况；B 和 C. 矢状位和冠状位重组图像示，可见管径≥2mm 的微血管分支（红箭头）移动进入两个病灶（箭头和黄箭），同时在其内部还可见管径≥2mm 的微血管分支断面；术前影像诊断为 MIA，手术病理证实。对于 4～5mm 的粟粒样 MIA（黄箭），特别是病灶内高密度浸润成分平扫显示不明显时，若不行 CT 增强扫描很难做出明确诊断

为良性阶段病变。有研究显示，纯磨玻璃结节 CT 值的增加与体积亦存在相关性，每增加 100HU 时，肿瘤的体积可增加 10%。结合这些信息有助于判断病灶的可能进程阶段，AAH 向 AIS 发展，抑或 AIS 向 MIA 演进。当然这些量化数据必须结合 CT 形态学与周围血管变化才能做出更准确的综合性判断。

需要指出的是，对于病灶增强前后的 CT 值测量一定要保持 4 个一致：①增强前后所有的扫描技术参数一致；②增强前后扫描选择的测量层面一致；③增强前后扫描 ROI 测量的部位、方向一致；④增强前后扫描所选 ROI 的面积大小一致。只有保持 4 个一致才能将绝对 / 相对 CT 值测量准确。

3. 内部　若存在较高密度的小结节堆聚，肿瘤微血管 CT 成像征，细支气管充气的小管、小泡、小洞等含气腔隙，或出现局部蜂窝样改变提示恶性的可能性大。因此，在 CT 影像上主要表现以混合型磨玻璃结节即肺部分实性结节，其内部有细支气管充气征及空腔征，外缘有分叶征和（或）毛刺征，和（或）棘突征，且存在"肿瘤微血管 CT 成像征"时，须高度警惕为微浸润腺癌。

CT 增强扫描有助于结节的定性。对于大多数 ≤ 5mm 的 pGGN 病灶，尚处在肿瘤细胞无血管的缓慢克隆性增殖阶段，其肿瘤的血供系统尚未完全

成型，如果周围又无明确的微小血管结构围绕时，一般不需要做 CT 增强扫描。对于 5～10mm 的部分实性结节和实性结节，通常病变已经从无血管的阶段转变为有血管生成的肿瘤持续性生长阶段，病灶内已经构建了有效的肿瘤血管，此时必须行 CT 增强扫描观察评估病灶的血管情况。除了观察结节内部实性成分的强化程度外，还可以借助图像后处理技术 MIP 及 CPR 来观察结节与血管的关系，即观察有无"肿瘤微血管 CT 成像征"，这是非常关键的一个征象（图 7-2 和图 7-3）。在肺癌边缘的区域可有血管移动入内，在肿瘤内部还有丰富的微血管分支联通，形成具有特征性的肿瘤微血管 CT 成像征。这是直径 5～10mm 微小肺癌与其他单发结节的鉴别要点。应用这一要点可以提高 5～10mm 微小肺癌的术前正确诊断率。

CT 增强扫描与 CT 灌注成像都可用于观察肿瘤病灶的血管和血供情况，但前者易于普及、易于统一、易于推广（图 7-4），而后者较为复杂，且较常规 CT 增强扫描对患者形成的 X 线辐射剂量高出许多。在当前公众越来越关注 CT 辐射剂量的形势下，在检查扫描过程中更应该严格遵循本书第一篇第 3 章内所提到的 ALARA、AHARA 和 ASARA 三原则。在能够明确 GGN 的定性诊断后，不主张做过多过

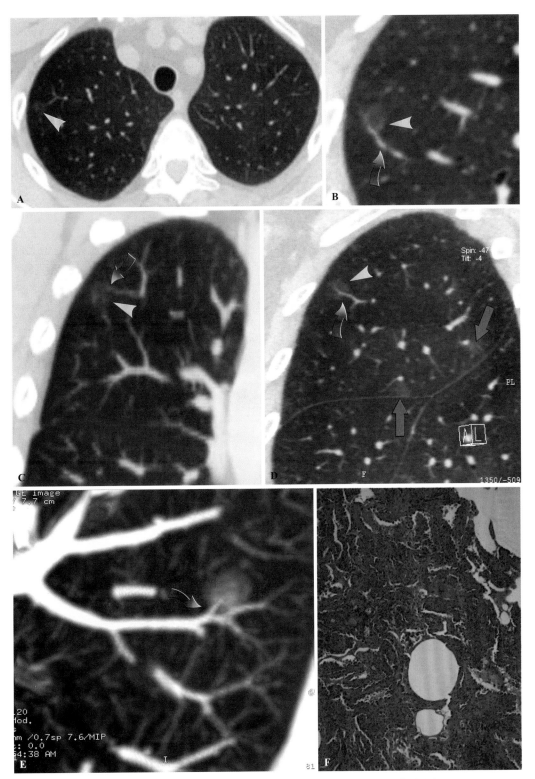

▲ 图 7-2 原位腺癌、非典型腺瘤样增生、微浸润腺癌三者的鉴别要点

A 至 D. 女，40 岁，右上肺前段发现直径约 7mm 的 GGN 病灶（箭头），在横断面薄层图像上无法观察周边有无微细血管；在 MIP（C）和 MPR（D）的图像中可以观察到有管径≤ 2mm 的微血管分支移动进入病灶内部，增强扫描病灶内部强化不明显；影像诊断为 AIS，手术病理证实；在该患者的同肺叶内还可见 2 枚直径均约 5mm 的 GGN 病灶（蓝箭），分别靠近斜裂和水平裂，病灶周围未见肿瘤血管（D）；此 2 枚病灶与 AIS 病灶一并切除，术后病理证实为 AAH；E 和 F. 男，58 岁，左肺下叶见一直径约 9mm 的 GGN 病灶，可见较粗的肿瘤血管（红箭）进入病灶，管径≥ 2mm，肿瘤内存在互相联通的新生微血管，增强扫描病灶强化明显（E）；诊断为 MIA，手术病理证实；F. 显微病理，于微浸润区域内可见不规则腺体形成，间质纤维化，肿瘤周围贴壁生长（HE，100×）

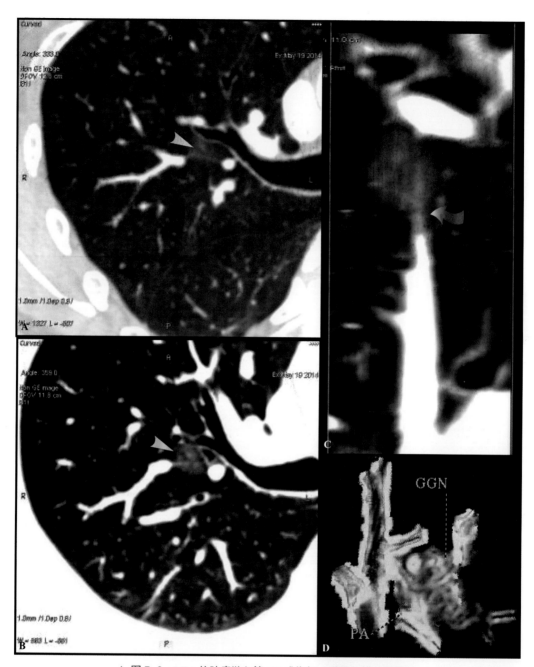

▲ 图7-3 MIA 的肿瘤微血管 CT 成像征：增强扫描的重要性

A. 女，40 岁，CT 平扫隐约可见 1 枚磨玻璃病灶（箭头），边界模糊；B. 增强扫描，病灶强化明显（箭头），可见存在显著强化的实性成分；C. CPR 图像显示血管进入病灶且形成肿瘤内血管网（箭），即"肿瘤微血管 CT 成像征"；D. VR 图像显示病灶为血管和气管所围绕；影像诊断为：MIA，手术病理证实（GGN. 磨玻璃密度结节；PA. 肺动脉）

度的、不必要的 CT 灌注成像检查。

4. 周围　肺部分实性结节和全实性结节的周边如果存在密集的短毛刺、肿瘤微血管 CT 成像征、胸膜皱缩或凹陷，提示恶性可能。在边缘形态上，恶性病变多呈分叶状，或有棘状突起等征象；而良性 GGN 多数无分叶，边缘可有由于纤维条索牵拉形成的尖角，与恶性病变的短毛刺和分叶等不同。恶性 GGN 的边缘清楚但不整齐，炎性 GGN 的边缘模糊，良性非炎症类 GGN 的边缘清楚整齐，甚至光整。

部分恶性混合密度 GGN 病变的侵袭性弱于实性结节，所以毛刺的出现率相对较低。但是一旦出

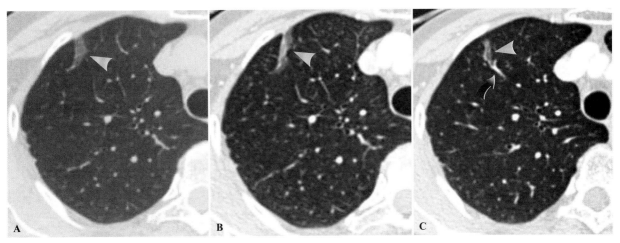

▲ 图 7-4　MIA 的肿瘤微血管 CT 成像征

女，62 岁，CT 平扫（A），仅做 CT 增强（B 和 C）未做图像后处理，也可观察到右上肺 7mm GGN 病灶（A 至 C，箭头）内部微小血管的明显强化（B）及肿瘤血管移动进入结节内（C，箭）；手术病理：MIA

现密集毛刺征（多发细短的、无分支的、< 2mm 的放射状线条影），90% 以上为恶性病变，以腺癌为主。影像上所见毛刺状边缘的病理基础可以概括为 3 点：①肿瘤细胞向各个方向放射状蔓延；②病灶外围的毛细血管、淋巴管和末梢支气管的周围存在癌性/炎性浸润或伴阻塞后扩张；③肿瘤刺激引起结缔组织增生、纤维索条形成。

5. 大小　IASLC 2017 第 8 版肺癌 TNM 分期标准中的重点关注之一就是提出了明确的肿瘤大小测量方法。由于患者的预后和肿瘤的实性成分大小相关，因此对于部分实性结节在临床分期中，需要测量实性成分的大小；在病理分期中，也要计算浸润性成分的大小。在 2017 TNM 分期中，对部分实性结节要求按照下述方法分别测量实性成分和亚实性成分的径线：在轴位、冠状位、矢状位选择一个位置，在该位置的最大层面平均测量长轴和短轴，最终取平均值。同时也要求对肿瘤本身大小测量更为精确。3cm 是 T_1、T_2 的分割点（cut-off 值），也即早期的临界值。对大肿瘤 5cm 和 7cm 分别上升为 T_3 和 T_4 的界点。每 1cm 都作为一个 cut-off 值。在临床实践中如一个肿瘤在纵隔窗测量时，T 大小为 4.7cm，属于 T_2b，而在肺窗上测量，T 大小为 5.2cm，属于 T_3，那么应以肺窗测量为准。

必须指出，以上所述是所有肺癌的共同影像特征，无论是腺癌、鳞癌，还是小细胞肺癌或大细胞肺癌均有这些共性表现。对于 GGN 决不能凭单一的 CT 诊断指标来肯定或否定周围型肺癌或肺良性结节的诊断。需要强调的是，有 3~4 个相关的 CT 特征并存，同时密切结合临床资料，将有助于提高诊断的准确性。

第二节　肺微浸润腺癌的 CT 影像特征、病理基础及鉴别诊断

微浸润腺癌（MIA）的定义为孤立性、以鳞屑样生长方式为主且浸润灶 ≤ 5mm 的小腺癌。对于这种混合密度结节，磨玻璃密度中的实变影在病理上是肿瘤细胞的浸润性生长。在最大径 ≤ 3cm 的 AIS 病变内若出现实变灶，且实变范围的最大直径 ≤ 5mm 时，提示 AIS 已移行演变为 MIA。

在原位癌生长、演变、转化成微浸润腺癌的过程中，除了有来自肺/支气管动脉细小分支的肿

瘤供血血管移动进入病灶外，在病灶内肿瘤血管增生，互相联通，形成肿瘤内部的血管系统。这些肿瘤内部新生的微血管主要分布在癌结节外带区域，此处是癌细胞增殖和生长最为活跃的区域，肿瘤内部微血管的互相联通在增强CT扫描时将造成肿瘤的明显强化，与移动进入病灶的肿瘤供血血管一并构成"肿瘤微血管CT成像征"。微浸润癌与原位癌鉴别时，要以移动的血管粗细、联通的血管多寡来判定，微浸润癌的移动血管比原位癌更粗（横径≥2mm）、血管互相联通比原位癌更丰富，甚至形

成血管湖。

由于存在相当数量的经病理证实的微浸润癌病灶大小仅约5mm，在CT上很难发现≤5mm实变灶，因此只能凭借CT增强扫描观察"肿瘤微血管CT成像征"（图7-5）来评估和诊断病变。增强前后病灶区域的CT差值（净增值）一般都＞30HU。这是微浸润腺癌与其他单发良性肺结节鉴别的重要CT特征之一。

微浸润癌的病理特征为肿瘤细胞沿肺泡壁伏壁生长伴有肺泡塌陷、弹性纤维中/重度增生和

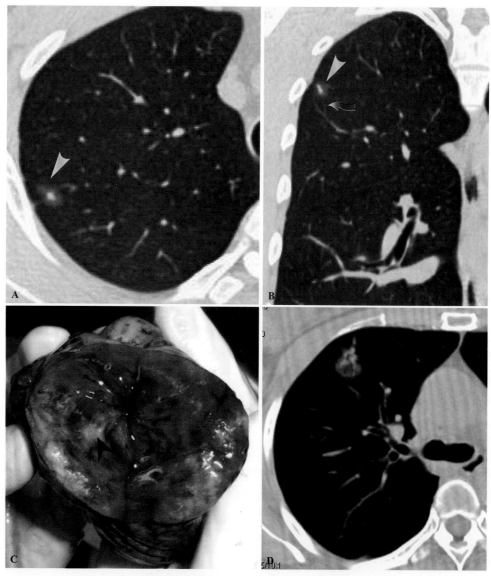

▲ 图 7-5　微浸润腺癌的影像与病理（MIA）

男，38岁，右上肺10mm磨玻璃结节中出现较高密度的实性浸润灶（箭头），直径≤5mm（A）；冠状位图像（B）可见微细血管（箭）移动进入病灶（箭头）；术后标本（C）在切面上可见略呈白色的肿瘤病灶（箭头）；病理证实为MIA。另一MIA病例，病灶内见横径超过2mm、堆聚的强化血管影（D），此为MIA与AIS的CT鉴别要点

网状结构断裂，癌组织可在纤维瘢痕化区域内开始侵犯周围间质，形成早期微浸润性病灶；影像学上则表现为部分实性即混合密度的磨玻璃样病灶（mGGN）。1995年，野口将其划分到Noguchi C型，即微浸润腺癌（MIA）。在CT影像上，除了在磨玻璃结节中存在≤5mm的较高密度的实性浸润灶及肿瘤微血管CT成像征外，其外缘还可有细小毛刺，但是尚未出现胸膜牵拉或凹陷征，受累的肺泡框架基本完整；内部亦可见空腔征及细支气管充气征，这些征象发生的概率高于实性肺癌结节。临床上经抗感染或抗结核治疗后，病变往往无缩小，甚至继续增大（图7-6）。所以当原位癌一旦发生微浸润，其病程将明显加快，浸润性肿瘤组织将逐步蚕食纤维瘢痕，最终纤维瘢痕会被浸润性腺癌完全取代，进一步发展成为伏壁式生长为主的浸润腺癌，后者将进一步发展为各类型浸润性腺癌（AIS→MIA→IAC）。因此，实性成分对于判断病情预后有着重要作用。实性成分所占比例越多，病变的恶性程度相对更高，局部切除术后的复发率亦更高，预后较差。

在微浸润腺癌的磨玻璃区域内的空腔征和细支气管充气征，具有很高的诊断价值。空腔征及细支气管充气征的病理基础包括：①未被肿瘤组织占据的含气肺泡腔；②未闭合的或扩张的细支气管；③融合、破坏与扩大的肺泡腔（图7-7）。它们与空洞征不同，后者是肿瘤坏死物经支气管排出后形成，或肿瘤压迫、阻塞邻近支气管致肺气肿、肺大疱形成以后肿瘤向肺大疱壁靠近生长而成，或与终末支气管的活瓣阻塞有关。癌灶内空泡的大小可从5mm至数厘米不等，有时称为肺癌假性空洞征（pseudocavitation）或称"气泡样征"（bubble-like lucency），这是肺腺癌的一个重要的CT征象（图7-8和图7-9）。在鉴别诊断上要详细观察空洞的部位、大小、数量；空洞壁厚度；空洞的内壁、外壁、周围结构；是否增强；有无空洞内容物；有无引流支气管；有无胸膜凹陷征、晕征等；区分是真性空洞还是假性空洞。只有掌握好这些要点才能与肺结核空洞、肺真菌感染空洞、肉芽肿性空洞等加以鉴别。

AIS和MIA通常表现为非黏液型或罕见的黏液型亚型，这两类患者若接受根治性手术，疾病特异性生存率分别为100%或接近100%。绝大多数患者术后无须辅助化疗或放疗。因此，把握好AIS的CT影像诊断，及时进行胸腔镜手术或其他有效的

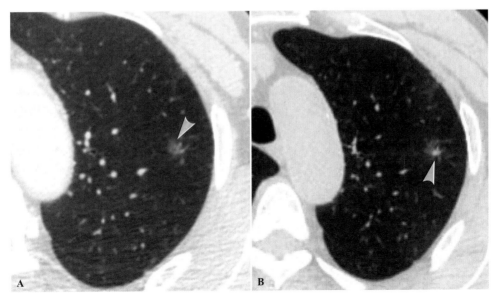

▲ 图7-6　微浸润腺癌（MIA）的CT表现

A. 体检行胸部CT，左肺上叶见一直径约8mm的GGN病灶（箭头），边界较模糊，内部未见明显实性成分，拟诊为AIS，未手术，定期随访；B. 1年后随访，原GGN病灶内出现较高密度的实性成分（箭头），范围≤5mm，考虑为MIA。遂行手术，术后病理证实为MIA

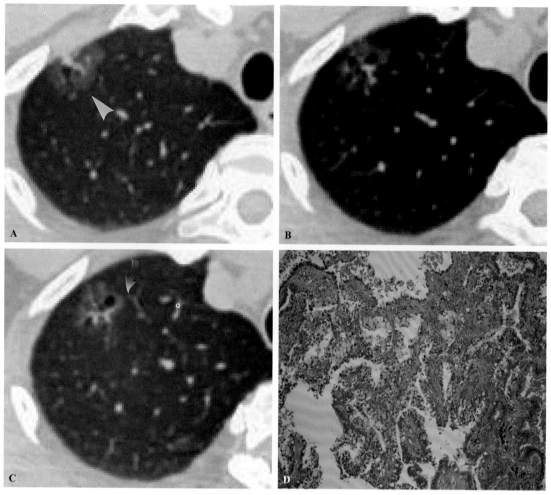

▲ 图 7-7　微浸润腺癌（腺泡为主型）的影像及病理

A. 男，54 岁，右上肺尖段见直径约 15mm 的混合密度 GGN 病灶（箭头）；B. 在磨玻璃区域内可见多个大小不超过 5mm 的小空泡和细支气管充气征；C. 肿瘤边缘可见肿瘤微血管 CT 成像征（箭）；D. 手术病理：腺泡为主型微浸润腺癌（1.5cm×0.7cm），不规则腺体浸润性生长，周围可见原位腺癌区域（HE，100×）

治疗，将可以显著提高肺癌的 5 年生存率。根据第 7 版 TNM 病理分期标准，ⅠA、ⅠB、ⅡA、ⅡB、Ⅲ 和 Ⅳ 期肺癌的 5 年生存率分别为 73%、58%、46%、36%、20% 和 13%，而 0 期（原位癌 Tis）的 5 年生存率是 100%。由此可见，肺癌的早期发现、早期诊断和早期治疗至关重要。所以在偶发性 GGN 的定期随访时，一旦出现病灶增大、增密、增强、增粗（肿瘤血管，图 7-10）的征象，应停止随访，给予多学科会诊，尽可能手术切除，以免贻误早期肺癌（AIS 或 MIA）的诊治。

鉴于此，针对死亡率第一的恶性肿瘤——肺癌的策略可以归纳为如下"四抓"。

抓早：即抓住微小肺癌（AIS 与 MIA）。

抓小：即在病灶较小的时候，特别是 ≤ 10mm 时给予明确诊断，降低时间延误导致远处转移的风险。

抓准：即在术前进行准确的影像诊断和病灶定位。

抓好：即通过临床、影像、病理多学科互相协作，在确保有效地切除病灶后，准确地进行病理取材，防止出现病理科取材不准或无法发现病灶的局面。

Hasegawa 采用高分辨率 CT 对单纯 GGN、伴有中心实性的 GGN 和实性结节的倍增时间进行了研究，三者的平均倍增时间分别为 813 天、457 天和 149 天。说明对于肿瘤性病变而言，单纯性 GGN

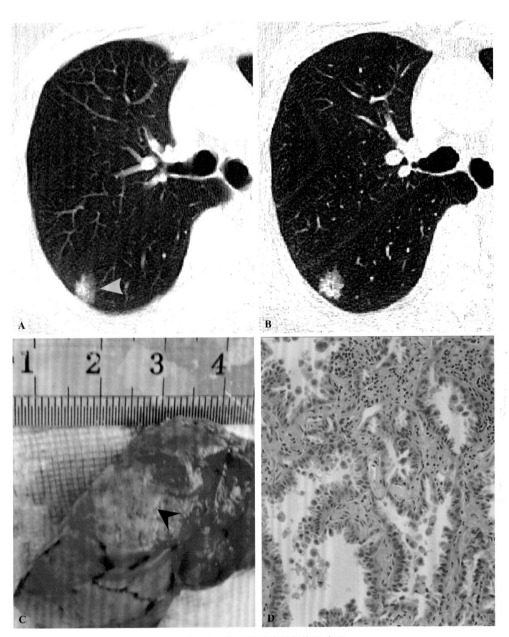

▲ 图 7-8 微浸润腺癌的影像及病理

A. 右肺下叶背段胸膜下见一直径约 12mm 半实性磨玻璃结节（箭头），其内可见≤5mm 的较高密度实性浸润灶；B. 在紧邻的下一个层面影像上，病灶内可见空腔征、毛刺征、棘突征及浅分叶征；C. 手术大体标本（箭头）；D. 病理证实为 MIA，镜下可见肿瘤细胞在间质内呈浸润性生长

的倍增时间明显长于混合性 GGN 和实性结节。这进一步证明了当原位癌发生微浸润演化后，其病程将明显加快。

综上所述，≤1cm 的微小肺癌可以是 0 期原位癌，亦可是ⅠA1 期的微浸润性癌，两者 10 年的术后生存率可达 98%～100%。虽然它们的瘤体仅在 1cm 范围内，但却是其自然病程中最为漫长的一个阶段。在由肿瘤干细胞经非典型性腺瘤样增生和原位腺癌阶段转化演变为微浸润癌的过程中，非典型腺瘤样增生其代谢所需要的养分主要由细胞外基质通过简单扩散方式提供，范围和数量均非常有限，因而病灶生长较为缓慢。若肿瘤继续生长，则须形成专门的血供系统以维持必要的营养，而血管的形成和进入标志着肿瘤演变成原位癌阶段，由此再发展到直径 1cm 的微浸润癌约需 5～10 年时间。在此期间，病灶虽存在，但无临床症状，对患者无直接

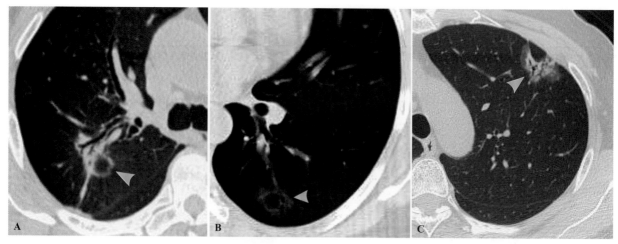

▲ 图 7-9　肺癌假性空洞征、"气泡样征"和细支气管充气征

A. 右上肺癌假性空洞（箭头），肿瘤细胞呈环形生长，形成中间的低密度区；B. 左下肺癌假性空洞（箭头），注意近端的肿瘤血管；C. 微浸润腺癌的"气泡样征"和细支气管充气征（箭头）

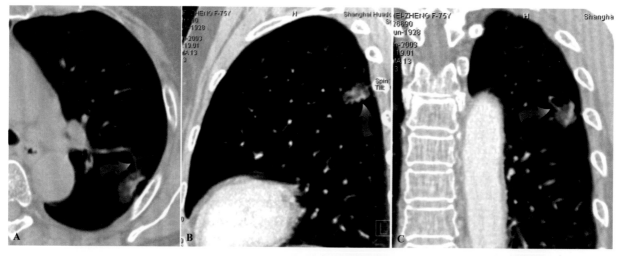

▲ 图 7-10　肺微浸润腺癌的肿瘤微血管 CT 成像征

A. 男，70 岁，横断位图像示左肺上叶后段混合密度结节灶，边界清楚，边缘可见横径约 2mm 的细小血管（箭）移动进入病灶内；B. 矢状位图像示左上肺后段癌结节强化明显，内部有新生成的微血管强化影（箭）；C. 冠状位图像示左上肺后段癌结节有血管进入（箭）

危害，肿瘤细胞处于相对的休眠期，发展很慢，属于微小肺癌的不发病阶段（cancer without disease），故又被俗称为"懒癌"。在组织学上因为 0 期的原位癌不具有侵袭能力，所以将它与非典型性腺瘤样增生一并归入浸润前期病变也即良性阶段的范畴。当原位癌转化、演变成微浸润癌之后，由于肿瘤血管系统的成熟，肿瘤将进入较快的生长期，从 1mm³ 的癌组织含有 100 万个癌细胞开始，在 1～3 年内肿瘤可从 1cm 增大至 2～3cm，重量由 1g 增加到 100～300g。此外，肿瘤血管系统的建立也增加了癌细胞血行转移的概率，因此以"抓早"和"抓小"

为目标的肺癌早诊早治具有非常重要的现实意义和临床价值。

（张国桢）

参考文献

[1] Abe H, MacMahon H, Engelmann R, et al. Computeraided diagnosis in chest radiography: results of large scale observer tests at the 1996-2001 RSNA scientific assemblies[J]. Radiographics, 2003,23(1):255-265.

[2] Ahn SY, Park CM, Jeon YK, et al.Predictive CT Features of Visceral Pleural Invasion by T1- Sized Peripheral Pulmonary

Adenocarcinomas Manifesting as Subsolid Nodules[J].American Journal of Roentgenology, 2017, 209(3):561-566.

[3] Asamura H, Suzuki K, Watanabe S, et al.A clinicopathological study of resected subcentimeter lung cancers: a favorable prognosis for ground glass opacity lesions[J]. The Annals of Thoracic Surgery, 2003, 76(4):1016-1022.

[4] Benzakoun J, Bommart S, Coste J, et al.Computer-aided diagnosis (CAD) of subsolid nodules: Evaluation of a commercial CAD system[J]. European Journal of Radiology,2016,85(10):1728-1734.

[5] Cha MJ, Lee KS, Kim HS, et al.Improvement in imaging diagnosis technique and modalities for solitary pulmonary nodules: from ground-glass opacity nodules to part-solid and solid nodules[J]. Expert Review of Respiratory Medicine,2016,10 (3):261-278.

[6] Chae HD, Park CM, Park SJ, et al.Computerized texture analysis of persistent part-solid groundglass nodules: differentiation of preinvasive lesions from invasive pulmonary adenocarcinomas[J]. Radiology,2014,273(1):285-293.

[7] Cho J, Kim ES, Kim SJ, et al. Long-Term Follow-up of Small Pulmonary Ground Glass Nodules Stable for 3 Years: Implications of the Proper Followup Period and Risk Factors for Subsequent Growth[J]. Journal of Thoracic Oncology,2016,11(9):1453-1459.

[8] Cohen JG, Reymond E, Lederlin M, et al.Differentiating pre- and minimally invasive from invasive adenocarcinoma using CT-features in persistent pulmonary partsolid nodules in Caucasian patients[J]. European Journal of Radiology,2015,84(4):738-744.

[9] de Hoop B, Gietema H, van de Vorst S, et al.Pulmonary ground-glass nodules: increase in mass as an early indicator of growth[J]. Radiology, 2010,255(1):199-206.

[10] Ferretti GR, Arbib F, Roux JF, et al.Effect of lung volume and gravity on the attenuation and size of a pure ground-glass nodule. Journal of Thoracic Imaging,2012,27(1):W15-17.

[11] Fukui M, Suzuki K, Matsunaga T, et al.Surgical intervention for ground glass dominant lesions: observation or outright resection[J]? Japanese Journal of Clinical Oncology,2017:1-6.

[12] Gaeta M, Barone M, Russi EG, et al. Carcinomatous solitary pulmonary nodules: evaluation of the tumor-bronchi relationship with thin-section CT[J]. Radiology,1993,187(2):535-539.

[13] Godoy MC, Sabloff B, Naidich DP.Subsolid pulmonary nodules: imaging evaluation and strategic management[J]. Current Opinion in Pulmonary medicine ,2012,18(4):304-312.

[14] Hasegawa M, Sone S, Takashima S, et al.Growth rate of small lung cancers detected on mass CT screening[J]. The British Journal of Radiology, 2000,73(876):1252-1259.

[15] Hattori A, Matsunaga T, Hayashi T, et al.Prognostic Impact of the Findings on Thin-Section Computed Tomography in Patients with Subcentimeter Non- Small Cell Lung Cancer[J]. Journal of Thoracic Oncology, 2017,12(6):954-962.

[16] Hattori A, Matsunaga T, Takamochi K, et al.Neither Maximum Tumor Size nor Solid Component Size Is Prognostic in Part- Solid Lung Cancer: Impact of Tumor Size Should Be Applied Exclusively to Solid Lung Cancer[J]. The Annals of Thoracic Surgery, 2016, 102(2):407-415.

[17] Hattori A, Matsunaga T, Takamochi K, et al.Oncological Characteristics of Radiological Invasive Adenocarcinoma with Additional Ground-Glass Nodules on Initial Thin- Section Computed Tomography: Comparison with Solitary Invasive Adenocarcinoma[J]. Journal of Thoracic Oncology,2016,11(5):729-736.

[18] Hattori A, Matsunaga T, Takamochi K, et al.Importance of Ground Glass Opacity Component in Clinical Stage IA Radiologic Invasive Lung Cancer[J]. The Annals of thoracic surgery, 2017,104(1): 313-320.

[19] Hattori A, Suzuki K, Matsunaga T, et al.Tumour standardized uptake value on positron emission tomography is a novel predictor of adenocarcinoma in situ for c-Stage IA lung cancer patients with a part-solid nodule on thin-section computed tomography scan[J]. Interactive Cardiovascular and Thoracic Surgery, 2014,18(3):329-334.

[20] Hattori A, Suzuki K, Matsunaga T, et al.Visceral pleural invasion is not a significant prognostic factor in patients with a part-solid lung cancer[J]. The Annals of Thoracic Surgery,2014,98(2):433-438.

[21] Henschke CI, Yankelevitz DF, Mirtcheva R, et al.CT screening for lung cancer: frequency and siginificance of part-solid and nonsolid nodules[J]. American Journal of Roentgenology, 2002,178(5):1053-1057.

[22] Henschke CI, Yip R, Smith JP, et al.CT Screening for Lung Cancer: Part-Solid Nodules in Baseline and Annual Repeat Rounds[J]. American Journal of Roentgenology,2016,207(6):1176-1184.

[23] Hiramatsu M, Inagaki T, Matsui Y, et al. Pulmonary groundglass opacity (GGO) lesions-large size and a history of lung cancer are risk factors for growth[J]. Journal of Thoracic Oncology, 2008, 3(11): 1245-1250.

[24] Hwang EJ, Park CM, Kim YT, et al. Microscopic Invasions, Prognoses, and Recurrence Patterns of Stage Ⅰ Adenocarcinomas Manifesting as Part-Solid Ground-Glass Nodules: Comparison With Adenocarcinomas Appearing as Solid Nodules After Matching Their Solid Parts' Size[J]. Medicine,2016,95(15):e3419.

[25] Hwang EJ, Park CM, Ryu Y, et al. Pulmonary adenocarcinomas appearing as partsolid groundglass nodules: is measuring solid component size abetter prognostic indicator[J]? European Radiology, 2015, 25(2):558-567.

[26] Kakinuma R, Noguchi M, Ashizawa K, et al. Natural History of Pulmonary Subsolid Nodules: A Prospective Multicenter Study[J]. Journal of Thoracic Oncology,2016,11(7):1012-1028.

[27] Kaneda H, Nakano T, Taniguchi Y, et al. A decrease in the size of ground glass nodules may indicate the optimal timing for curative surgery[J]. Lung Cancer,2014,85 (2):213-217.

[28] Kim H, Park CM, Koh JM, et al. Pulmonary subsolid nodules: what radiologists need to know about the imaging features and management strategy[J]. Diagnostic and Interventional Radiology, 2014, 20(1):47-57.

[29] Kim H, Park CM, Woo S, et al. Pure and part-solid pulmonary ground-glass nodules: measurement variability of volume and mass in nodules with a solid portion less than or equal to 5 mm[J]. Radiology, 2013,269(2):585-593.

[30] Ko JP, Naidich DP.Current readings: radiologic interpretation of the part-solid nodule: clinical relevance and novel technologies[J]. Seminars in Thoracic and Cardiovascular Surgery, 2014,26(2):145-156.

[31] Lee HJ, Ahn MI, Kim YK, et al.Notes from the 2010 annual meeting of the Korean Society of Thoracic Radiology: pure ground-glass nodules, part-solid nodules and lung adenocarcinomas[J]. Journal of Thoracic Imaging ,2011,26(3):W99- 104.

[32] Lee HY, Lee KS.Ground-glass opacity nodules: histopathology, imaging evaluation, and clinical implications[J]. Journal of Thoracic Imaging, 2011, 26(2):106-118.

[33] Lee JH, Park CM, Lee SM,et al.Persistent pulmonary subsolid nodules with solid portions of 5 mm or smaller: Their natural course and predictors of interval growth[J]. European Radiology, 2016, 26(6): 1529-1537.

[34] Lee SM, Goo JM, Lee KH, et al. CT fifindings of minimally invasive

adenocarcinoma (MIA) of the lung and comparison of solid portion measurement methods at CT in 52 patients[J]. European Radiology, 2015, 25 (8):2318-2325.

[35] Lee SM, Park CM, Goo JM,et al. Invasive pulmonary adenocarcinomas versus preinvasive lesions appearing as groundglass nodules: differentiation by using CT features[J]. Radiology, 2013, 268(1):265-273.

[36] Lee SM, Park CM, Song YS, et al.CT assessment-based direct surgical resection of part-solid nodules with solid component larger than 5 mm without preoperative biopsy: experience at a single tertiary hospital[J]. European Radiology,2017,27(12):5119-5126.

[37] Liao JH, Amin VB, Kadoch MA, et al. Subsolid pulmonary nodules: CT-pathologic correlation using the 2011 IASLC/ ATS/ERS classifification[J]. Clinical Imaging, 2015, 39(3):344-351.

[38] Matsunaga T, Suzuki K, Takamochi K, et al. What is the radiological defifinition of part-solid tumour in lung cancer?dagger[J]. European Journal of Cardio-Thoracic Surgery,2017,51(2):242-247.

[39] Mets OM, de Jong PA, Scholten ET, et al.Subsolid pulmonary nodule morphology and associated patient characteristics in a routine clinical population[J]. European Radiology ,2017,27(2):689-696.

[40] Miyata N, Endo M, Nakajima T, et al.High-resolution computed tomography fifindings of early mucinous adenocarcinomas and their pathologic characteristics in 22 surgically resected cases[J]. European Journal of Radiology ,2015,84(5):993-997.

[41] Mori K, Saitou Y, Tominaga K, et al.Small nodular lesions in the lung periphery: new approach to diagnosis with CT[J]. Radiology, 1990, 177(3):843-849.

[42] Mountain CF, Dresler CM.Regional lymph node classifification for lung cancer staging[J]. Chest, 1997,111(6):1718-1723.

[43] Murray JG, Breatnach E.The American Thoracic Society lymph node map: a CT demonstration[J].European Journal of Radiology, 1993, 17(2):61-68.

[44] Noguchi M, Morikawa A, Kawasaki M, et al.Small adenocarcinoma of the lung. Histologic characteristics and prognosis[J]. Cancer, 1995, 75(12):2844-2852.

[45] Park CM, Goo JM, Lee HJ, et al.Nodular ground-glass opacity at thinsection CT: histologic correlation and evaluation of change at follow-up[J]. Radiographics,2007,27(2):391-408.

[46] Peng M, Li Z, Hu H, et al. Pulmonary groundglass nodules diagnosis: mean change rate of peak CT number as a discriminative factor of pathology during a follow-up[J]. The British Journal of Radiology, 2016, 89(1058):20150556.

[47] Seidelman JL, Myers JL, Quint LE.Incidental, subsolid pulmonary nodules at CT: etiology and management[J]. Cancer Imaging, 2013, 13(3):365-373.

[48] Shimizu K, Ohtaki Y, Nakazawa S, et al. Neither the maximum tumor size nor solid component size is prognostic in part-solid lung cancer: to be ground-glass opacity or not to be, is that really the question[J]? Journal of Thoracic Disease, 2016, 8(9):2334-2336.

[49] Shu SJ, Liu BL, Jiang HJ.Optimization of the scanning technique and diagnosis of pulmonary nodules with first-pass 64-detectorrow perfusion VCT[J]. Clinical Imaging, 2013, 37(2):256-264.

[50] Silva M, Sverzellati N, Manna C, et al. Long-term surveillance of groundglass nodules: evidence from the MILD trial[J]. Journal of Thoracic Oncology, 2012, 7(10):1541-1546.

[51] Son JY, Lee HY, Kim JH, et al. Quantitative CT analysis of pulmonary ground-glass opacity nodules for distinguishing invasive adenocarcinoma fromnon-invasive or minimally invasive adenocarcinoma: the added value of using iodine mapping[J]. European Radiology, 2016, 26(1):43-54.

[52] Song YS, Park CM, Park SJ, et al. Volume and mass doubling times of persistent pulmonary subsolid nodules detected in patients without known malignancy[J]. Radiology, 2014, 273(1):276-284.

[53] Swensen SJ, Aughenbaugh GL, Douglas WW, et al. High-resolution CT of the lungs: findings in various pulmonary diseases[J]. AJR American Journal of Roentgenology, 1992,158(5):971-979.

[54] Swensen SJ, Viggiano RW, Midthun DE, et al. Lung nodule enhancement at CT: multicenter study[J]. Radiology, 2000, 214(1): 73-80.

[55] Travis WD, Asamura H, Bankier AA, et al. The IASLC Lung Cancer Staging Project: Proposals for Coding T Categories for Subsolid Nodules and Assessment of Tumor Size in Part- Solid Tumors in the Forthcoming Eighth Edition of the TNM Classifification of Lung Cancer[J]. Journal of Thoracic Oncology,2016,11(8):1204-1223.

[56] Travis WD, Brambilla E, Noguchi M, et al. International association for the study of lung cancer/american thoracic society/ european respiratory society international multidisciplinary classification of lung adenocarcinoma[J]. J Thorac Oncol, 2011, 6(2):244-285.

[57] Yanagawa M, Johkoh T, Noguchi M, et al. Radiological prediction of tumor invasiveness of lung adenocarcinoma on thin-section CT[J]. Medicine, 2017, 96(11):e6331.

[58] Yang W, Sun Y, Fang W, et al. High-resolution Computed Tomography Features Distinguishing Benign and Malignant Lesions Manifesting as Persistent Solitary Subsolid Nodules[J]. Clinical Lung Cancer, 2018,19(1):e75-e83.

[59] Yip R, Henschke CI, Xu DM, et al. Lung Cancers Manifesting as Part-Solid Nodules in the National Lung Screening Trial[J]. AJR American Journal of Roentgenology ,2017,208(5):1011-1021.

[60] Zhao LL, Xie HK, Zhang LP, et al. Visceral pleural invasion in lung adenocarcinoma ≤ 3 cm with ground-glass opacity: a clinical, pathological and radiological study[J]. Journal of Thoracic Disease, 2016,8(7):1788-1797.

[61] Zhou QJ, Zheng ZC, Zhu YQ, et al. Tumor invasiveness defined by IASLC/ATS/ ERS classification of ground-glass nodules can be predicted by quantitative CT parameters[J]. Journal of Thoracic Disease, 2017, 9(5):1190-1200.

第8章 肺实性结节

肺实性结节是指结节内已没有磨玻璃密度，全部为软组织密度或更高实性灶替代。CT 值为 20～60HU 或更高，恶性者常伴有深分叶、毛刺、棘突、胸膜凹陷及周围血管包绕、移入等清楚的边缘征象。若浸润性高密度实变灶的最大直径已超过 5mm，且存在继续增大的趋势，则提示肺微浸润性腺癌（MIA）已转化、演变为浸润性腺癌（IAC）。肺浸润性腺癌变异型的 CT 影像特征呈多灶性、多形性和多变性。这类腺癌的 TNM 分期高，对 EGFR 靶向治疗药物不敏感，治疗预后和生存率较差。

第一节 肺实性结节 CT 影像特征及病理基础

一、肺实性结节的周围 CT 特征及病理基础

1. 病灶整体形态为非圆形、不规则形、多角形、深分叶形提示恶性可能性大 分叶征是由于肿瘤各部分非均匀生长而使肿瘤边缘形成凹凸不平的分叶状，其次是由于瘤体向肺小叶生长时受到血管和支气管的阻碍，结节向周围组织内伸展不均一所致。主要见于以膨胀性或填充性（肺泡腔被肿瘤细胞填满）方式生长的恶性肿瘤，凹凸不平的边缘可能是肿瘤切迹或分叶的一部分。恶性肿瘤的毛刺征多细短僵直，也无分支，呈细线状。其病理基础是癌组织沿血管、支气管向外浸润；肿瘤纤维化成分收缩牵拉周围的小叶间隔；或者是周围边缘有炎性反应及结缔组织增生所致。棘突征是指瘤块边缘出现一条或数条小圆顶状棘状突起，常为 1～2mm 大小，其病理基础是腺泡间隔局限性纤维增生所致，多见于恶性肿瘤。毛刺和棘突征在肺癌中的出现频率较高，以往被认为是肺癌的特征性表现。但是在良性结节，如结核球中亦可出现，是这部分结节被误诊为肺癌的原因之一。因此，对这些征象应加以仔细分析和慎重对待。结核球有时可见边缘毛刺征，

多分布在部分边缘上，呈梳齿状向一个方向排列；而肺癌的短细毛刺多呈放射状排列。相对非实性结节而言，空腔征和支气管充气征在恶性的实性结节中出现较少，分叶征、毛刺征、棘突征出现较多，这与肿瘤的病理类型及生物学行为有关（图 8-1）。

2. 胸膜凹陷征在文献上又有胸膜尾征、兔耳征等名称 形成胸膜凹陷征的主要病理基础是肿瘤方向的牵拉和局部胸膜无粘连或仅有点、条状较松散粘连。关于这一征象也可见于一些良性肿瘤与炎性肉芽肿等。胸膜凹陷征的 CT 表现为肿瘤通过线条影牵拉相邻的脏层胸膜面，使之向内凹入形成喇叭口状，这是由于增厚的小叶间隔、肿瘤内纤维增生、纤维瘢痕组织收缩所致脏层胸膜受牵拉而内陷。这些征象多见于周围型肺癌，出现率较高，可见于 50%～80% 的病例内。该征象以往亦曾被认为是肺癌的独有表现，但在 10%～30% 的良性结节中也可观察到此征象，因此亦需要针对具体病例，具体分析和综合判断。

3. 增强 CT 薄层扫描有助肺结节的定性诊断 在增强扫描中，由于恶性结节的血管外间隙扩大，微血管床增加，内皮细胞的基底膜不完整，导

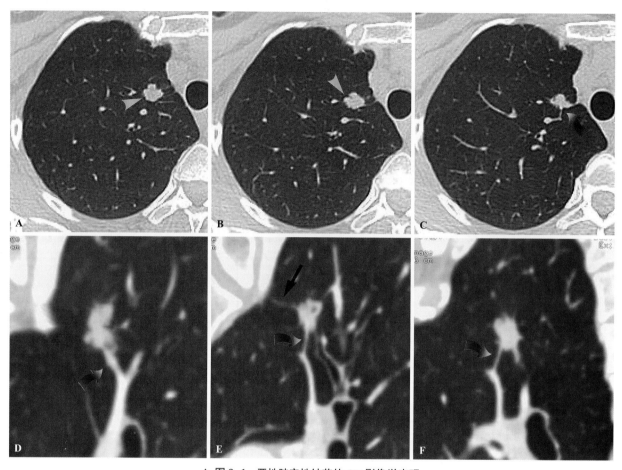

▲ 图 8-1　恶性肺实性结节的 CT 影像学表现

女性，39 岁，CT 横断面图像中右上肺上叶尖段见 1 枚直径约 10mm 实性结节，病灶有毛刺（A，箭头）、深分叶（B，箭头）、棘突、胸膜凹陷、空泡、肿瘤血管移入（C，箭）等多种 CT 征象；多方位图像重组（D 至 F）可更全面、充分、无遗漏地显示病灶的形态和外周特征，包括深分叶、肿瘤血管（箭）、胸膜牵拉（E，黑箭）等。手术病理证实为浸润性腺癌

致对比剂容易透过血管壁，弥散至肿瘤细胞间隙内，因而在肿瘤内滞留的时间较长，因此其强化程度明显高于良性结节。美国学者 Swensen 曾把增强前后 CT 值相差 20HU 作为良性、恶性结节鉴别的临界值。此后，又调整至 15HU。日本学者 Yamashita 等则认为增强值介于 20～60HU 的结节高度提示恶性。急性炎症导致肺循环细小动脉弥散性血栓形成，使其接受的肺动脉供血明显减少，而由支气管动脉代替，小动脉扩张，微循环加速，造成单位组织血流量增加，故其强化远高于良性结节，也高于恶性结节。炎性肉芽肿的强化程度高于恶性结节，往往呈周围强化型，中心为坏死的无强化区，借此可与恶性结节鉴别。结核球由于中央干酪样坏死，血供很少；非活动性炎性假瘤因发生机化，病灶周围纤维增生包裹，血供也很少，强化

都不明显。活动性结核或增殖结节，中央有较多血管，增强峰值可以增高。肺血管性肿瘤，如海绵状血管瘤和动静脉畸形多显著均匀强化且强化高峰与肺内正常血管一致。

4. CT 影像与基因突变关系的研究　表皮生长因子受体（EGFR）的表达程度与非小细胞肺癌（NSCLC）的转移率、分化程度、生长指数及预后密切相关。表皮生长因子受体酪氨酸激酶抑制药（epidermal growth factor receptor tyrosine kinase inhibitor，EGFR-TKI）在肺腺癌的治疗中有着良好的疗效，靶向治疗显著提高了腺癌患者的生存率，而获得准确的分子表型是指导靶向治疗的前提。因此在确定使用 EGFR-TKI 药物前行 EGFR 突变检测非常重要。但是由于一部分肺癌患者基础状况、病情进展及取材限制等原因，导致了病理标本

获得困难，不能行基因检测。此外检测费用昂贵，检测方法也不统一，也很难判断是否存在突变。另外鼠肉瘤病毒原癌基因同源体（Kirsten rat sarcoma viral oncogene homolog，KRAS）、间变性淋巴瘤激酶（ALK）等基因，也需要在靶向治疗药物使用前，对这些基因是否有突变进行检测。由于研究肺腺癌的CT影像学特征与驱动基因表达之间的相关性对肺腺癌的诊断和治疗有着重大的影响，这可以为不具备病理学检查条件的患者提供诊断和治疗依据，所以预测NSCLC驱动基因突变状态方面的研究并探讨晚期肺腺癌直径大小、CT形态、GGO面积等与表皮生长因子受体（EGFR）基因突变的关系就成了研究的热点：①肺癌实性病灶最大径＞2cm、磨玻璃病变的面积小、PET/CT SUV＞（6～9）时，EGFR突变率低，KRAS突变率高，ALK易位重排融合阳性率高。这种情况多见于充实/实体型腺癌。在侵袭性黏液腺癌很少发生EGFR突变，而多见于KRAS的突变；ALK融合阳性者则多见于微乳头型肺腺癌；②肺癌实性病灶最大径＜1cm、磨玻璃病变的面积大、PET/CT SUV＜（6～9）时，EGFR突变率高，KRAS突变率低，ALK易位重排融合阳性率低。这种情况多见于棉球/磨玻璃型腺癌（AIS、MIA）与伏壁型生长的肺腺癌。以上这种新的探索在现阶段还处于一个积累的过程，随着研究的不断深入，有的可以应用，有的可以否定，有的可以改进，有的可以再完善。当前作为知识介绍是可以的。

恶性结节血供系统的形成可分为2个步骤：第1步，由促血管生成因子参与的诱导肿瘤附近正常血管通过发芽的方式形成分支移动迁入肿瘤内；第2步，长入肿瘤内的血管在瘤体内部再形成新生的、互相联通的、有动静脉短路的微小血管。当肿瘤体积达到2～3mm³时，其体积的继续扩大需要有效的肿瘤血供来维持，否则肿瘤将进入休眠或惰性生长状态。

二、肺实性结节的内部CT特征及病理基础

CT薄层扫描能更好地观察病灶内密度是否均匀、有无钙化或脂肪成分；良性病变通常密度均匀，或有脂肪成分（-90～-40HU为脂肪成分依据）；恶性病变内部通常密度不均匀，可见空腔征、空洞、细支气管充气征、细沙砾钙化、磨玻璃征等。空腔征为结节内的小灶性透亮影，小空洞、细支气管充气征等为空腔征的不典型改变。空腔征多指病灶内直径≤5mm的中、低密度透亮影，而直径＞5mm的则称之为小空洞。细支气管充气征指相邻两个以上层面的低密度影或同层面内长管形透亮影，为肿瘤内尚未被侵及的细支气管和肺组织。细支气管充气征、空腔征很少见于良性结节，其存在多提示为恶性肿瘤，尤其是腺癌，因而这些征象的出现对早期肺癌的定性诊断有重要意义。需要特别强调的是，空腔征对早期肺癌的诊断有重要价值，尤以空腔征透亮影内缘有结节状或不规则突起，更提示为恶性可能。

空腔征表现为病灶内单个或多个直径＜5mm（有别于小空洞直径＞5mm）的小类圆形透亮区。病理基础为病灶内癌细胞沿肺泡壁伏壁生长，肺泡中尚存少许含气空隙；结节内未受肿瘤累及的肺支架结构，如细支气管、肺泡及含黏液的腺腔形成囊状扩张；空腔征以腺癌较为多见。若病灶内原有的支气管充气征及空腔征消失，代之以实性成分，提示肿瘤增长迅速，需及早给予治疗。

裂隙样或新月形空洞多见于结核；而恶性肿瘤形成的空洞多不规则、壁厚薄不均，常见壁结节。钙化均可见于良性、恶性结节。恶性结节中的钙化常呈无定形细沙砾状分布，或偏在一侧，不超过结节10%的面积；而良性结节的钙化多呈中心性、片层状、爆米花样及弥漫型。空气支气管征一般认为是病变内尚未破坏的肺支架结构。脂肪见于良性结节。

三、肺实性结节的大小、位置、倍增时间

通常而言，结节越大，恶性的概率越高。结节直径＜5mm（结节体积＜100mm³）与无结节患者的肺癌发病率无显著差异，均约0.6%；结节直径5～10mm（结节体积100～300mm³），肺癌概率0.9%～5.8%，需要随访CT；结节直径≥10mm（结节体积≥300mm³），肺癌概率11.1%～26.2%，须

即刻采取进一步措施，对结节进行定性分析。有研究认为，计算结节的体积倍增时间较单纯计算结节的体积对于判断结节的性质更具特异性：体积倍增时间（VDT）＞600天，肺癌概率为0%～0.9%；VDT 400～600天，肺癌概率为4.0%；VDT＜400天，肺癌的概率为6.7%～25.0%。

部分结节有好发部位。结核球多位于上叶尖、后段和下叶背段。肺隔离症好发于下肺叶。结节的倍增时间应以体积计算为准，如结节在5年内体积保持不变，一般认为是良性结节，但测定结节的体积，特别是＜1cm的结节体积有难度，计算机辅助三维体积测量方法或有帮助。

随访观察病变的发展变化对于肺癌的早期诊断有重要作用。对于初诊时不能确定的小病变，应定期薄层CT扫描随访复查，动态观察其变化，以利于早期做出诊断。由于磨玻璃结节具有惰性生长的生物学行为特点，90%的GGN在长期随访中未见明显动态变化，因此对于GGN的影像随访时间不应低于3年，最好能够连续随访5年或以上，才不至于遗漏早期肺癌的诊断。总之，GGN病变的正确诊断和鉴别诊断依赖于详细观察各种影像学表现和对上述表现的综合分析；对于不典型病例，还需要随访观察10年以上，甚至只有通过有创检查才能最终确定病灶性质。

第二节 肺浸润性腺癌的CT影像特征、病理基础及鉴别诊断

MIA病灶内的实性成分继续增多，范围扩大，可致肺泡塌陷，形成不规则的巢状结构，并浸润间质；当实性范围超过5mm时，病灶则进展到浸润性腺癌（IAC）阶段。IAC内实性成分的病理基础与MIA内的实性成分并无不同，主要还是肿瘤细胞的增殖堆叠和纤维组织（成纤维细胞的增生）及塌陷的肺泡，在肺CT影像上呈相对较高密度影。实性成分的体积取决于病变进展的程度和速度。进展期病变的实性成分明显多于早期的病变，最后可以形成一个不均匀密度的实性局灶性结节。此时，CT增强扫描可发现分叶状强化实性结节或在结节边缘部分出现肿瘤微血管CT成像征。由于具有侵袭性倾向，病灶常向胸膜侧浸润，出现胸膜凹陷征。此外，在结节的周边还可出现小棘状突起或细毛刺征。这些都是浸润性腺癌的典型CT征象（图8-2）。

IAC伴有淋巴结转移和血管侵犯的可能性很大，癌性淋巴管炎症显示为结节向肺门侧的数条细线样淋巴管引流。病理为肺癌渗透淋巴管进入间质，刺激其增生，造成小叶间隔和血管支气管束的间质不同程度增厚。因此，对肿瘤性GGN病灶的CT特征进行细致分析有助于肿瘤的预后评估。病灶中磨玻璃样成分多的患者预后明显比病灶内存在较大实性结节患者的预后好，浸润性腺癌在病理上可表现为细支型、腺泡型、乳头型和实变型等病变特征的不同程度的混合，与磨玻璃结节型AIS截然不同（图8-3）。虽然理想的情况是在术前能够明确病变的性质，以避免不必要的手术，但对于微小肺癌，穿刺活检非常具有挑战性，而且根据有限的活检标本（穿刺或纤维支气管镜）要做出一个非常准确的腺癌病理分型也很困难，因此结合影像特征就显得非常重要。在对偶发性GGN随访期间，病变一旦出现增大、增密、增强、增实，应停止随访，建议VATS手术切除，以免延误早期肺癌（AIS或MIA）的诊治。

在CT随访检查中，如果GGN经过抗感染等各种内科处理后，GGN没有缩小，甚至增大，需要考虑到癌前病变，如非典型腺瘤样增生（AAH）、原位癌（AIS）和肿瘤性病变，如MIA、IAC等浸润性腺癌。这些病变均具有互相替代、移行、演变、转化的生长过程。许多研究报道表明，长期持续存在的GGN可以是癌前病变或早期腺癌的征象。在

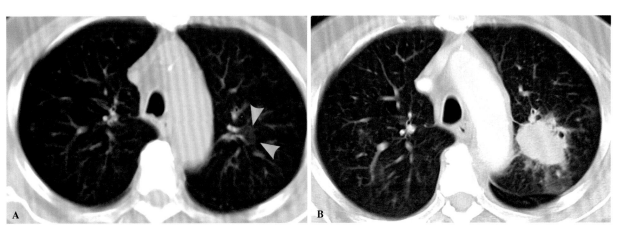

▲ 图 8-2　肺浸润性腺癌（IAC）的典型 CT 征象

A. 体检发现左上肺尖后段 5mm GGN（箭头），建议定期随访；B. 该患者未能遵医嘱按时定期随访，4 年后出现胸痛，行胸部 CT 检查，发现原 GGN 病灶增大实变形成肿块，其周边见小棘状突起、细毛刺及晕征。手术证实为浸润性肺癌

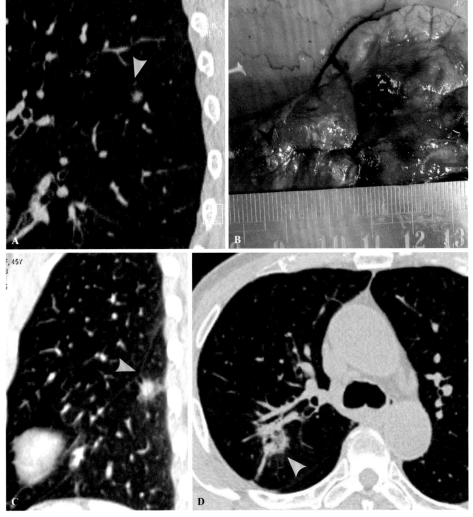

▲ 图 8-3　肺微小浸润性腺癌的胸膜侧浸润、小棘状突起及细毛刺征

A. 体检发现左下肺 5mm 实性结节，胸膜侧可见微浸润改变（箭头）；B. 与 A 同一病例的手术标本（箭头），证实为浸润性腺癌；C. 左下肺背段 15mm 浸润性腺癌，可见胸膜侧浸润、小棘状突起、细毛刺征及晕征（箭头）；D. 右上肺尖后段浸润性腺癌，可见胸膜侧浸润（箭）、小棘状突起及细毛刺征（箭头）

Nakata 等的病例研究中，所有持续存在的 GGN 均为肿瘤性病变，其中 AIS 占 53.5%，MIA 占 25.6%，AAH 占 20.9%；在含有实性成分的 GGN 病变中，恶性比率达 93%。Kim 等报道了 49 例 53 个持续存在的 GGN 病灶，75% 为 AIS 或 MIA，6% 为 AAH，仅有 19% 为非特异性纤维化或机化性肺炎。

再次指出和强调的是，由肿瘤干细胞发展成 AAH、AIS 至腺癌的一系列事件是在肿瘤细胞的内在基因与外部微环境内的诸多因子共同参与和调控下逐步演进的，AAH、AIS、MIA 与 IAC 相互之间是一个替代、演变、转化的连续过程（图 8-4），因此，在同一例患者或同一/不同肺叶上可

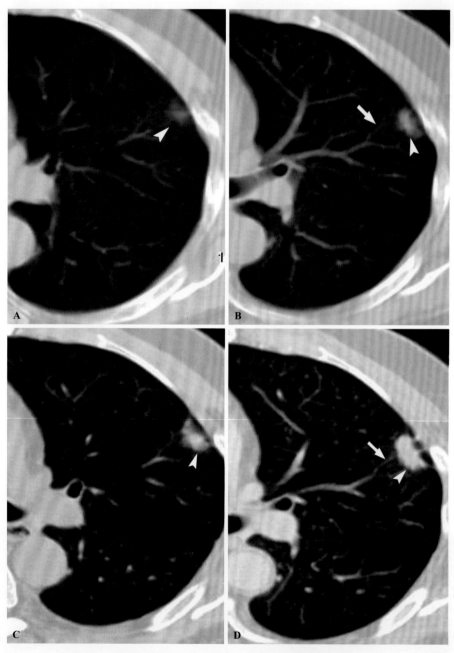

▲ 图 8-4　肺微小腺癌 4 年间的演变、转化、发展过程（AAH → IAC）

A. 体检发现左上肺直径约 5mm 的 GGN 病灶（AAH 可能，箭头）；B. 第 2 年随访，左上肺 GGN 病灶增大、增密（箭头），可见微细血管（箭）移动进入病灶（AIS 可能）；C. 第 3 年左上肺结节实性成分显著增加，病灶变实（箭头），出现胸膜侧浸润、小棘状突（MIA 可能）；D. 第 4 年，病灶继续增大、增实、增密、增强（箭头），周边出现小棘状突起、毛刺及胸膜凹陷征，多支血管进入病灶；手术病理：IAC

以同时存在不同的疾病发展阶段，最终导致影像学与形态学的多样化表现（图8-5）。如果同时存在多个病灶，则称为同时性多原发肺癌（synchronous multiple primary lung cancer，SMPLC）；如果多个病灶间隔一定的时间先后出现，则成为异时性多原发肺癌（metachronous multiple primary lung cancer，MMPLC）。

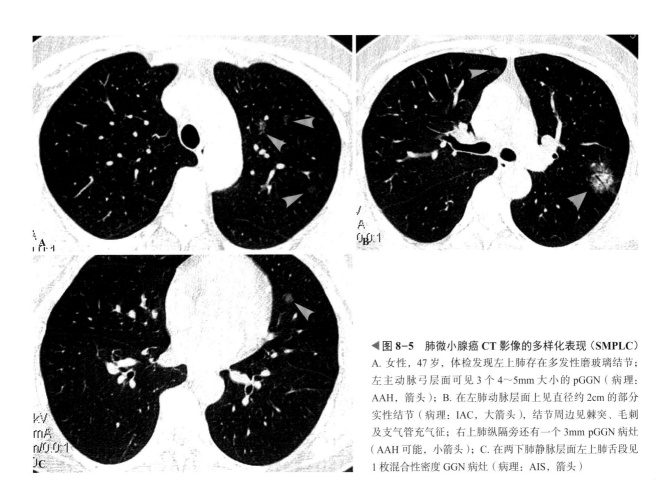

◀ 图8-5 肺微小腺癌CT影像的多样化表现（SMPLC）
A. 女性，47岁，体检发现左上肺存在多发性磨玻璃结节；左主动脉弓层面可见3个4～5mm大小的pGGN（病理：AAH，箭头）；B. 在左肺动脉层面上见直径约2cm的部分实性结节（病理：IAC，大箭头），结节周边见棘突、毛刺及支气管充气征；右上肺纵隔旁还有一个3mm pGGN病灶（AAH可能，小箭头）；C. 在两下肺静脉层面左上肺舌段见1枚混合性密度GGN病灶（病理：AIS，箭头）

第三节 浸润性腺癌变异型的CT影像特征及病理基础

非黏液性AIS继续发展将成为具有侵袭能力的含腺泡型、乳头型和实变型等混合性成分的肺腺癌（MIA → IAC），而黏液腺癌则向周围间质、血管、淋巴组织侵犯或转移，也可以在肺内沿小叶中心发生无规律转移（图8-6），从而发展成多结节或弥漫型变异型肺浸润性腺癌（VIA），此即肺腺癌的发生和发展的全过程。黏液型肺腺癌与非黏液型肺腺癌相比，其病变范围更广泛，并且大都是多灶性的，即呈多发结节或肺炎样实变，常累及整个肺叶。特殊情况下，甚至表现为两肺广泛弥漫播散的结节，类似于粟粒性肺结核、肺转移瘤或间质性肺炎的CT表现。这些弥漫性多发结节和实变均属于肺浸润性腺癌变异型的CT影像学表现。黏液型IAC患者TNM分期较高，突变率较低，对EGFR靶向治

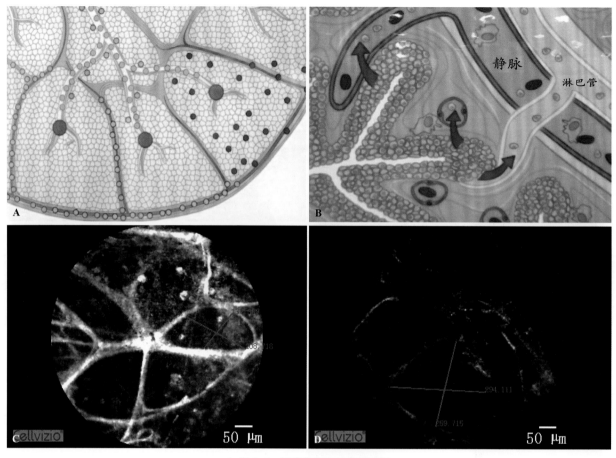

▲ 图 8-6　肺癌侵犯和转移模式图

A. 肺癌细胞向肺泡间质、血管、淋巴管播散转移侵犯的 4 种模式图（小叶中心●、周围淋巴●、沿小叶中心呈树芽状分布●、无规律小叶内分布●）；B. 肺癌细胞通过淋巴系统转移；C 和 D. 经支气管使用共聚焦支气管镜直接观察肺癌和炎性反应所致肺泡和肺泡间隔的变化。早期肺腺癌的肺泡腔缩小，肺泡隔增宽，肺泡腔和肺泡隔的光密度增高（C）；肺泡内的炎性反应可见肺泡腔仍维持正常大小，肺泡隔亦无明显增宽，光密度无显著提高（由复旦大学附属中山医院呼吸科杨达伟、白春学教授提供）

疗药物不敏感，患者预后和生存均相对较差。

一、多发结节型

当结节病灶继续生长，阻塞了段 / 亚段支气管，可引起肺段的阻塞性肺炎和肺不张；病灶也可呈一侧或双侧肺内弥漫性结节状或斑点状分布，呈多中心发展。结节大小不等，每个结节形态与单发结节型相同，也可以互不相同。结节边缘可具有深分叶征、毛刺征和棘突征（图 8-7）。深分叶征是指肿瘤边缘凹凸不平，呈花瓣样突出，弧距与弧长之比 ≥ 0.4，系肿瘤各个方向生长速度不同或生长过程中受到血供及支气管阻碍造成；毛刺征表现为自肿瘤边缘向周围肺组织内呈放射状伸展的无分支细短线条影，这是瘤组织向肺间质浸润并牵拉周围小叶

间隔的结果；棘突征表现为自肿瘤边缘突向肺组织的形态介于分叶与毛刺之间呈尖角样的棘状突起，通常被认为是分叶征的一部分，是肿瘤浸润的先端部位，提示肿瘤细胞在血管周围的结缔组织内浸润和沿淋巴管蔓延。深分叶征、毛刺征和棘突征的存在提示肺腺癌的生物学行为恶性程度可能更高，因此准确识别这些征象对小肺癌的诊断非常重要。

二、实变弥漫型

当原位癌一旦发生微浸润，其病程将明显加快，浸润性肿瘤组织将逐步蚕食纤维瘢痕，最终纤维瘢痕会被浸润性腺癌完全取代，进一步发展成为伏壁状为主型的浸润腺癌，后者将进一步发展为各类型浸润性腺癌。

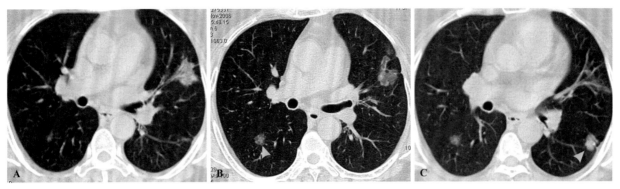

▲ 图 8-7　多发结节型肺浸润性腺癌（变异型）CT 表现

A. 女，61 岁，体检发现两肺多发结节，左上肺 GGN 较大，边缘呈深分叶征；B. 在相邻的下一个 5mm 层面，在右下肺另见 1 枚混合密度 GGN 病灶（箭头），形态上似 AIS；C. 再向下一个 5mm 层面，左下肺胸膜缘见第 3 枚 GGN 病灶（箭头），有胸膜凹陷，影像学诊断为 IAC，经肺穿刺病理证实

肿瘤持续生长导致整个受累支气管腔内无气体充填时，病变区呈一团状或大片实变影，密度较高且均匀一致，易与炎症混淆。偶尔在实变影中也可见较大的充气支气管，而较小的支气管多不能显示，呈"枯树枝"征；也可形成楔形肺段致密影，病变尖端直向肺门，外围与胸膜相连，密度均匀一致，边缘平直，也可稍外凸或内凹，无支气管充气征，很易误诊为节段性肺炎（图 8-8）；另外，在实变型的肺腺癌周围或对侧肺内常合并存在一些小斑片状或腺泡样结节影，这也是一个重要的佐证；如能仔细地观察，还可在节段性肺不张的均匀影中见密度更高的肿块影，增强扫描时强化明显；也可在均匀一致的低密度区内见树枝状的血管影，从而与炎症及肺不张相鉴别。弥漫性的变异型肺浸润腺癌可表现为弥漫分布于两肺的小斑片影或小结节影，部分结节内或可见小空洞或小囊影，其成因可能与终末细支气管的活瓣阻塞有关（图 8-9）。

大多数浸润性腺癌为混合型，存在不同程度的

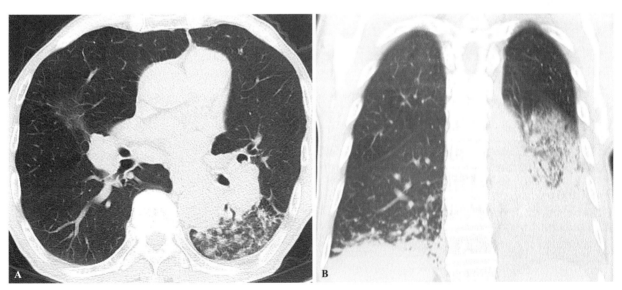

▲ 图 8-8　实变型肺浸润性腺癌（变异型）CT 表现

男，72 岁，患者有大量白色泡沫痰伴血丝。肺部 CT 扫描示：左下肺后外基底段广泛分布的多发磨玻璃状结节灶（GGN）伴左肺门淋巴结增大（A）；经抗感染治疗后，病灶无吸收。8 个月后 CT 冠状面示左下肺病灶范围扩大，数量增多，互相融合，部分实变（B）；遂行胸穿，发现腺癌细胞

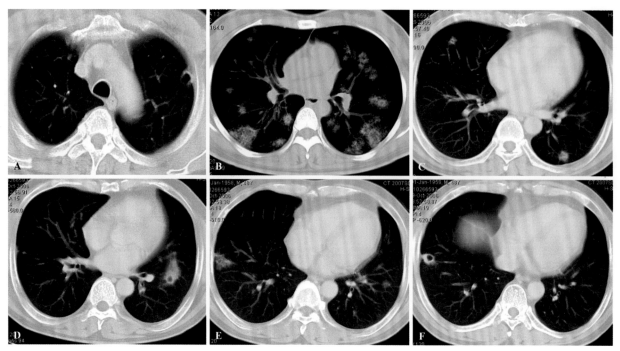

▲ 图 8-9　弥漫型肺浸润性腺癌（变异型）CT 表现

男，45 岁，不吸烟，无症状。两肺多发 GGN 病灶，大小不等，形态多样：磨玻璃状、小空洞、小囊、部分实性，在肺内沿小叶中心或随机发生播散，呈弥漫型（A 至 F）；小空洞或小囊影的成因与终末细支气管的活瓣阻塞、实性等有关；穿刺证实为腺癌

细支气管肺泡、腺泡、乳头和实变成分，具有较强的侵袭性生物学行为。

（张国桢）

参考文献

[1] Austin JH, Garg K, Aberle D, et al. Radiologic implications of the 2011 classifification of adenocarcinoma of the lung[J]. Radiology, 2013, 266(1):62-71.

[2] Diederich S, Lenzen H, Windmann R, et al. Pulmonary nodules: experimental and clinical studies at low-dose CT[J]. Radiology, 1999, 213(1):289-298.

[3] Edey AJ, Hansell DM. Incidentally detected small pulmonary nodules on CT[J]. Clinical Radiology, 2009, 64(9) :872-884.

[4] Godoy MC, Sabloff B, Naidich DP.Subsolid pulmonary nodules: imaging evaluation and strategic management[J]. Current Opinion in Pulmonary Medicine, 2012, 18(4):304-312.

[5] Horeweg N, van Rosmalen J, Heuvelmans MA, et al. Lung cancer probability in patients with CT-detected pulmonary nodules: a prespecifified analysis of data from the NELSON trial of low-dose CT screening[J]. The Lancet Oncology, 2014, 15(12):1332-1341.

[6] Kaneko M, Kusumoto M, Kobayashi T, et al. Computed tomography screening for lung carcinoma in Japan[J]. Cancer,2000,89(11 Suppl):2485-2488.

[7] Kawakami S, Sone S, Takashima S, et al. Atypical adenomatous hyperplasia of the lung: correlation between high-resolution CT fifindings and histopathologic features[J]. European Radiology, 2001, 11(5):811-814.

[8] Kim HY, Shim YM, Lee KS, et al. Persistent pulmonary nodular groundglass opacity at thin-section CT: histopathologic comparisons[J]. Radiology, 2007, 245(1):267-275.

[9] Liang M, Yip R, Tang W, et al. Variation in Screening CT-Detected Nodule Volumetry as a Function of Size[J]. AJR American Journal of Roentgenology, 2017, 209(2):304-308.

[10] Munden RF, Erasmus JJ, Wahba H, et al. Follow-up of small (4 mm or less) incidentally detected nodules by computed tomography in oncology patients: a retrospective review[J]. Journal of Thoracic Oncology, 2010, 5(12):1958-1962.

[11] Murrmann GB, van Vollenhoven FH, Moodley L. Approach toa solid solitary pulmonary nodule in two difffferent settings-"Common is common, rare is rare"[J]. Journal of Thoracic Disease, 2014, 6(3): 237-248.

[12] Nakata M, Saeki H, Takata I, et al. Focal groundglass opacity detected by low-dose helical CT[J]. Chest, 2002, 121(5):1464-1467.

[13] Naumov GN, Folkman J, Straume O, et al. Tumorvascular interactions and tumor dormancy[J]. APMIS, 2008, 116(7-8):569-585.

[14] Perandini S, Soardi G, Motton M, et al. Distribution of Solid Solitary Pulmonary Nodules within the Lungs on Computed Tomography: A Review of 208 Consecutive Lesions of Biopsy-Proven Nature[J]. Polish Journal of Radiology, 2016, 81:146-151.

[15] Perandini S, Soardi GA, Motton M, et al. Solid pulmonary nodule risk assessment and decision analysis: comparison of four prediction models in 285 cases[J]. European Radiology, 2016,26(9):3071-3076.

[16] Revel MP, Mannes I, Benzakoun J, et al. Subsolid Lung Nodule Classification: A CT Criterion for Improving Interobserver

Agreement[J]. Radiology, 2018, 286(1):316-325.

[17] Ridge CA, Yildirim A, Boiselle PM, et al. Differentiating between Subsolid and Solid Pulmonary Nodules at CT: Interand Intraobserver Agreement between Experienced Thoracic Radiologists[J]. Radiology, 2016, 278(3):888-896.

[18] Saito H, Oshima M, Kiuchi R, et al. Relationship between pleural indentation on computed tomography scans and pleural invasion in small peripheral lung cancer of 2 cm in size or less[J]. Kyobu Geka, 2009, 62(9): 767-770; discussion 770-762.

[19] Slattery MM, Foley C, Kenny D, et al. Long-term followup of non-calcified pulmonary nodules (＜10 mm) identified during low-dose CT screening for lung cancer[J]. EuropeanRadiology, 2012, 22(9): 1923-1928.

[20] Sone S, Takashima S, Li F, et al. Mass screening for lung cancer with mobile spiral computed tomography scanner[J]. Lancet (London, England), 1998, 351(9111):1242-1245.

[21] Tamura M, Shimizu Y, Yamamoto T, et al. Predictive value of onedimensional mean computed tomography value of ground-glass opacity on high-resolution images for the possibility of future change[J]. Journal of Thoracic Oncology, 2014, 9(4):469-472.

[22] Truong MT, Ko JP, Rossi SE, et al. Update in the evaluation of the solitary pulmonary nodule[J]. Radiographics,2014,34 (6):1658-1679.

[23] van Klaveren RJ, Oudkerk M, Prokop M, et al. Management of lung nodules detected by volume CT scanning[J]. The New England Journal of Medicine, 2009, 361(23):2221-2229.

[24] Walter JE, Heuvelmans MA, de Jong PA, et al. Occurrence and lung cancer probability of new solid nodules at incidence screening with low-dose CT: analysis of data from the randomised, controlled NELSON trial[J]. The Lancet Oncology, 2016, 17(7):907-916.

[25] Weinberg RA. (2014) The biology of cancer[M]. 2nd ed. New York: Garland Science, Taylor & Francis Group, 2014.

第9章 十类肺腺癌的CT形态学分型及鉴别诊断

> 由于微小肺癌的病理分类、生长部位、生长方式、生长速度的各不相同，根据微小肺癌的CT特征，归纳总结了10种类型以有助于诊断和理解其影像病理机制。在单发/多发肺结节的CT诊断与鉴别诊断上，对CT表现的"同病异影"及"异病同影"要进行由表及里，审慎鉴别，去粗取精，去伪存真地进行逻辑推理，细致分析，结合临床，完善结论。

第一节 十类肺腺癌的CT形态学分型

在肺腺癌发生、发展过程的早期阶段，病变可以出现在肺泡或肺泡管，也可以位于呼吸性细支气管、肺小叶支气管等各种不同的部位，从而造成了肿瘤复杂多变的影像形态。此外肿瘤的不同区域的发展往往亦不同步，某些区域可以表现出停滞不前的状态，有些区域则表现出退缩状态，在另外的区域还可表现出很活跃的状态，这也是肿瘤各不相同影像形态的原因。上述病理基础导致了肺腺癌在形态学上的多态性，归纳起来大致可以将肺腺癌病灶的CT影像学特征分为以下10种类型。

一、棉球型磨玻璃结节

肿瘤细胞密集排列于肺泡腔内，单纯地沿肺泡壁呈伏壁式生长，肺泡腔内含有黏蛋白及渗出液，与残余的气体混合形成磨玻璃密度。密度较低的磨玻璃结节边缘可以凹凸不齐，犹如细齿轮状的小球。在CT影像上，肺原位腺癌表现为局灶性磨玻璃结节，形如小棉球，边缘与正常肺组织有分界，其边界清晰与炎性的磨玻璃病变边界模糊是可区分的，直径≤3cm。在云雾状密度影的周边可见微细血管进入内部，位于肿瘤外带边缘的微血管分支结

构非常丰富，增强扫描时可被强化，形成肿瘤微血管CT成像征。这是原位癌与非典型腺瘤样增生结节最为关键的不同之处，可据此加以鉴别。此外，原位癌一般均＞5mm，而非典型腺瘤样增生结节≤5mm，亦是鉴别的要点之一。

由于这种棉球型的肺原位腺癌的密度都很低，CT值在 –700HU～–600HU，所以对这种类型的病灶需要进行多种图像后处理，才能更清晰、更全面地观察和分析病灶的形态和肿瘤血管（图9-1至图9-4）。"肿瘤微血管CT成像征"是肿瘤细胞内分泌的血管生成因子刺激周围毛细血管产生毛细血管芽后，新生血管移动进入瘤体，以及在肿瘤内部形成微血管互相联通的影像表现，与"血管集束征"不同，它是评价周围型小肺癌的一个较特异的CT征象。

二、充实型

肺腺癌一般具有替代、移行、演变、转化的生长过程，即 GGN → AAH → AIS → MIA → IAC。但是有一部分肺腺癌，例如ALK基因易位重排融合阳性的腺癌，在其发生的早期阶段，由于产生原

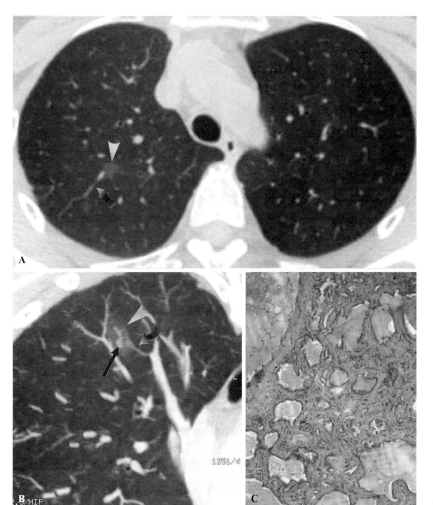

◀图 9-1　棉球型微小肺癌（一）

A. CT 平扫示：右肺上叶 GGN 病灶（箭头），边缘可见微血管影（箭）；B. CT 增强及 MIP 图像示：典型的肿瘤微血管 CT 成像征（肿瘤血管移动＋联通，直箭、箭头、粗箭）；C. 胸腔镜手术病理证实为微浸润腺癌：肿瘤沿肺泡贴壁生长，中央可见浸润性生长的腺体，范围＜5mm（HE，200×）

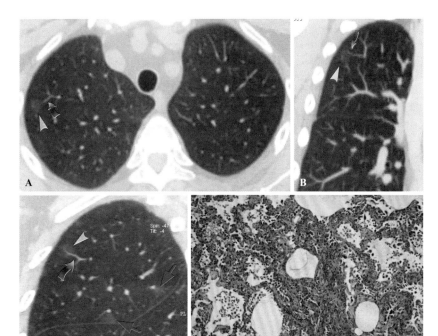

◀图 9-2　棉球型微小肺癌（二）

右上肺 GGN（箭头）薄层 CT 平扫横断面（A）及 CT 增强 MIP 图像示肿瘤血管移动＋联通的"肿瘤微血管 CT 成像征"（A 至 C，箭），手术病理证实为微浸润腺癌（D），镜下可见肿瘤细胞沿肺泡贴壁生长，少量肺泡腔内有肿瘤细胞堆积，间质纤维增生，提示存在微浸润（HE，100×）；该患者的矢状面重组图像中于叶间裂的上方还可见 2 枚纯磨玻璃样病灶，一并手术切除，术后病理为原位癌 AIS（C，蓝箭）。该患者属同时性多原发肺癌（SMPLC）

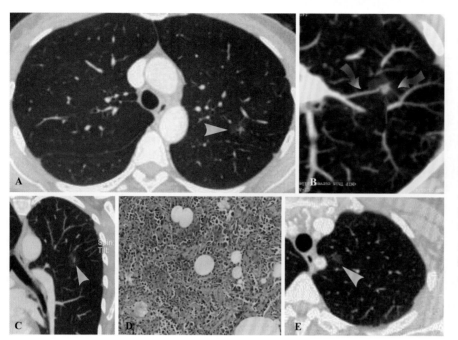

▲ 图 9-3　棉球型微小肺癌（三）
A. 左上肺薄层 CT 横断面见一直径约 11mm 的混合密度 GGN 病灶（箭头），内见直径约 3mm 较高密度实性核心；B. MIP 图像示移动＋联通的肿瘤血管（粗箭），病灶内软组织核心显示更为清楚（细箭）；C. 冠状位重组图像示 GGN 肿瘤微血管 CT 成像征，实性核心强化（箭头）；D. 术后病理为微浸润腺癌；肿瘤周边沿肺泡贴壁生长，中央呈实性生长，间质纤维化，提示微浸润（HE，200×）；E. 该患者左上肺尖段另见 1 枚纯磨玻璃样病灶（箭头），一并切除，术后病理为原位癌

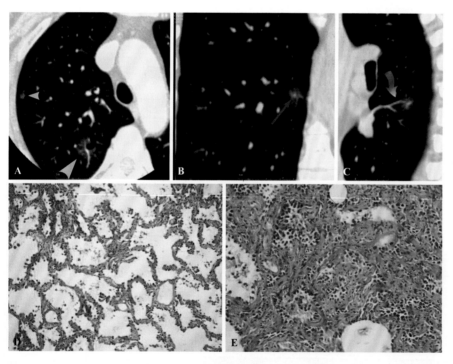

▲ 图 9-4　棉球型微小肺癌（四）
女，34 岁，CT 查体发现右上肺尖后段近脊柱旁 10mm GGN 病灶（大箭头），其前方另见 1 枚直径约 3mm 的纯 GGN 病灶（A，小箭头）；磨玻璃病灶内可见约 3mm 的较高密度浸润灶（B，箭），增强扫描可见典型的肿瘤微血管 CT 成像征（C，粗箭）。胸腔镜手术，术后病理示较小的 GGN 病灶为 AIS（D）；肺泡结构存在，被覆较一致的立方状非黏液性上皮，间有间隔（HE，100×）；较大的 GGN 病灶为 MIA（E）；微浸润区域可见排列紊乱的腺泡型腺体，上皮细胞被覆复层上皮细胞，周围呈贴壁生长（HE，200×）

位癌的基底细胞增生（basal cell hyperplasia，BCH）不经过、不遵循上述的常规逐步转化过程及演变模式，而是表现为绕过了伏壁生长期并快速与黏膜下的受累腺体直接相连，受累范围可以是腺体的一部分或全部，也可以是单个或多个腺体，然后快速增长发展成为密度稍高的实体结构，一般 CT 值可在 -300HU 以上，但并无真正浸润的证据，在 CT 影像上表现为充实型病灶。

这种充实型微小病灶外缘缺乏明显的磨玻璃样特征。早期微小（直径≤10mm）原发性肺黏液腺癌中，约1/4的病灶可形成此类以实性为主的癌灶，CT表现为实性的微结节，其边缘可出现浅分叶、细长、短小毛刺、胸膜凹陷等征象。约3/4的实性肺黏液腺癌灶的中心区域可见低密度影，形成典型的"中央空腔征"或称"囊性空腔征"（cystic airspace sign），其病理基础为病灶中心含有丰富的胶质黏液（黏液湖/池）之故，其周围再衬覆高柱状细胞，可呈现出典型的印戒样外观。病灶通常发展较缓慢，具有一定的惰性，可以在5年或甚至更长的时间内维持不变，缺乏动态变化（图9-5）。但是对完全充实型并伴有分叶、毛刺等周围征象者则完全不同，它在发生的早期阶段，就可以直接发展成侵袭能力极强的浸润性腺癌，这类腺癌通常<20mm，发现时可有纵隔或肺内淋巴结转移，这类腺癌组织学类型多数为微乳头型或实体伴黏液分泌型。当病变进一步发展到中晚期时病变可呈多中心性，累及多个肺叶、肺段，形成多发结节影、肺实变影、多囊腔/空洞影、磨玻璃影等多种形态表现。原发灶周围的空泡或囊腔可能是未被肿瘤细胞破坏的正常肺泡结构或细支气管和黏液的分泌，距离原发灶较远的小空泡或囊腔可能与支气管播散有关。在鉴别诊断中有时需依靠肺穿刺取病理才能做出明确的诊断。有时在实变病灶中央见小圆形的低密度囊气肿区（即"囊性空腔征"），使得病灶看似部分实性，但其与混杂磨玻璃影的部分实性结节不同。具有"囊性空腔征"的微小肺腺癌，发展也较

缓慢，具有一定的惰性，有时在实变病灶中央见小圆形的低密度囊气肿区（即"囊性空腔征"），使得病灶看似部分实性，但其与混杂磨玻璃影的部分实性结节不同。具有"囊性空腔征"的微小肺腺癌，发展也较缓慢，具有一定的惰性，可以在5年甚至更长的时间内维持不变，缺乏动态变化。但是对完全充实型并伴有分叶、毛刺等周围征象者则完全不同，它在发生的早期阶段就可以直接发展成侵袭能力极强的浸润性腺癌，这类腺癌通常肿瘤体积小于20mm，但发现时常已有纵隔或肺内淋巴结转移，这类腺癌组织学类型多数为微乳头型或实体伴黏液分泌型。但发现时常已有纵隔或肺内淋巴结转移，这类腺癌组织学类型多数为微乳头型或实体伴黏液分泌型。

因此，一旦发现这种完全充实型并伴有分叶、毛刺等征象的病灶，且同时具有肿瘤微血管征象时，不必随访观察，应考虑及时手术切除（图9-6至图9-9）。

三、颗粒型

肺腺癌可以累及多个肺泡或肺泡囊（由相邻的多个肺泡围成的囊腔），形成多个细颗粒状的微小圆球状或成串珠样排列的多颗粒形态的CT影像特征。解剖学上，肺泡囊是由许多肺泡共同开口而成的囊腔，并与肺泡管连续，每个肺泡管分支形成2~3个肺泡囊，具有输送营养物质的作用。肺泡与

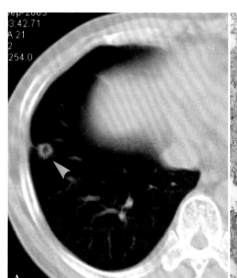
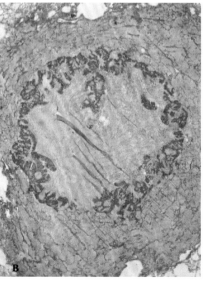

◀ 图9-5 （半）充实型微小肺癌

A. 于右肺下叶前基底段见一环形病灶，在实变灶中央有小圆形的低密度囊腔区出现，称"中央空腔征"或"囊性空腔征"（箭头）；B. 手术病理示：原发性黏液腺癌，大片黏液内见腺样及乳头状结构的异型黏液性上皮，破坏肺泡原有结构（HE，20×）

肺泡间以肺泡小孔（Kohn孔）相互沟通，肺泡与末梢细支气管以Lambert孔沟通。癌细胞可沿着此两个小孔呈连续性浸润、蔓延性生长，充满多个肺小叶内的肺泡囊，在影像学检查时即形成微小圆球状或成串珠样排列的多发颗粒形态的表现（图9-10和图9-11）。

四、堆聚型

在CT影像上呈现为由数个类圆形磨玻璃结节互相堆聚形成的病灶；病灶边缘可以凹凸不齐，也可以分叶形成花瓣状。病理基础为癌细胞累及多个肺泡或肺泡囊，其颗粒状的病灶互相堆聚，互相凑

合，呈簇状增生或小乳头状结构。<3cm的磨玻璃结节可继续长大，侵犯周围间质，形成早期微浸润性病灶。分叶增大时，在GGN周围常有薄层肺萎陷圈，形成CT影像上所见的晕征。晕征可以是瘤体增大推压周围肺组织导致，也可以是肿瘤的浸润或小动脉栓塞后导致出血的结果（图9-12和图9-13），因此并非是恶性病变所特有的影像特点。

五、管壁型

在解剖学上，肺泡管是人体肺呼吸系统的重要组成结构，是从肺泡囊到呼吸性细支气管的通道，

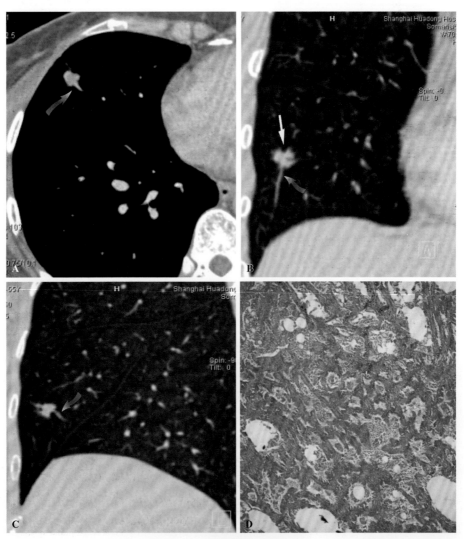

▲ 图9-6　充实型微小肺癌（一）

A. 女，55岁，CT查体发现右中叶外侧段8mm实性结节，有微细血管相接（粗箭）；B和C. 冠状面（B）和矢状面（C）图像显示高密度灶边缘呈深分叶，形态不光整，并有肿瘤微血管CT成像征（B，直箭和粗箭；C，粗箭）；D. 手术病理为浸润性腺癌，镜下可见肿瘤由大小不一的腺体构成，呈浸润性生长（HE，40×）

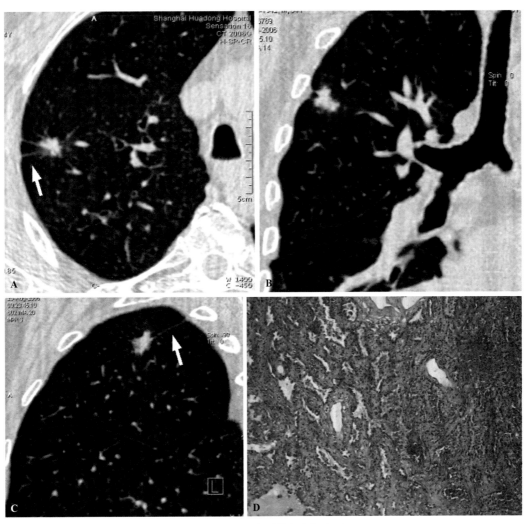

▲ 图9-7　充实型微小肺癌（二）

A. 男，64岁，CT查体发现右上叶直径约12mm的实性结节，可见胸膜牵拉征（箭）；B和C. 冠状面（B）和矢状面（C）图像
显示高密度灶边缘呈深分叶，形态不光整，胸膜牵拉明显（C，箭）；D. 手术病理证实为浸润性腺癌，镜下见不规则腺体浸润性
生长，间质纤维化伴少量炎性反应（HE，100×）

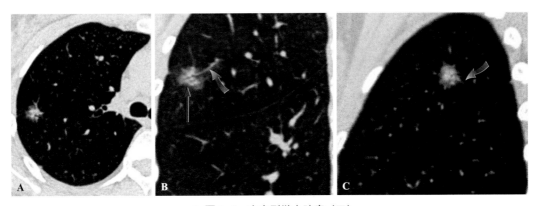

▲ 图9-8　充实型微小肺癌（三）

A. 女，54岁，CT查体发现右上叶直径约13mm的混合密度结节，边缘呈磨玻璃状，形态不光整，周围似有血管进入病灶；B和
C. 冠状面（B）和矢状面（C）图像显示该病灶具有典型肿瘤微血管CT成像征（B. 直箭：病灶，波浪箭：肿瘤血管；C. 粗箭：
肿瘤血管）。手术病理证实为浸润性腺癌

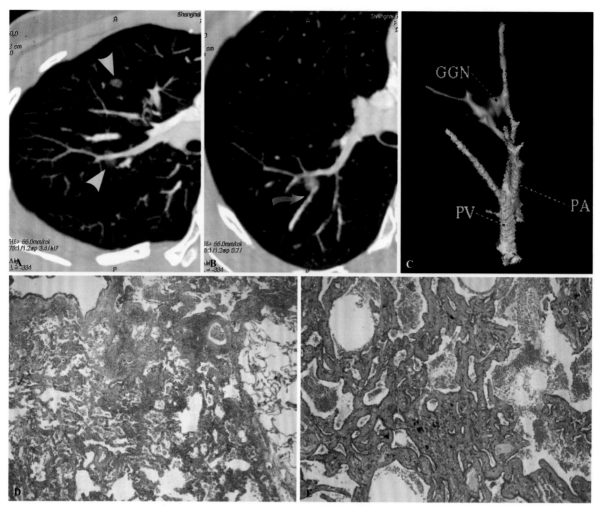

▲ 图 9-9　充实型微小肺癌（四）

A. 女，40 岁，CT 查体发现右上叶有 2 枚半实性结节，直径分别为 5mm 和 8mm（箭头）；B. 较大病灶（直径 8mm）与周围血管紧贴，有典型的肿瘤微血管 CT 成像征（粗箭）；C. VR 图像进一步显示了此半实性结节与血管的关系；D. 手术病理显示较大病灶为微浸润腺癌，镜下见肿瘤大部分区域呈伏壁生长，中央少量实性区域内有异型腺体浸润（HE，40×）；E. 手术病理显示较小病灶（直径 5mm）为原位癌，镜下见单层、相互粘连的立方状上皮沿肺泡贴壁生长（HE，100×）

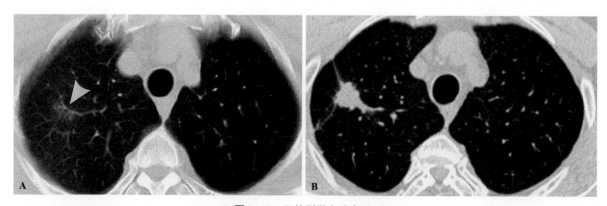

▲ 图 9-10　颗粒型微小肺癌（一）

患者 1 的右上肺多发细小颗粒，成簇状排列（A，箭头）；6 年后，瘤体增大、增密、增强、血管增粗，并出现胸膜牵拉征（B）。手术证实为浸润性肺癌

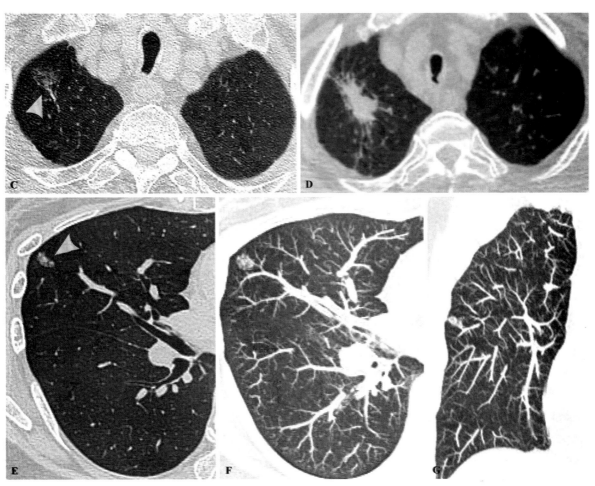

▲ 图 9-10（续）　颗粒型微小肺癌（一）

患者 2 的右上肺多发细小颗粒、成簇状排列（C，箭头）；4 年后，瘤体增大、增密、增强、边缘出现长短毛刺及小棘状突起（D）。手术病理为浸润性肺癌。患者 3 的右中叶病灶（E，箭头），由多个细小颗粒组成；MIP 横断面重组图像（F）和 MIP 冠状面重组图像（G）可见血管进入病灶。手术病理证实为微浸润腺癌

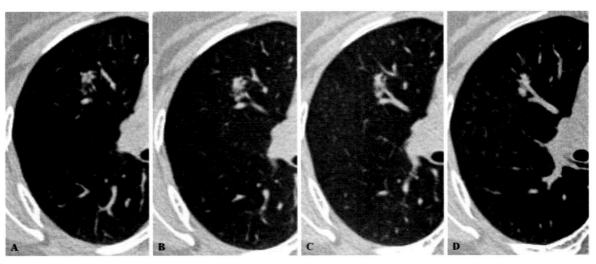

▲ 图 9-11　颗粒型微小肺癌（二）

A. 女，54 岁，右上肺前段见直径约 15mm 的不规则病灶，内含多发细小实性颗粒、成簇状排列；B 至 D. 1mm 薄层横断面连续放大图像显示病灶内颗粒大小不一，当瘤细胞充满多个肺小叶内的肺泡囊时即形成微小圆球状或串珠样排列的多发颗粒形态。手术病理证实为浸润性腺癌

由肺泡围成，有小团状的平滑肌断面和单层偏平上皮。癌细胞可以沿肺泡管长轴方向浸润伸展，局限于管腔内生长，表现为管壁黏膜的增厚或呈隆起的结节状增生，在 CT 上则表现为细小串珠状的管型磨玻璃病灶（图 9-14）。

根据病变生长的长度和深度的不一，CT 可以见到 2 种形态：①单纯管壁型，表现为长短不一的管状分支状磨玻璃影；②树枝型，呈细分支状。可以呈细条状的磨玻璃密度影，见于连续数个相邻的层面上或在 1 个层面上相互紧挨排列（图 9-15 至图 9-17）。

六、树枝型

肿瘤进一步沿肺泡管通过 Lambert 孔向周围多支呼吸细支气管、末梢细支气管、肺小叶支气管范围延伸，逐渐由管壁浅层浸润向周围深层结构发展，CT 可表现出树枝状的外观，见于连续数个相邻的层面上（图 9-18 至图 9-20）。所以当原位癌一旦发生微浸润，其病程将明显加快，浸润性肿瘤组织将逐步蚕食纤维瘢痕，最终纤维瘢痕会被浸润性腺癌完全取代，进一步发展成为伏壁状为主型的浸润腺癌，后者将进一步发展为各类型浸润性腺癌。

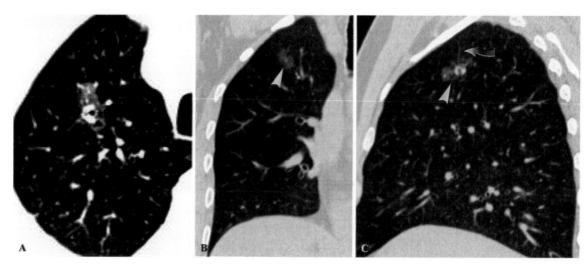

▲ 图 9-12　堆聚型微小肺癌（一）

男，56 岁，胸部 CT 扫描发现右上叶尖段一枚直径约 14mm 的半实性结节（A）；冠状面（B）和矢状面（C）图像示病灶边缘（箭头）呈磨玻璃状堆聚表现，形态不光整，可见典型的肿瘤微血管 CT 成像征（C，粗箭）。手术病理证实为微浸润腺癌

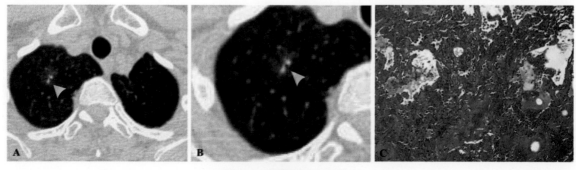

▲ 图 9-13　堆聚型微小肺癌（二）

A. 女，48 岁，CT 查体发现右上叶尖段大小约 14mm 以磨玻璃改变为主的病灶（箭头），形态不光整，内有 ≤5mm 高密度的点状实性成分；B. 局部放大图像；C. 手术病理证实为微浸润腺癌，镜下见少量区域间排列紊乱的小腺体浸润在纤维化间质中（HE，100×）

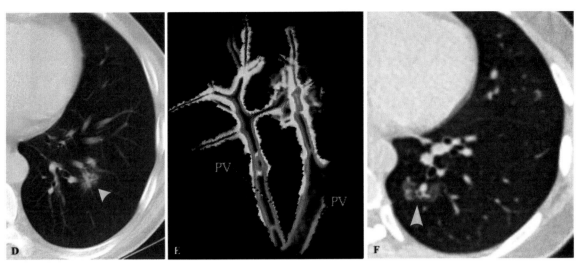

▲ 图9-13（续）　堆聚型微小肺癌（二）

D 和 E. 男，42 岁，左下叶外侧基底段见一直径约 12mm 半实性堆聚型结节（箭头），VR 图像（E）示肿瘤组织包绕血管，主要是肺静脉的分支；F. 女，39 岁，左下肺后基底段半实性结节，呈磨玻璃状堆聚表现，形态不光整，内有互相连通的血管结构。手术病理证实为微浸润腺癌

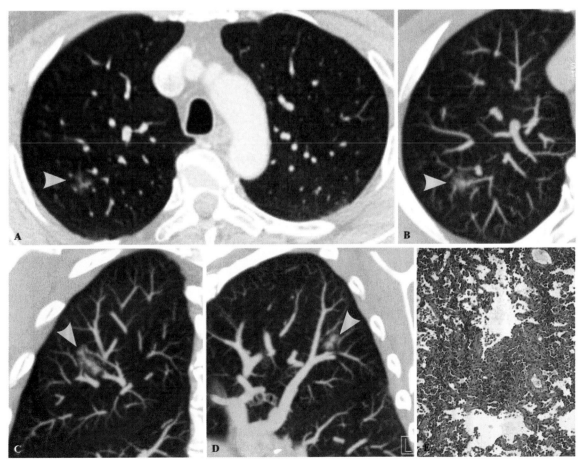

▲ 图9-14　管壁型微小肺癌（一）

女，43 岁，于右上肺尖后段见一长径约 5mm 的条形 GGN 病灶（A，箭头）；在 MIP 重组图像横断面（B）、冠状面（C）和矢状面（D）上，磨玻璃病灶（箭头）的长条形外观显示更为直观清楚，符合癌细胞沿细支气管管腔长轴方向浸润的生长特征；术后病理证实为微浸润腺癌（E），镜下见肿瘤以贴壁方式生长为主，部分肺泡腔内可见乳头、微乳头形成（HE，100×）

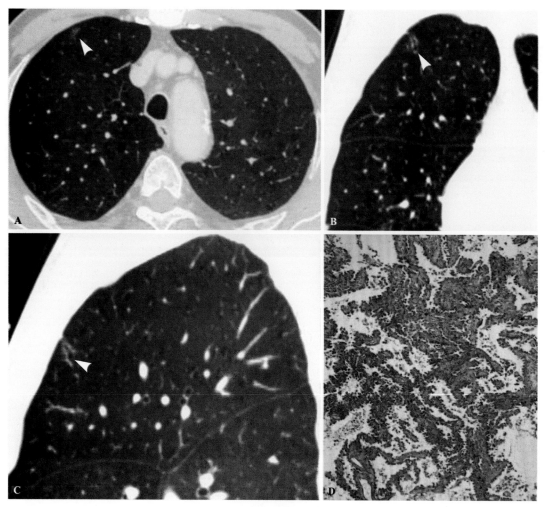

▲ 图 9-15　管壁型微小肺癌（二）

男，73 岁，于右上肺尖前段胸膜下见一长约 4mm 的混合密度 GGN 病灶（A，箭头）；在 MPR 重组后的冠状面（B）和矢状面（C）图像上，病灶呈细条形外观（箭头），沿血管细支气管束走行生长；术后病理为原位腺癌（D），镜下见肺泡结构存在，肿瘤细胞沿肺泡贴壁生长，排列疏散，上皮之间有间隙（HE，100×）

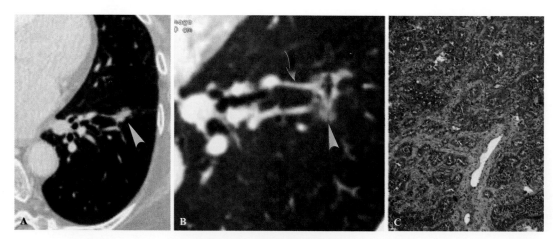

▲ 图 9-16　管壁型微小肺癌（三）

A. 女，82 岁，发现左下肺前基底段不规则条状实性成分为主的 GGN 病灶（箭头）；B. CPR 图像上显示病灶（箭头）沿血管生长，2 支粗大的血管（粗箭）进入病灶，形成典型的"肿瘤微血管 CT 成像征"；C. 术后病理为浸润性腺癌，镜下可见异型的腺体呈浸润性生长（HE，100×）

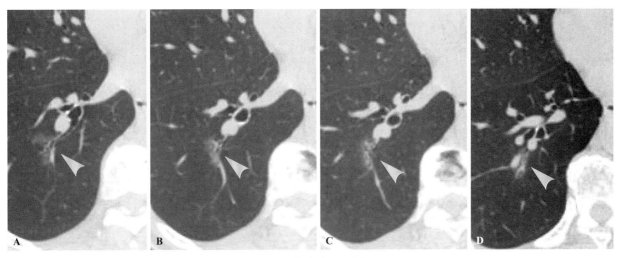

▲ 图 9-17　管壁型微小肺癌（四）

女，75 岁，右下肺内后基底段见长约 12mm 的粗条形混合密度 GGN 病灶（箭头），多层图像（A 至 D）连续观察显示灶沿着细支气管血管束长轴方向生长。术后病理为微浸润腺癌

七、空腔型

微小肺癌的囊性空腔征（cystic airspace）也可以称假性空洞征（pseudocavitation）或"气泡样征"，是微小肺癌的重要早期 CT 征象之一。囊性空腔征在 CT 影像上表现为结节内存在圆形或卵圆形低密度影，直径通常在 6～10mm。与 1～5mm 的空腔征（裂隙征、小泡征或肺泡含气征等）不同，其病理基础是扩张的细小支气管、局限性小泡性肺气肿，甚至是相对尚属正常的肺组织，并非是真性空洞。真性空洞是由于肿瘤快速生长，血供不足，导致肿瘤中心坏死，经支气管排出所形成的。肺部空洞在 CT 影像上为由完整壁包绕的含气腔隙，且洞腔直径通常＞ 5mm，洞壁厚度在 2mm 以上。一般将洞壁厚度≥ 3mm 者称为厚壁空洞，＜ 3mm 者称为薄壁空洞。空洞壁的厚度＞ 15mm 时，95% 以上为恶性空洞。

空腔型肺癌的 CT 形态特征可以分成 3 型：①肿

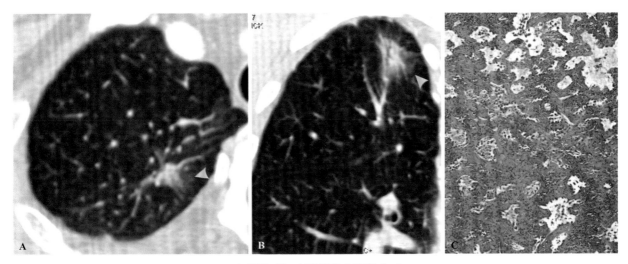

▲ 图 9-18　树枝型微小肺癌（一）

女，62 岁，CT 查体发现右上肺尖段 15mm 粗条分支形 GGN 病灶（A，箭头）；在 MIP 图像的冠状面（B）上显示磨玻璃病灶呈粗条树枝形外观，其边缘有粗细毛刺及晕征（箭头）；术后病理为浸润性腺癌（C），镜下见纤维化背景内排列紊乱的不规则腺体浸润（HE，100×）

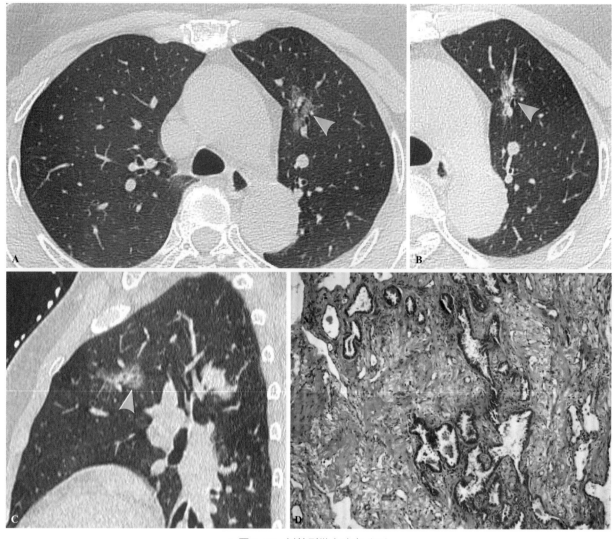

▲ 图 9-19　树枝型微小肺癌（二）

女，53 岁，CT 查体发现左上肺前段 14mm 粗条树枝形 GGN（A 和 B，箭头）；MPR 重组矢状面图像（C）示病灶呈粗条分支形外观（箭头），符合癌细胞沿细支气管管腔长轴方向浸润生长的方式；术后病理为微浸润腺癌（D），肿瘤周围呈贴壁生长，少量浸润性腺泡型腺癌区域（HE，100×）

瘤在空腔壁内生长，CT 影像为蚌珠型或附壁结节型；②肿瘤紧挨空腔壁向外生长，CT 影像为戒指型；③肿瘤沿空腔壁呈伏壁式生长，CT 影像为不均匀厚壁型。囊性空腔形成的原因：①终末细支气管由于肿瘤的浸润而产生局部管腔狭窄，发生活瓣样阻塞，单向阀门效应使肺泡腔过度充气，导致细支气管壁增厚，管腔及肺泡不规则扩大，从而形成假性空洞；②癌灶内发生部分坏死，内容物排出，形成残腔，其内可含有气体或气液体。囊性空洞内部的分隔为增厚的细支气管壁；③未被肿瘤组织占据的含气肺组织，包括未闭合的或扩张的细支气管。随着肿瘤

的生长，在其周围还常见晕征。该征象可能是瘤体增大推压周围肺组织所致，亦可由于肿瘤浸润或小动脉栓塞后出血引起（图 9-21 和图 9-22）。熟悉以上影像病理基础和"假性空洞征"的 CT 征象，有助于与肺结核空洞、肺真菌感染空洞、肉芽肿性空洞等鉴别诊断。

八、蜂窝型

蜂窝征在 CT 影像上表现为多发的、散在的或成簇的囊样含气间隙，直径 3～8mm，壁厚 1～3mm，形似蜂窝。病理上可能是癌细胞沿肺泡

壁生长，但尚未封闭肺泡腔，即在肿瘤区内残存有正常含气的肺组织；也可能是肺组织被破坏从而失去了腺泡的正常解剖结构，肺泡腔内遗留黏液使其扩张而成。多个小泡聚集，其大小比较一致，形如蜂窝。在肺窗上均具有清晰的壁，乃是肺纤维化所致（图 9-23 和图 9-24）。

九、瘢痕型

尽管瘢痕属陈旧性纤维组织，本身无恶性变的可能，通常亦无定期随访的必要。但在瘢痕的周围，有时存在持续性慢性炎性反应，慢性炎症刺激已经被证实与肿瘤的发生存在一定关系，因此不能

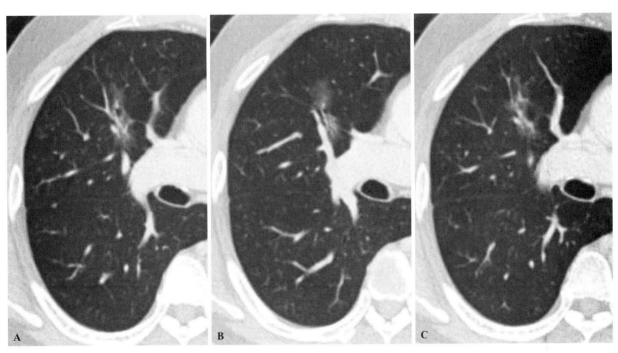

▲ 图 9-20 树枝型微小肺癌（三）

A 至 C. 男，70 岁，右上肺前段发现长约 20mm 的长条状、树枝状 GGN 病灶。连续薄层横断面图像观察，显示病灶沿细支气管管腔长轴方向呈分支状排列。术后病理为微浸润腺癌

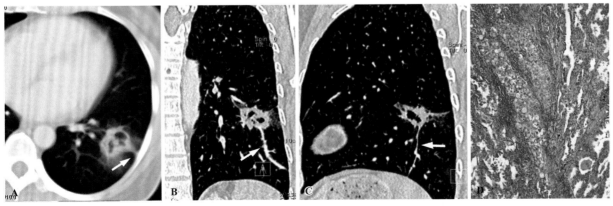

▲ 图 9-21 空腔型微小肺癌（一）

女，31 岁，左下肺外侧段近胸膜缘见一直径约 22mm 的厚壁空洞样病灶，周围有晕征及胸膜牵拉征（A，箭）；MPR 重组冠状面（B）矢状面（C）图像上均显示实性病灶内的不规则空洞和胸膜牵拉带（箭）。给予抗真菌治疗，病变无吸收。穿刺发现恶性细胞，遂行手术切除左下肺叶。术后病理为浸润性腺癌（D），镜下见不规则腺体浸润性生长，间质纤维化伴少量炎性反应（HE，100×）

完全忽视对于 CT 影像中所见瘢痕的观察与评估。在原有的纤维硬结灶边缘周围如果出现软性的、比较模糊的小点状、小条片病灶或新出现胸膜皱缩、凹陷征时，需警惕早期瘢痕癌可能性（图 9-25 和图 9-26）。由于初期尚未形成明显的软组织结节，诊断较为困难，更应特别谨慎，仔细对比多次影像资料，评估瘢痕的形态、密度、大小是否发生变化。在瘢痕癌中，原有瘢痕往往被肿瘤组织包裹于瘤体

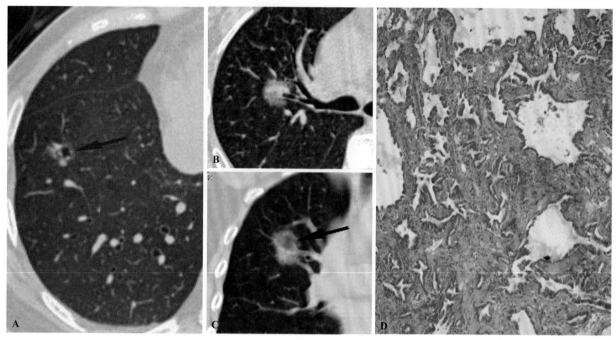

▲ 图 9-22 空腔型微小肺癌（二）

"假性空洞征"一般在 CT 横断面上已能满意显示（A，箭，蚌珠型）；如果在横断面上不能满意显示（B），则应行 MPR 以更完整、更清楚地判断此征象的存在与否（C，箭，戒指型），从而使肺癌的影像诊断可以更加明确。本病例术后病理为微浸润腺癌（D），镜下见不规则腺体浸润性生长，间质纤维化（HE，100×）

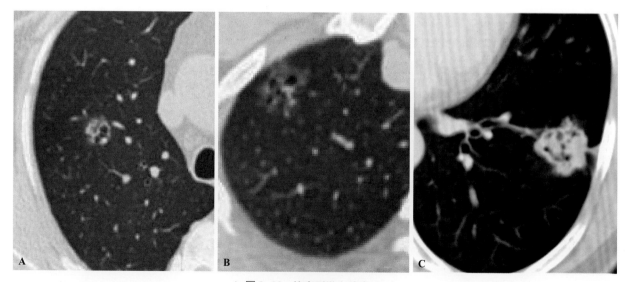

▲ 图 9-23 蜂窝型微小肺癌（一）

3 个不同的病例（A 至 C），肺内均见一混合密度病灶（厚壁型），这些病灶的一个共同特征是其内存在多发的、散在成簇的囊样含气间隙，直径约 3mm，壁厚 1~3mm，形似蜂窝。均经病理证实为由密集复杂腺体构成的腺癌

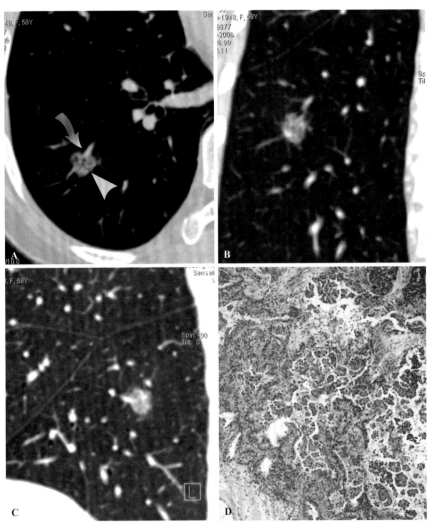

▲ 图9-24　蜂窝型微小肺癌（二）

右肺下叶病灶（箭头），"蜂窝征"在横断面上清楚显示（A），且见肿瘤血管（箭）；如果在CT横断面上不能满意显示时，做MPR图像重组可以显示更完整、更清楚；同一病例的冠状面（B）和矢状面（C）图像中可见典型的"肿瘤微血管CT成像征"，有助于确定诊断；术后病理示混合型腺癌（D），肿瘤组织内存在乳头状、微乳头型及腺泡型3种成分（HE，100×）

中心，病理上常见多量炭末沉着，绝大多数肿瘤为腺癌。肺瘢痕癌的生长速度缓慢，倍增时间长，可达多年之久。因此，肺瘢痕癌的诊断要点在于对比定期随访影像资料，观察CT影像上病变形态的变化甚为重要。在随访中病灶逐渐增大，在原有的纤维灶边缘周围出现软组织影，经抗感染治疗无效，则符合肺纤维瘢痕灶并发瘢痕癌的诊断，具有肯定的手术指征。

十、脐凹型

肺腺癌的瘤体如果靠近叶间胸膜，可侵犯累及牵拉胸膜，形成脐样凹陷，其病理基础是癌结节内纤维瘢痕收缩牵拉，致胸膜有增厚和粘连，在CT影像上表现为结节牵拉叶间胸膜的线条影，向肿瘤侧倾斜，形成诸如项链垂形、Y字形、V字形等不同形态的胸膜脐样凹陷（图9-27和图9-28）。

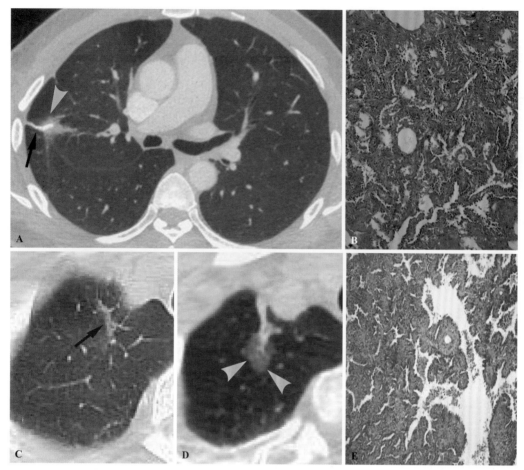

▲ 图 9-25　瘢痕型微小肺癌（一）

A. 在原有的右肺手术后纤维瘢痕灶（箭）边缘出现较模糊的小片状磨玻璃灶（箭头）；B. 术后病理显示在纤维化背景内见排列紊乱的不规则腺体浸润，病理为浸润性腺癌（HE，100×）；C 至 E. 右上肺结核性纤维瘢痕经 2005 年至 2011 年共 6 年随访，在纤维瘢痕（C，箭）周围出现磨玻璃结节灶（D，箭头）。术后病理示浸润性腺癌，肿瘤大部分为不规则腺体，部分区域可见分支乳头结构（E，HE，100×）

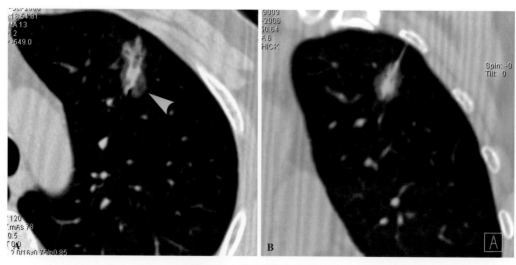

▲ 图 9-26　瘢痕型微小肺癌（二）

经 4 年随访，在炎性纤维瘢痕（箭）周围出现磨玻璃结节灶（箭头），A 为横断面，B 为冠状面

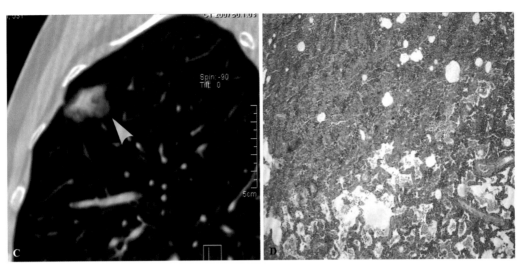

▲ 图9-26（续） 瘢痕型微小肺癌（二）
C为矢状面。手术病理为腺癌（D），异型的腺体浸润性生长（HE，40×）

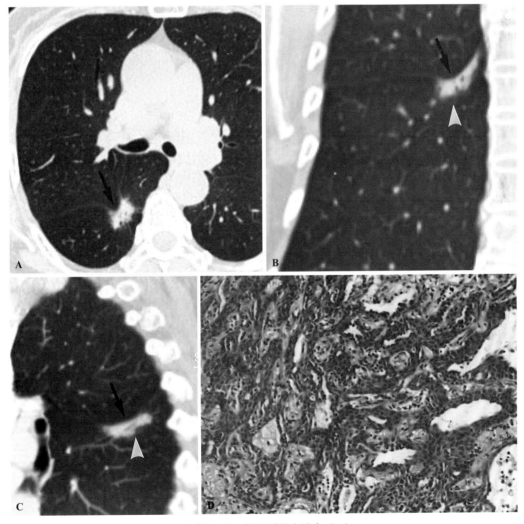

▲ 图9-27 脐凹型微小肺癌（一）
右下肺背段实性结节（B和C，箭头），分叶状伴毛刺，结节侵犯并牵拉叶间胸膜，形成典型的项链垂状的胸膜脐样凹陷（A至C，箭）；A为横断面，B为冠状面，C为矢状面；手术病理（D）：腺癌，肿瘤有明显腺腔结构，呈浸润性生长（HE，200×）

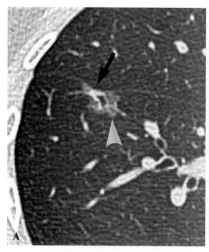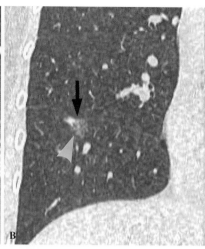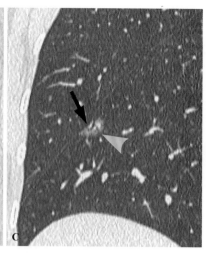

▲ 图 9-28 脐凹型微小肺癌（二）

右肺下叶前段磨玻璃结节（箭头），伴假空洞，结节牵拉叶间胸膜形成胸膜脐样凹陷（箭）；A 为横断面，B 为冠状面，C 为矢状面；手术病理：微浸润腺癌

第二节 肺微小结节腺癌的鉴别诊断

一、肺原位腺癌与浸润性腺癌、鳞状细胞癌、大/小细胞癌、类癌、转移瘤在临床、影像、病理、免疫组化上的鉴别要点

详见表 9-1。

二、局灶性肺间质纤维化

磨玻璃影是一种非特异性表现，可以有多种原因造成，如炎性病变（包括一般非特异性、结核及真菌性）、局灶性纤维化、非典型腺瘤样增生等均可形成肺内磨玻璃结节（GGN）。磨玻璃结节可以见于很多不同的病理组织改变，包括肿瘤、感染、局部出血和局灶性间质纤维化，仅根据 CT 上的表现通常难以对磨玻璃结节做出定性诊断，初诊时可称为不确定性磨玻璃结节，而经过密切的较长期的随访并结合临床治疗才有助于病变的鉴别。局灶性肺泡间质纤维化是近来随着对大量病灶的活检才被人们所认识的。在薄层 CT 上局灶性间质纤维化表现为多边锐利状的磨玻璃影，其最大直径 < 2cm，

当有纤维化结节和肺泡塌陷存在时，其内可见实性成分。在一定的时间内其 CT 表现不会出现显著变化，是良性病变中表现为持续存在的磨玻璃结节的一个主要的类型。局灶性纤维化的影像也可以表现为持续存在的磨玻璃结节，其病理学基础为成纤维细胞增殖引起肺泡间隔增厚的纤维化并伴有成纤维细胞的增生。磨玻璃结节中的实性成分则与纤维化及肺泡壁塌陷有关。局灶性纤维化周围正常的肺组织受牵拉边缘凹陷而形成多角形或多边形有助于与非典型腺瘤样增生（AAH）的边缘光滑的磨玻璃结节相鉴别。这是与恶性病灶重要的鉴别特征（图 9-29）；另外，有些病例表现为无实性结节的圆形或卵圆形的磨玻璃结节与肿瘤性病灶的 CT 特征有很多相似之处，因此与肿瘤的鉴别有时会极其困难。

三、肺结核

肺结核与肺癌均为消耗性疾病，均可导致机体抵抗力及免疫功能下降，而给另一种疾病的发生创造条件。随着人口老龄化及结核病、肺癌治疗技术

表 9-1　肺原位腺癌与其他各类肺癌的临床、影像、病理、免疫组化鉴别要点

分类	临床	影像		病理	免疫组化（IHC）
		CT	PET		
原位腺癌	占肺癌20%，女性约占1/2，62%患者不吸烟。患者可有黏液痰	孤立或多发SPN由GGO渐有实变	大多数AIS低代谢，少数病例可有升高	生长缓慢，单纯型不累及基质，也无血管及胸膜受累	非黏液型 TTF-1/CK7（+），CK20（-）；黏液型 TTF-1（±），CK20、CKX-2（±）
浸润性腺癌	占肺癌30%，60% NSCLC，多数不吸烟。症状依病灶大小、位置而定	周围型结节可有增强、分叶、毛刺，还可有胸膜及斜裂牵拉	周围型结节及胸膜均有高代谢表现	伴有毛刺的界限明确的肿块可有胸膜皱缩，通常中央有瘢痕，组织类型为腺泡、乳头、混合型，后者可含有细支气管肺泡成分	85% TTF-1/CK7（+），CK20（-），MUC-1（+），KRAS、EGFR、AJK（±），TTF-1核染（+）
鳞状细胞癌	占肺癌20%，占NSCLC 30%，大多数吸烟。晚期症状与COPD相似	中央型、周围型均有。1/3肺、纵隔有转移。10%有厚壁空洞，洞内壁可有癌结节	周围空洞结节，有明显高代谢表现	灰褐色的实性肿块，中央有坏死性空洞。组织学有清晰的细胞间桥和角化珠形成	TTF-1/CK7/CK20（-），CK5/6（+），AE1/AE3（+），P63（+）
大细胞癌	占肺癌5%，吸烟。其中10% NSCLC，症状为咳嗽、体重下降	周围型大肿块，边缘光整，生长快，早转移	周围巨大结节，有明显高代谢表现	巨大肿块，边缘光整，周围坏死，空洞少见	TTF-1（+），Pan-cytokeratin（+），包括34Be12、神经内分泌m（-）
小细胞癌	占肺癌20%，吸烟。2/3发现时即有瘤旁压迫症状：SVCS	小病灶大转移：纵隔、肺门、包绕大血管、气管	周围结节有明显高代谢表现	肿块常有坏死，纵隔周围组织结构常有转移，镜下小圆细胞	TTF-1（+），Ki-67（+），CK（上皮组织标志物）（+），CD56（神经内分泌）（+）
类癌	占肺癌2%，45—55岁，多不吸烟，多无症状。可有类癌综合征出现	气管/支气管内病灶可有明显增强	病灶可有不同程度FDG的摄取	典型类癌（TC）核分裂数<2个/2mm² 无坏死，不典型类癌（AC）核分裂数2~10个/2mm² 有坏死	TTF-1（+），Ki-67低增殖率，CK（+），神经内分泌标志物CD56、NSE、突触素（+）
转移瘤	来自原发的乳腺、结肠、肾、头颈部肿瘤，多为多发灶	单发或多发的边缘光滑的圆形病灶，GGN（±），也可沿淋巴系统播散	FDG摄取值取决于原发恶性肿瘤，如平滑肌肉瘤是高代谢	转移瘤的组织学类型与原发性肿瘤一致或类似	TTF-1（-），甲状腺肿瘤除外。与原发肿瘤一致或类似

的进步，结核病和肺癌患者寿命延长，老年结核病和肺癌患者增多，肺结核与肺癌以及二病共存都有显著增长。

　　肺结核基础上易并发肺癌，其风险因素包括：①结核病灶破坏了支气管黏膜上皮的正常功能，同时破坏了机体的正常免疫功能；②抗结核药物利福平本身亦是一种免疫抑制药，异烟肼则对动物具有潜在致癌作用，这些药物均增加肺癌的发病风险；③结核性瘢痕组织阻碍淋巴系统引流和结核性支气管扩张导致致癌物在局部肺组织内的潴留；④结核病灶伴发的持续性慢性炎性刺激也是发生肺癌的风险因素。

　　人体感染结核杆菌后发生肺结核的概率主要与人体的免疫力有关，一般情况下发病率为10%左

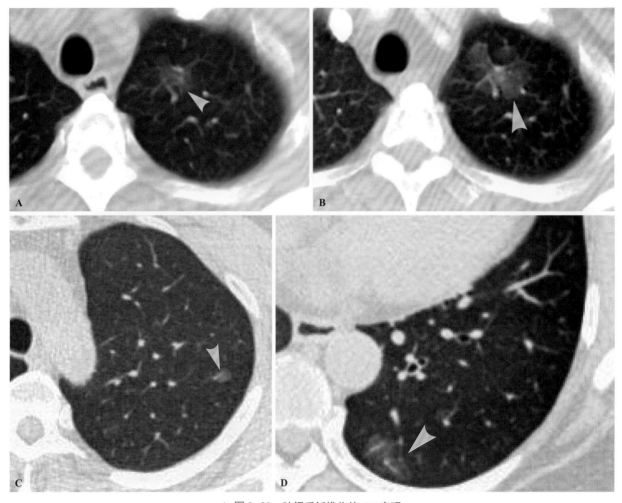

▲ 图 9-29 肺间质纤维化的 CT 表现

一例患者左上肺尖段 GGN（A，箭头）；经 4 年随访（B），病灶（箭头）逐渐增大，遂行手术；病理显示肺间质纤维化。另一例患者左上肺 5mm GGN（C，箭头），VATS 手术病理为肺原位腺癌（箭头）；同时在术中又行左下肺楔形切除另一较大 GGN 病灶（D，箭头），术后病理：肺间质纤维化（箭头）

右，大多数是在感染后 2 年内发病，其余则可在一生中任何免疫功能低下时发病。有文献认为肺癌病灶破坏肺内纤维组织，导致陈旧结核灶复发。Libshitz 等研究显示肺癌患者发生肺结核的风险较健康人高 9 倍。Ⅰ 型原发性肺结核为初次结核感染，包括原发复合征和胸内淋巴结核；通过肺动脉播散至两肺即为血行播散型肺结核（Ⅱ型）；在儿童期原发性肺结核痊愈后，成年期再次感染结核杆菌而发生的为继发性肺结核（Ⅲ型）；结核性胸膜炎及肺外结核分属Ⅳ型及Ⅴ型。虽然各型结核均有不同的 CT 表现，但其病理基础都是相同的。当以过敏占优势而形成的结核炎性渗出病变时，则称渗出性病灶，CT 表现呈现磨玻璃影像。当以免疫占

优势而形成的结核性结节时，则称增殖性病变，CT 表现呈现实性或部分实性结节影像。当以变质占优势而形成的凝固性干酪样坏死病变时，则称干酪坏死灶，CT 表现呈现实性结节影像。而干酪坏死灶液化后排出体外的过程则形成空洞性病灶。若干酪灶 / 增殖灶 / 渗出灶周围有一层纤维包围则称结核球。若病灶内蛋白质变性，磷酸盐增高，钙质沉积出现钙化，这是结核病理演变过程中常见的结局之一。因此，各型肺结核都是以干酪坏死、纤维化和钙化为特征的慢性肉芽肿样的演变过程。病理上分为渗出、增生、干酪、空洞 4 个时期。因此，CT 影像特征与这 4 个不同时期的病理基础有关。而后者又可在一次 CT 检查过程中全部或部分显示，由

此形成了肺结核"三多""三少"的特征，即结核的多灶性、多态性、多钙化、少肿块、少堆聚、少增强。

【CT 表现】

1. 多灶性　肺结核的CT征象往往是除了其孤立性结节病灶周围可见卫星灶外，在其余肺叶、肺段也出现类似的病灶。这是因为干酪性病灶通过支气管可引起其他肺段或对侧肺的播散，也有称之为肺门流沙样播散或火焰样播散。甚至结核病灶向胸膜浸润，形成胸腔积液、胸膜增厚、粘连或向纵隔淋巴结发展（图 9-30）。

2. 多态性　是指肺结核病灶的CT表现可以呈多种形态出现。即所谓"同病异影"。因为肺结核的病理演变可随机体免疫功能的变化及抗结核药物治疗而发生改变。当机体和药物不能控制结核菌生长，则结核菌可沿淋巴管、血管或支气管蔓延播散。局部病灶可以溶解液化，形成空洞，再向邻近播散。一旦邻近组织受侵、蔓延，可使病理演变更加复杂化。在CT影像上就出现多种形态：浸润渗出、增殖结节、干酪坏死、薄壁空洞、纤维粘连、支气管扩张瘢痕、肉芽钙化、粟粒播散、网状结构及磨玻璃样变（图 9-31）。

3. 多钙化　钙化是结核病理演变过程中常见的结局之一。无论经过治疗或未经治疗的结核病灶在浸润渗出向吸收好转的发展过程中首先可出现小颗粒状钙化，继而渐渐增多，往往由中央延向周围，

钙化总容积应＞ 20%。由于 CT 的密度分辨率高出胸部 X 线片 20 倍，因此一旦出现极细小的钙化点，CT 即能发现。在我们工作中常遇到胸部 X 线片上有一个直径＜ 2cm 的 SPN 病例。常常为了要做 CT 引导下穿刺明确病灶性质或疑为肺癌须明确 TNM 分期者，在做 CT 检查时即发现 SPN 有＞ 50% 容积的钙化。从而放弃了 CT 引导下肺穿刺及避免了一次开胸手术。而肺癌的钙化则呈细沙状，量少，常分布在肿瘤边缘。

4. 少肿块　肺结核病灶以渗出为主时则影像以云雾状、斑片状、磨玻璃状为 CT 特征，呈非肿块性表现；以空洞为主时则可呈无壁空洞、薄壁空洞、张力性空洞、干酪空洞、厚壁空洞等形态，也属非肿块性；以结核球为主时则呈一圆球形，由于球形干酪灶的周围有一层纤维包膜，所以特别光整，很容易与土豆状或生姜状生长的肺癌灶做出鉴别。

5. 少堆聚　肺结核病灶以增殖—干酪—坏死为主时，是指在增殖灶中心坏死并且相互融合成小块干酪灶，干酪是一种以渗出或增殖病灶变质占优势的凝固性干酪样坏死病变，成为一种均匀的物质充入肺泡。当未发生液化时，CT 显示密度均匀，而较少有小结节堆聚的癌灶表现。

6. 少增强　用自动压力 CT 专用注射器做静脉团注法 CT 增强扫描的时间必须掌控在注射后 30~40s 内的肺静脉灌注期。这样测出的在同一层

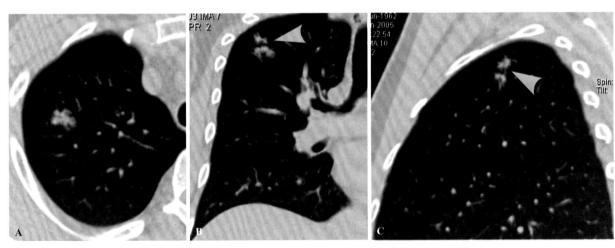

▲ **图 9-30　肺结核多病灶性的 CT 表现**
A. 横断面：右上肺结核硬结灶；B. 冠状面：硬结灶呈多灶性（箭头）；C. 矢状面：硬结灶呈分离状（箭头）

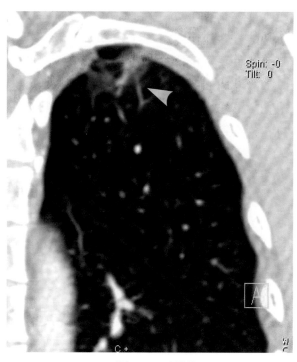

▲ 图 9-31　肺结核

左上肺尖病灶有渗出、增殖、纤维化等多种形态但非肿块性改变，呈蜘蛛网状（箭头）

面、同一部位病灶增强前后的 CT 变化值，才有肯定的价值与意义。结核干酪灶由于血管分布少或无血供，因而造影剂随血流进入病灶中心的量也少，故强化不明显。一般增强前后的 CT 差值 < 30HU 范围。肺癌的血供相对较丰富。造影剂随血流进入病灶的量大，因此强化较明显，一般 CT 差值 > 30HU。但必须强调的是这仅指结核干酪性病灶与周围型小肺癌的鉴别。如果是结核的增殖性病灶或形成增殖性肉芽肿，由于其血供较丰富，也可以明显强化，其增强前后的 CT 差值可达 50HU 以上。此时结核结节与小肺癌的鉴别相当困难。但肺结核病的 CT 影像往往不是单一的，多种形态、多种病灶的影像常同时存在是肺结核病的重要 CT 表现特征。因此在诊断中决不能凭单一的征象去肯定或否定单发肺结节的性质，往往需要相关征象组合在一起，才有可靠的诊断价值。

有少数病例肺结核与肺癌可以共存，此时常出现恶性结节的良性 CT 征象，或良性结节的恶性 CT 征象。因此对老年肺结核患者，如有大片干酪坏死灶在治疗吸收过程中出现不规则肿块，或在增殖硬结灶的周边出现软组织密度病灶的改变，或在另一处又新出现生姜状结节时，要反复进行多次痰癌细胞检查及血肿瘤标志物、纤维支气管镜等检查，以警惕与肺癌共存的可能（图 9-32）。

四、肺转移瘤

恶性肿瘤在晚期多可转移到肺部，可以是血行播散、淋巴系统转移或邻近器官的直接侵犯。以血道转移较为多见。因为全身的血液都必须经过肺循环毛细血管的过滤，再经过肺静脉系统的回流，形成肺部的转移性病灶。在此类血道转移瘤中，以绒毛膜癌、乳腺癌、肠癌多见，肝癌、肾癌、甲状腺癌次之，还有骨肉瘤、胰腺癌、前列腺癌和间叶组织来源的恶性肿瘤等。肺淋巴性转移病变的转移方式一般是先有肺内血道转移病灶，然后经肺的淋巴管引流到肺门淋巴结或者是先转移到纵隔淋巴结，以后再逆行至肺门淋巴结，最后发展到肺内淋巴管。当纵隔淋巴结发生转移后，由于淋巴引流的障

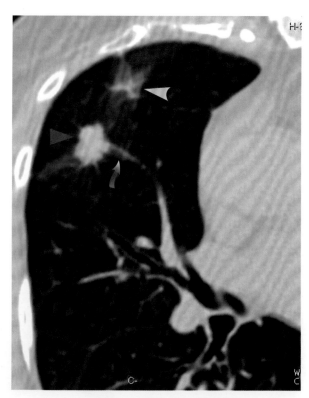

▲ 图 9-32　肺结核与肺癌共存

右肺中叶前者病灶是结核硬结灶（黄箭头）；后者病灶呈深分叶的实性结节（红箭头），且有血管进入（箭），符合小腺癌。术后病理均证实

碍，可以产生浆液性胸腔积液。若是胸膜上直接的转移，则通常表现为血性胸腔积液。

肺转移瘤（癌）与其他病变的主要鉴别点是：变化快，短期内可见肿瘤增大、增多，有的在原发肿瘤切除后或放疗、化疗后。甚至在没有经过治疗的情况下，转移瘤灶有时可自行消失，此称为"肿瘤善化"。但极为少见，这种情况见于来自肾癌和绒毛膜癌转移者。

肺部转移瘤少而小时，可无临床症状。当大量转移时可出现气急、咳嗽，痰血不多见。特别是淋巴系统转移者，进展较快，数周内迅速加重。胸膜转移者还可伴有胸痛或胸闷等症状。

【CT表现】CT对病灶的发现、病灶内外的细微结构，以及纵隔/胸内淋巴结增大、胸膜结节、肋骨、椎体等有无破坏的显示均优于胸部X线片，应作首选，是必不可少的检查步骤。

血行转移瘤可以是单发灶，多见于肉瘤、肾癌、胃癌、结肠癌、卵巢癌、恶性畸胎瘤、小儿的肾母细胞瘤（Wilms瘤）。在CT上，可表现为单一圆形的致密结节/肿块影，密度均匀，大小直径为2～10cm，一般在3～5cm。常呈分叶状，边缘光整，周缘无刺。诊断多依据原发肿瘤（癌）的病史而确立。有时原发肿瘤的病史可远在30年前。若是弥漫性粟粒性转移灶时，应与急性/亚急性血行播散型肺结核（粟粒型肺结核）做鉴别。若在转移灶内出现钙化或骨化结构，多为脂肪肉瘤或骨肉瘤转移。

乳腺癌、胃癌发生的淋巴系统转移则表现与血行性有所不同：除有纵隔、肺门淋巴结增大外，可沿着肺纹理走向有异常条状和小结节影，是淤积扩大的肺内淋巴小管或毛细淋巴管及在管内的癌结节。当肺小叶间隔的淋巴管淤积、水肿和增厚时，则可在肺外带近胸膜缘出现Kerley A、B、C间隔线。间隔线的分布部位如下：A线系自肺野的外周引向肺门，长2～6cm，不与支气管和血管的走向一致，亦没有分支，多见于上肺野，在CT断面图像中，其走行与扫描中心线平行时，一般常能见到；B线又称膈上横线，长1～3cm，宽1～2mm的水平横线，多见于膈面上方近胸膜缘，CT容易发现；C线见于中下肺野，呈网格状交织的短线影。这些均反映间隔的淋巴淤积、水肿和增厚。

五、肺淋巴瘤

肺的原发性恶性非上皮肿瘤远比恶性上皮性肿瘤——肺癌少见，可分为2类，即恶性间叶性肿瘤和恶性淋巴瘤，但其中也有的是瘤样病变或淋巴增生性病变。瘤样病变或淋巴增生性病变与恶性淋巴瘤之间存在谱族关系，即从良性淋巴增生性肉芽肿病变可以发展为恶性的淋巴细胞性淋巴瘤或淋巴瘤样肉芽肿病。根据免疫组化学资料，提示这些病变的大多数是属于胸腺后T细胞或B细胞增生性疾病。

在原发性肺淋巴瘤中最常见的类型是淋巴细胞性淋巴瘤。肺内的实性肿块，可扩展至胸膜下，甚至还可达一整叶肺生长。在临床上通常可无症状，仅体检发现。发展缓慢，可持续数年仍无转移。此瘤预后较其他类型淋巴瘤为好，5年存活率为70%。继发性胸部淋巴瘤则与原发性者不同，除了有原发性肺淋巴瘤的特征外，还可以出现肋骨的破坏、心包受累、胸膜转移等。

肺原发淋巴细胞性淋巴瘤与淋巴瘤样肉芽肿病两者在影像学上是无法做出明确的鉴别诊断的。通过CT引导下行肺肿块穿刺活检，镜下显示弥漫性不典型淋巴细胞浸润，才做出明确诊断。由于临床上70%肺恶性上皮性肿瘤或非上皮肿瘤发现时已为晚期，其病理诊断都是通过活检或细胞学标本中获得。可是还有10%～30%的肺恶性肿瘤，不能明确组织类型，此时借助影像学推断或评估出组织学类型就有相当大的临床价值及参考意义。

【CT表现】可分成实变型、结节型、支气管血管淋巴管型、血管播散型、心包胸膜型等。往往可伴有纵隔淋巴结增大。实变型可达整个肺段或肺叶，类似肺炎的实变影，密度高而均匀，边缘毛糙。有时实变影中可出现坏死性空洞影。结节型则是在支气管周围有单/多发小结节伴支气管充气征，这是肺淋巴瘤的特征性表现之一。此因淋巴瘤侵犯肺间质和支气管黏膜下组织，病灶沿支气管、血管周围的间质蔓延，表现为结节型或支气管血管型淋巴瘤。但需要与结核、炎症、浸润型肺癌等病变鉴别，并进行较长时间的随访，观察其动态变化，必要时可行肺穿刺检查加以明确（图9-33）。

六、肺错构瘤

错构瘤是一种正常组织的异常组合，主要由软骨、脂肪、血管组织构成，是最常见的肺良性肿瘤。在肺孤立性结节病变中占5.7%，好发于40—60岁，＜30岁者占6%，男：女为3：1。

90%错构瘤为周围型，10%为中央型，长在气管、支气管内。肺实质内的错构瘤多无临床症状，而在常规胸透或胸部X线片中发现。

CT表现为一圆形球状病灶，直径2～3cm，边缘清楚，可有浅分叶，肿物多呈软组织密度，由于主要由软骨构成，形如珊瑚堆聚，其脂肪成分有时范围较大，容易发现，范围较小呈小圆点时往往在肿瘤边缘，必须用窄窗宽技术或图像后处理技术才能发现。所谓爆米花样钙化并不多见，在肿瘤中央/边缘常可有点/块状钙化。在一般情况下错构瘤不增强，但在一部分肿瘤内部血管成分较多时可出现强化，CT增强前后的差值可＞50HU或更高。错构瘤多系单发，长期观察其大小改变甚微或极缓慢地增长（图9-34）。

七、局灶性机化性肺炎

局灶性机化性肺炎是由于肺泡腔内渗出物因某些原因，如患者年龄、糖尿病、慢性支气管炎、不同病原及质量不适当、吸收障碍等，使肺泡壁成纤维细胞增生，侵入肺泡腔内进而发展为纤维化，并见慢性炎症细胞浸润（淋巴细胞、浆细胞等）。急性肺炎因上述某种原因可演变成机化性肺炎，区分急性肺炎和机化性肺炎对于治疗有重要意义。机化性肺炎是不可逆的，若对机化性肺炎不适当地使用抗生素治疗，可导致真菌等机遇性感染。一般机化性肺炎均有急性肺炎病史，可有咳嗽、低热、咳痰伴血痰等。仅根据一次胸部X线片和（或）胸部CT诊断局灶性机化性肺炎比较困难。周围型小肺癌有的经1～2年，甚至更长时间无慢性变化。当病灶与肺癌无法鉴别时，应行纤维支气管镜活检或CT引导下穿刺活检，及时获取组织学依据。患者拒绝活检时，应做3～4周随访，比较病灶形态、大小的变化来帮助诊断。由于病灶过小，发生部位不适于穿刺活检时，胸腔镜检查或开胸探查有时还是必要的。因为无论何种方法，有时对鉴别局灶性机化性肺炎与周围型肺癌还是相当困难的。

【CT表现】

1. 类圆形病灶呈类圆形，其边缘一部分向病灶内侧凹陷，邻近肺野可有卫星灶，并可伴有支气管壁增厚及支气管扩张征象（图9-35）。

2. 浸润型病灶可呈多角形、不规则形，沿支气

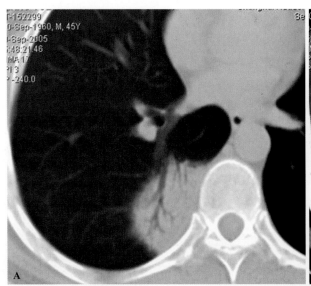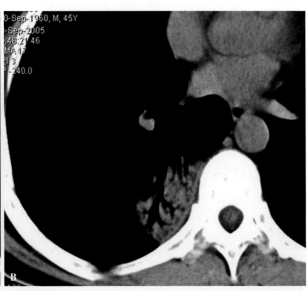

▲ 图9-33　原发性肺淋巴瘤的CT表现

A. 病变主要侵犯肺间质和支气管黏膜下组织，经抗感染治疗无效；B. 同一病例纵隔窗见病灶内支气管通畅，病灶沿支气管、血管周围的间质蔓延

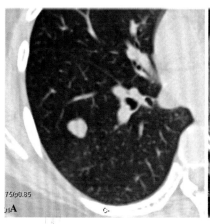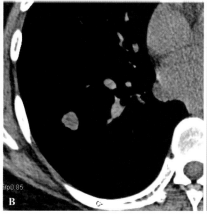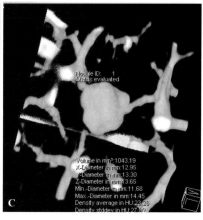

▲ 图 9-34 肺错构瘤的 CT 表现

A. 右肺下叶内见一圆球形状病灶，边缘光整；B. 纵隔窗病灶密度均匀，不增强；C. 使用三维容积测量方法长期观察 9 年，其容积大小改变甚微，极缓慢地增长

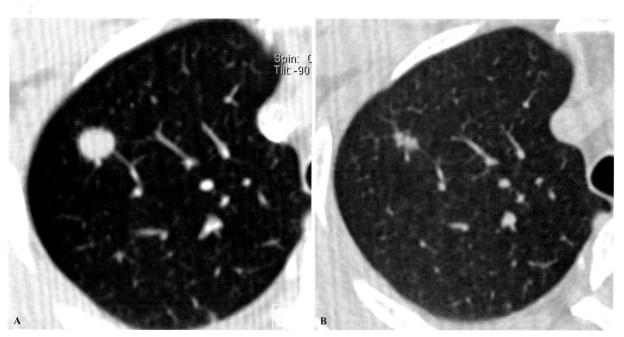

▲ 图 9-35 局灶性机化性肺炎（类圆形）的 CT 表现

A. 右肺上叶内病灶呈圆形，其边缘有粗毛刺及指状改变；B. 经抗感染治疗后 4 个月复查见病灶明显缩小

管血管束分布，边缘向病灶中心收缩，并伴有锯齿状改变。

3. 胸膜型沿胸膜呈三角形或带状阴影，尖端指向肺门，基底贴近胸膜面，可伴有大叶性肺炎的基础。

局灶性机化性肺炎的 CT 表现是以小叶间隔为界，病灶边缘一部分向病灶内侧凹陷，可见胸膜凹陷征及支气管充气征，由于表现可以多种多样，因而有时与周围型肺癌很难鉴别，使患者接受不必要

的手术。

另外是一种特发性炎症，即阻塞性细支气管炎伴机化性肺炎时，在细支气管和肺泡管内产生息肉样肉芽组织，伴有不同程度的间质和肺泡内的单核细胞和泡沫状巨噬细胞的浸润。最常见的 CT 表现为双侧沿周围支气管血管分布的磨玻璃样改变或结节，其特征表现为一个或多个结节或肿块，其内可见支气管影。Kim 等报道 31 例阻塞性细支气管炎伴机化性肺炎患者中 4 例表现为 NGGO、反晕征

（中心为磨玻璃样改变，周围环以环形的高密度灶），可能为此病的特异性变化。

八、非结核分枝杆菌肺炎

非结核分枝杆菌肺炎系由人、牛结核分枝杆菌和麻风分枝杆菌以外的非结核分枝杆菌（nontuberculous mycobacteria，NTM）引起的疾病。目前非结核分枝杆菌病有日渐增多趋势，其病理及临床与肺结核十分相似。非结核分枝杆菌肺炎的 CT 影像学表现多种多样，与肺结核相似，NTM 是一种普遍存在的微生物，是正常环境菌丛的一部分，可见于土壤、湖泊、河流、各种食物及家畜中。它不像结核病那样是由个人之间接触染病，而是暴露于环境内而感染。NTM 的肺感染主要是吸入尘土及雾化水滴中的病菌而致，在艾滋病患者中则可通过胃肠道获得病菌后，再累及肺部。NTM 有多种菌种，迄今已知有 20 种可使人类致病。NTM 分为光产色菌、暗产色菌、不产色菌及快速生长分枝杆菌 4 型，但引起人肺部病变者大多为光产色菌型中的堪萨斯分枝杆菌（M. kansasii）和不产色菌型中的鸟分枝杆菌复合群（M. avium complex，MAC）或鸟 – 胞内分枝杆菌（M. avium intracellula，MAI），较少见的有蟾分枝杆菌（M. xenopi）、偶发分枝杆菌（M. fortuitum）、玛尔摩分枝杆菌（M. malmoense）和猿分枝杆菌（M. simae）。痰抗酸染色涂片阳性和痰改良罗氏法培养非结核分枝杆菌阳性即可确诊。该病多发生于中老年男性，临床表现差异很大，有的无症状体检发现，有的已进展到空洞，情况严重。部分患者肺部已患有基础病变为诱因，如肺尘埃沉着病、陈旧性肺结核、慢性支气管炎、慢性阻塞性肺疾病、支气管扩张等。症状与体征基本与肺结核相同。NTM 肺炎肺部表现多样，有结节、磨玻璃样片样影、实变、空洞、支气管扩张、树芽征等，多种病变经常合并出现，主要与多发结节型肺浸润性腺癌（变异型）和多灶性肺结核鉴别。肺内病变表现为支气管扩张，主要发生在右肺中叶、左肺上叶舌段，并且合并其他病变，如空洞、结节等，应考虑 NTM 肺炎（图 9-36）。肺内病变为多发薄壁空洞，并且干酪坏死少，亦要考虑 NTM 肺炎。树芽征表现需与弥漫性泛细支气管炎鉴别，NTM 肺炎一般合并结节、空洞等，而弥漫性泛细支气管炎很少见空洞，鉴别不难。

九、慢性肺炎

慢性肺炎系指慢性非特异性炎症。慢性肺炎可分为原发性慢性肺炎与由急性肺炎演变而来的慢性肺炎。前者无急性发病过程，后者有急性肺炎转为慢性肺炎的病史。

慢性肺炎的基本病理变化包括变质、增生和渗出。一般渗出性病变较轻微，以纤维组织增生硬化为主。血管内皮细胞和组织细胞增生，并有支气管肺泡上皮增生。化脓性慢性肺炎可见大小不同脓

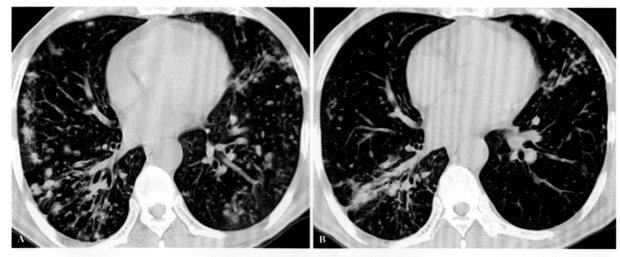

▲ 图 9-36　非结核分枝杆菌肺炎的 CT 表现
A. 双侧肺内散在小斑片、结节影、树芽征，右肺下叶及左肺上叶舌段支气管扩张；B. 治疗后，两肺病灶有明显吸收

腔。慢性肺炎在大体形态上可分为弥漫性与局限性两种。前者病变弥漫分布于两肺各叶，常为支气管炎或支气管扩张伴发病变。后者病变局限于肺叶、肺段或部分肺段，呈肺叶、段实变或球形、不规则形肿块。慢性肺炎以50岁以上男性较多见，尤以老年人常见。局限性的慢性肺炎以咳嗽、咯血及胸痛为主要症状。弥漫性以咳、喘及咳痰为主要症状。来诊患者中诊断不明确者居多，多以不能排除肺癌前来就诊。慢性肺炎与肺癌、肺结核鉴别，应采用CT检查。呈肺段、肺叶型的慢性肺炎，CT可见支气管扩张，优于胸部X线片，多无支气管狭窄或梗阻，有时支气管轻度狭窄较难与正常支气管鉴别。因此在怀疑肺癌产生的支气管狭窄时应做纤维支气管镜检查，这是必不可少的步骤。呈肿块型的慢性肺炎用CT检查也不能与周围型肺癌区分时，还应采用在CT引导下细针胸部穿刺活检术。一般来说，慢性肺炎在CT上缺少周围型肺癌的典型征象（分叶征、毛刺征）。但肿块的增强有时却很明显。因此除了CT细针胸部穿刺外，必要时还要做胸腔镜来获取可靠的病理资料（图9-37）。

十、炎性假瘤

炎性假瘤与机化性肺炎和慢性肺炎在概念上不同之处在于：炎性假瘤在大体标本上呈肿瘤样外观，是慢性肺炎的一种特殊的大体形态。机化性肺炎是指炎症区域的增生被纤维结缔组织所取代，是

炎症的一种转归，在大体标本上是不规则的实变区，而慢性肺炎是以增生为主的炎症。因此，肺炎性假瘤一般认为是多种细胞成分形成的炎性增生性肿块。WHO肿瘤国际组织将它归在良性肿瘤中，称类肿瘤样病变。抗生素的大量应用，在抑制病原菌的同时也削弱了人体对病原菌的炎性反应，降低了体内的纤溶酶的作用，使大量纤维蛋白沉淀，肉芽及纤维包膜形成后即发展成肺炎性假瘤。

肺炎性假瘤的临床症状和影像学表现易与肺癌、肺结核等混淆，在诊断上确实存在一定困难。特别是多个病灶或单个病灶与错构瘤或结核瘤并存时，误诊更为多见。

其误诊率较高的原因主要有以下5点：①临床表现不典型，起病缓慢，症状轻微，无高热史；②患者未提供确切的呼吸道感染病史；③与周围型肺癌CT征象相似，为异病同影；④检查技术不当，未做薄层及增强扫描；⑤对具有特征性的征象认识不足。

【CT表现】典型的炎性假瘤与其他肺内良性肿瘤相似：一个或多个病灶，边缘光整，无分叶，无毛刺，其内密度均匀，包膜强化，其环形强化边缘呈连续性，无中断，此为特征性表现，可以与肺癌鉴别（图9-38）。肺炎性假瘤的不典型性CT征象可多样化：多灶性、多态性，有的可有空洞和钙化，边缘不规则，有毛刺，内部密度不均匀，可有强化。肿块可呈分叶状，与周围型肺癌非常相似。

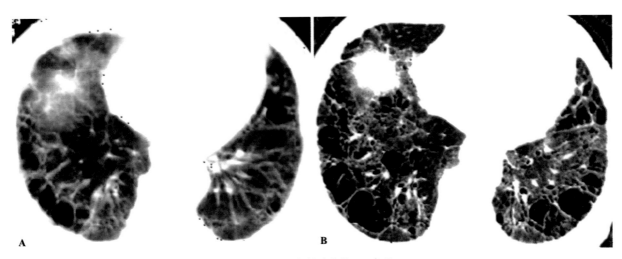

▲ 图9-37　慢性肺炎的CT表现

A. 慢性肺炎在右中叶有浸润渗出灶；B. 2年后CT随访，右中叶病灶呈团块状，周围有粗刺影，颇似肿块型肺癌

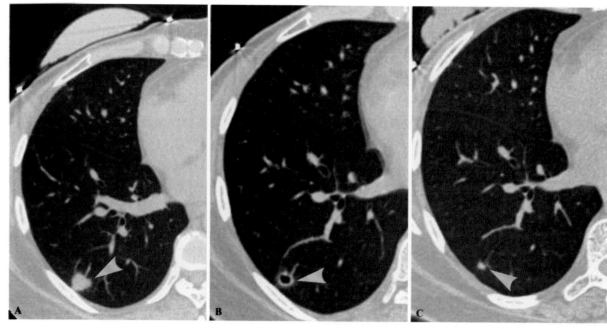

▲ 图 9-38　肺炎性假瘤的 CT 表现

A. 右乳腺癌术后 1 年发现右下肺结节（箭头），考虑转移性病灶，拒绝手术；B. 服用"肿节风片"治疗，CT 复查见病灶已缩小成空洞（箭头）；C. 6 个月后 CT 复查见病灶继续缩小成小点状（箭头）

但是胸膜边缘的炎性假瘤 CT 表现有其特征：软组织肿块中偶可见偏心性空洞，病灶经多方位图像重组（MPR）可呈长条样改变，边缘有收缩、牵拉现象。由于胸膜因炎症刺激部分有增厚，与假瘤形成软组织肿块，其边缘也可被牵拉撑起围成一个透亮区，即"偏心空洞"。

十一、肺真菌病

肺真菌病的发病可分为原发吸入感染和条件致病菌 2 类。后者大多数继发于严重的基础病，或长期接受广谱抗菌药物、激素和免疫抑制剂等药物的治疗，致使人体内正常菌群失调、机体免疫功能降低，诱发或促进真菌在体内生长繁殖而致病。由于其在临床和影像学表现上无特异性，经常误诊为肿瘤、结核和炎性病变。致病真菌以念珠菌、曲菌最为常见，其次为新型隐球菌、放线菌、奴卡菌、毛霉菌等。

肺真菌病在肺内的病理改变主要有变态反应、急性炎症、化脓性病变，甚至慢性肉芽肿形成。扩散的方式有直接侵犯、淋巴和血行播散。曲菌可侵犯肺血管，发生出血梗死，早期病灶中心坏死结节

被出血区围绕，可以表现为结节伴有晕征，其病理学基础为与梗死相关的局灶性出血。CT 上的晕征的出现频率从第 1 天的 96% 到第 14 天的 19%。75% 以上的初次晕征可在 1 周内消失。晕征对肺真菌感染做出早期诊断有帮助（图 9-39A）。单纯的局灶出血可表现为小斑片状磨玻璃影，病理基础为肺泡毛细血管小动脉瘤破裂引起血液在肺泡内聚集。短期复查这类出血导致的磨玻璃影均可吸收消失。晚期坏死溶解形成含气的新月形空洞（图 9-39C 和 D）。因周围坏死组织被粒细胞搬运而吸收，进而中心坏死组织及含气空洞围绕曲菌球形成特征性变化。

【CT 表现】真菌感染的肺部影像共性表现：三性和五征象。所谓三性，即多形性、多灶性、多变性。五征象指 CT 影像上所见的晕征、新月征、空洞征、树芽征和楔形实变征。其他的 CT 特征还包括团块状病变和多发结节。在长期使用大量抗生素、激素或抗癌化疗药物的患者肺内出现带"晕征"的楔形实变影、团块影或多发性小结节影，经常规抗菌治疗无效时，应怀疑肺真菌病，可作肺穿刺活检以明确诊断。

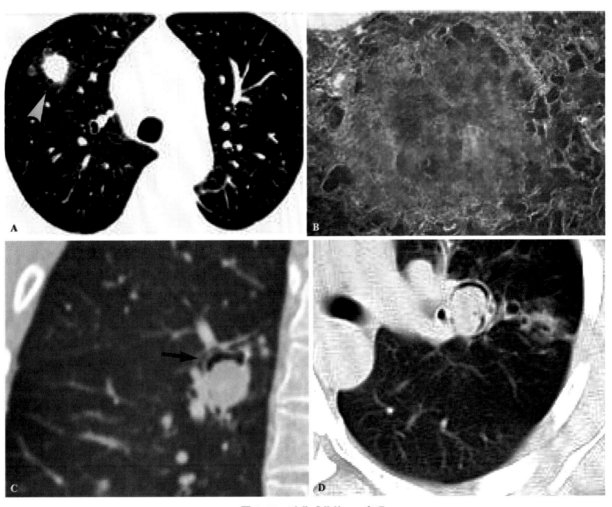

▲ 图9-39　肺曲球菌的CT表现

A. CT示右上肺菌球实性灶周围伴有晕征（halo sign，箭头）；B. 病理切片：结节中心坏死周围伴白细胞浸润及肺泡出血；C和D. CT图像中显示的含气新月征（箭）具有特征性，是肺真菌确诊的直接征象

1. 晕征（halo sign）　肺结节病灶周围有一圈磨玻璃密度影围绕，密度低于中央肿块密度，但高于正常肺组织，呈月晕状改变，称为"晕征"。病灶多分布在肺的中外带。结节或肿块影及其"晕征"的出现被认为是肺真菌病较特异性的早期表现，其病理基础为真菌破坏肺部小血管，导致肺出血、梗死。此征象通常出现于感染5天之内的CT检查影像中，超过75%病例中初次晕征可在1周内消失。虽然此征象非曲菌病所特有，但在该病中发生率很高。亦可见于念珠菌病、转移瘤、肺原位腺癌、Wegener肉芽肿和Kaposi肉瘤等病变中。晕征对肺真菌感染的早期诊断很有意义，因此应当密切结合临床病史及相关检查。

2. "空洞征"（cavity sign）　真菌感染的影像特征除了结节影或肿块影或弥漫性间质浸润外，还可形成空洞样病灶，可为单发，也可为多发，分布于一侧肺或两侧肺，病理上为非化脓性的渗出性/浆液性肺泡炎。空洞大小不等、洞壁厚薄不一。

3. "新月征"（air crescent sign）　曲菌在空洞内繁殖生长而形成球体，一般呈圆形或卵圆形，边缘清楚，密度均匀，在洞内呈游离状态，可随体位改变而移动，其与洞壁之间形成半月形空隙，即空气"新月征"。具有特征性，是肺真菌确诊的直接征象。需要注意的是，空洞内存在可移动结节影并非肺曲菌病特有的征象，有时可见于肺脓肿内的坏死物、裂隙样癌性空洞、结核球溶解物聚集、空洞或囊肿内血肿等，但当病灶周围同时存在"晕征"时，需首先考虑真菌感染（图9-40）。

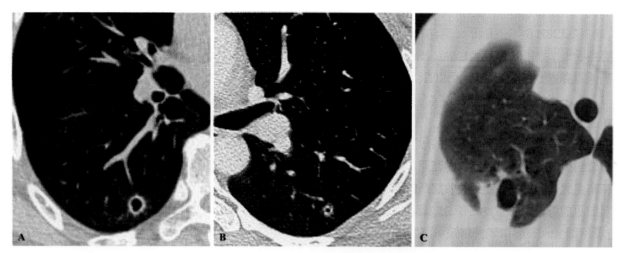

▲ 图 9-40　肺隐球菌与癌性、结核性空洞的鉴别

A. 右肺下叶可见厚壁小空洞。手术病理：肺隐球菌；B. 左肺下叶可见厚壁小空洞。手术病理：肺黏液腺癌；C. 左肺上叶见薄壁净化空洞。手术病理：结核

　　4. 树芽征（tree-in-bud sign）　此征象 CT 影像上表现为近胸膜 5mm 处可见直径 2~4mm 的多发小叶中心性结节，与相连的呼吸性细支气管构成树芽样表现。常见于累及小叶中心细支气管的病变，除侵袭性肺真菌病外，还有全细支气管炎、闭塞性细支气管炎、肺结核和囊性纤维化等。

　　5. "楔形浸润实变"（wedge-shaped infiltrate/consolidation）　其病理基础为真菌侵及肺小动脉，导致肺段内出血性肺梗死，CT 表现为胸膜下不规则片状、楔形实变影，多在两肺中下部分，形态大小不一，边缘清晰或模糊，病变可融合成蜂窝样或地图状的实变影，可累及多个肺段或肺叶，似肺段性或大叶肺炎的表现。楔形实变亦是侵袭性肺曲菌病早期较特征性的改变，而且其发生率可达 80%，甚至高于"晕征"，亦可与结节或肿块影及"晕征"同时存在。

　　此外，还需注意一些较为特殊的真菌感染，特别是肺孢子菌肺炎（pneumocystis carinii pneumonia）。肺孢子菌定居于肺泡后，黏附于肺泡上皮细胞并增殖形成炎性反应，早期 CT 表现为磨玻璃样密度病灶，均匀分布于两肺。

十二、肺棘蚴虫病

　　由犬绦虫蚴寄居于肺内所致的包虫囊肿，多见于牧区。与肝、肌肉等部位的包虫病同时存在。约占棘蚴虫病的 15%。患者一般无症状，血象中嗜酸性粒细胞增高，如囊肿大者伴感染时可有发热、咳嗽、咳痰、胸痛。囊肿穿破支气管，可咳出大量含囊膜带咸味痰液。Casoni 皮内试验和补体结合试验阳性。

【CT 表现】

　　1. 肺棘蚴虫囊肿以单发多见，亦可多发，圆/类圆形，1~10cm 大小，密度均匀，边缘整齐，周边可有钙化。囊肿多见于右下肺后部（图 9-41）。

　　2. 深吸气及深呼气扫描时可有大小改变。

　　3. 囊肿破裂与支气管相通时，腔内有气-液面，液面漂浮着部分脱落的囊膜组织，呈波浪状突起影称"水上浮莲"征。

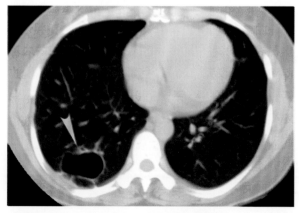

▲ 图 9-41　肺棘蚴虫囊肿

右肺下叶薄壁空洞、部分囊壁稍厚，边缘与胸膜粘连（箭头）

4. 有时少量气体进入囊肿壁的内外层间隙中，在囊肿上缘可见一狭细的新月状透亮带。

5. 囊肿破入胸腔时则出现液 – 气胸。

6. 囊肿伴感染时，周边模糊，边缘不整，形成肺脓肿。

十三、Wegener 肉芽肿

Wegener 肉芽肿是一种原因不明的坏死性肉芽肿性血管炎。主要累及上呼吸道、下呼吸道、肾和皮肤等脏器。无肾病变者为局限型，多数患者有鼻咽部症状和肺部感染症状：鼻咽喉腔、鼻旁窦、声带发生溃疡和肉芽肿，胸痛、咳血痰和气急等。肾功能差，皮肤损害时可表现为紫癜、水疱、结节、溃疡和肿块等。

本病应与肺炎、肺结核、真菌感染、周围型肺癌、转移瘤和艾滋病的肺并发症鉴别。多形核细胞抗胞质抗体（ACPA）对本病有较高的特异性，其敏感性与病变范围和活动性呈正相关。鼻咽部和肺活体组织检查可确诊。

【CT 表现】肺内有多发球形病灶，大小 1～10cm，边缘锐利，易伴有空洞，急性期为厚壁空洞，慢性期可呈薄壁空洞，内壁不规则，少数可见液平面。少数病例可呈单发结节病灶和多发粟粒性结节病灶。Wegener 肉芽肿有一重要征象是结节周围可有针刺状线形瘢痕影，以及从结节放射到邻近胸膜面的索条影，这是其他如脓毒栓子和血道转移灶所缺少的征象（图 9-42）。同时肺内还有小叶性或节段性浸润病灶，为肺部坏死性血管炎引起的肺出血或肺梗死所致，支气管受累时也可导致肺不张。上述肺内病变常以动态变化快为特点，用激素治疗后，病灶短期内缩小、消退，又可增大或出现新病灶，呈游走性、此起彼伏的波浪形的表现。纵隔淋巴结可稍增大，可有少量胸腔积液和胸膜增厚。鼻咽、喉腔内可有多发性软组织肿块，呼吸道或大支气管有不规则狭窄。常规胸部 X 线片对直径＜ 0.5cm 的空洞、结节及结节的营养血管不能显示。作为首选检查手段，CT 的优越性在于它能发现供养血管、小的空洞及小结节影并有易变性，在抗结核治疗无效时应考虑到本病，但耳鼻喉科的临床检查也是必不可少的。

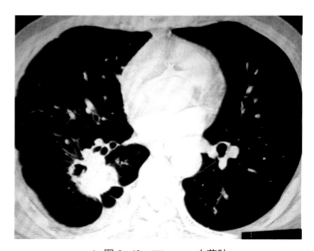

▲ 图 9-42　Wegener 肉芽肿

右下肺单发结节内有厚壁偏心空洞，内壁不规则，周围线形长刺及多发胸膜凹陷征（上海市浦东新区人民医院供片）

十四、肺动静脉瘘

肺动静脉瘘是指肺部的动脉和静脉直接相通而引起的肺血管畸形。大多数为先天性显性遗传，故可有家族病史，但常常至青中年以后才出现临床症状和肺部改变。Goldman 认为，本病常与先天性遗传性出血性毛细血管扩张症合并存在，毛细血管扩张症表现为口腔、鼻、唇黏膜出血和皮肤小毛细血管瘤。两者关系密切。据有关文献报道，单发性肺动静脉瘘患者 36% 合并有毛细血管扩张症；多发性肺动静脉瘘 57% 合并有此症。所以有的作者认为，肺动静脉瘘是毛细血管扩张症的肺内表现。

主要病理改变为一个或多个扩大的肺动脉分支，不经毛细血管网直接流入较大的肺静脉，瘘处血管扩张形成单个或多个瘤样囊腔。主要的病理类型有 2 种：①肺动脉与肺静脉之间的直接交通，此型较为多见；②主动脉分支（如支气管动脉、肋间动脉或胸主动脉的异常分支）与肺静脉发生直接交通，此型较为少见。

多在青中年以后出现症状，且逐渐明显。临床表现轻重不一，取决于分流量的大小。肺动静脉之间直接交通的患者，从右到左分流量超过整个循环的 25% 时将出现发绀、槌状指、气短、乏力、咯血、继发性贫血或继发性红细胞增多，多数患者局部可听到血管性杂音（"心外"杂音）。动脉血气分析示氧分压降低。部分患者往往伴有皮肤或黏膜的毛细血管扩张。

【CT 表现】肺动静脉瘘病灶在 CT 上主要表现为一个或多个圆形或椭圆形结节，略呈分叶状，密度均匀，轮廓清晰。CT 值测定与血管密度相似。约 2/3 为单发。直径从 1cm 至数厘米大小，多数呈中等大小。局部可见扩大的肺血管影，通常有 2～3 条，分别代表供血的肺动脉和引流的肺静脉。采用静脉团注法做螺旋 CT 薄层增强扫描，可见瘤样囊腔呈明显强化，局部引流血管亦更为清晰。将原始资料经 MIP 及三维成像显示，可以更有质感和动感地显示肺动静脉瘘引流血管及瘤样囊腔的全貌，以

及造影剂经过供血动脉逐渐进入瘤样囊腔、静脉汇入肺静脉的全过程（图 9-43）。

十五、肺梗死

肺梗死（pulmonary infarction）是肺栓塞（pulmonary embolism）后因血流阻断而引起的肺组织坏死。有 10%～15% 的肺栓塞病例发生肺梗死。而肺栓塞则是来源于肺动脉分支的栓塞，常继发于下肢静脉血栓脱落或充血性心力衰竭时右心血栓的脱落。此外，大手术后、久病卧床、妊娠、风湿性心脏病、肥胖或静脉曲张等情况均可引起肺栓塞，年老者尤

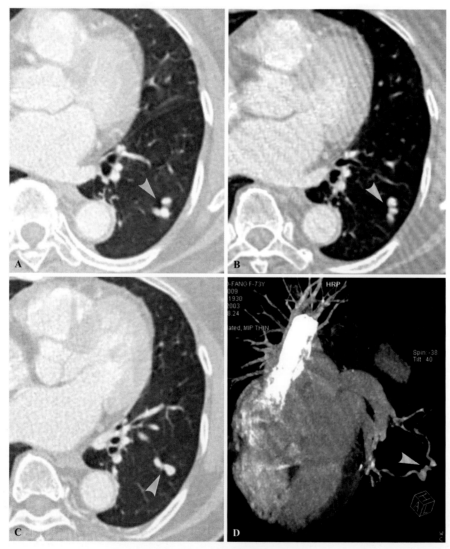

▲ 图 9-43 肺动静脉瘘的 CT 表现

A. 左下肺 b9/10 段近胸膜缘 3 个微结节病灶（箭头）；B. 向下 CT 层面，3 个微结节病灶在位置排列上发生变化（箭头）；C. 再下 CT 层面，病灶结构呈血管状，静脉注射造影剂有强化（箭头）；D. VRT 3D 图像，从肺动脉发出的血管→瘤样囊腔→引流血管汇入肺静脉全貌（箭头）

其易产生。除了远处栓子脱落外，少数肺栓塞原发于肺动脉内，由于肺循环缓慢、肺动脉壁病变，以及肺实质病变压迫侵及肺动脉也可形成肺梗死。它是一种致命的疾病，而抗凝治疗可改善其预后。

在无明显心脏疾病的患者中，一个肺段动脉栓塞后并不产生肺栓塞，因为完善的支气管动脉血液循环通过侧支供血足以维持该区的血供。所以大多数的肺栓塞患者并不产生临床症状，或者仅产生轻微的不适。有时在肺栓塞区可因血液外渗和水肿液充填周围肺泡而产生实变，但一般并不引起肺实变的坏死，可在1周左右完全吸收，而不遗留任何纤维化改变。当肺栓塞并发有肺梗死时，临床上有突发的胸痛、气急、呼吸困难、咳嗽伴痰中带血等症状。在大的肺动脉栓塞而不导致死亡的患者中，典型的征象为休克，如脉搏快而弱、脸色苍白或有青紫、呼吸困难及大量流冷汗，与冠状动脉栓塞时的症状相似。有时肺栓塞的症状与急腹症或急性大脑病变相似，这是由于大脑缺氧所致。

CT扫描方法：近几年应用多层螺旋CT开展的CT血管造影（CT angiography，CTA）扫描技术使肺栓塞及肺梗死的正确诊断率有了很明显的提高。这种无创的检查方法的临床实用价值甚为满意，有替代诊断肺栓塞的"金标准"——有创肺动脉造影之趋势。螺旋CT扫描成功的关键是要严格掌握准确的扫描时间，以及造影剂的用量及注射部位。一般成年人采用100ml（含碘量30g）的非离子型造影剂（1.5~2ml/kg体重），也可以优化造影剂的用量，即采用80ml造影剂后加用30ml生理盐水，可获得相同的显影效果。如果从足背静脉注射，则扫描开始时间是在注射造影剂后40~45s；若从肘前静脉注射，则扫描开始时间应在15~20s。这是因为肺循环的时间一般均在10s以下，要使左右肺动脉腔内充满造影剂，就必须严格掌握此时间。使用自动加压注射器的速率在3~4ml/s。在一次屏气的时间里从主动脉弓到心室中部或膈肌水平扫描的长度范围至少12cm，以包括主肺动脉、上中下叶和段的肺动脉，所选扫描层厚为3mm，层隔为3~5mm，螺距以1或1.5为宜。必要时还应将获得的原始资料进行三维图像重组，借以立体地显示左、右肺动脉及其分支，一般可达到4级肺动脉分支水平。

【CT表现】肺栓塞在胸部X线片及CT上多显示为肺内血管纹理的异常和缺血、少血区，好发于肺下叶，上叶较少见。肺梗死范围多侵及一个肺段，直径3~5cm，少数可侵及一肺叶，在10cm以上。密度均匀，呈单个或多个楔状影——基底向外，尖端指向肺门的病灶，有时也呈单发的圆形或椭圆形的均匀致密影，边缘清晰（图9-44）。虽具有一定的特异性，但胸部X线片无法显示肺动脉腔内的栓塞及肺动脉管壁改变，给确诊造成困难。螺旋CT及3D-CTA可以显示肺段动脉及其近心侧血管内的小血栓，因此可有效地诊断肺动脉栓塞。一般肺梗死病灶吸收缓慢，需1个月始见消散，可遗留纤维粗索条影。

CT诊断肺栓塞始于1978年，常规CT扫描时

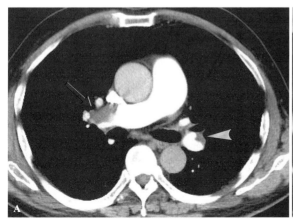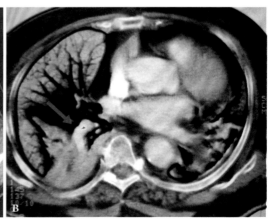

▲ 图9-44 肺栓塞和肺梗死的CT表现

A. 两侧肺动脉栓塞：右肺动脉远段管腔内见大的的充盈缺损（箭），左下肺动脉管腔内也有小的栓子形成（箭头）；B. CT非线性窗显示右下肺有楔形影，基底向外，尖端指向肺门的梗死灶（箭），应与实变型浸润性肺腺癌鉴别

间长，有呼吸及心血管搏动伪影，加上部分容积效应，显示小血管不够准确，而且难于区分叶级肺动脉的腔内充盈缺损和图像伪影。螺旋 CT 可更好地显示主肺动脉及其分支，可靠地显示 2～4 级肺动脉的栓塞。一组 42 例患者的螺旋 CT 和肺动脉造影的研究结果分析表明，18 例肺动脉造影有栓塞者 CT 都有异常发现（敏感性 100%）；所有肺动脉造影正常，CT 也表现正常（阴性预测值 100%）；仅 1 例假阳性（特异度 96%），原因是将肺段淋巴结误认为是血管充盈缺损。在右肺动脉层面上出现的右肺门软组织集束征容易误认为是血管内的充盈缺损，前者实际上是纵隔胸膜的脂肪间隙及部分正常肺门淋巴结（10R 组）形成的正常结构。此外，由于一条增强的血管所产生的部分容积效应可导致假性充盈缺损，误为肺栓塞。呼吸及心搏所产生的伪影也可造成对 CT 扫描所见的错误解释。一般情况下，CTA 对主肺动脉、段肺动脉腔内有单个 / 多发充盈缺损的发现是无可争议的。但要做出对亚段肺动脉的血管内充盈缺损——肺栓塞的诊断可能会引起争议。应当牢记与血流和运动有关的伪影和假像，以免做出错误的判断。

CTA 检查肺栓塞安全、可靠，简单易行，是一种能提供详细信息或修改明确肺栓塞诊断的好方法，可替代肺动脉造影和核素通气灌注扫描。对伴有右侧心力衰竭的重度肺动脉高压的危重患者和行抗凝治疗的复发肺栓塞患者，观察血栓溶解情况则更有重要的应用价值。

十六、支气管囊肿继发感染

由于胚胎期肺支气管的发育异常，停滞发育的小支气管盲端，积聚多量的分泌黏液而逐渐膨大，形成薄壁圆形囊肿。可分纵隔型及肺内型 2 类。肺内型支气管囊肿来自周围小支气管。发病年龄在 30 岁左右，一般无症状，如一旦与支气管相通即可有咯血和继发感染症状，可误诊为肺脓肿、肺结核空洞甚至小肺癌。

【CT 表现】肺内有单发、圆形、密度均匀、液性的囊肿影。边缘光滑，直径 < 3cm，无钙化。如囊肿与支气管相通，则囊肿含液平（液气囊肿）或呈全部充气的薄壁环影（含气囊肿），囊壁较薄，

1～2mm。单发者需与周围型肺癌及肺结核球鉴别。虽然 CT 值测量 ±10HU 为诊断支气管囊肿的重要依据，但是往往在支气管囊肿合并有继发感染时常可以在薄层 CT 上产生磨玻璃结节表现，组织学上，磨玻璃结节代表肺泡内渗出和间质内的纤维化改变伴有炎症细胞的浸润。在有实性成分的病灶出现时，在组织学上则是小脓肿，此时极难与小肺癌鉴别。有厚壁空洞时又与急性肺脓肿不易区分。抗感染治疗后动态观察囊肿周围炎症吸收情况及显示出囊壁可有助于鉴别。

十七、肺隔离症

本症是一种肺的先天性发育畸形，即一部分肺组织与正常肺组织分离，不接受肺动脉的供血，只接受主动脉发出的异常血管供血。可分为肺叶内和肺叶外 2 型。以前者多见，左下肺多见。肺叶内型与正常肺叶同一脏层胸膜，肺叶外型有独立的脏层胸膜。常在体检时偶现。合并感染时，有发热、胸痛、脓痰或咯血。

CT 的诊断依据为肺内囊状、囊实相间或实性单发病灶。常位于左下纵隔旁左肺下叶与膈肌之间，圆形、椭圆或三角形，亦可有分叶，边缘可强化，囊变区不强化，CT 鉴别诊断中应与肺炎、肺不张、肺癌相区别。采用螺旋 CT 血管造影（CTA）能显示供血动脉及引流静脉，这是一个重要的鉴别关键点（图 9-45）：肺叶内型者供血动脉 70% 来自胸主动脉，30% 来自腹主动脉。而肺叶外型的供血动脉均来自腹主动脉或其分支，引流静脉则回流到下腔静脉、奇静脉、门静脉。

十八、肺硬化性肺泡细胞瘤

1999 年世界卫生组织（WHO）与国际肺癌研究协会（IASLC）肺肿瘤分类中肺硬化性血管瘤（pulmonary sclerosing hemangioma，PSH）归为混合细胞肿瘤。2015 年又将其更名为肺硬化性肺泡细胞瘤（pulmonary sclerosing pneumocytoma，PSP）。PSP 组织学分为 4 种类型，即上皮型、乳头型、硬化型和出血型。可多发，大多生长缓慢，10 年后仍可无明显变化。在组织病理学上无法界定病变是多中心原发还是肺内转移。多见于中年女性，常无

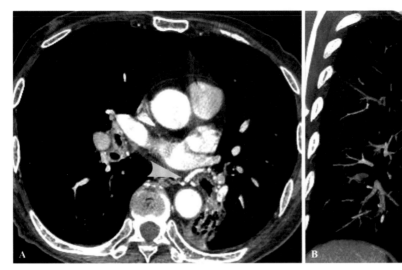

▲ 图 9-45 肺隔离症的 CT 表现

A. 横断位图像：主动脉发出的供血血管不连续（箭头）；B. 冠状位图像：主动脉发出的供血血管连续进入肺叶内型的肺隔离症（箭头）

临床症状。有研究表明女性发病率高可能与性激素有关，多数患者的雌激素受体与黄体酮受体均为阳性。CT 典型表现包括小球灶可单发也可多发、囊性变、增强扫描可见病灶明显强化，CT 值可升高达 100HU 以上（图 9-46）。

肺硬化性肺泡细胞瘤的发病部位无明显特征性，可以出现在肺门周围，亦可出现在外周肺野。CT 平扫表现为圆形或卵圆形结节，密度均匀，边界清楚。CT 增强表现为肿瘤多呈中度至明显均匀强化。肺硬化性血管瘤的强化与它的组织成分有关。瘤体是由血管瘤样区、乳头区、实性区及硬化区按不同比例所构成，一般以 2～3 种成分混合为主。血管瘤样区和乳头区由于其内的微血管密度较

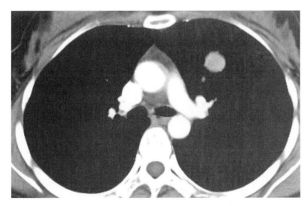

▲ 图 9-46 硬化性血管瘤的 CT 表现

小球灶边缘光整，无毛刺，增强后 CT 值＞100HU 以上，这些表现具有诊断价值

高而表现为明显强化。肿瘤以实性区及硬化区构成为主，瘤内微血管密度较低则表现为轻度强化。对 PSP 行动态增强扫描，可以发现 PSP 随时间延长强化程度增加，为渐进式强化。钙化、晕征和毛刺较少出现，贴边血管征对肿瘤的诊断意义较大，表现为动脉期肿瘤边缘粗大扭曲的血管影，聚拢、包绕在肿瘤的边缘，是肿瘤对周围血管的良性推压造成，可与肺恶性肿瘤鉴别诊断。另有文献报道，PSP 部分可有恶性变，可出现肺门及纵隔淋巴结转移、胸膜转移及胸腔积液。

总之，肺硬化性肺泡细胞瘤是一种多发生于中年女性的良性肿瘤，CT 检查主要表现为单发密度均匀的类圆形结节，边界清楚，呈均匀或不均匀明显强化，瘤周可伴有晕征、空气新月征和贴边血管征等特征性表现，并且病灶无毛刺征。准确地掌握这些征象，可以为临床诊疗提供极大的帮助，同时也为患者减轻心理压力及减少不必要的手术风险。

十九、肺微小类癌

类癌（神经内分泌型微小癌）是一种少见的低度恶性神经内分泌肿瘤，是细支气管上皮内分泌细胞过度增生所致。起源于细支气管肺黏膜及黏膜下腺体的嗜银细胞，即 Kulchitsky 细胞，这些细胞质内有神经内分泌颗粒，具有分泌功能，因而部分病例可诱发类癌综合征（表现为阵发性皮肤潮红、腹

泻、哮喘、心动过速等）或异位 ACTH 综合征（表现为中心性肥胖、高血压、色素沉着等）。类癌可发生于全身各个部位，90% 以上发生于消化道，又以阑尾炎类癌多见。肺类癌属于少见肿瘤，近年来的研究发现它可能来源于内胚层或多潜能分化特征的支气管上皮干细胞，因其具有浸润性生长，以及淋巴和血行转移的特点，WHO 分类中将其归入肺恶性肿瘤，但该病病程缓慢，预后良好，生存期长，属于低度恶性。

中央型肺类癌的临床症状主要表现为咳嗽、痰中带血、胸痛，这可能与肺类癌细胞间质血管丰富有关，周围型者多无临床症状，偶尔查体发现。类癌发病年龄以成年人多见，90% 见于 50 岁以下，平均年龄多在 40 岁左右。类癌发展缓慢，转移率低且与病理类型有关，而病理类型和有无淋巴结转移是影响预后的 2 个重要因素。类癌在电镜观察下可见大小不等的神经内分泌颗粒存在，分为典型类癌（TC）和非典型类癌（AC）。典型类癌（TC）在电镜下表现为癌细胞形态一致，分化好，核分裂无或极少，无坏死，该型预后较好；非典型类癌（AC）电镜观察下表现为癌细胞呈多角形或梭形，分化差，核异型较明显，核分裂象易见，常伴灶性坏死，该型侵袭性较大，预后较差。文献中 TC 占大多数，AC 占 11.4%，前者转移只占 5.6%，后者可达 70%，但是转移范围通常较局限，常为 N_1 或 N_2 期，很少出现 N_3 期淋巴结转移，而且远处转移也很少见。

在 CT 检查方法上特别强调要做 ≤ 1mm 的薄层图像重建及多方位的图像重组（MIP、MPR 等），因为冠状面、矢状面的信息量更大，结节的内部结构能观察得更清晰；结节的外形能显示的更完整；胸膜、血管等结构与病灶的关联也能显示得更清楚。此外，增强扫描也是必不可少的区分低血供与富血供的检查步骤，它同时能清楚显示动脉期、静脉期、延迟期的增强曲线及结节的微血管，以此作为鉴别诊断中的一个重要指标。

中央型肺类癌多见于周围型，这与 K 细胞的分布有关，越靠近中心支气管，其黏膜内的 K 细胞分布越多，发生类癌的机会就越高。中央型肺类癌多累及段及段以上支气管，CT 可清楚显示肿瘤的大小、位置和形态，表现为向腔内生长的息肉样肿物，边界清晰，局部气管壁增厚。

周围型肺类癌 CT 表现为肺内单发 / 多发的圆形或椭圆形结节影，可见浅分叶，边界多较清晰光整，密度多较均匀，很少有囊变、液化、坏死，也很少出现空洞和钙化，但是在结节边缘可有毛刺出现。类癌增强后多呈明显均匀强化，少数病灶可表现为不均匀强化或不强化。类癌的临床症状和影像学表现缺乏特异性，诊断上必须要与肺微小腺癌、硬化性血管瘤、肺假性淋巴瘤、肺结核瘤、肺炎性假瘤等做鉴别（图 9-47）。

无论是中央型，还是周围型肺类癌，均可诱发类癌综合征或异位 ACTH 综合征，异位 ACTH 综合征是由于垂体以外的肿瘤细胞分泌大量 ACTH 所致。临床上出现类似库欣综合征的表现。主要表现为满月脸、中心性肥胖、紫纹、痤疮、急进性高血压、脆性糖尿病、肌无力、进行性肌营养不良、水肿及精神失常等。血浆 ACTH 和皮质醇显著增高，前者多高于 200ng/L，后者多高于 360μg/L。17- 羟皮质类固醇也明显升高。

二十、其他少见疾病

子宫内膜异位在薄层 CT 上可以产生肺内磨玻璃结节，此病包括 4 种容易识别的临床表现，月经性气胸、血胸、咯血和肺内结节。由于在肺内存在子宫内膜组织，绝大多数患者出现周期性（每月月经期间）发作的气胸、血胸或咯血，并且多数有妊娠或妇科手术病史。

局灶性外伤性肺损伤在 CT 随访检查的过程中

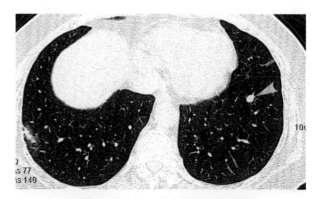

▲ 图 9-47 7mm 微小类癌的 CT 表现

类癌 CT 表现无特异性，一般都在 10mm，应与肺微小腺癌、硬化性血管瘤、肺假性淋巴瘤鉴别（箭头）

可以表现为肺内磨玻璃结节，在经胸肺活检的患者也可以看到类似的结果。Kazerooni 对经支气管活检的 40 个病例 1 个月内共进行了 141 次 CT 中，9 例患者出现实性结节伴有磨玻璃结节样区域，这些假性结节被认为是局灶性出血和肺实质挫伤的结果。实性高密度结节的中心可见局灶性的磨玻璃结节改变。

另外，过敏性紫癜及其他血管炎性病变引起的病变出血性成分可以表现为肺内磨玻璃结节，可结合病史做出诊断。

影像学诊断的限度和思考

当前，通过影像学手段对肺腺癌进行全面组织学分类判断是一个新的课题。影像学征象与病理的组织学改变还存在一定差距，要做到完全相符合也并不现实。但是腺癌新分类对影像学的最大挑战是要求影像学的诊断尽可能做到向腺癌的组织病理分类靠拢或接近。

有研究显示，经外科手术切除的肺癌患者中有超过 70% 为浸润性腺癌，此类腺癌由复杂异质性的组织学亚型混合而成，即使是通过显微镜观察，要对这些复杂的组织学亚型混合体进行分类也相当不容易。因此，仅有小的活检标本（穿刺或纤维支气管镜）要做出一个非常准确的腺癌的病理分型诊断几乎是不可能的。此时借助影像学推断或评估出组织学类型就有相当大的临床价值及参考意义。

肺癌病死率一直居高不下，这与患者发现时大部分已是晚期有很大关系。如何以最小的代价来提高早期肺癌的检出率仍为肺癌研究的重点。低剂量 CT 检查对肺癌的筛查能发现更多早期肺癌患者，无疑可提高肺癌的手术切除率，减少细胞学和小标本活检不能对肺腺癌进行组织分类的情况。但同时，低剂量 CT 筛查可发现更多小结节，通常是数量较多、大小不一、新旧交替、种类复杂、多无特征。这就给诊断带来新的问题。在这个精准及循证医学的时代，要求明确地将现有的可靠证据应用于诊断决策中，然后对患者的权益、价值、期望三结合以制订出最佳的治疗方案。因此，在单发 / 多发肺结节的 CT 诊断与鉴别诊断实践中，都应以客观的科学依据、结果作为证据，特别是对 CT 表现上同病异影或异病同影要进行由表及里、审慎鉴别、去粗取精、去伪存真地进行逻辑推理，细致分析，结合临床，完善结论。所以，提高早期肺微小腺癌的诊断和鉴别诊断水平始终是影像学研究的重要课题。因此，在对付肺癌这第一杀手的对策应该是"四抓"，即抓早（0 期 $TisN_0M_0$）、抓小（≤ 10mm 的 AIS）、抓准（术前正确诊断）、抓好（临床、影像、病理互相协作配合好）。

（张国桢）

参考文献

[1] Hansell DM, Bankier AA, MacMahon H, et al. Fleischner Society: glossary of terms for thoracic imaging[J]. Radiology, 2008, 246(3): 697-722.

[2] Horowitz JC, Osterholzer JJ, Marazioti A, et al. "Scar-cinoma": viewing the fibrotic lung mesenchymal cell in the context of cancer biology[J]. The European Respiratory Journal, 2016, 47(6): 1842-1854.

[3] Kojima Y, Saito H, Sakuma Y, et al. Correlations of thin-section computed tomographic, histopathological, and clinical fifindings of adenocarcinoma with a bubblelike appearance[J]. Journal of Computer Assisted Tomography, 2010, 34(3) :413-417.

[4] Maffessanti M, Dalpiaz G.Diffuse lung diseases: clinical features, pathology, HRCT[J]. 1 edn. Springer-Verlag Italia, Milan

[5] Nakazono T, Sakao Y, Yamaguchi K, et al. Subtypes of peripheral adenocarcinoma of the lung: diffferentiation by thin-section CT[J]. European Radiology, 2005, 15(8):1563- 1568.

[6] Rampinelli C, Calloni SF, Minotti M, et al. Spectrum of early lung cancer presentation in low-dose screening CT: a pictorial review[J]. Insights into Imaging, 2016, 7(3):449-459.

[7] Sheard S, Moser J, Sayer C, et al. Lung cancers associated with cystic airspaces: underrecognized features of early disease[J]. Radio Graphics, 2018, 38(3):704-717.

[8] Tailor TD, Schmidt RA, Eaton KD, et al. The Pseudocavitation Sign of Lung Adenocarcinoma: A Distinguishing Feature and Imaging Biomarker of Lepidic Growth[J]. Journal of Thoracic Imaging, 2015, 30(5):308-313.

[9] 夏平，陈刚，郝敬明，等 . 能谱 CT 扫描技术在肺良恶性病变鉴别诊断中的初步研究 [J]. 实用放射学杂志，2015, 31（3）：473-476.

[10] 吴维，张进华，万维佳，等 . 能谱 CT 诊断孤立性肺结节 / 肿块的初步研究 [J]. 放射学实践，2014, 29（9）：998-1002.

[11] 张国桢，蔡庆，张伟强 . 早期微小肺腺癌 CT 影像与病理的相关性 [J]. 诊断学理论与实践，2018, 17（5）：490-492.

第 10 章　多原发性肺癌

无论是同时性还是异时性多原发性肺癌（MPLC），其影像学特点为其内各个独立病灶的影像学特征的集合。而各个原发病灶的影像学表现可以有很大差异，这也符合各癌灶独立起源、动态发展的过程。在熟悉各种不同发展阶段肺癌影像学特征的基础上，严格把握 MPLC 的定义，MPLC 诊断并不困难。真正复杂的是治疗，MPLC 患者的预后较同期的单发性肺癌差，但好于多发性的肺内转移。

多原发性肺癌（multiple primary lung cancer，MPLC）是指在同一个体，同时或先后发生 2 个或 2 个以上的原发性肺癌。1924 年 Beyreuther 首先在尸检中发现双侧原发性肺癌。自 1953 年以来临床报道日益多见，早期的大样本回顾性病例分析数据显示，MPLC 的发生率为 3.8%。随着多排薄层螺旋 CT 出现后，MPLC 的发现率上升迅速，最新的数据为 5%～6%，主要原因在于相较于传统胸部 X 线片，薄层 CT 影像一方面改善了肺癌患者的生存期，另一方面有助于及早发现微小肺癌病灶，指导临床及时给予治疗。第二原发肿瘤与转移病灶的分期和预后完全不同，因此 MPLC 诊断标准的确立和原发性与转移性的鉴别对后续的治疗决策影响意义重大。

MPLC 的病因学基础目前尚不完全清楚，现有的研究证据大致可归结于 4 点：①区域性癌化假说（field cancerization）。该假说将肺癌视为一种潜在的具备空间异质性和时间异质性的多灶性疾病，认为香烟等肺癌高危因素对呼吸道的刺激范围广泛，因此所致细胞畸变和新生物的发生不可能是孤立局限性的，病理上可表现为区域性癌化。随着患者生存期延长，必然会在不同区域出现癌化，导致多发性肿瘤；②老龄化。人口的老龄化与 MPLC 的不断增加亦有相关性。统计数据显示，在 54—64 岁的肺癌患者中，MPLC 的比例为 5%～12%；而在 80 岁以上的肺癌患者中，MPLC 的比例则高达 12%～26%；③家族性遗传倾向。越来越多的证据表明，MPLC 的发生存在明显的家族遗传特性，具有肿瘤家族史的肺癌患者发生第二肺癌甚至第三肺癌的概率明显高于没有肿瘤家族史的患者，此概率在某些人群中可达 9 倍之高；④医源性因素。与第一原发肿瘤相关的治疗，如化疗或放疗，都存在一定程度的诱发第二肿瘤的风险；此外，治疗后的定期 CT 复查随访和同位素检查等医源性辐射暴露也会增加肿瘤发生的风险。

第一节　MPLC 的临床诊断和处理原则

Martini 和 Melamed 等于 1975 年最早拟订了多原发性肺癌的诊断标准。该标准主要基于主要病理组织学特点、部位和间隔时间进行 MPLC 的诊断和鉴别。此后随着研究的深入，国内外学者在此基础上进行了补充和完善，特别是美国胸科医师协会（ACCP）在概念的统一和标准化方面发布了相关的指南性意见。根据 2003 年 ACCP 的推荐，MPLC 的诊断标准包括：同时发现的 2 个癌灶病理类型不同或分子基因特点不同，或分别起源于不同的原位癌，或同时发现的 2 个癌灶病理类型相同但位于不同肺叶并且没有 N_1 或 N_2 淋巴结转移和全身转移。将位于同一肺叶但不同肺段的 2 个病理类型相同的癌灶定义为同一肺叶卫星结节；将伴有全身多发转移或位于不同肺叶有 N_1 或 N_2 淋巴结转移的 2 个组织学类型相同的癌灶定义为血行肺转移。表 10-1 简要地列出了 MPLC、肺内多发转移与多发结节形式的 T_3 和 T_4 肿瘤的鉴别点。国际肺癌研究协会（IASLC）在修订第 8 版肺癌 TNM 分期时也提出了基于组织学特点的鉴别方法。总体而言，这类通过单纯对比组织学特点的方法具有简单易行的特点，但局限性也不容忽视，比如鉴别组织学类型一致，但基因突变不一致的病灶及淋巴结阳性的 MPLC 等。

起源于同一克隆的原发灶和转移灶应有较为一致的基因突变，而 MPLC 的驱动基因不同或没有共同的基因改变。有一些小样本的研究使用某些特定的突变位点或分子生物学标志物进行鉴别，下一代基因测序（next generation sequence，NGS）技术的发展让人们在鉴别两者方面有了更强有力的武器。越来越多的证据表明综合了临床、病理、影像和基因改变的多组学方法在诊断、鉴别 MPLC 与肺内转移方面有着更好的效能。2019 年，有学者提出通过联合 22 个热点基因 NGS 分子特征和 WHO 2015 组织学分类标准构建一个诊断、鉴别 MPLC 和肺内转

移的新算法（图 10-1）。该方法与主要依靠组织学评估的分类方法相比，能更好地对多发肺部肿瘤患者进行分类。

根据多发病灶出现的时间先后关系和组织学相关性，MPLC 通常分为同时性 MPLC（synchronous MPLC）和异时性 MPLC（metachronous MPLC）。最新的数据显示，随着低剂量 CT 筛查的应用，肿瘤的检出率越来越高，MPLC 的组织学类型发布发生变化，多原发腺癌所占比率已经超过鳞状细胞癌，3 个以上原发性肺腺癌合并非典型性腺瘤样增生的病例在临床上已经屡见不鲜。有研究表明，肺腺癌的表皮生长因子（EGFR）突变率较高，具有多克隆起源、独立生长的特性，这可能是多原发性肺腺癌发病率较高的主要原因。

所谓同时性 MPLC 是指同时（或前后相差不超过 6 个月）发现或切除 2 个或以上的原发性肺癌，病灶之间在位置上各自独立，无相关性，组织学类型可以相同，亦可不同。对于病理类型相同的同时性 MPLC 须与肺内转移相鉴别，因为两者的治疗方案和预后完全不同。若组织学类型相同，病灶须位于不同的肺段、肺叶或肺，源于不同的原位癌，且确诊时无肺外转移或淋巴转移证据。

约 60% 的同时性 MPLC 病例中病灶具有相同的组织学类型，约 90% 的患者接受了手术治疗。手术患者的总体 5 年生存率平均仅为 25%，在 pI 期患者中为 40%。临床处理上需根据不同的情况，采取不同的对策：①对于同叶双原发或多原发病灶，同期手术多采用肺叶切除；②对于位于同侧不同肺

表 10-1　多发结节的 T_3 肺癌、T_4 肺癌、肺内转移和多原发性肺癌的区别

项　目	特　点
T_3（多发结节）	原发肿瘤与其他结节组织学一致，位于同一肺叶
T_4（多发结节）	原发肿瘤与其他结节组织学一致，位于同侧肺的不同肺叶
肺内转移	原发肿瘤与其他结节组织学一致，伴存在多发肺外转移灶，或各病灶位于不同肺叶，同时存在 N_2 和 N_3 淋巴结受累
多原发性肺癌	组织学相同，与原发病灶位于不同肺叶，无 N_2 和 N_3 淋巴结侵犯，无肺外转移；或与原发灶间隔时间超过 4 年，无肺外转移 组织学不同，基因分子学特征不同，或源于不同的原位癌病灶

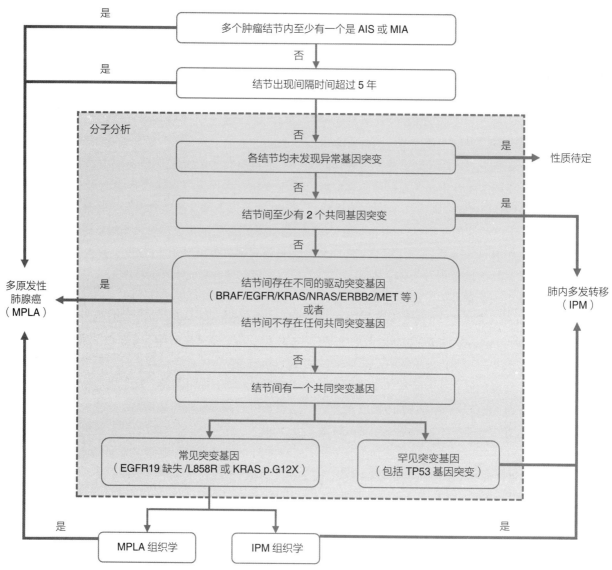

▲ 图 10-1　联合组织学特征和分子检测鉴别多原发性肺腺癌（MPLA）和肺内多发转移（IPM）
引自 Mansuet-Lupo A, et al. Journal of Thoracic Oncology, 2019, 14:844-856.

叶的单发病灶，若患者肺功能许可，可采取同期手术，一般较大病灶所在的肺叶行肺叶切除术，小病灶采取肺楔切；若两病灶较小，可采用不同肺叶楔切；③对于双侧同时性 MPLC，手术原则上是分期行肿瘤切除术，二次手术的间隔时间为 1 个月左右，先切除中央型肺癌或进展较快的病灶，后切除周围型肺癌；先切除体积大者，后切除体积小者；先切除临床诊断有纵隔或肺门淋巴结转移的肿瘤，后切除无淋巴结转移的肿瘤；先切除对预后影响大的主病灶：比如体积较大、实性成分较多、密度较高等恶性特征明显的病灶；并遵循"2 个最大限度"，即

最大限度地保存正常肺组织和最大限度地切除肿瘤；④对于双肺多发病灶，则以内科治疗为主，先获取病理及基因检测结果，根据基因突变状态选取治疗措施，如 EGFR 敏感突变，则选择靶向治疗或化疗，若为 EGFR 野生型则以化疗为主。

与同时性 MPLC 相对应的是异时性 MPLC，其诊断相对较为困难，须与肺内转移相鉴别。目前认为诊断异时性 MPLC 需符合以下要件：①首发癌与再发癌必须有病理或细胞学诊断；②两者病理类型不同；③若两者病理类型相同时则应同时满足以下 4 个条件，即第一原发癌根治切除，无淋巴结转

移；首发癌与再发癌位于不同肺叶；再发癌发现时距首发癌手术时间至少4年；再发癌发现时无肺外转移。对于第一原发肿瘤与再发肿瘤之间的时间间隔问题，存在不同的看法。通常认为，第一原发肿瘤治疗2年内出现的肿瘤，须首先考虑转移，除非病理证实新发病灶与原发肿瘤具有不同的组织学来源。而2～4年为相对灰色地带，此期间出现的肿瘤需结合临床、影像（包括PET资料）和穿刺病理等审慎鉴别新原发抑或转移。4年后转移发生的概率显著下降，因此新发的病灶为第二原发的可能性大大增加。

针对异时性MPLC的第二原发肿瘤，应对策略原则上是对无绝对手术禁忌证的患者行第2次手术，且术后根据分期决定是否行辅助治疗。手术方式的选择原则基本同第一原发病灶。约75%的异时性MPLC病变为Ⅰ期，约80%的病例在常规胸部X线片上即可发现，而且超过80%的病例可经手术切除。对于年龄较轻、心肺功能良好、局部估计可根治切除、影像学上有典型原发癌特点的病例，即使首发癌为N_1，甚至N_2期，亦可考虑手术治疗。若拟行再次手术，尤其是同侧再次手术的患者，需谨慎制订手术方案。根据ACCP的数据，异时性MPLC患者

的5年总体生存率约为30%，经手术治疗者的5年生存率为40%。由于患者已经接受过针对第一原发肿瘤的手术治疗（和辅助治疗），因此再次手术面临较高的术后并发症发生率及病死率，对于不能耐受手术的患者，可采取非手术根治性治疗方式，如立体定向放疗（SBRT/SABR）或消融治疗。

免疫治疗（IO）作为二线或一线方案治疗晚期非小细胞肺癌取得了较好的疗效，其应用开始延伸至局部晚期和早期可手术患者。CheckMate-159、NEOSTAR、NADIM、LCMC3、CheckMake-816等一批免疫新辅助试验正如火如荼地进行。其中，有学者针对MPLC设计了在肺癌切除术后同期高危MPLC使用免疫检查点抑制药治疗的ⅠB期试验，这对于不适宜二次手术者在放疗、消融等方案以外提供了新的选择；但是，MPLC异质性带来的治疗选择（IO还是靶向？）、疗效评估、治疗周期（IO用多久？）等问题仍令人困惑。此外，也有学者针对磨玻璃结节（GGO）型的MPLC设计了免疫治疗的Ⅱ期试验，但此试验设计也引起了一定的争议，比如磨玻璃结节手术切除的极佳预后、早期肺癌较低的免疫原性等。总而言之，IO的发展为MPLC的治疗提供了新的机会。

第二节　MPLC的影像学特点

无论是同时性还是异时性MPLC，其影像学特点为其内各个独立病灶的影像学特征的集合。而各个原发病灶的影像学表现可以有很大差异，这也符合各癌灶独立起源、动态发展的过程。AAH、AIS、MIA、LPA和IAC可以同时，或以不同组合出现在同一个患者。当然，根据MPLC的定义，各个病灶间在来源上无相关性。因此，见于上述病灶的各种影像学特征，也会出现在MPLC的病例中。

由于低剂量CT筛查的普及，多发磨玻璃结节的病例越来越多，MPLC具有家族性发病的特点（图10-2和图10-3），对于诊断和筛查随访有指导意义：如果有亲属确诊或可疑MPLC，相关的直系亲属应

提高警惕，定期随访；如果患者检查发现肺内存在多发性磨玻璃结节灶，直系亲属内有MPLC的患者，则需高度怀疑MPLC。MPLC的影像可表现为纯磨玻璃结节、混合磨玻璃结节和实性结节；其预后趋势与单发肺结节类似，纯磨玻璃结节型MPLC预后最好，有学者报道小样本量回顾性研究显示其手术切除5年的总生存率（overall survival，OS）可达97.2%～100%；实性+磨玻璃结节型MPLC次之，5年OS为80.5%～82.1%；多个实性MPLC最差，5年OS为41.3%～59.9%。多因素分析提示MPLC良好的预后主要与纯磨玻璃结节的淋巴结转移率低有关，预后不佳则与实性结节容易引起淋巴

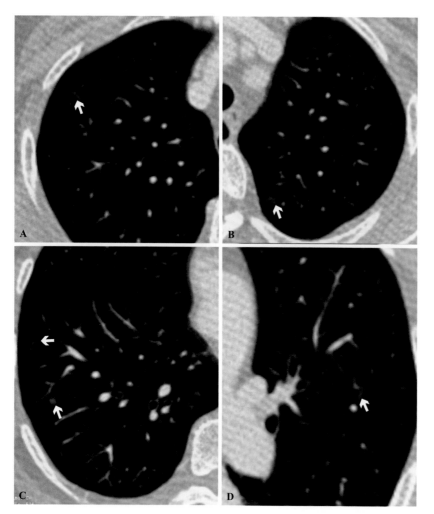

◀图 10-2 （家族性）同时性 MPLC（一）
女性，58 岁，2012 年体检肺部 CT，肺内见多发磨玻璃结节灶（箭）。部分病灶（C）可见血管进入病灶，且病灶内有实性成分。分别给予抗感染治疗，病灶无吸收。随访 2 年，各病灶亦未见缩小和明显增大。结合病史，需考虑同时性 MPLC 可能。根据影像诊断：A 至 D. AAH；B 和 C. AIS

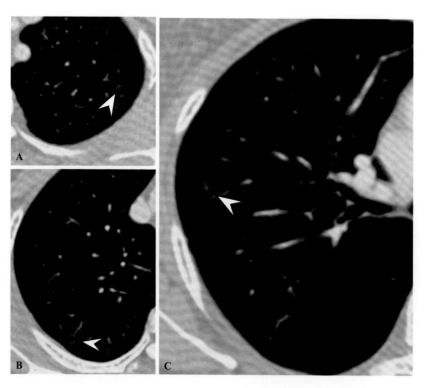

◀图 10-3 （家族性）同时性 MPLC（二）
女性，61 岁，与图 10-1 患者为姐妹，二人分别居住在广州和上海。2012 年体检肺部 CT，肺内见多发磨玻璃结节灶（箭头）。部分病灶（A）可见血管进入病灶，且病灶内有实性成分。分别给予抗感染治疗，病灶无吸收。随访 2 年，各病灶亦未见缩小和明显增大。结合病史，需考虑同时性 MPLC 可能。根据影像诊断：A 至 C. AIS；B. AAH

结转移相关。日本学者进一步根据手术前CT下结节的实性成分占比（CTR），将MPLC分为3类结节和6种影像学模式，也得出了类似的结果。由此可见，磨玻璃成分在多发MPLC中也具有区分预后的重要作用，磨玻璃成分多，预后好；实性成分多，预后差。基于此，后续在制订新的TMN分期时应将磨玻璃成分纳入考量因素。

MPLC可以视作多个单独发生的肺癌的集合，具有一定的生物学特征，即肿瘤细胞存在突变的概率较高，但突变的位点具有高度的异质性（图10-4），进一步加剧了治疗的复杂性，在肿瘤的影像学表现与突变位点间是否存在相关性目前尚不明确。最近的一项研究显示，缺乏驱动基因的4阴性（EGFR、ALK、KRAS、HER2）磨玻璃结节在长期随访中生长缓慢或大小基本维持不变，与AAH和AIS高度相关；而EGFR突变与结节的生长速度和浸润性生长特征（微浸润腺癌和浸润性腺癌）有关。

在鉴别诊断方面，如何在肺内同时或异时发生

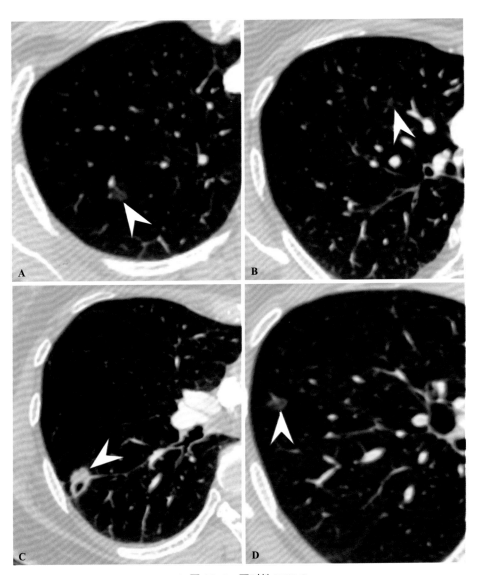

▲ 图 10-4　同时性 MPLC

女性，61岁，体检发现多个大小不等的实性、半实性、纯磨玻璃病灶（箭头），全部病灶位于右肺，以右肺上叶为主（A至D，箭头），其中A、D病灶可见血管进入；右肺下叶背段见一实性为主伴空泡的病灶（C）。考虑为多原发性肺癌，其中A为AIS，B为AAH，C为浸润性腺癌，D为AIS。该患者接受了右肺上叶楔形切除（病灶A）和右肺下叶切除（病灶C）。术后病理证实A为原位癌，C为浸润性腺癌。进一步的基因突变分析显示：来自病灶A的标本存在EGFR 21外显子L858R高度突变；病灶C存在EGFR 19外显子E746-A750 DEL突变

的多个恶性病变中确定各自系原发而非转移癌，根据 ACCP 标准，当组织学类型不同时各自系原发，但是当组织类型相同时鉴别较困难。胸部 CT 检查有助于鉴别：① MPLC 的结节影像多具有原发性肺癌的特点，大多呈孤立圆形或类圆形结节影，单发，可有分叶和毛刺征，边缘不光整、密度不均匀，常伴支气管狭窄或肺不张；转移癌和复发癌常为多发球形影，无分叶及毛刺征，边缘光滑，密度均匀，很少产生肺叶或肺段不张；②原发癌进展较缓慢（瘤倍增时间长），患者体质好；而转移癌及复发癌进展较快，患者一般情况较差；③两肺同时出现孤立性结节 / 块影，且无淋巴结转移和远处转移，应考虑有 MPLC 的可能性，因肺癌发现时极少有对侧转移；④病灶位于肺外周的浅表层，临床症状少，纤维支气管镜、痰脱落细胞学检查阴性，应多考虑转移性肺癌；⑤ MPLC 共同引流部位无癌浸润，而转移性肺癌多有共同引流部位的癌浸润；⑥肺癌患者术后 2 年肺内再度出现的孤立性结节块影和肺不张，几乎都是恶性病变，应高度怀疑 MPLC。除影像技术的间接证据外，分子遗传学技术能够提供直接的鉴别依据。既往多根据 DNA 倍体类型差异和 p53 基因突变的同源性进行原发癌和转移癌、重复癌和复发癌的鉴别诊断。现在实行的鉴别方式大多是对病灶组织的 p53 和 EGFR 进行基因检测，用免疫组化法检测 p53 外显子 5～8 及 EGFR 外显子 18～22 是否发生突变？突变状态是否一致？检测来源是否一致？ MPLC 的预后与肿瘤的组织类型、生物学特性、原发癌数目多少、淋巴结转移程度、无瘤间期长短、手术切除彻底性及手术切除次数等诸多因素密切相关。如前所述，MPLC 患者的 5 年生存率明显低于单一原发肺癌患者，但明显高于肺转移癌，可能与多原发肺癌的生物学行为与单发肺癌有所不同有关。

总之，在熟悉各种不同发展阶段肺癌影像学特征的基础上，严格把握 MPLC 的定义，MPLC 诊断并不困难。真正复杂的是治疗，MPLC 患者的预后较同期的单发性肺癌差，但好于多发性的肺内转移。

（郑向鹏　傅　睿　钟文昭）

参考文献

[1] Antakli T, Schaefer RF, Rutherford JE, et al. Second primary lung cancer[J]. The Annals of Thoracic Surgery, 1995, 59(4):863-866; discussion 867.

[2] Bonanno L, Calabrese F, Nardo G, et al. Morphological and genetic heterogeneity in multifocal lung adenocarcinoma: The case of a never-smoker woman[J]. Lung Cancer, 2016, 96:52-55.

[3] Chang JY, Liu YH, Zhu Z, et al. Stereotactic ablative radiotherapy: a potentially curable approach to early stage multiple primary lung cancer[J]. Cancer, 2013, 119(18):3402-3410.

[4] Chen K, Chen W, Cai J, et al. Favorable prognosis and high discrepancy of genetic features in surgical patients with multiple primary lung cancers[J]. The Journal of Thoracic and Cardiovascular Surgery, 2018, 155(1):371-379. e1.

[5] Dai C, Ren Y, Xie H, et al. Clinical and radiological features of synchronous pure ground-glass nodules observed along with operable non-small cell lung cancer[J]. Journal of Surgical Oncology, 2016, 113(7):738-744.

[6] Derlin T, Clauditz TS, Quaas A, et al. Synchronous bronchioloalveolar and squamous cell lung cancer with different 18F-FDG avidity on PET/CT[J]. Clinical Nuclear Medicine, 2012, 37(10):e255-256.

[7] Detterbeck FC, Marom EM, Arenberg DA, et al. The IASLC Lung Cancer Staging Project: Background Data and Proposals for the Application of TNM Staging Rules to Lung Cancer Presenting as Multiple Nodules with Ground Glass or Lepidic Features or a Pneumonic Type of Involvement in the Forthcoming Eighth Edition of the TNM Classification[J]. Journal of Thoracic Oncology, 2016, 11(5):666-680.

[8] Feld R, Rubinstein LV, Weisenberger TH.Sites of recurrence in resected stage Ⅰ non-smallcell lung cancer: a guide for future studies[J]. Journal of Clinical Oncology, 1984, 2(12):1352-1358.

[9] Hattori A, Matsunaga T, Takamochi K, et al. Surgical Management of Multifocal Ground-Glass Opacities of the Lung: Correlation of Clinicopathologic and Radiologic Findings[J]. The Thoracic and Cardiovascular Surgeon, 2017, 65(2):142-149.

[10] Hattori A, Matsunaga T, Takamochi K, et al. Radiological classification of multiple lung cancers and the prognostic impact based on the presence of a ground glass opacity component on thin-section computed tomography[J]. Lung Cancer, 2017, 113:7-13.

[11] Hattori A, Suzuki K, Matsunaga T, et al. Prognostic Significance of the Standardized Uptake Value on Positron Emission Tomography in Patients with Multiple Clinical-N0 Lung Cancers[J]. The Thoracic and Cardiovascular Surgeon, 2015, 63(7):597-603.

[12] Hattori A, Takamochi K, Oh S, et al. Prognosticclassification of multiple primary lung cancers based on a ground glass opacity component[J]. The Annals of Thoracic Surgery, 2020, 109(2):420-427.

[13] Hiroshima K, Toyozaki T, Kohno H,et al. Synchronous and metachronous lung carcinomas: molecular evidence for multicentricity[J]. Pathology International, 1998, 48(11):869-876.

[14] Hsu HH, Ko KH, Chou YC, et al. SUVmax and Tumor Size Predict Surgical Outcome of Synchronous Multiple Primary Lung Cancers[J]. Medicine, 2016, 95(6):e2351.

[15] Huang J, Behrens C, Wistuba I, et al. Molecular analysis of synchronous and metachronous tumors of the lung: impact on management and prognosis[J]. Annals of Diagnostic Pathology, 2001, 5(6):321-329.

[16] Isaka T, Yokose T, Ito H, et al. Diagnosis of metachronous multiple

lung adenocarcinoma at the cut-end by epidermal growth factor receptor mutation status discordance 4 years after sublobar resection for adenocarcinoma in situ: report of a case[J]. Surgery Today, 2015, 45(10):1330-1334.

[17] Kobayashi Y, Mitsudomi T, Sakao Y, Yatabe Y (2015) Genetic features of pulmonary adenocarcinoma presenting with ground-glass nodules: the diffferences between nodules with and without growth[J]. Annals of Oncology, 2015, 26(1):156-161.

[18] Kocaturk CI, Cansever L, Kanmaz DZ, Bedirhan MA (2013) Metachronous lung cancer that presented as bilateral synchronous lung cancer[J]. Journal of Thoracic Disease, 2013, 5(3):E87-89.

[19] Kozower BD, Larner JM, Detterbeck FC, et al. Special treatment issues in non-small cell lung cancer: Diagnosis and management of lung cancer, 3rd ed: American College of Chest Physicians evidence-based clinical practice guidelines[J]. Chest, 2013, 143(5 Suppl):e369S-e399S.

[20] Linhas R, Tente D, Dias M, et al. Synchronous mucinous and non-mucinous lung adenocarcinomas with diffferent epidermal growth mutational status[J]. Respiratory Medicine Case Reports, 2017, 22:15-18.

[21] Liu Y, Zhang J, Li L, et al. Genomic heterogeneity of multiple synchronous lung cancer[J]. Nature Communications, 2016, 7: 13200.

[22] Loukeri AA, Kampolis CF, Ntokou A, et al. Metachronous and synchronous primary lung cancers: diagnostic aspects, surgical treatment, and prognosis[J]. Clinical Lung Cancer, 2015, 16(1): 15-23.

[23] Mansuet-Lupo A, Barritault M, Alifano M, et al. Proposal for a combined histomolecular algorithm to distinguish multiple primary adenocarcinomas from intrapulmonary metastasis in patients with multiple lung tumors[J]. Journal of Thoracic Oncology, 2019, 14(5): 844-856.

[24] Martini N, Melamed MR.Multiple primary lung cancers. The Journal of thoracic and cardiovascular surgery, 1975, 70(4):606-612.

[25] Nikitas J, DeWees T, Rehman S, et al. Stereotactic Body Radiotherapy for Early-Stage Multiple Primary Lung Cancers[J]. Clinical Lung Cancer, 2019, 20(2):107-116.

[26] Pairolero PC, Williams DE, Bergstralh EJ, et al. Postsurgical stage I bronchogenic carcinoma: morbid implications of recurrent disease[J]. The Annals of Thoracic Surgery, 1984, 38(4):331-338.

[27] Scialpi M, Franzini C, Piscioli I, et al. Synchronous primary lung cancer. Critical review of diagnostic criteria[J]. Annali Italiani di Chirurgia, 2013, 84(1):33-40.

[28] Shen KR, Meyers BF, Larner JM, et al. Special treatment issues in lung cancer: ACCP evidence-based clinical practice guidelines (2nd edition) [J]. Chest, 2007, 132(3 Suppl):290s-305s.

[29] Shimizu S, Yatabe Y, Koshikawa T, et al. High frequency of clonally related tumors in cases of multiple synchronous lung cancers as revealed by molecular diagnosis[J]. Clinical Cancer Research, 2000, 6(10):3994-3999.

[30] Slaughter DP, Southwick HW, Smejkal W. Field cancerization in oral stratified squamous epithelium; clinical implications of multicentric origin[J]. Cancer, 1953, 6(5):963-968.

[31] Stella GM, Cemmi F, Inghilleri S, et al. Synchronous lung cancers: when same histological types feature diffferent molecular profiiles and response phenotypes[J]. Journal of Cancer, 2011, 2:474-477.

[32] Stiles BM, Schulster M, Nasar A, et al. Characteristics and outcomes of secondary nodules identified on initial computed tomography scan for patients undergoing resection for primary nonsmall cell lung cancer[J]. The Journal of Thoracic and Cardiovascular Surgery, 2015, 149(1):19-24.

[33] Taira N, Kawabata T, Ichi T, et al. A case of synchronous double primary lung cancer presenting with pleomorphic carcinoma and adenocarcinoma[J]. The American Journal of Case Reports, 2014, 15:576-579.

[34] Xue X, Xue Q, Wang N, et al. Early clinical diagnosis of synchronous multiple primary lung cancer[J]. Oncology Letters, 2012, 3(1):234-237.

[35] Yasuda M, Nagashima A, Haro A, et al. How should synchronous multiple primary adenocarcinomas of the lung be resected[J]? The Annals of Thoracic Surgery, 2014, 97(5):e151-153.

[36] Zhao H, Yang H, Han K, et al. Clinical outcomes of patients with metachronous second primary lung adenocarcinomas[J]. OncoTargets and Therapy, 2017, 10:295-302.

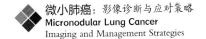
第三篇
微小肺癌应对策略

第 11 章　微小肺癌的外科治疗

肺部恶性肿瘤的外科治疗，特别是肺部小结节的外科手术，逐步以微创胸腔镜手术为主，是目前诊断和治疗早期恶性肺部小结节或磨玻璃灶最主要的手术方法。在恶性肺部小结节的近期治疗效果上，胸腔镜微创技术已和肺部开放手术相当。而微创手术避免了胸部肌肉和肋骨的牵开创伤，最大限度地减轻了患者的痛苦，加速了患者术后的恢复，通过最小的创伤，使患者得到最大的治疗效果。目前全胸腔镜下可以完成肺局部切除、亚肺叶切除、肺叶切除。近年来肺袖状切除（双袖状切除）、隆突成形术也逐步在微创手术中开展。

随着高分辨率 CT 设备的普及与低剂量肺癌筛查的开展，肺磨玻璃结节（GGN）的检出率逐渐增高。研究证实，对于随访过程中持续存在的 GGN，需要高度警惕肿瘤的可能性。规范的肺癌治疗是多学科协作的综合治疗，包括手术、放疗、化疗、分子靶向治疗及免疫治疗等。而对于早期非小细胞肺癌，治疗首选仍然是手术。标准的手术方式是肺叶切除术联合系统性淋巴结清扫，该术式在 GGN 的治疗中取得了满意的效果。但对于病理疑似原位腺癌（AIS）、微浸润腺癌（MIA）或位置靠近胸膜的外周型微小 GGN，传统的肺叶切除术是否依然是最佳的手术方案，近年来一直饱受争议。

第一节　肺部小结节病理类型

肺部小结节、磨玻璃影的病理类别多样，可分为良性病变和恶性病变。恶性病变是临床关注的重点。肺癌是最主要的肺部恶性病变。近年来的对小肺癌的回顾性分析表明，小肺癌在病理类型上以腺癌为主，占总体的近 60%。鳞状细胞癌、小细胞肺癌相对较少。国际肺癌研究学会（IASLC）、美国胸科学会（ATS）、欧洲呼吸学会（ERS）于 2011 年 2 月在"胸部肿瘤学杂志"（J Thorac Oncol）公布了关于肺腺癌的国际多学科分类新标准。在新标准中不再使用细支气管肺泡癌（bronchioloalveolar carcinoma，BAC）和混合型肺腺癌的名称，而代之以原位腺癌（AIS）和微浸润腺癌（MIA）的命名。

AIS=adenocarcinoma in situ，原位腺癌。

MIA=minimally invasive adenocarcinoma，微浸润腺癌。

IAC=invasive adenocarcinoma，浸润性腺癌。

非典型腺瘤样增生（AAH）、原位癌（AIS）被定义为癌前期病变。病理学新分期，对临床治疗，特别是外科治疗策略带来了变化。而非典型腺瘤样增生（AAH）、原位癌（AIS）微浸润腺癌（MIA）和浸润性腺癌（IAC），在 CT 影像学上往往对应着不同的特征。

第二节　肺部小结节的诊断

近75%的肺癌患者在第一次就诊时病变就已进入晚期，失去了手术的机会。目前肺癌的总体手术率低于20%，5年总体生存率仅为19.7%，临床治疗效果不能令人满意。肺癌外科手术经过百余年的发展，但肺癌手术总体的远期疗效远没达到理想的效果。美国一项研究显示，影像学筛查疑似肺癌的孤立性肺内小结节（SPN）患者10年总生存率接近89%。早期肺内孤立性恶性结节接受手术治疗后的10年生存率接近90%。早期诊断和早期治疗，是目前治疗肺部恶性肿瘤最为主要的和最有效的方法。

国际早期肺癌行动项目（I—ELCAP）也曾进行了年度筛查肺癌的研究，31 567例肺癌高危人群每年接受低剂量CT检查，≥40岁者首次发现肺癌阳性率为1.3%，年度检查阳性率为0.3%；≥60岁首次低剂量和年度检查，Ⅰ期肺癌412例（85%），预计10年生存率88%，其中诊断后1个月内接受手术者生存率可达92%。这表明低剂量CT可以提高肺癌的早期诊断率，并且可降低80%的病死率。早期诊断和早期治疗，是提高患者长期生存率的关键。

一、影像学表现

肺癌的早期诊断，有赖于影像学的发现，特别是肺部CT的检查。目前低剂量CT对高危人群的筛查，成为早期发现和诊断肺癌的最为有效的方法。低剂量CT甚至可以发现直径＜5mm的肺内微小病变。

影像学检查，特别是CT检查在肺癌的早期诊断中有着最为重要的地位。肺部小结节在CT上通常表现为：纯磨玻璃影（GGO）、中心密度增高的磨玻璃影、低密度结节影、实质性结节。

日本学者Noguchi早在1995年就提出了将肺腺癌分为A、B、C、D、E、F六种病理类型，在CT影像学上，也观察到各自特征的表现。A型主要是无纤维细胞增生的支气管肺泡癌（LBAC），CT上显示为磨玻璃占50%以上的病灶。B型同样为有局部肺泡结构塌陷的LBAC，CT表现为中心密度有轻度增高的影像。C型为伴有成纤维增生的局限性LBAC，CT密度明显增高。D型为分化较差的腺癌。E型为管状腺癌。F型为乳头状腺癌伴随压迫性生长和破坏。

肺部影像学对肺部小结节病变或GGO的良性、恶性性质的鉴别，是临床面临的挑战。近年来，学术界对小肺癌的影像学做了更多的探讨，通过大量的病例和资料，对肺部结节的特征有了初步的认识。结节的大小、边缘形态、病灶密度、同周围组织的关系、微小血管的变化是鉴别此类病变最主要的方面。

边缘不光整、有毛刺、胸膜凹陷，或牵拉邻近的脏层胸膜，是肺部恶性肿瘤的可能表现；增强CT，如病灶增强值高于原来20~40HU，则提示病灶的恶性可能；肿瘤微血管CT成像征在磨玻璃影中的出现，也是鉴别肺部小结节良性、恶性中比较关键的因素，在CT图像上可见病灶周围有血管向病灶集结，在增强CT上表现得尤为突出，可以通过CT图像的处理清晰地显示出来。

华东医院对近6年416例肺部小结节（磨玻璃影）病变的影像学资料进行了分析和总结，观察到肺部病灶微小血管的形成和变化，肿瘤微血管CT成像征的出现是肿瘤恶性病变最为值得重视的征象，也是鉴别肺部微小结节良性、恶性的关键因素，甚至对于直径＜5mm的磨玻璃病灶，如有肿瘤微血管CT成像征的出现，也必须高度怀疑病灶的恶性变化可能。肺部增强CT的检查，可以更清晰地显示微血管和肺部小结节磨玻璃病变的关系，也是诊断或随访肺部小结节或微小结节的必要检查，是鉴别肺部小结节良性、恶性的关键步骤。任何磨玻璃病灶决定手术前必须完成增强CT的检查，可以更清晰地显示病变的细微结构和变化。影像学诊断还可结合PET-CT、MRI、核医学检查来共同完成。

尽管目前对小结节和GGO的影像学特征有较多的统计分析和总结，但仍有许多值得探讨的地方，有待更多的资料总结和研究。

二、其他检查方法

痰脱落细胞检查、纤维支气管镜检查、EBUS、CT引导下经皮肺穿刺和肺组织活检，也是肺部小结节的诊断中可以运用的方法。术前的病理学诊断是十分重要。肺癌的病理学诊断可通过组织活检获得，常用的方式包括CT引导下肺穿刺、气管镜或者手术活检。鉴于GGN病理生理的特殊性，术前的病理学诊断难度较大。GGN的位置、大小、疏松的组织学分布、模糊的影像学表现导致了临床上经皮针吸或活检的假阴性率很高，常常需要反复多次活检，气管镜活检亦是如此；而且外周型GGN气管镜根本无法取得标本。因此对于绝大多数病例，手术具有双重作用——诊断和治疗。GGN术后患者的分期通常为IA（$T_1N_0M_0$）期，目前并没有强烈的证据支持术前对淋巴结的评估。

三、肺部小结节随访策略

对单发的肺部小结节或GGO的随访，可以采取以下策略。

5mm以下的纯磨玻璃结节以良性或癌前期病变为主，有统计表明其恶性概率在1%以下，一般不给予处理，观察为主，告知患者病变情况，给予1年以上的观察间隔；5～9mm的磨玻璃结节必须给予定期的随访，这类随访间隔依据结节的影像学判断，一般给予3个月、6个月或12个月的随访间隔，观察重点包括：①结节有无增大，通常1mm以下的大小变化，并无明显意义，可以继续观察；②密度有无增加。肺组织密度增加100HU以上的变化，应引起重视；如表现为GGO，实性成分的比例增多，也是值得注意的变化；③结节或GGO在增强CT检查中有无增强；④结节有无增多；⑤有无肿瘤微血管CT成像征的形成等。通过以上几个方面的变化，给予下一步的临床观察和治疗方案。如有上述征象出现，应该选择外科手术干预，明确诊断，排除恶性病变，并给予早期治疗。10mm以上的磨玻璃病灶，不管是纯磨玻璃病灶还是混合型病灶，都必须引起足够的重视，统计显示，其恶性病变概率在33%～64%，必须排除恶性病变，通过穿刺或外科手术可明确病灶性质，给予必要的治疗。

任何磨玻璃病灶如在随访过程中发现病灶出现实性成分、增强CT上有增强结节出现（增强值在40HU以上）、结节变大、有肿瘤微血管CT成像征等其中之一征象出现，应当考虑病灶的恶性变化，应尽早地进行外科干预，进行手术切除。

肺部多发结节的观察：高分辨CT的发展和进步，临床发现了更多的肺内多发结节的病例，其中一部分病理证实为肺癌。早在20世纪20年代，就有Beyruther在尸检中发现有双侧原发性肺癌的报道，尽管其后大宗病例报道不多，但近来越来越多的发现，使这一病变应该得到更多的重视。

多原发性肺癌（MPLC）是指一侧或双侧肺内不同部位发生的2个或以上的原发性肺癌。MPLC又根据同时期发生和不同时期发生，分为同时性MPLC（SMPLC）和异时性MPLC（MMPLC）。对于MMPLC，美国胸科医师学会（ACCP）建议，如病理类型相同，至少要求有4年以上的无肿瘤期。诊断时应无纵隔淋巴结的转移和全身的转移。MPLC病因不明。不同的病理类型，临床可以明确诊断。但对于相同病理类型的病灶，必须结合基因学的检测，给予诊断上的帮助。

MPLC的影像学表现，可以参照以上所述的影像学特征给予诊断。随访策略可以参照上述单发病灶的随访方法，一旦有恶性肿瘤的诊断，应考虑手术治疗。

同时性MPLC的手术治疗应以根治性手术为目的。如病变位于同侧肺，可根据患者肺功能情况和全身情况，决定是否行根治性手术或亚肺叶切除；如病灶位于双侧，则还应考虑患者的情况，决定是否同期手术。手术范围根据病变情况做出决定。如病灶为10mm以上的实体性肺癌，应考虑行肺叶切除和纵隔淋巴结清扫；对于＜10mm的病灶或影像学为GGO的病灶，以亚肺叶切除为主要手术方法。

异时性MPLC的治疗仍以外科治疗为主。Bae曾报道，MMPLC的患者如手术完全切除病灶，5

年生存率为77%，较之未做手术患者47.8%的5年生存率，手术组有明显的优势。亚肺叶切除和根治性肺叶切除术对患者生存无明显影响，因此手术可以亚肺叶切除为主要手术手段。对于MPLC的诊断和手术治疗，临床仍有更多的经验需要积累和总结。

第三节　肺部小结节的外科微创手术治疗

外科手术是早期肺癌治疗中最为有效的方法。外科手术经历了近120年的历史，从开胸手术逐步向微创手术方向发展。手术一直遵循着最大限度地切除病变组织，最大限度地保留健康组织、提高肺癌患者的治愈率、增加患者的生存率和生活质量的原则来完成。近年来日臻完善的胸腔镜技术，顺应了这样的需求。

胸腔镜技术的开展，可以追溯到近一个世纪以前。当时仅限于胸膜腔的探查。经过70余年的缓慢发展，到20世纪80年代中期，随着科学技术的发展，手术设备的完善，近代的电视辅助下的胸腔镜技术（video-assisted thoracic surgery，VATS）开始有了突飞猛进的发展，至今已成为胸外科不可或缺的手术方式。胸腔镜下的肺叶切除、肺段切除和纵隔淋巴结清扫术的病死率在1%左右，相对胸部开放手术病死率接近4%，胸腔镜具有更大的优势。在恶性肺部小结节的远期治疗效果上，已和肺部开放手术相当。而微创手术避免了胸部肌肉和肋骨的牵开的创伤，最大限度减轻了患者的痛苦，加速了患者术后的恢复，通过最小的创伤，使患者得到最大的治疗效果。微创技术在术中失血、术后并发症、术后肺功能的恢复方面更具有优势。

胸部开放手术的基础对当代电视胸腔镜辅助下的手术操作有很大的帮助。如能独立熟练的完成肺部开放手术，胸腔镜手术的学习曲线会有很大的提高。通常40台独立完成的胸腔镜肺叶切除手术会使术者完成胸腔镜技术的学习曲线。对于有良性倾向诊断的病灶，应尽量避免外科手术。如临床和影像学诊断为恶性病灶的患者，应进行手术切除。

目前全胸腔镜下可以完成肺局部切除、亚肺叶切除、肺叶切除。近年来肺袖状切除（双袖状切除）、隆突成形术也逐步在微创手术中开展。肺部恶性肿瘤的外科治疗，特别是肺部小结节（GGO）的外科手术，逐步以微创胸腔镜手术为主，是目前诊断和治疗早期恶性肺部小结节或磨玻璃灶最主要的手术方法。

一、手术适应证

手术目的：肺癌手术是以彻底切除肺癌原发病灶，防止肿瘤转移为目的。

手术适应证主要依据肺癌的TNM（UICC）分期，局限性肿瘤对象，即肺癌分期为Ⅰ、Ⅱ、Ⅲa期的非小细胞肺癌；肺部影像和临床高度怀疑为肺癌，各种检查不能确诊，全身可以耐受手术的患者。可以依据临床分期（cTNM）、病理分期（pTNM）和目前尚在逐步完善的分子学分期（mTNM）。术前患者心、肺功能的评估是术前评估中非常重要的环节，包括全面的肺功能检查、心脏超声及相关血液学检测。一旦检查结果提示风险的可能，必须由专科医师进行详细的评估、会诊或治疗，以排除手术禁忌证，降低围术期患者的并发症及死亡率。

二、相对适应证

手术技术的进步，对以往一些无法通过手术切除的病灶有了完整切除的可能。比如气管隆嵴成形术的开展，对侵犯气管隆嵴的肺癌有了切除的可能。人工材料的进步也使一些侵犯大血管的病变，如上腔静脉和主动脉可以通过置换和转流完成切除手术。

三、禁忌证

全身情况无法耐受手术，包括3个月内有心肌梗死或脑血管梗死等；肿瘤已有远处转移。

四、胸腔镜手术操作

（一）肺部微小结节的术前病灶定位

由于胸腔镜借助器械操作，术中无法借助手指触摸感受肺部病变的位置；有些磨玻璃病变的组织较软，术者的手指或器械术中无法直接感受到此类病变和正常组织的差别，更由于有些病灶离肺表面较远，位置较深，术中无法直接找到病灶，使术中难于精确定位，甚至有术中因无法找到病灶转而开胸手术的报道。因此术前定位，是胸腔镜手术术前非常重要的步骤，有利于术中快速、准确地找到病灶。

多年来，在胸腔镜手术中一直致力于找到一种简便、快速、有效、对患者影响小的定位方法。现代影像学，特别是 CT 技术的发展，给了临床胸外科医师极大的帮助。现代成像技术可以精确定位微小结节在肺部的位置，同肺部血管、气管的关系，使术者在术前可以确定病变在肺内的三维位置，为手术中的病变确定提供了很好的依据。对外周 1/3 的病灶，通过术前仔细的 CT 三维定位，术中可以方便地找到病变；对深部、中央的病灶，术中无法通过手指触觉完成定位，因此更多的方法被引入到胸腔镜手术定位。

目前的定位方法可归纳为 2 大类：术前和术中定位法。

术中定位法常运用影像学设备，在术中寻找病灶给予定位。这类设备包括超声内镜和 CT。超声内镜法在术中运用超声探头通过内镜系统，探查肺内病灶而给予定位。但超声干扰因素较多，特别是含气的肺组织，对 1cm 以下的肺内病灶，尤其是磨玻璃病灶，有很大的局限。术中 CT 定位法，是目前可以精确定位病灶位置的最佳影像学方法。但床旁 CT 设备由于价格昂贵，只限于少数大型医院。这类定位法受到了局限，无法普及。鉴于上述术中定位法的局限，术前定位显得更为重要。目前常用的术前定位方法可分为肺内染色剂定位和留置标志物定位法。常用的染色剂以亚甲蓝为主。术前在 CT 定位下做胸腔穿刺，于病灶处注射染色剂亚甲蓝，术中根据染色区域决定手术切除范围。但亚甲

蓝易于在肺内弥散，通常必须在穿刺后的短时间内完成手术，反之仍会给定位带来困难。

近来有使用放射性核素定位，术前于病灶区域注射核素，术中以核素仪器探头确定区域后进行手术切除的方法。和床旁 CT 设备一样，由于设备价格昂贵，操作复杂，目前难以普及。

留置标志物的方法以 Hookwire 定位法较为常用（图 11-1）。Hookwire 是带钩钢丝定位针。术前在 CT 引导下对病灶周围肺组织处进行穿刺（离病灶 5mm 处），确定位置后释放钢针倒钩，固定病灶位置，皮肤表面剪断钢丝，留置带钩钢丝在胸腔内，随后患者直接送手术室。术中术者根据留置钢丝的位置，牵拉钢丝，可以方便地找到病灶位置，给手术寻找病灶带来方便。特点在于快速、准确。但也由于定位后有麻醉过程、体位搬动、手术操作等各种影响因素，可能导致钢针脱落、移位等情况的发生，导致定位失败。另外，穿刺后发生的气胸、出血等情况也必须在穿刺后予以注意。

单纯的胸腔穿刺针术前穿刺定位法，是快速、简单、有效的定位方法。术前在 CT 引导下，以胸腔穿刺针在病灶肺组织表面做穿刺。通过穿刺，可以在肺表面留下穿刺针眼，术中可以很清晰地观察到穿刺点，快捷地找到病灶部位，再根据术前 CT 检查所见的病灶深度，决定切除的区域，有效缩短手术的操作时间，是值得推广的、简易的、有效的术前定位方法。

此外，基于人工智能的软件技术也开始应用于肺癌手术，包括病灶的定位、术后肺功能的预测、手术方案的制订等。华东医院采用了由 EDDA 公司研发的手术赋能软件 IQQA-3D 系统。该系统可以在术前根据肺部 CT 影像重建和定量分析肺内各种结构，包括病灶、气管支气管、血管和肺叶、肺段及其解剖边界，有助于准确的定位和制订手术方案（图 11-2 和图 11-3）。

（二）手术方式的选择

早期非小细胞肺癌原则上只要患者身体条件能够耐受，手术仍然是首选的治疗方式。技术角度，对于微小亚厘米 GGN 完全可以经手术切除。问题的关键在于手术切除结节的同时，如何确保足够的

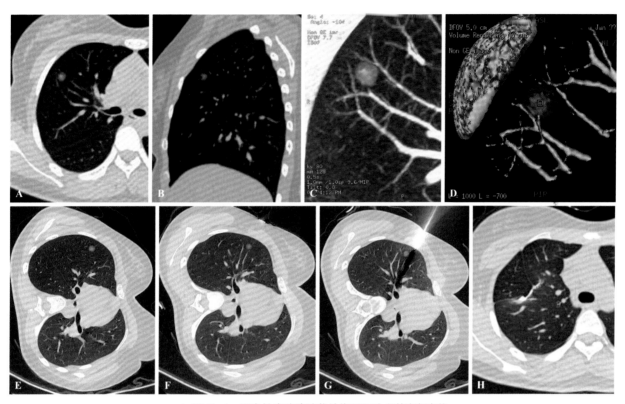

▲ 图 11-1　亚实性磨玻璃结节灶楔形切除术前穿刺定位

15 岁女性，因干咳 2 周入院行肺部 CT 检查发现右上肺直径 9mm 亚实性磨玻璃结节灶。抗炎治疗 2 周，2 个月后复查 CT 示病灶未见明显变化，可见典型 CT 血管征象，提示浸润前病变，原位癌可能性大（A. 横断面图像；B. 矢状面图像；C. MIP 图像；D. 三维容积重组图像）。外科会诊评估后，决定行胸腔镜楔形切除术，术前行 CT 引导下肺内病灶穿刺定位。患者取左侧卧位于 CT 扫描床上，CT 引导下在皮肤表面确定进针点并标识（E 和 F）；根据穿刺点和拟定的穿刺线路进针，并保留至手术（G）；术后证实为原位癌，CT 影像示病灶完全切除（H）

手术切缘，以及尽可能多地保留患者的肺功能，从而利于患者的术后恢复，保证生活质量。手术方式主要包括开胸或微创下行肺叶切除术或亚肺叶切除术，亚肺叶切除术又可分为肺段切除术和肺楔形切除术（图 11-4）。合理选择手术方式对外科医师而言仍是一项挑战。

1. 开胸手术 vs. 微创手术　开胸手术治疗肺癌已经有一个世纪的历史。自 20 世纪 90 年代以来，随着光学、内镜设备的发展，胸部手术缓慢但稳定地步入了微创手术领域。胸部微创手术在镜头、视频图像设备的辅助下，观察孔 < 1cm，操作孔 < 5cm，避免了切除肋骨，创伤大大减少。

微创手术的实现需要技术平台的支持，主要分为 3 类：电视胸腔镜手术（VATS）、机器人辅助胸腔镜技术（robotic-assisted thoracic surgery，RATS）、单孔 VATS。尽管之前关于微创手术和开放手术的优缺点争论不断，但随着越来越多胸腔镜手术的开展及手术技术的成熟，微创手术的优势显而易见，已然成为当今胸部手术的主流。据报道，在三级医院大约 75% 的早期非小细胞肺癌患者能够接受微创手术的治疗。

与开放手术相比，微创手术优势明显，术后伤口疼痛轻，细胞因子释放少，肺功能损伤小，胸管留置时间短，进而住院时间缩短，利于患者快速康复，节约经济成本。已有 Meta 分析对 VATS 肺叶切除术与开胸肺叶切除术进行了对照研究，其中包含 21 项研究 2641 名患者，结果显示，与开放手术相比，VATS 术后患者的局部复发率无明显差异，但全身转移率更低，5 年生存率提高。

2. 肺叶切除术　肺叶切除术是对肺叶的完整解剖性切除。过去 20 多年，肺叶切除联合系统性淋巴结清扫被认为是早期非小细胞肺癌手术治疗的金

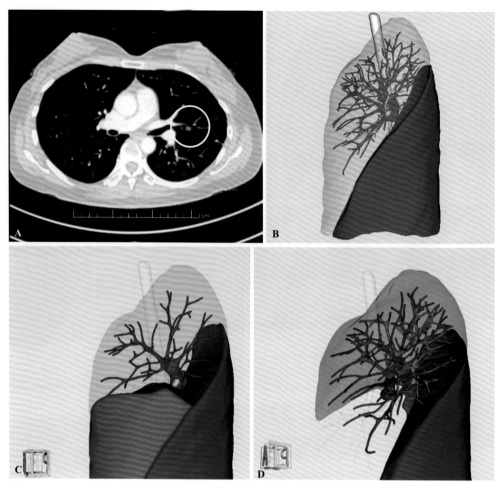

▲ 图 11-2　病灶术前定位和评估

A. 左肺上叶直径约 9mm 结节灶；B. 左上肺图像分割显示病灶（黄色）、支气管（灰色）、静脉（蓝色）和动脉
（红色）；C 和 D. 显示了左肺上叶前尖段的分割图像

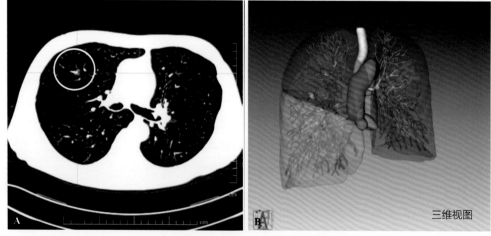

▲ 图 11-3　手术方案制订与评估

A. 右肺上叶直径 8mm 结节灶（圈）；B. 病灶在三维重组肺图像上的位置（黄色）

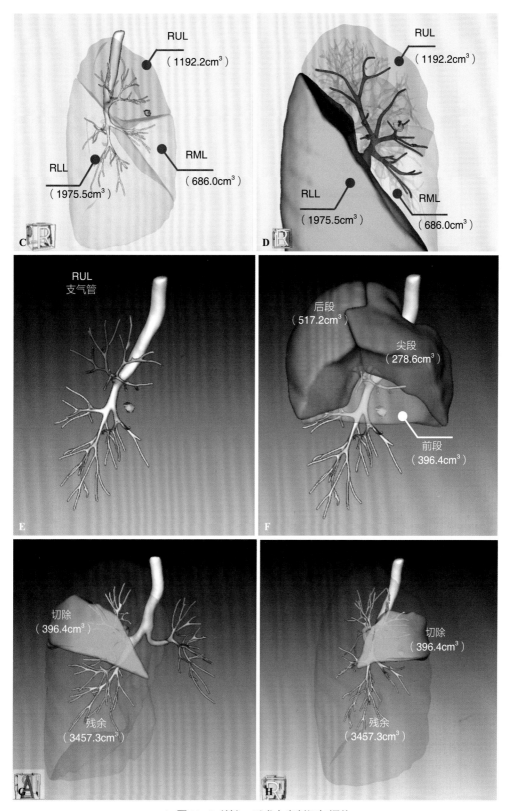

▲ 图 11-3（续）　手术方案制订与评估

C 和 D. 右肺定量分析计算示右上叶（RUL）、右中叶（RML）和右下叶（RLL）的体积分别为 1192.2cm³、686.0cm³ 和 1975.5cm³；
E. 在右支气管束重建图像中病灶的相对位置；F. 定量分析右肺上叶各段，示尖段、前段和后段的体积分别为 278.6cm³、396.4cm³ 和 517.2cm³；G 和 H. 右肺上叶前段切除模拟，残余肺容积（包括左侧肺）为 3457.3cm³（EDDA 公司范黎博士和曾小兰博士提供分析数据）

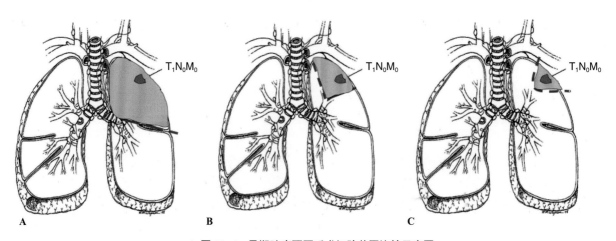

▲ 图 11-4　早期肺癌不同手术切除范围比较示意图

A. 肺叶切除；B. 肺段切除；C. 楔形切除（经许可引自 http://cancergrace.org）

标准，可使 I A 期肺癌患者得到最大程度的生存获益。手术过程需要分别离断、吻合相应的肺静脉、肺动脉、气管及清扫相关淋巴结。

在微小 GGN 临床检出率逐渐增高的背景下，对于亚厘米结节的手术治疗，肺叶切除的必要性及意义受到了质疑，甚至被认为是过度治疗。此外，考虑到肺部多发肿瘤的可能性，无论是原发病灶还是转移瘤，既往的肺叶切除术可能使患者无法耐受肺部的再次手术，从而导致患者病情恶化。因此，从外科治疗的角度，不能理所当然地将肺叶切除作为所有早期非小细胞肺癌治疗的金标准。外科医师应根据患者的一般情况和影像学资料，进行危险分层和系统评估，制订个性化的治疗方案；对 GGN 的治疗，不能仅仅立足于肿瘤的切除，要对未来可能未出现的情况提前预案，做好充分准备，选择合理的手术方式，使患者最大程度的获益。手术方式除肺叶切除术外，还可以选择肺亚叶切除术，例如肺段切除术和肺楔形切除术。

3. 肺段切除术　目前亚肺叶切除术，尤其是解剖学肺段切除术治疗早期肺癌越来越受到重视。对于某些心、肺功能异常，不能耐受肺叶切除的患者，肺段切除术是很好的治疗选择。

尽管存在争议，但当前肺段切除的主要适应证是结节 < 2cm 的 I 期非小细胞肺癌，无可疑肺门及纵隔淋巴结转移。由于肺段的解剖变异较肺叶多，因此 VATS 解剖性肺段切除的难度也相对较大。外科医师必须熟悉肺段的解剖和常见变异，结合患者

的胸部 CT 检查，必要时进行三维重建，了解患者肺段支气管、静脉、动脉的走向，有助于术中正确的鉴别、离断相应的肺段气管、血管，避免并发症的发生；段间平面的鉴别方法多种多样，最常用的是膨胀萎陷法，离断肺段动脉、支气管后，麻醉医师用纯氧鼓肺，经 Kohn 孔将预切除的肺段完全膨胀，随后单肺通气；肺动脉保留的肺组织氧气被吸收，肺组织萎陷，已经离断动脉的肺段，肺组织的氧气无法被吸收，肺组织依然膨胀，无法萎陷。10～15min 会出现清晰的界限，即段间平面。段间平面确立，随后用直线切割吻合器或能量平台切割肺段。

4. 肺楔形切除术　肺楔形切除是指非解剖性切除包含肿瘤、正常肺组织在内的楔形肺组织，与肺段切除相比，切除范围有限，术后复发率相对较高。因此，肺楔形切除术适合于结节为外周型、心肺功能较差、不能耐受肺叶或肺段切除的患者。另外，对于多发肺结节或转移性结节，肺楔形切除术可用于诊断性治疗。

肺楔形切除的安全距离与肿瘤的复发率及患者的生存率密切相关。通常认为，切除范围至少距离肿瘤 2cm 或者 > 肿瘤的直径。目前，肺楔形切除术的可能标准为：①肿瘤直径 < 2cm；②肿瘤位于肺的外 1/3，手术易切除；③无支气管扩张；④冰冻切片提示切缘阴性；⑤术中肺门及纵隔淋巴结活检阴性。

肺部小结节通常先行亚肺叶切除（楔形切除或

肺段切除），通过术中冰冻病理检查，明确病灶性质（病理类型）后再决定是否行肺叶切除和纵隔淋巴结清扫。近来美国和日本学者对小肺癌病灶中磨玻璃占 50% 以上的病例做了分析，认为此类病灶的病理类型以 AIS 或 MIA 为主，侵袭性较小，纵隔淋巴转移率低，亚肺叶切除（楔形切除或肺段切除）和肺叶切除在此类患者中的总生存率无明显差异，建议以亚肺叶切除为主。目前临床仍对此存在争议，有待进一步的论证。如病理类型为 IAC，则建议施行标准的肺叶切除和系统淋巴结清扫术。

早期非小细胞肺癌是否要进行系统性纵隔淋巴结清扫，也存在争议。有文献报道，< 2cm 的肺腺癌的纵隔淋巴转移率在 20% 左右。而 < 1cm 的肺腺癌患者中的纵隔淋巴结转移的发生率在 5% 左右。临床研究表明，纵隔淋巴的清扫与否在极早期的非小细胞肺癌中对总生存率方面无明显影响。但还需要更多的证据来明确系统纵隔淋巴清扫在早期非小细胞肺癌中的地位。

（三）胸腔镜手术（肺叶切除）

1. 右肺上叶切除　切口，观察孔 0.8cm，右侧第 7 肋间腋中线稍前位置；主操作孔腋前线正对肺门、上肺静脉处，3cm 左右长短，通常在第 3 或第 4 肋间，便于肺门结构的解剖，手术主要操作在此孔进行；第 2 操作孔于肩胛骨下角线第 5 或第 6 肋间，主要协助显露、牵拉肺组织、器械的植入等。如观察孔探查发现肺叶裂发育完全，解剖清晰，可以考虑单操作孔完成手术，即不再做第 2 操作孔。可把主操作孔下移一个肋间，并向腋中线稍做偏移，以方便吻合器植入时符合解剖方向。

沿膈神经打开前方纵隔胸膜，下至上肺静脉下缘，此处并不急于解剖上肺静脉，向上继续绕肺门完全打开纵隔胸膜至上叶支气管上缘，看清上肺静脉、肺动脉、上叶尖前支动脉的相互位置后，仔细分离上肺静脉上叶支周围组织及血管包膜，注意保护中叶静脉，游离上肺静脉后，以切割闭合器离断上肺静脉。注意使用切割闭合器专用针对血管的钉仓，以免钉仓使用错误引起血管残端的渗血，甚至大出血。处理完上肺静脉上叶支后，解剖叶裂处组织，显露肺动脉，沿肺动脉解剖至右肺上叶后升

支，以 homlock 夹闭该血管后离断。即可沿肺动脉贯穿至前肺门，切断横裂组织，将肺组织向后上牵引，显露右肺上叶支气管和尖前支动脉，仔细游离该动脉，以血管切割闭合器离断。必须特别注意，游离和器械植入尖前支动脉时，不可勉强或过度牵拉，以免血管撕裂，引起大出血。而尖前支动脉较早自肺动脉主干发出，如发生出血，显露和缝合均较其他血管困难和局促，转为开胸的可能性较大。处理完尖前支动脉后，彻底清扫叶间淋巴结。注意清扫淋巴结时避免过度牵拉上叶支气管，避免能量器械过度使用，损伤气管，引起术后支气管胸膜瘘或术后的支气管刺激症状。解剖游离上叶支气管后，以切割闭合器在上叶支气管根部离断闭合气管，取下右肺上叶标本。注意支气管动脉有否钳闭，如有疑问，可以用 homlock 钳闭。离断气管时注意不可蛮力牵拉气管；钳闭气管时，必须请麻醉师复张术侧肺，确保不误闭中下叶支气管后，才能击发闭合器。肺叶标本自第一操作孔取出，务必仔细，避免取出时将标本撕裂，使微小病灶的寻找产生困难，甚至无法得到病理结果。必要时甚至可以扩大切口，方便标本的取出。

淋巴结的清扫是肺恶性肿瘤外科手术中的重要步骤。沿上腔静脉后缘切开纵隔胸膜，在气管和上腔静脉间整块分离组织及其间的淋巴结，包括第 2、3 组淋巴结；清扫上纵隔淋巴结，注意保护喉返神经；游离奇静脉，上提后在其下沿气管清扫第 4 组淋巴结；清扫第 7 组淋巴结及第 8、第 9 组淋巴结。关闭切口前必须复张术侧肺叶，检查支气管残端有否漏气，必要时在漏气处给予缝合。

2. 右肺中叶切除　单操作孔可以完全满足右肺中叶切除及纵隔淋巴结的清扫。同右肺上叶切除比较，可以省略第 2 操作孔。而第 1 操作孔可以选择位置更高些的第 3 肋间，这样可以非常方便的顺应解剖，植入器械完成血管、气管的离断。同样沿膈神经打开纵隔胸膜，上至上肺静脉上缘，下至中叶静脉支下缘，游离中叶静脉后，植入切割闭合器，离断中叶静脉。将肺组织向后上牵引，分离中叶支气管周围组织及叶间淋巴结，即可显露中叶支气管，游离后植入切割闭合器，根部离断中叶支气管。离断前同样复张术侧肺，以确认没误夹闭上叶

及下叶支气管后再行击发。离断支气管后同样向后上牵拉肺，可以显露支气管后侧的中叶动脉，游离后离断。最后切割肺叶裂组织，完成肺叶切除。并清扫纵隔淋巴结。

3. 右肺下叶切除 单操作孔同样可以方便地完成右肺下叶切除术及淋巴清扫术。右腋中线偏前第 7 或第 8 肋间 0.8cm 观察孔植入摄像头及光源，探查后于右腋前线第 5 肋间 3cm 做操作孔。先行分离下肺韧带至下肺静脉下缘后，向后方打开胸膜直至中间支气管上缘；分离气管和下肺静脉间组织。遂转向前侧，分离胸膜至下肺静脉和中叶静脉处，注意别误伤中叶静脉。贯通下肺静脉和气管间的前后通道后植入切割闭合器，离断。向上牵引肺组织，可以显露下叶支气管，游离至中叶支气管分叉处，贯通后同样离断下叶支气管。继续向上牵引肺组织和离断的远侧支气管，解剖游离下叶动脉的基底段和背段动脉，切割离断；清扫叶间淋巴结；清扫纵隔淋巴结，包括纵隔第 3、4、7、8、9 组淋巴结。

4. 左肺上叶切除 同右侧手术，观察孔在腋中线偏前第 7 肋间，第 1 操作孔位于腋前线和左锁骨中线第 3 或第 4 肋间（依据肺门位置）3cm 切口；第 2 操作孔位于肩胛骨下方第 5 或第 6 肋间，笔者建议稍高位置，利于器械植入，顺应气管等解剖位置。同样打开肺门前方纵隔胸膜，下缘至斜裂交接处，上侧绕过肺门显露上叶动脉第一支。解剖上侧上肺静脉和肺动脉之间的间隙；这里可以用 2% 的利多卡因先行喷洒，减少因牵拉上肺静脉而引起异常心率。游离上肺静脉后，植入切割闭合器离断。在斜裂处解剖出上叶舌段动脉支，分别离断（笔者常用 homlock），向后上牵引肺组织，沿气管显露出左肺上叶支气管，注意此处支气管后方同上叶动脉各分支间的淋巴组织，避免分离时过度牵拉而撕裂动脉。游离上叶支气管后切割闭合器离断上叶支气管。遂显露出左肺上叶各动脉分支，分别给予切割离断。清扫纵隔第 4、5、6、7、8、9 组淋巴结。

5. 左肺下叶切除 左侧第 7 或第 8 肋间腋中线偏前 0.8cm 观察孔。左第 5 肋间腋前线和左锁骨中线间 3cm 操作孔。分离左肺下叶韧带，向后向前下牵引肺组织，向后继续分离纵隔胸膜至下叶支气管上缘；向后上牵引肺组织，分离前侧纵隔胸膜，解

剖出下肺静脉，以切割闭合器离断。继续向后上牵引肺组织，解剖出左肺下叶支气管，游离后切割闭合器离断；支气管上方即可解剖出左肺下叶基底段和背段动脉，分别给予切割离断。清扫纵隔淋巴结。

五、手术后的肺组织标本处理

肺部微小结节的术后标本处理必须相当谨慎，随意剖开和挖取都可能给以后的病理取材造成重大影响，甚至无法取得病理结果。由于病灶微小或病灶组织较软，术后即使取得标本后，往往也难以直接触摸到病灶，此时应避免盲目切开肺组织寻找病灶。建议标本取得后可以轻柔触摸，不可用力碾压触摸，会破坏微小病灶，给标本的病理取材带来困难。如能确认病灶位置，可做标记，以利病理科取材。如无法确认或有疑问，无法明确触摸到病灶或无法完全确认病灶在标本中的确切部位，建议联合影像科室（CT），进行术后影像学的再处理，以及标本的术后 CT 扫描，确认病灶在标本的准确部位。通常标本给予适当的充气，再行 CT 扫描，精确定位病灶在肺标本中的部位，定位后，由病理科医师切开标本，找到病灶，得到可靠的病理学诊断。

（吕帆真　张辉标　张会林）

参考文献

[1] Agarwal M, Brahmanday G, Chmielewski GW, et al. Age, tumor size, type of surgery, and gender predict survival in early stage (stage I and II) non-small cell lung cancer after surgical resection[J]. Lung Cancer, 2010, 68(3):398-402.

[2] Colonias A, Betler J, Trombetta M, et al. Mature follow-up for high-risk stage I non-small-cell lung carcinoma treated with sublobar resection and intraoperative iodine-125 brachytherapy[J]. Int J Radiat Oncol Biol Phys, 2011, 79(1):105-109.

[3] Echavarria MF, Cheng AM, Velez-Cubian FO, et al. Comparison of pulmonary function tests and perioperative outcomes after roboticassisted pulmonary lobectomy vs segmentectomy[J]. American Journal of Surgery, 2016, 212(6):1175-1182.

[4] El-Sherif A, Gooding WE, Santos R, et al. Outcomes of sublobar resection versus lobectomy for stage I nonsmall cell lung cancer: a 13-year analysis[J]. Ann Thorac Surg, 2006, 82(2):408-415; discussion 415-406.

[5] Gharagozloo F, Tempesta B, Margolis M, et al. Videoassisted thoracic surgery lobectomy for stage I lung cancer[J]. The Annals of Thoracic Surgery, 2003, 76(4):1009-1015.

[6] Ginsberg RJ, Rubinstein LV. Randomized trial of lobectomy versus

limited resection for T1N0 non-small cell lung cancer. Lung Cancer Study Group[J]. The Annals of Thoracic Surgery, 1995, 60(3):615-622; discussion 622-613.

[7] Hasegawa M, Sone S, Takashima S, Li F, Yang Z G, Maruyama Y, Watanabe T (2000) Growth rate of small lung cancers detected on mass CT screening[J]. The British Journal of Radiology, 2000, 73(876): 1252-1259.

[8] Iwasaki A, Shirakusa T, Shiraishi T, et al. Results of video-assisted thoracic surgery for stage Ⅰ/Ⅱ non-small cell lung cancer[J]. Eur J Cardiothorac Surg, 2004, 26(1):158-164.

[9] Keating J, Singhal S.Novel Methods of Intraoperative Localization and Margin Assessment of Pulmonary Nodules[J]. Seminars in Thoracic and Cardiovascular Surgery, 2016, 28(1):127-136.

[10] Keenan RJ, Landreneau RJ, Maley RH, et al. Segmental resection spares pulmonary function in patients with stage Ⅰ lung cancer[J]. Ann Thorac Surg, 2004, 78(1):228-233; discussion 228-233.

[11] Kelsey CR, Marks LB, Hollis D, et al. Local recurrence after surgery for early stage lung cancer: an 11-year experience with 975 patients[J]. Cancer, 2009, 115(22):5218-5227.

[12] Kilic A, Schuchert MJ, Pettiford BL, et al. Anatomic Segmentectomy for Stage Ⅰ Non-Small Cell Lung Cancer in the Elderly[J]. The Annals of Thoracic Surgery, 2009, 87(6):1662-1668.

[13] Kim HY, Shim YM, Lee KS, et al. Persistent pulmonary nodular groundglass opacity at thin-section CT: histopathologic comparisons[J]. Radiology, 2007, 245(1):267-275.

[14] Kim K, Kim HK, Park JS, et al. Video-assisted thoracic surgery lobectomy: single institutional experience with 704 cases[J]. Ann Thorac Surg, 2010, 89(6):S2118-2122.

[15] Kobayashi N, Toyooka S, Soh J, et al. Risk factors for recurrence and unfavorable prognosis in patients with stage Ⅰ non-small cell lung cancer and a tumor diameter of 20 mm or less[J]. Journal of Thoracic Oncology, 2007, 2(9):808-812.

[16] Landreneau RJ, Sugarbaker DJ, Mack MJ, et al. Wedge resection versus lobectomy for stage Ⅰ (T1N0M0) non-small-cell lung cancer[J]. The Journal of Thoracic and Cardiovascular Surgery, 1997, 113(4):691-698; discussion 698-700.

[17] Li M, Shen G, Gao F, et al. CT-guided fine-needle localization of ground-glass nodules in re-aerated lung specimens: localization of solitary small nodules or multiple nodules within the same lobe[J]. Diagn Interv Radiol, 2015, 21(5):391-396.

[18] Liu Y, Huang C, Liu H, et al. Sublobectomy versus lobectomy for stage Ⅰ A (T1a) non-small-cell lung cancer: a meta-analysis study[J]. World Journal of Surgical Oncology, 2014, 12:138.

[19] Mery CM, Pappas AN, Bueno R, et al. Similar Long-term Survival of Elderly Patients With Non-small Cell Lung Cancer Treated With Lobectomy or Wedge Resection Within the Surveillance, Epidemiology, and End Results Database[J]. Chest, 2005, 128(1): 237-245.

[20] Moon Y, Sung SW, Lee KY, et al. Clinicopathological characteristics and prognosis of non-lepidic invasive adenocar cinoma presenting as ground glass opacity nodule[J]. Journal of Thoracic Disease, 2016, 8(9): 2562-2570.

[21] Moon Y, Sung SW, Namkoong M, et al. The effectiveness of mediastinal lymph node evaluation in a patient with ground glass opacity tumor[J]. Journal of Thoracic Disease, 2016, 8(9):2617-2625.

[22] Okada M, Koike T, Higashiyama M, et al. Radical sublobar resection for small-sized non-small cell lung cancer: a multicenter study[J]. J Thorac Cardiovasc Surg, 2006, 132(4):769-775.

[23] Okami J, Ito Y, Higashiyama M, et al. Sublobar Resection Provides an Equivalent Survival After Lobectomy in Elderly Patients With Early Lung Cancer[J]. The Annals of Thoracic Surgery, 2010, 90(5): 1651-1656.

[24] Port JL, Kent MS, Korst RJ, et al. Tumor Size Predicts Survival Within Stage IA NonSmall Cell Lung Cancer [J]. Chest, 2003, 124(5): 1828-1833.

[25] Puri V, Garg N, Engelhardt EE, et al. umor location is not an independent prognostic factor in early stage non-small cell lung cancer[J]. Ann Thorac Surg, 2010, 89(4):1053-1059.

[26] Sawada S, Komori E, Yamashita M, et al. Comparison in prognosis after VATS lobectomy and open lobectomy for stage I lung cancer: retrospective analysis focused on a histological subgroup[J]. Surg Endosc, 2007, 21(9):1607-1611.

[27] Saynak M, Hubbs J, Nam J, et al. Variability in defifining T1N0 non-small cell lung cancer impacts locoregional failure and survival[J]. Ann Thorac Surg, 2010, 90(5):1645-1649; discussion 1649-1650.

[28] Schuchert MJ, Abbas G, Pennathur A, et al. Sublobar resection for earlystage lung cancer[J]. Semin Thorac Cardiovasc Surg, 2010, 22(1): 22-31.

[29] Schuchert MJ, Pettiford BL, Keeley S, et al. Anatomic segment-ectomy in the treatment of stage I non-small cell lung cancer[J]. Ann Thorac Surg, 2007, 84(3):926-932; discussion 932-923.

[30] Schuchert MJ, Pettiford BL, Pennathur A, et al. Anatomic segmentectomy for stage I non-small-cell lung cancer: comparison of video-assisted thoracic surgery versus open approach[J]. J Thorac Cardiovasc Surg, 2009, 138(6):1318-1325. e1311.

[31] Shaw JP, Dembitzer FR, Wisnivesky JP, et al. Video-assisted thoracoscopic lobectomy: state of the art and future directions[J]. Ann Thorac Surg, 2008, 85(2):S705-709.

[32] Tsukada H, Satou T, Iwashima A, et al. Diagnostic accuracy of CT-guided automated needle biopsy of lung nodules[J]. AJR American Journal of Roentgenology, 2000, 175(1):239-243.

[33] Whitson BA, Andrade RS, Boettcher A, et al. Video-assisted thoracoscopic surgery is more favorable than thoracotomy for resection of clinical stage I non-small cell lung cancer[J]. Ann Thorac Surg, 2007, 83(6):1965-1970.

[34] Yamashita S, Chujo M, Kawano Y, et al. Clinical impact of segmentectomy compared with lobectomy under complete videoassisted thoracic surgery in the treatment of stage I nonsmall cell lung cancer[J]. J Surg Res, 2011, 166(1):46-51.

[35] Yan TD, Black D, Bannon PG, et al. Systematic review and meta-analysis of randomized and nonrandomized trials on safety and efficacy of video-assisted thoracic surgery lobectomy for early-stage non-small-cell lung cancer[J]. Journal of Clinical Oncology, 2009, 27(15): 2553-2562.

第 12 章　微小肺癌立体定向消融放疗

前外科手术肺叶切除仍是早期 NSCLC 的标准治疗手段。但很多早期微小肺癌患者由于存在其他合并疾病（如严重糖尿病、严重高血压、COPD 等）无法耐受手术。对这部分患者立体定向消融放疗（SABR）提供了无创无痛的根治性治疗选择，且该治疗方式属局部治疗，对患者全身状况影响小，有利于患者的治疗依从和生活质量的改善。SABR 治疗与传统放疗不同，通过影像实时引导，采用较少的分割次数（＜8 次，通常 3～5 次）对局限的肿瘤病灶精确地投以根治性高剂量的照射，靶区边缘剂量剧降，从而将减低对正常组织的辐射损伤。对不能行标准肺叶切除手术治疗的早期 NSCLC 施行 SABR 放疗的临床研究显示，SABR 治疗可以获得较高的局部肿瘤控制率和总生存率，其实际临床效果与亚肺叶手术治疗（肺段切除或楔形切除）疗效无差异。

根据世界卫生组织国际癌症研究机构（IARC）统计数据显示，2020 年全球肺癌新增人数达到 220 万，占新发恶性肿瘤的 11.4%，成为全球第二大癌症；肺癌所致死亡人数 180 万例，占恶性肿瘤所致死亡的 18%，位居癌症死亡人数第一位。在未来数十年内，肺癌仍将继续是发病率和致死率位列前位的恶性肿瘤，仍将继续是肿瘤治疗的最优先研究对象，中国的肺癌病情同样如此。根据 AJCC 第 8 版肿瘤 TNM 病理分期标准，Ⅰ A1～3、Ⅰ B、Ⅱ A、Ⅱ B、Ⅲ A～C 和Ⅳ A～B 期肺癌的五年生存率分别为 92%～77%、68%、60%、53%、36%～13% 和 10%～0%。显然，疾病分期越早，患者预后越好。在肺癌的早期发现和诊断方面，美国国家肺癌多中心筛查试验（National Lung Screening Trial）意义重大：与胸部 X 线片相比较，低剂量 CT 普查比胸部 X 线片发现更多（近 10 倍）更小的（＜5mm）早期肺癌，Ⅰa 期肺癌的发现率从 35.1% 提高至 93%，从而降低肺癌相关死亡风险达 20%，降低总死亡率约 7%。随着低剂量 CT 逐步取代传统胸部 X 线片作为肺癌筛查的首选工具及其在全国范围内的逐渐推进，以肺内微小结节为表现的临床早期肺癌的检出率和发病率呈现逐年上升趋势。

对于微小结节早期肺癌，外科手术肺叶切除仍然是目前的标准治疗手段。但超过 15% 的肺癌患者由于存在其他疾病，如严重糖尿病、严重高血压、COPD、肺功能受损严重及曾行肺叶切除手术等，无法耐受标准的肺叶切除手术。对这部分肺癌患者，可选择的治疗方案较多，包括亚肺叶切除（肺段切除和楔形切除）、放射治疗、射频消融治疗等。本节将对放射治疗，特别是立体定向消融放疗在早期肺癌治疗方面的临床疗效和研究进展加以总结。

对于不能手术的早期肺癌，放射治疗是主要的局部治疗方案之一。然而传统的常规低剂量多分割放疗模式（如 66Gy/33 分割）疗效非常不尽如人意，3 年的生存率为 16%～57%，5 年的生存率仅为 18%。局部复发是常规放疗失败的主要原因，3 年的局部复发率在 19%～70%。造成上述不佳疗效的原因，除了患者一般状况较差外，与放疗总剂量和疗程长短密切相关。通常而言，放疗剂量越高，肿瘤区所受剂量愈大，肿瘤的局部控制效果越好。但由于需要保护周围正常组织的原因，放疗剂量不可能无限制增加。此外，传统常规放疗受制于定位准确性不高、机器治疗精度有限等原因，不可能随意提高照射剂量；如果剂量过高或照射不当，将导致严重的放射性肺炎和食管炎。此外，过长的疗程，一方面降低了患者的治疗依从性，另一方面为肿瘤细胞的损伤再修复提供了时间。随着计算机技术、加速器技术和影像设备的飞速发展，通过影像实时引导，采用较少的分割次数对局限的肿瘤病灶精确地投以根治性高剂量的照射成为可行，其中以立体

定向消融放疗最具代表性，治疗疗效最为显著。对不能行标准肺叶切除手术治疗的早期肺癌施行立体定向消融放疗的临床研究显示，其肿瘤局部控制率和患者总生存率不亚于肺段切除或楔形切除。

第一节　立体定向消融放疗的特点

立体定向消融放疗（stereotactic ablative radio-therapy，SABR），又称体部立体定向放射治疗（stereotactic body radiation therapy，SBRT），最早开始于20世纪90年代瑞典的卡特琳娜大学医院，利用立体定向框架对肝和肺内的肿瘤进行放射治疗，辅以腹部压迫技术，可以显著改善定位的可重复性，将肿瘤的动度控制在5～10mm范围内，所采用的单次分割剂量在7.7～30Gy（中位14.2Gy），照射次数1～4次，约50%的肿瘤缩小甚至完全消失。自此，SABR技术逐渐受到关注，特别是在过去十余年间相关的临床应用和研究进展迅速，适用范围不断扩大。截止到2019年，在ClinicalTrials注册的SABR肺癌研究有242个，其中针对Ⅰ期肺癌的有57个。最近发表于Lancet Oncology的三期随机临床研究TROG09.02 CHISEL对比了SABR与常规放疗在Ⅰ期NSCLC的疗效，数据显示无论在肿瘤局控率还是在总生存率方面，SABR均超出约20%（2年局控率，89% vs. 65%；2年总生存率，77% vs. 59%），结果与2010年的一项Meta分析一致，后者也提示SABR较常规放疗有20%的绝对生存率提高。因此，随着CHISEL试验结果的发布，SABR在Ⅰ期肺癌中相对于常规放疗的优势已经获得高级别证据的支持。

一、SABR的技术特点

SABR技术具有以下几个与常规放疗显著不同的特点：通过采用少分割次数和高分次照射剂量，可以使肿瘤区的生物有效剂量（biologically effective dose，BED）至少达到90～100Gy，该剂量称为消融剂量，将很大程度地破坏肿瘤细胞克隆形成能

力，从而杀灭或有效控制肿瘤；SABR的治疗射野略大于肿瘤靶区（GTV）；治疗定位精确，即使对于移动性病灶，外放0.5～1.0cm可以在95%的情况下覆盖整个靶区；剂量高度适形，靶区外剂量陡降，高低剂量区的过渡迅速。通常治疗次数不超过8次，每日1次或隔日1次。从患者摆位到治疗完成每次治疗时间在20～60min，整个治疗可在1～2周内完成。绝大多数患者在治疗结束后可立即恢复正常生活。与常规分割放疗（每日剂量1.8～2.5Gy）或大分割放疗（每日剂量3～6Gy）不同，在复杂影像引导技术的支持下SABR治疗时的每日剂量可以高达8～30Gy。表12-1为SABR与常规放疗的技术对比。

二、SABR的放射生物学特点

除了在剂量分布、物理计划设计和实施过程中，SABR的要求或目标远超过常规放疗外，SABR由于其很高的分次剂量，在放射生物学上也有其独特之处。传统概念上，放射治疗通过直接作用或间接作用的电离产物破坏肿瘤细胞内DNA结构（单链断裂或双链断裂），进而导致细胞的增殖性死亡。在以高分次剂量为特征的SABR治疗中，上述放射生物学特征依然适用，但生物学效应范围更广，除了直接作用于肿瘤细胞内的遗传物质外，肿瘤细胞的其他结构成分如细胞膜和线粒体，以及肿瘤微环境内的成分包括血管内皮细胞、成纤维细胞和免疫细胞都可能成为高剂量照射的效应器。研究已经发现高剂量照射将由鞘磷脂代谢通路介导肿瘤内血管内皮细胞的凋亡，进而产生抗肿瘤血管的作用；成纤维细胞的损伤可降低微环境内促血管形成因子

表 12-1　常规适形放疗技术与 SABR 技术的对比

特　点	常规适形放疗	SABR
剂量/分割	1.8～3.0Gy	6～30Gy
分割次数	10～33 次	1～8 次
生物有效剂量（BED_{10}）	通常不超过 80Gy	通常超过 90Gy，可高达 150Gy 以上
靶区定义	CTV、PTV，肿瘤可无锐利边缘	TV、CTV（GTV = CTV）、ITV、PTV
PTV 要求的外扩边界	数厘米	数毫米
治疗计划图像	常规 CT 图像，辅以 MRI 或 PET/CT 融合影像	四维 CT 图像，辅以 MRI 或 PET/CT 融合影像
计划验证	需要	必须且严格
靶区治疗准确性	可定期（每周 1 或 2 次）执行影像引导，确定靶区位置	每次治疗必须执行影像引导（IGRT），且至少保证每次治疗前和后采集影像验证位置
呼吸运动控制	不做强制性要求	强制性要求。需严格评估患者靶区的呼吸动度情况，必要时采取呼吸动度管理措施（腹部压迫或呼吸门控技术）
治疗人员要求	治疗师可单独进行治疗	治疗师不能单独进行治疗，需与物理师和（或）医师共同执行。所用参与人员需接受 SABR 相关的特别培训
设备硬件要求	常用加速器等均可满足	需配备有精确影像引导的治疗设备，包括高端加速器、Cyberknife、Tomotherapy 等
放射生物学基础	以肿瘤细胞 DNA 损伤为主	更为复杂，除损伤 DNA 结构外，还可导致细胞膜结构、血管内皮等的损伤

（如血管生成素和凝血栓蛋白 2 等）的水平，抑制肿瘤血管的形成。而且，高分次剂量较低分次剂量具有更强的免疫诱导性，更利于激活自身免疫系统产生抗肿瘤作用（图 12-1）。

三、SABR 诱导区域引流淋巴结免疫微环境重编程的猜想

由于 SABR 本身属非侵入性治疗手段，这也决定了其无法像手术操作时对肺门和纵隔可能的高危淋巴结区进行取样活检或清扫，从而无法获得最准确的病理疾病分期，而只能依赖影像学手段（包括 CT 和 PET-CT 检查）予以评估，因此绝大多数 SABR 治疗的早期肺癌为临床 I 期，纵隔淋巴结状态未知。多个临床手术病例的回顾性研究显示，纵隔 PET/CT 阴性的临床 I 期 NSCLC 术后发现隐匿性 N_2 转移的比率在 9.1%～16.0%，且病灶越大，概率越高；临床诊断的 I 期肺癌的复合纵隔淋巴结累及率可高达 20%～35%。由此可以判估，许多病理穿刺

证实为 I 期肺癌或临床诊断为 I 期肺癌而接受 SABR 治疗的患者，由于存在隐匿性淋巴结受侵，事实上疾病分期可能更晚，疾病并非真正的 I 期肺癌，因此这些患者在放疗后出现区域淋巴结转移的概率应该很高，因为绝大多数接受 SABR 的患者不会接受纵隔淋巴结预防性照射或全身性治疗，如化疗等。

然而，我们的研究分析和诸多其他报道的临床数据均显示 SABR 治疗肺癌病例的失败模式与手术治疗的失败模式相似，以远处转移为主，区域失败次之，局部复发的概率极低（局控率好）；I 期肺癌 SABR 治疗后的区域淋巴结复发率在 5%～11.3%，低于楔形手术切除（18%）。

如何解释 SABR 的低区域淋巴结复发率，特别在未进行任何淋巴结清扫和系统性治疗的情况下，以及存在高达近 30% 纵隔淋巴结潜在转移风险的条件下？我们认为，SABR 诱导的放射生物学效应在其中发挥了至关重要的作用。经 SABR 治疗的肿瘤释放大量的放疗产物（如肿瘤相关抗原、dsDNA、

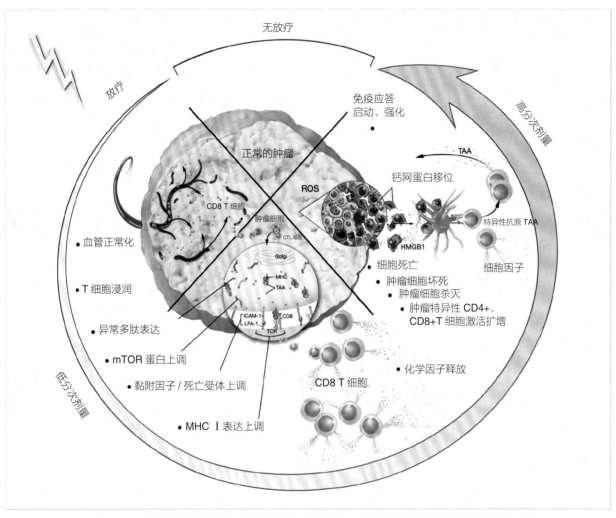

▲ 图 12-1　不同分割剂量模式（单次低剂量或高剂量）对肿瘤细胞及其微环境的影响存在差异

除了作用于肿瘤细胞 DNA 结构外，低分次剂量照射（常规分割或超分割放疗）还可以通过诱导肿瘤内血管正常化和免疫细胞的浸润及上调免疫相关分子的表达发挥作用；而高分次剂量照射（SABR 或 SRS）则能够通过快速损伤肿瘤细胞结构，释放肿瘤特异性抗原 TAA 及钙网蛋白和 HMGB1 等诱导抗肿瘤免疫反应（经许可改编自 Kwilas AR, et al. In the field: exploiting the untapped potential of immunogenic modulation by radiation in combination with immunotherapy for the treatment of cancer. Frontiers in Oncology. 2012, 2:104. ）

外泌体等）或直接经由淋巴系统吸收进入引流淋巴结，由呈递细胞摄取处理后激活其内的 T 细胞，或肿瘤内活化的抗原呈递细胞经淋巴管迁移至引流淋巴结，从而重构淋巴结内原有的免疫状态，形成两种新的免疫稳态，即 SABR 诱导的免疫性淋巴结抗转移微环境（SABR-induced immunologic nodal anti-metastasis microenvironment，S-iNME）和 SABR 诱导的免疫性淋巴结清扫（SABR-induced immunologic lymph node dissection，S-iLND）。S-iNME 抑制转移细胞在淋巴结内定植和克隆形成，即转移免疫；S-iLND 则直接作用于淋巴结内可能已经存在的微转移肿瘤细胞，通过抗肿瘤免疫，达

到生物学上转移淋巴结的清扫（相对于手术的物理淋巴结清扫）的作用（图 12-2）。S-iNME 和 S-iLND 概念属首次提出，尚需验证和完善，但既往的研究已经提供了间接的支持证据。

大量研究已经显示辐照肿瘤可以诱发原位肿瘤疫苗现象，其中抗原呈递树突细胞（DC）在其中发挥重要的作用。在 S-iLND 的过程中，我们认为引流淋巴结内的 DC 仍发挥重要的承上启下的作用，捕获和呈递肿瘤相关抗原和刺激分子，进而激活淋巴结内的 T 细胞。研究显示，肿瘤引流淋巴结内的 DC 处于功能受抑状态。逆转淋巴结内 DC 的功能状态对于局部抗肿瘤非常重要，可能的途径包

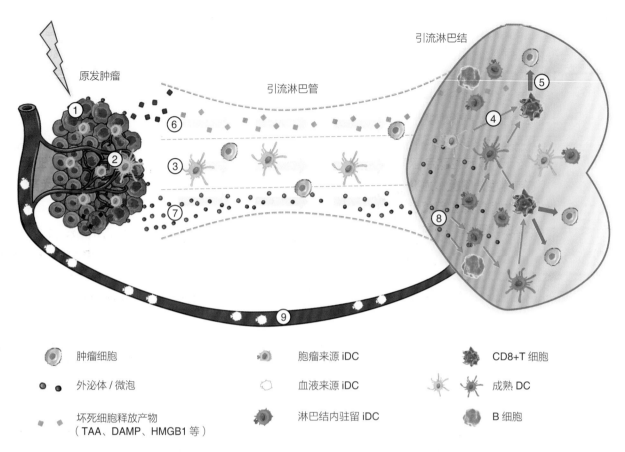

▲ 图 12-2　SABR 诱导由 DC 细胞介导的免疫性淋巴结清扫

消融剂量放疗直接杀灭肿瘤细胞（①）。放疗形成的反应性氧化产物 ROS 和死亡降解的肿瘤细胞释放 TAA、DAMP、HMGB1 等可以激活肿瘤微环境内的 DC 细胞（②），激活的肿瘤内 DC 细胞经淋巴管迁移至引流淋巴结（③），进而激活其内的免疫效应细胞（④），从而清除已经存在于淋巴结内的转移肿瘤灶（⑤）。此外，大分子的 TAA 还可直接经淋巴管循环进入淋巴结（⑥），激活淋巴结内的驻留 DC 细胞，使其发挥抗原呈递作用；ROS、小分子物质、核酸产物 dsDNA、RNA 等还可装载至放疗后形成的外泌体内（⑦），由外泌体经淋巴管传递给淋巴结内的 T 细胞、B 细胞和 DC 细胞（⑧），促进抗肿瘤免疫的形成。改变的淋巴结内微环境还从血液循环内招募特定的 DC（⑨），从而增加淋巴结内抗肿瘤特异性 DC 的数量，扩大抗肿瘤免疫的强度

括解除淋巴结内原有 DC 的功能受抑状态，原发肿瘤内活化的 DC 通过淋巴管迁移至淋巴结内，以及从外周血内招募非成熟 DC 进入淋巴结后活化为成熟 DC。淋巴结内 Treg 细胞是抑制 DC 功能和成熟的主要细胞因素，通过上调 DC 细胞 IDO 表达，诱导 DC 细胞凋亡，还可通过耗竭 DC 细胞表面的 MHC Ⅱ类分子，干扰 DC-T 细胞相互作用。联合使用 CTLA-4 抑制药耗竭 Treg 细胞则有助于解除 Treg 细胞对 DC 的抑制作用。最新的研究显示原发肿瘤及其引流淋巴结内存在的 cDC1（mDC1）具有显著的抗肿瘤作用，可以通过克隆扩增强化抗肿瘤作用。

原发肿瘤放疗后释放的抗原产物和刺激因子进入淋巴结的一个重要途径是外泌体。外泌体的大小（30～120nm）决定了其淋巴引流的途径。放疗能够改变外泌体的内容物构成，在放疗后含有特定放疗相关产物（如 HMGB1、dsDNA、Trex 蛋白等）的外泌体能够快速引流进入淋巴结。淋巴结内 DC、巨噬细胞和 B 细胞是主要的外泌体摄取细胞，外泌体可以将其所携带的"信息"传递给这些细胞，提示外泌体所诱导的免疫过程中，B 细胞和 T 细胞均有参与。放疗还能够诱导肿瘤间质干细胞外泌体分泌的增加，一定程度上可以提高肿瘤细胞的放疗敏感性，且具有诱导肿瘤细胞凋亡的作用，因此同时具有局部和系统性效应。此外，常规剂量放疗下细胞死亡以凋亡为主，而 SABR 诱导的细胞死亡以坏死为主，坏死细胞激活 DC 的能力更强，因此

图例说明：

肿瘤细胞	胞瘤来源 iDC	CD8+T 细胞
外泌体 / 微泡	血液来源 iDC	成熟 DC
坏死细胞释放产物（TAA、DAMP、HMGB1 等）	淋巴结内驻留 iDC	B 细胞

SABR 具有潜在更强的 DC 细胞激活能力。

然而，目前以肿瘤引流淋巴结为对象分析放疗间接反应（S-iLND/S-iNME）的研究还非常缺乏，开展更深入相关放射生物学研究，从细胞和分子层面探讨 S-iLND/S-iNME 的内在机制和影响因素非常必要。

第二节　SABR 治疗方案的研究进展

SABR 治疗通常采用的分割次数不超过 8 次，不同的治疗中心所应用的分割剂量也不尽相同。为了比较方便，通常将肿瘤剂量转换为 α/β 值为 10 的生物等效剂量 BED_{10}。其计算公式为 $BED_{10}=nd（1+d/10）$，n 为分割次数，d 为单次分割剂量。针对中央型和周围型肺癌已经分别进行了前瞻性的剂量爬坡研究，以进一步优化剂量并确定最大可耐受剂量（MTD）。

所谓中央型肺癌，根据 RTOG 0813 的定义是指位于距气管和主支气管 2cm 范围以内区域的肺癌。此区域内病灶接受 SABR 治疗的毒性反应明显高于周围型病灶，包括致死性咯血和放射性肺炎等，因此又将此区域称为 SABR 的"禁飞区"（no-fly zone）或"谨飞区"（flywith-caution zone）。随着中央型肺癌治疗病例的积累和治疗技术的进步，在中央型肺癌的基础上进一步提出了超中央型肺癌的概念。据此，中央型肺癌限指肿瘤的 GTV/ITV 靠近或毗连大血管或靠近但未毗连关键危及器官（气管、主支气管、中间段支气管、食管和心脏）；而超中央型（ultracentral）肺癌的定义目前虽有共识，但位置更靠近关键危及器官。在荷兰的研究中，如果肿瘤 PTV 累及气管和主支气管（右侧不包括中间段及以下），则定义为超中央型；美国 MD Anderson 肿瘤中心对超中央型肺癌的定义为肿瘤毗连或侵犯任何关键危及器官（包括气管、主支气管、中间段支气管、食管、心脏、大血管和臂丛等结构）。由此可见，超中央型肺癌概念的提出，更多考虑到治疗的安全性。中央型、超中央型肺癌和周围型肺癌的区分见图 12-3 所示。

印第安纳大学进行了第一个前瞻性 SABR 剂量递增 I 期临床试验，对 37 例 I A 或 I B 期周围型肺癌的研究显示患者可以耐受较高的治疗剂量（$20Gy \times 3$ 次，BED_{10} 达 180Gy）。鉴于管状结构，如气管、肺门血管、食管等在接受消融性治疗时更易出现毒性反应，RTOG 专门针对中央型肺癌的 SABR 治疗设立了临床试验加以研究（RTOG 0813 I / II 期试验），通过增加分割次数以期降低晚期反应。该试验中分割次数为 5 次，单次剂量则从 8Gy 到 12Gy 不等，目前已完成患者入组，具体结果尚有待时日。

早期日本学者 Onishi 就已报告生物等效剂量＞ 100Gy 可以达到充分的局控率，随后 RTOG 一系列 I、II 期研究也证实了高剂量带来的生存益处。目前代表性的剂量分割方式有：日本的 48Gy/4Fx 和美国的 60Gy/3Fx。但是一些学者如 Onimaru 已经报告了采用 48Gy/4Fx 针对较大的病灶出现局控率降低，所以日本进行了 JCOG 0702 剂量递增试验用于 $T_2N_0M_0$ 的 NSCLC。有意思的是，2011 年 Zhang 等运用 Meta 法分析了 I 期 NSCLC 的 BED 得出：83.2～146Gy 是最优化生物等效剂量。该学者认为过高的剂量产生的致死性毒性降低了高剂量带来的局控益处。那么究竟影响该类患者立体定向疗效的因素是肿瘤复发还是治疗相关性并发症。目前一项针对早期周围型 NSCLC 的 II 期随机临床试验 RTOG 0915 在探讨这个问题的答案方面迈出了第一步。这项试验比较了 2 种已发表的 SABR 方案（48Gy/4Fx 和 30Gy/1Fx），所使用的剂量均低于 RTOG 0236 方案（60Gy/3Fx），首要观察指标是毒性反应。RTOG 0915 试验完成后，下一步将是通过一个 III 期临床试验将其中毒性较小的一组与 RTOG 0236 标准剂量方案进行对比。考虑到采用标

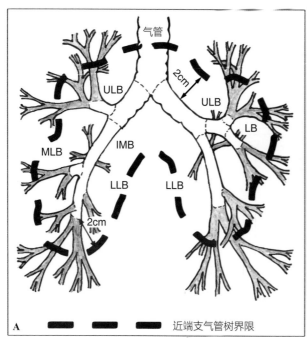
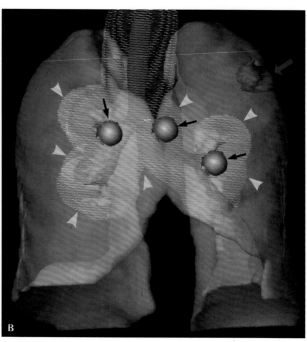

▲ 图 12-3　SABR 治疗时中央型和周围型肺癌的区分

A. 线图。根据 RTOG 0813，位于距气管和主支气管 2cm 范围以内（虚线以内）区域的肺癌为中央型肺癌，之外的为周围型（IMB. 中间段支气管；LB. 舌段支气管；LLB. 下叶支气管；MLB. 中叶支气管；ULB. 上叶支气管）。B. 治疗计划系统重建的肺三维图像，图内绿色线区和黄箭头所示为中央型肿块（或中央区）的范围，灰色球形和黑箭所示为超中央型肺癌，治疗时需特别注意此区内的剂量分布。红色和红箭所示为周围型肺癌；蓝色为气管、主支气管和段支气管

准剂量方案已经可以获得 98% 的 3 年局控率，因此很难期望 RTOG 0915 方案进一步改善肿瘤局控率，但可能对体质较弱的患者更为有益。

　　根据既往的回顾性研究和 Meta 分析，目前较为一致的意见是，为了获得良好的肿瘤局部控制率，不管采用 3 分割、5 分割或 8 分割的 SABR 治疗方案，肿瘤区的剂量 BED_{10} 不应低于 100Gy，除非对于靠近关键危机器官的肿瘤，如超中央型肺癌。有研究报告显示，对于超中央型肺癌如果给予通常的中央型肺癌剂量方案（60Gy/12 次分割），放疗相关 5 级毒性反应的发生率可达 21%，因此对这类患者应采取更为温和的剂量分割模式，如 60Gy/（15～20）次。总之，肺癌 SABR 剂量分割模式的选择仍然需要遵循肿瘤个体化治疗的原则，以治疗安全和毒性反应可控的前提下，根据肿瘤所处位置和大小，选择合适的剂量方案。表 12-2 所列为根

表 12-2　常用的 SABR 剂量分割模式

肿瘤特征	分割次数	总剂量	BED_{10}
周围型肺癌，直径＜ 2cm，距胸壁＞ 1cm	1	25～34Gy	87.5～149.6Gy
周围型肺癌，距胸壁＞ 1cm	3	45～60Gy	112.5～180.0Gy
中央型或周围型肺癌，直径＜（4～5）cm，距胸壁＜ 1cm	4	48～50Gy	105.6～112.5Gy
中央型或周围型肺癌，距胸壁＜ 1cm	5	50～55Gy	100.0～115.5Gy
中央型肺癌	8～10	60～70Gy	105.0～119.0Gy
超中央型肺癌	12～15	60Gy	84.0～90.0Gy

改编自 NCCN 非小细胞肺癌指南（Ver 5.2019）

据肿瘤特征常用的 SABR 剂量分割模式。

　　正常组织，尤其是关键危及器官对 SABR 剂量的耐受目前仍不明确。大剂量分割将增加晚期毒性反应的发生率，但晚期反应的观察和评估需要较长的时间。因此，在治疗后的数年内仍需要持续收集毒性反应数据，以便于对风险因素进行量化研究，同时确定组织的耐受剂量。根据现有的有限数据和专家讨论，美国肿瘤放射治疗协作组织（RTOG）在其针对不能手术治疗肺癌的 RTOG 0236 临床试验中已经列出了部分正常组织的耐受剂量参考限值。随着时间的延长，随访资料增多，将不可避免地对相应数据做出调整。

第三节　SABR 治疗早期 NSCLC 的临床数据

　　卡罗琳娜大学医院报道了最早的 SABR 治疗临床数据。RTOG 0236 是北美第一个针对临床上不能手术切除的早期肺癌行 SABR 治疗的多中心试验。予以肿瘤的名义处方剂量为 60Gy（20Gy×3）。如果考虑组织异质性，上述剂量等同于 54Gy（18Gy×3）。此外，RTOG 0236 的意义还在于为 SABR 的实施制订了严格的技术流程规范，为正常组织设定了明确的剂量限值，建立了包括治疗中心资格认证在内的质量管理体系。RTOG 0236 试验始于 2004 年，共入组治疗了 57 例患者。3 年肿瘤控制率为 90.6%，局部区域控制率为 87.2%，无病生存率和总生存率为 48.3% 和 55.8%，中位生存期为 48.1 个月。Nagata 等（2005）报道了对 45 例早期 NSCLC 的 SABR 治疗（12Gy×4 次），中位随访时间 30 个月，3 年的无病生存率和总生存率在 I A 期肺癌患者分别为 72% 和 83%，在 I B 期肺癌患者为 71% 和 72%。由 Chang 等在 MD Anderson 肿瘤中心进行的影像引导的针对中央型肺癌的 SABR 研究（12.5Gy×4 次）显示，中位随访时间 17 个月，肿瘤的局部控制率达到 100%。在 Timmerman 等进行的临床 II 期前瞻性研究中，入组 70 例 T_1、T_2 中央型肺癌患者，于 1～2 周内给予 60～66Gy［（20～22）Gy×3 分割］，中位随访时间 17.5 个月，2 年的病灶局控率为 95%，中位生存时间 32.6 个月，2 年总生存率为 54.7%。14 例患者出现 3～5 级中重度不良反应，出现不良反应的中位时间为 10.5 个月，本研究的结果显示了 SABR 在治疗中央型肺癌

方面的有效性，但过高的剂量将导致严重的不良反应，因此仍需对剂量处方模式进行优化。2008 年的 4 年期数据进一步显示了 SABR 对 I 期肺癌的高局部控制率，3 年的病灶局控率达 88.1%。

一、SABR 在病理明确的微小结节型肺癌中的地位

　　病理明确的早期肺癌临床上呈现惰性生长的并不常见，若贻误治疗，将影响长期生存。Raz 等报道：1432 名 I 期 NSCLC 患者，不经任何治疗 5 年 OS 为 6%，中位生存期为 9 个月。Morsani 医学院的 Hesborn 等 2013 年在《Systematic reviews》上发表了不治疗的非小细胞肺癌生存期的 Meta 分析：7 个分类研究（4148 名患者）及 15 个随机研究（1031 名患者）结果纳入分析，混合平均生存期仅为 7.15 个月。所以一经确诊为肺癌，应积极治疗。TaroMurai 等研究了 SABR 治疗之前的等待时间对病情发展和疗效的影响，共纳入分析 201 名明确诊断的非小细胞肺癌患者，结果显示 4 周的等待时间是可接受的，而等待时间超过 4 周的患者中有 21% 的病灶由 T_1 进展为 T_2。更重要的是肿瘤的大小和放疗的敏感性及生存预后是密切相关的。Jochen 等分析了接受放疗的 192 个非小细胞肺癌实际病灶体积与局控率的关系，研究表明接受放疗的病灶体积与局控率高度相关。所以，即使是微结节型的肺癌，只要病理明确，SABR 应尽早干预。

二、SABR 针对临床诊断微小结节型肺癌中的研究进展

Inoue 等 2009 年报道了 SABR 治疗临床诊断 < 2cm 的早期肺癌（58 例）的 5 年生存率为 89.8%，而 > 2cm 的 5 年生存率为 53.1%。Verstegen 等 2011 年对比了 209 例临床诊断的早期肺癌患者和 382 例病理明确的早期非小细胞肺癌患者经 SABR 治疗后总生存率，两者无显著性差异。2012 年 Atsuya 等在《Lung Cancer》总结一项回顾性研究：日本 2005—2011 年的多中心数据显示，298 个接受 SABR 治疗的早期肺癌患者中，病理明确组和临床诊断组在 3 年局控率、无远处转移率、无病进展率、特异性生存率、总生存率均无统计学差异（80% vs. 87%，$P = 0.73$；70% vs. 74%，$P = 0.57$；64% vs. 67%，$P = 0.45$；74% vs. 71%，$P = 0.17$；54% vs. 57%，$P = 0.48$）。Stephans 等在 Thorac Oncol 上也报道了 SABR 治疗临床诊断组和病理确诊组早期肺癌患者的生存率并无差异。以上研究说明经慎重的影像学筛选后，SABR 应用于临床诊断为肺癌的患者是合适、可靠的。但是掌握病理依据是首要原则，毕竟概率评估和证据诊断还是有差别的。此外，明确病理也有助于后续临床治疗策略的制订。

三、SABR 在磨玻璃结节（GGN）治疗中的应用探讨

低剂量 CT 肺癌筛查的开展显著增加了亚厘米 GGN 病灶的检出率。对于高度怀疑恶性 GGN 的处理，手术切除是首选。根据 GGN 的实性成分、血管及支气管分布、倍增时间选择手术干预的最佳时间点和手术方式是研究的主要热点。对于存在手术禁忌证或多发 GGN 的患者，立体定向放射治疗是否同样具有与结节型肺癌相似的疗效，目前相关的研究开展较少，SEER 中专项报道 GGN（或细支气管肺泡细胞癌）的放疗病例几乎没有。

2012 年 Damien 等系统地回顾分析了放射治疗在 Ⅰ～Ⅲ 期中不能手术的 BAC 的疗效：2001—2007 年共 6933 名确诊的 BAC 患者纳入评估，中位年龄 70 岁，74% 为 Ⅰ 期，968 名患者（14%）不能接受手术治疗，300 名患者接受了放射治疗（占不能手术患者 31%），Ⅰ、Ⅱ 和 Ⅲ 期的 2 年生存率分别为 58%，44% 和 27%。预后分析显示，对于不能手术的 BAC 患者放疗显著改善了生存期。接受放疗和未接受放疗的早期 BAC 患者的中位生存期有显著差异（Ⅰ 期，28 个月 vs. 33 个月，$n = 364$，$P = 0.06$）。但文章并没有单独分析放疗中 SABR 是否是预后因素。日本进行的关于早期非小细胞肺癌患者 SABR 治疗的 JCOG 0403 试验纳入了对早期 BAC 的研究，而且阶段数据显示 3 年生存率接近手术。2013 年 Shahed 等也首次报道了 SABR 治疗早期 BAC（原位腺癌和微浸润腺癌）的疗效分析：早期 BAC 患者 3 年局控率 100%，早期 BAC 患者和其他非小细胞肺癌患者接受 SABR 治疗的 3 年局部失败率（12% vs. 13.5%，$P = 0.45$）、无病进展期（57.6% vs. 53.5%，$P = 0.84$）、总生存期（35% vs. 47%，$P = 0.66$）都无统计学差异，值得注意的是部分 BAC 患者有远处转移率增加的趋势。

在主要的 SABR 临床试验中，包括 RTOG 0236、RTOG 0618、RTOG 0813、RTOG 0915、RTOG 3502 等，都将细支气管肺泡细胞癌（在影像学上多表现为 GGN）患者排除在外。其原因可能有以下几个方面：① GGN 细胞学病理获得困难；②既往的在线影像质量较差，不宜实时观察到病灶，从而影响治疗的精确性；③肺泡细胞癌或原位腺癌（AIS）和微浸润腺癌（MIA）以贴壁生长方式为主，与周围正常肺组织分界欠清晰，靶体积难以确定；④ SABR 等以能量沉积为机制的物理治疗需要一定的密度基础，临床上以实性成分为主的病灶对 SABR 的反应好于非实性（磨玻璃样）成分占多数的病灶，后者较为稀疏的组织学特征不利于放疗剂量的计算和分布，可导致剂量计算偏差过大（主要是剂量偏低）；此外，在物理计划上难以实现肿瘤周围剂量的快速跌落，从而导致周围正常肺组织所受剂量过高。根据我们有限的病例观察，GGN 病灶接受 SABR 治疗后，经常导致两方面的困扰：一方面局部病灶区及周围的放射性反应导致病灶似乎短期内体积增大，影响对疗效的评估，进而加重患者的焦虑；另一方面放射性肺炎范围明显高于 SABR 治疗的实性肺癌。鉴于此，在我们中心，以磨玻璃

成分为主的 GGN 病灶被列为 SABR 治疗的相对禁忌证。如果这些患者没有其他治疗手段，我们则建议采取密切随访的策略，待病灶发展为实性成分为主时再予以 SABR 治疗（图 12-4）。

四、SABR 和外科手术的疗效对比

SABR 对不能手术切除肺癌的治疗结果显示其能够有效地消灭原发肿瘤，而且耐受性较好。鉴于此，其在可手术肺癌患者中的应用可行性受到日益关注。

美国学者 Grills 等报告，治疗不能进行肺叶切除的 I 期 NSCLC 患者，SABR 和楔形切除均为合理的治疗选择。内科医师非随机选择楔形切除手术

或 SABR（无法手术者）用于治疗这些患者的结果表明：手术患者的 OS 更长，但是两组患者的 CSS 相仿。2013 年 Cliffs 等发表了针对 SABR 与叶切或肺切的临床预后回顾性对比报告，研究入组患者为临床 I 期非小细胞肺癌（病理证实），其中叶切或肺切 260 名，SABR78 名（BED ≥ 100Gy）。未配对数据直接对比分析显示叶切、肺切的 LC、OS 高于 SABR，CSS 相仿；而采用倾向分数分析法（propensity score matching，PSM）针对早期肺癌治疗有效性进行无偏估计，经过 T 分期配对数据后结果显示：叶切、肺切的 OS 高于 SABR，而 LC、CSS 相仿。虽然只是回顾性分析，但 SABR 相对于

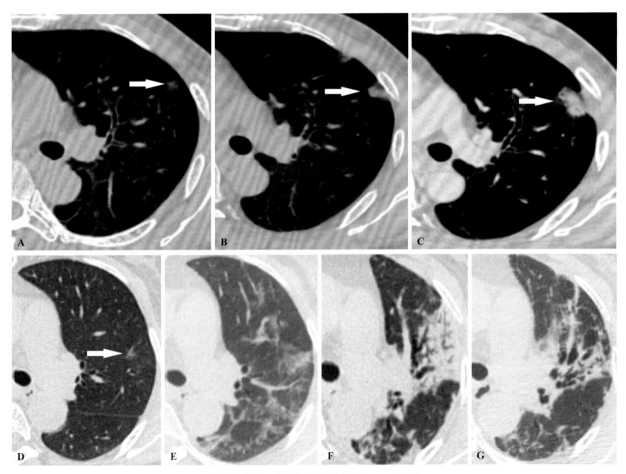

▲ 图 12-4　肺磨玻璃结节病灶 SABR 治疗

男性，55 岁，诊断为多原发肺癌（SMPLC）。右肺上叶病灶增长快速，行右上肺叶切除术。左上肺 GGN 密切随访（A，箭），进行性增大，直径约为 9mm，多学科会诊，考虑为原位癌，建议予以 SABR，剂量方案 60Gy/8 次。SABR 治疗后 1 个月（B）和 4 个月（C）随访影像示原病灶区可见实变影（箭），进行性增大，考虑为放疗后反应。另一名女性患者因肺癌行右肺下叶切除术。术后随访发现左肺上叶磨玻璃结节（D 至 G），持续存在，进行性增大，结合病史和影像特征，诊断为原位癌可能大。经多学科会诊，建议予以 SABR 治疗。治疗前 CT 影像显示病灶位于左上叶（D，箭），直径约 8mm。予以 50Gy/5 次 SABR 治疗后 3 个月（E）、6 个月（F）和 20 个月（G）随访影像可见明显的放射性炎症（3 级）

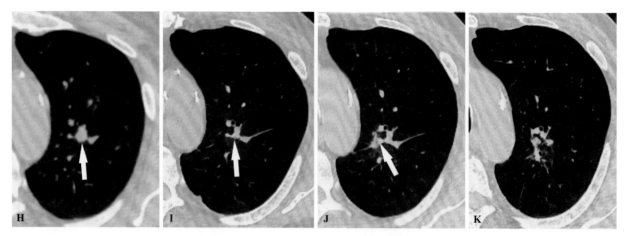

▲ 图 12-4（续） 肺磨玻璃结节病灶 SABR 治疗

男性，75 岁，左肺上叶结节，3 年来进行性增大，CEA 进行升高，多学科会诊考虑为肺癌。术前评估示肺功能重度下降，无手术指征，遂决定予以 SABR（60Gy/8 次）。治疗前 CT 影像（H）示左肺上叶中部实性结节（箭），直径约为 10mm。治疗后 2 个月（I）和 10 个月（J）随访影像示病灶几乎缩小不见，周围仅见少许放射性反应，疗效评估为 CR（K）

手术的治疗优越性已初显端倪。华盛顿大学的研究人员亦回顾性对比了 SABR 与手术治疗早期肺癌的疗效，总体上手术患者相对更加年轻，一般状况更好；在 3 年局控率方面，对于 I A 期肿瘤，手术好于 SABR（96% vs. 89%），但对于 I B 期肿瘤两者无差异；而在疾病特异性生存率方面，均无差异；进一步的患者风险配对分析显示，对存在同样高风险因素的患者进行治疗，无论在总体生存、无疾病生存和局部复发方面，手术与 SABR 的疗效无差异。来自 William Beaumont 医院的研究对比分析了 SABR 和肺癌楔形切除治疗，随访 30 个月，两种治疗方式无论在局部复发、远处转移和疾病特异性生存率方面均无差别。我们进行的研究同样支持上述结论（图 12-5 和图 12-6）。

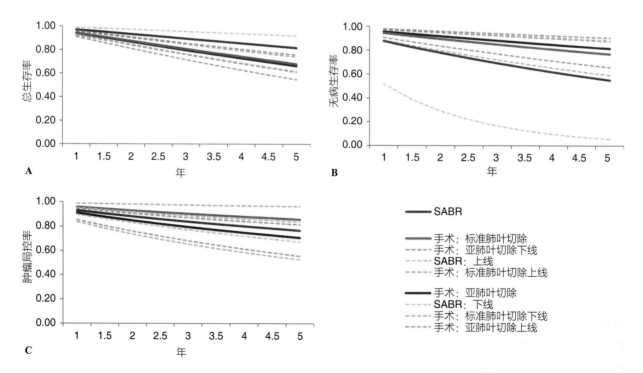

▲ 图 12-5 SABR 和外科手术（标准肺叶切除和亚肺叶切除）的疗效对比

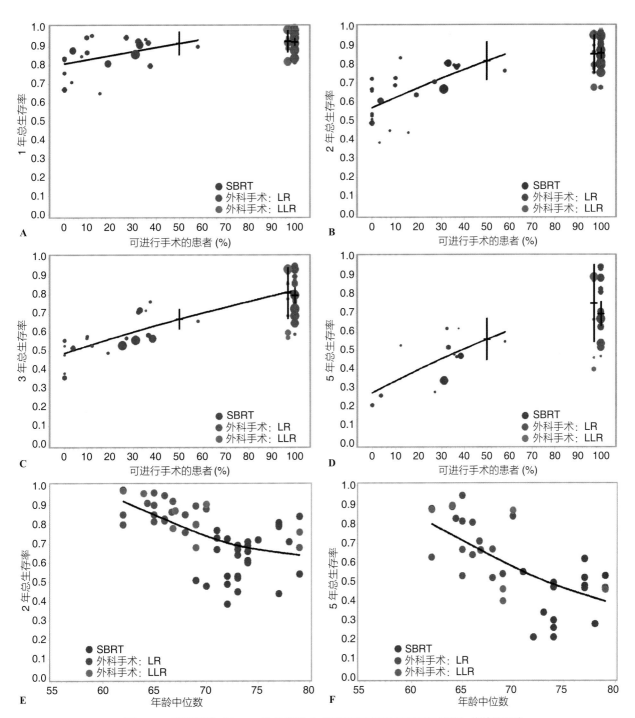

▲ 图 12-6　不同因素对 SABR 和外科手术（标准肺叶切除和亚肺叶切除）疗效的影响

A 至 D：可手术性对 1 年、2 年、3 年和 5 年总生存率的影响；E 和 F：年龄对 2 年和 5 年总生存率的影响

2012 年荷兰学者 Senan 在 ASCO 上报道了 Ⅰ～Ⅱ期非小细胞肺癌采用 VATS 下的肺叶切除术对比 SABR（一项倾向评分匹配分析）。研究纳入 6 家医院 VATS 下的肺叶切除术患者，SABR 患者来源于一个公共研究机构数据库，患者基于 cTNM、年龄、性别、Charlson 合并评分、肺功能及 PS 评分进行倾向性的评分匹配，最终共有 86 例 VATS 和 527 例 SABR 的患者满足纳入标准。结果显示局部控制率方面 SABR 优于 VATS 肺叶切除，但在 PFS 和 OS 方面两者并无差异。

在日本，拒绝手术治疗的肺癌患者已经开始接受 SABR 治疗。只要予以合理的照射剂量，SABR

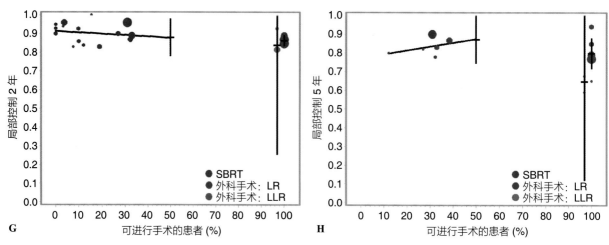

▲ 图 12-6（续） 不同因素对 SABR 和外科手术（标准肺叶切除和亚肺叶切除）疗效的影响

G 和 H：可手术性对 2 年和 5 年肿瘤局控的影响

治疗可获得与手术切除，甚至是肺叶切除相当接近的疗效。然而，目前绝大多数的 SABR 研究基于不能手术的早期肺癌，而在可以手术且患者一般状况良好的肺癌方面数据非常有限。一项来自日本的对Ⅰ期肺癌的 SABR 研究［10Gy×（5～6）次］结果显示，中位随访时间 36 个月，病灶的局部无进展率为 94%，3 年的总生存率为 66%，其中 29 例具有手术切除条件的患者的 3 年生存率达 86%，没有出现严重的不良反应。Onishi 等汇总了 87 例拒绝手术的肺癌患者 SABR 治疗的随访数据，所有患者的治疗剂量均≥ 100Gy（100～141Gy，BED10），3 年总体生存率可达 91%；T1 和 T2 肿瘤的 5 年局控率分别为 92% 和 73%，而 5 年总体生存率分别为 72% 和 76%，该结果与标准的肺叶切除手术结果相当。针对可手术肺癌患者的Ⅱ期临床试验 JCOG 0403 的初步结果显示，经过 45 个月的中位随访，SABR 治疗患者的 3 年总生存率为 76%，与手术疗效相当，因此可以考虑作为替代手术的治疗选择，特别是对

于高龄肺癌患者。

2018 年 Timmerman 等报告了 RTOG 0618 临床试验的 4 年期结果，26 例病理明确可手术的Ⅰ期肺癌（pT1/T2）患者接受 SABR（54Gy/3 次）治疗，4 年的肿瘤控制率和局控率均为 96%，仅 1 例患者因局部复发接受挽救性手术治疗；4 年的无病生存率和总生存率分别为 57% 和 56%，无 4～5 级放疗相关毒性反应。另一项新近发表的 2 期临床研究探讨了接受 SABR 治疗的早期 NSCLC 的病理缓解率。共纳入 40 例患者，于 SABR 放疗结束 10 周后行手术治疗（肺叶切除或亚肺叶切除），术后组织学HE 染色病理显示完全病理缓解率（pCR）为 60%（44%～76%），数据低于预期，可能与组织学评判标准及较短放疗手术间隔有关；本组患者的 2 年局控率、区域控制率和总生存率分别为 100%、53% 和 77%，并不优于单纯手术或 SABR 治疗结果，也间接提示对于这些患者 SABR 与手术的联合治疗并不能给患者带来更多获益。

第四节　SABR 治疗的适应证

虽然 SABR 的安全性和有效性均已经得到验证，但在选择患者时仍需严格谨慎。不可手术患者是目

前应用 SABR 治疗最主要的早期肺癌患者群，但鉴于这些患者整体状态的脆弱性和异质性（心肺功能

及其他并发症等），在实际工作中仍需严格评估患者对治疗的耐受性，切忌一概而论；同时还要避免对 SABR 的过度自信，盲目扩大适应证范围，滥用该技术，从而导致疗效不佳和毒性反应严重。

一、SABR 的适应证

1. 不可手术的早期肺癌患者

(1) 患者体力状况不具备进行手术的条件（medically inoperable），包括：①基础 FEV1 ＜ 40% 预测值，术后 FEV1 ＜ 30% 预测值；②肺弥散能力显著下降（＜ 40% 预测值）；③存在低氧血症（≤ 70mmHg）和（或）二氧化碳潴留（＞ 50 mmHg）；④运动氧消耗＜ 50% 预测值；⑤严重肺动脉高压；⑥糖尿病伴严重末梢器官损伤；⑦严重的心、脑及外周血管疾病；⑧严重慢性心脏病。

(2) 患者因肺癌或其他原因曾行肺叶或一侧肺切除手术，无法再次行肺癌手术治疗。

(3) 分布于不同肺叶和（或）两侧肺内的多原发性肺癌，或孤立性肺内转移肿瘤。

2. 可手术的早期肺癌患者

(1) 患者因年龄原因或其他因素拒绝手术治疗。

(2) 纳入临床试验的可手术肺癌患者。

二、SABR 的相对禁忌证

1. 以磨玻璃成分为主的微小肺癌（原位癌或微浸润腺癌）。

2. 超中央型肺癌。如前所述，建议采取低分割（10～15 分割）放疗。

3. 病灶的再程放疗。如需再次放疗，应严格评估病灶周围正常组织，特别是危及器官的剂量受量情况，不要超出剂量限值。

三、SABR 治疗的病理要求

原则上，必须在有严格病理确诊的前提下才能够进行任何针对肿瘤的治疗，包括放射治疗。获取病理诊断的手段可以是支气管镜活检或 CT 引导下经皮穿刺肿瘤组织活检或腔镜下外科手术活检。但实际临床工作中，并不是所有的肺癌患者都有条件允许获取肿瘤组织进行病理诊断，苛求于病理而置病灶的快速发展于不顾，也不符合临床治疗的原则

和人道主义。基于循环肿瘤细胞和游离 DNA 分析的液体活检技术的发展虽然为病理诊断提供了新的思路，但其在早期肺癌中的诊断价值仍非常有限，敏感度还不足，假阴性率过高。

对于不能施行或拒绝接受病理检查的无明确病理诊断的可疑早期肺癌患者，在满足下面 2 个条件的情况下，可考虑进行 SBRT 治疗：①经肺癌多学科协作组 MDT 讨论后临床诊断肺癌；②充分告知患者（及家属）相关风险和获益，并取得其理解和签字同意治疗。肺癌多学科协助组 MDT 应至少包括胸外科、呼吸科、肿瘤内科、放疗科、影像科、核医学科和病理科等。临床诊断肺癌的条件至少需满足下面各项：①存在肺内占位性病灶（结节或肿块）；②病灶在长期随访（＞ 2 年）过程中进行性增大；③至少 2 种影像（如胸部增强 CT 和全身 PET/CT）检查提示肺癌诊断；④排除结核和真菌感染等慢性感染性疾病。此外，亦可以借助模型推测肺内肿块恶性的概率，达到一定的概率阈值（IASLC 推荐为 85%）可以考虑进行 SBRT 治疗。

我们的 Meta 分析研究显示，＞ 50% 的 SABR 回顾性研究中都存在比例不等的临床诊断早期肺癌病例。Inoue 等以临床诊断早期肺癌为主进行的 SABR 研究显示，这些患者的临床疗效与有病理证实早期肺癌患者的 SABR 治疗疗效相仿，提示在坚持严格的多学科会诊原则下，不能手术且无法获得明确病理诊断的患者能够从 SABR 治疗中获益。尽管如此，无病理证据病例的存在一定程度上损害了对 SABR 真正疗效的评估，这也是学术上在比较手术和 SABR 疗效时常常提到的争议点，不可否认混杂的少数良性病例会导致高估 SABR 的疗效，但目前尚无方法预测这种影响的程度。

纵隔淋巴结是否应在 SABR 治疗前行病理活检目前尚未形成共识，已有临床试验（NCT 01 786 590）探讨纵隔淋巴结活检对 SABR 治疗的影响，具体结果尚需时日。由于 SABR 本身属无创治疗手段，这也决定了其无法像手术操作时对肺门和纵隔可能的高危淋巴结区进行取样活检或清扫，从而无法获得最准确的病理疾病分期，而只能依赖影像学手段（包括 CT 和 PET/CT 检查）予以评估。Haruki 等对 876 例临床 I 期 NSCLC 的手术结果研究显示，纵

隔淋巴结的总体转移率为9.1%，其中以磨玻璃成分为主的肺癌纵隔淋巴结累及率为0%，<2cm的发生率为7.7%，2~5cm病变的发生率为11.2%。Bille等对1667例行解剖性肺叶切除并淋巴结清扫术的临床I期NSCLC的回顾性研究显示，隐匿性的N_1和N_2转移率分别为8.2%和8.7%，而且跳跃性N_2转移（无N_1转移）的比例占全部N_2病变的33.8%，16.2%的pN_2患者为超出特异性淋巴引流区域的纵隔淋巴结转移。左上叶和右上叶肿瘤第7组淋巴结的转移率分别为5.1%和13.6%，左、右下叶肿瘤第7组淋巴结的转移率分别为68.0%和84.8%。该研究认为，即使是临床I期NSCLC患者仍应选择接受完整的淋巴结清扫术。由此可以判估，许多病理穿刺证实为I期肺癌或临床诊断为I期肺癌而接受SABR治疗的患者，由于存在隐匿性淋巴结受侵，事实上疾病分期可能更晚，疾病并非真正的I期肺癌。这些患者在放疗后很快出现区域失败的概率很高。

第五节　SABR治疗的流程

SABR的治疗与γ刀非常类似。通过聚合多束射线从而在靶区形成很高的治疗剂量，而每束射线的剂量相对较低，因此对射线通过路径上的正常组织造成的损伤较为有限。为了准确地击中靶区，精确地投递剂量，同时尽可能避免对正常组织的过量照射，必须采用严格的影像引导和呼吸运动控制技术。此外，选择合适的患者、严格的治疗计划设计及严谨的治疗操作均非常重要。简要言之，SABR治疗流程可分为5步：

一、体位固定

鉴于SABR治疗时间较长，对患者进行可靠的体位固定非常重要。目前体位固定的方式很多，如体架、框架、真空垫或真空袋等，无论使用何种固定方法，必须保证患者在较长的治疗过程中体位舒适，而且摆位必须具有高度的可重复性，这有助于避免治疗期间出现较大的几何误差，以及由此引起的不确定因素。

二、模拟定位和肿瘤动度评估

不同于常规放疗，SABR治疗要求在保证肿瘤足量受照的前提下，尽可能地降低对正常肺组织的照射。准确地评估肿瘤靶区随呼吸的位移动度，并据此决定是否需采取相应的运动控制干预措施是必不可少的步骤，这对于尽可能地缩小治疗边界极其重要。评估肿瘤运动的方法很多，包括透视、慢速CT、吸气末和呼气末双期CT和4D CT扫描。根据肿瘤动度的影像评估结果决定是否对呼吸运动进行控制。如果上下动度均超过5mm，则需利用腹部压迫技术降低运动幅度。如果采用腹压后可将动度控制于接受范围之内，即可进行4D CT扫描获取模拟定位计划影像。其他呼吸运动应对策略还有呼吸门控技术和实时追踪技术等。

三、治疗计划设计

SABR治疗流程的第3步是构建立体定向剂量分布，即在保证靶区获得处方高剂量和靶区内剂量分布相对均匀性的同时，在靶区周边实现剂量的快速跌落。治疗计划时，合理的靶区勾画至关重要。应在CT肺窗影像上勾画GTV。为了尽可能地准确勾画靶区GTV，理想条件下，应使用最佳质量的CT影像和融合图像。在SABR中，CTV紧靠或等于GTV。在4D CT或慢速CT的多序列图像上勾画CTV后，再融合形成ITV。最后，考虑到治疗的不确定性因素如摆位误差等，在ITV基础上再外放一定边界形成PTV。每一次的边界外扩务必合理，不宜过大。实际治疗靶区PTV通常较GTV大许多。在制订计划时，还需满足严格的剂量学特征，以获得高水准的剂量/靶区均匀性。利用现有的计划系统，在靶区里达到上述目标较为容易，较为困难的是降低靶区周边的中剂量区，使得剂量梯度尽可能的陡峭，这是 SABR 计划制订过程中最具挑战性的部分，也是区分计划好坏的标准之一，因为中剂量溢出有可能发生在任意方向上，而且中剂量与治疗后放射性肺炎的严重性密切相关。其中的关键步骤在于将剂量溢出控制在可能引起较少毒性反应的方向或区域内。最后需要指出的是，立体定向模式的原则是以较大的体积接受较低的剂量换取相对较小的体积接受中高剂量。计划设计的具体要求包括：射野数 ≥ 7，尽可能非对穿，非共面；处方等剂量线覆盖至少 95% PTV，介于 60%～90% 剂量线；PTV 外接受剂量 > 105% Rx 的体积需

< 15% PTV；处方剂量体积与 PTV 比值 ≤ 1.2 等（图 12-7 和图 12-8）。

四、计划的评估和剂量限制

为了确保 SABR 计划的剂量分布安全可靠，需要对各种正常组织制订合理客观的剂量限制。虽然在常规分割放疗中已经建立和验证了各种组织的剂量限制，但类似的剂量限值条件尚未在 SABR 治疗中形成。SABR 治疗计划的策略根据治疗是否涉及并联或串联组织而有异。对于并联组织，无论是消融性放疗还是常规放疗，毒性反应主要取决于受治疗的器官容积，而非接受的剂量强度。在并联组织中，SABR 的治疗计划目标是确保关键性容积的组织所受剂量低于阈值及其功能完整。而串联组织的

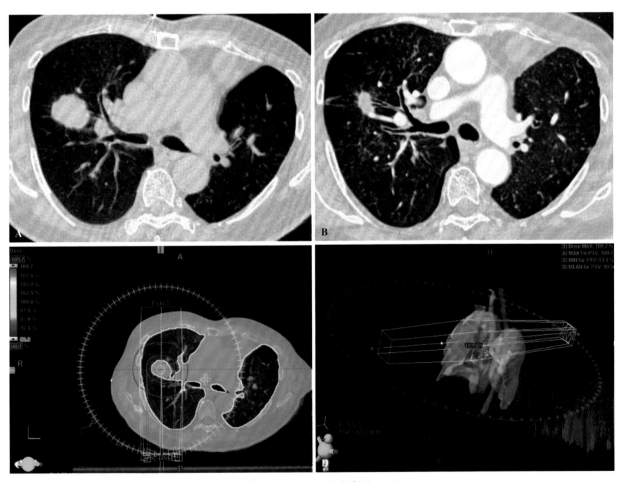

▲ 图 12-7　SABR 治疗病例（一）

女性，79 岁。A. 右肺中叶外侧段占位性病灶，大小为 30mm×22mm，CT 报告提示周围型肺癌；患者体弱，拒绝气管镜或经皮穿刺和手术，同意接受 SABR 治疗；B. 治疗后 2 个月时随访 CT 图像，病灶明显缩小，约 16mm×15mm，病灶周围肺组织内未见明显放射性炎症反应；C 和 D. SABR 的治疗计划，总剂量 5×10Gy（BED_{10} = 100Gy），采用弧形连续照射

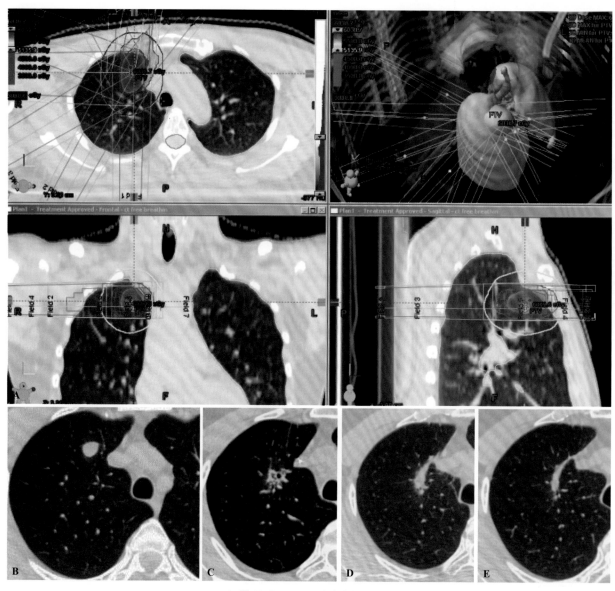

▲ 图 12-8　SABR 治疗病例（二）

男性，43 岁。2009 年确诊鼻咽癌，行鼻咽部、颈部放疗，原发肿瘤控制良好。2011 年 12 月胸部 CT 随访，于右肺上叶上腔静脉旁发现实性占位。2012 年再次复查，病灶增大，直径约 12mm，临床考虑为鼻咽癌肺内孤立性转移。对病灶予以 SABR 治疗，设计放射治疗计划及射野分布（A），靶区总剂量为 $8 \times 7.5Gy$（$BED_{10} = 102Gy$）。治疗后 2、7、12 和 15 个月的随访 CT 影像（B 至 E）示病灶从 7 个月时即已完全吸收，局部仅残留少许纤维瘢痕增生灶

损伤主要取决于所接受的最大放疗剂量。这种器官的损伤修复能力通常非常活跃，如食管、神经和气管。这是因为即使很小的节段性的损伤也可能对整个器官的功能带来潜在的灾难性影响。因此，对于串联组织最安全的治疗计划方法是在治疗过程中尽可能将其避开。否则，治疗时必须避免予以超过这些组织修复能力的剂量，即便是受照体积非常小亦不能允许。与并联组织不同，可以通过限制中高剂量区内的最大剂量对串联组织予以保护。剂量限值条件可参照 RTOG 0813 和 NCCN 的标准。

五、治疗计划验证与实施

SABR 治疗的最后一步是验证射野靶向的准确性及治疗实施。对射野的验证有多种方法，如 MapCheck 和 Matrix 等，验证通过方可实施计划。目前可以进行 SABR 治疗的加速器等设备，大都

装配有实时影像系统以引导治疗，其中以锥形束CT（CBCT）影像最为清晰，可以直接看到肿瘤及其相邻结构，这对于及时了解靶区和周围结构的形变与移位非常重要。可在治疗前、中和后分别采集CBCT影像。根据影像相应地调整床位，有助于彻底地消除不同分割治疗间和单次分割治疗中的误差。而且在每次治疗后记录位置偏移值将有助于量化治疗照射过程中的误差。

第六节　SABR 治疗后的疗效随访与评估

肿瘤SABR治疗后，其转归可归纳为以下几种：①肿瘤完全消失（CR）；②肿瘤部分缩小（PR）；③肿瘤大小变化不明显（SD）；④肿瘤先缩小后增大；⑤肿瘤持续增大（PD）。通常建议在治疗后1、3、6和12个月，之后每半年时间复查胸部CT影像，跟踪局部变化，以便及时对症治疗。

一、SABR 治疗后的影像学表现和鉴别

SABR治疗后多数（54%～79%）病灶区会出现急慢性肺损伤，部分可表现为一过性的渗出磨玻璃改变，之后逐渐局限化吸收或仅留有纤维条索灶；有少数病灶局部出现不规则肺实变，随访过程中亦可部分缩小，但不会完全吸收而呈现斑块状纤维增生瘢痕化，甚至部分斑块灶在随访过程中出现体积变大。表12-3和图12-9所示为治疗后射野内可能出现的CT影像变化。

SABR治疗引起的局部实变或瘢痕增生与肿瘤残留或复发的鉴别非常重要，以下为提示肿瘤复发的高危CT特征：纤维斑块灶进行性增大，边缘成膨胀性改变或变钝，原先病灶区内存在的空气支气管征象消失，同侧胸腔内出现积液，纵隔内发现肿大的淋巴结等。如果存着上述高危影像学特征，则应高度警惕，进一步检查，特别是PET检查。通常在SABR治疗结束的6个月内，病灶治疗区的FDG摄取增高，但边界较为明确；而在晚期或延迟期，FDG摄取降低，病灶区边界模糊，因此需综合多方面因素评估肿瘤治疗的疗效。如果PET影像上病灶

表 12-3　SABR 治疗后照射野内肺组织的 CT 影像变化

分　期	影像特征分类	影像特征描述
急性期 （≤6个月）	弥漫性实变	实变区域最大径＞5cm，受累区域以实变为主
	片状实变	实变区域最大径≤5cm，受累区域仍以充气的肺组织为主
	弥漫性GGO	无实变，GGO范围＞5cm，受累区以GGO改变为主
	片状GGO	无实变，GGO范围≤5cm，受累区仍以充气的肺组织为主
晚期／延迟期 （＞6个月）	局部实变	肺局部实变，容积减小，支气管扩张，通常范围较局限。有时可见GGO
	肿块样改变	围绕原肿瘤病灶的边界清楚的局灶性实变；影像上，异常区域的范围甚至可能超过原肿瘤大小
	瘢痕样改变	肿瘤靶区及周边肺内可见线样纤维灶
	无明显异常	射野内肺组织无明显新发异常，包括肿瘤稳定、缩小或消失，或者原肿瘤区出现纤维灶，但其范围小于原肿瘤区域

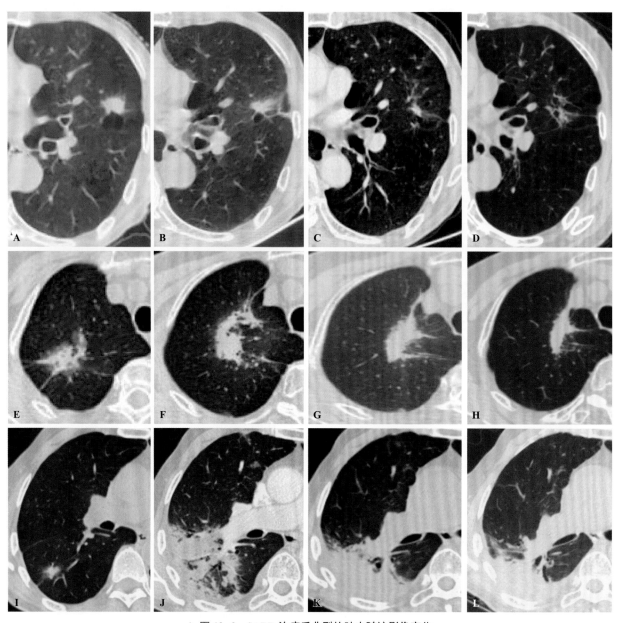

▲ 图 12-9　SABR 治疗后典型的肺内随访影像变化

1 名女性患者，50Gy/5 次，所示图像分别为定位时（A）、6 个月（B）、15 个月（C）和 36 个月（D）随访图像。该患者治疗后几乎未发生明显放射性肺毒性反应。另一名女性患者，60Gy/8 次，所示图像分别为定位时（E）、6 个月（F）、18 个月（G）和 36 个月（H）随访图像。治疗后局部呈片状实变，随时间延长，实变灶逐渐收缩。1 名男性患者，50Gy/5 次，所示图像分别为定位时（I）、6 个月（J）、15 个月（K）和 66 个月（L）随访图像。治疗后呈现弥漫性渗出反应，随访过程中逐渐发展为弥漫性实变，局部有瘢痕收缩表现

摄取呈进行性增高或先下降后持续升高，SUVmax 超过 5，则应当高度怀疑复发。对于 SABR 治疗后的局部肿瘤复发，若患者全身状况允许，可予以再次 SABR 治疗或挽救性手术切除。反之，则可保持定期随访。SABR 治疗后局部形成的纤维斑块可能需 2 年甚至更长的时间才能逐渐稳定。

二、SABR 治疗相关的毒性反应

在严格放疗质控和质量保证的前提下，SABR 治疗的毒性反应非常有限且主要见于射野范围内。但是鉴于所应用的照射剂量甚高，局部的反应可能较常规放疗更为严重，因此准确地勾画靶区和保护正常组织非常重要。对于大多数患者，最常见的毒

性反应为局限的放射性肺炎（图 12-8）。2、4 级肺炎的发生率约为 9.4%，3～4 级的严重肺炎发生率约为 0%～15%。症状性放射性肺炎的发生与 V20 和平均肺剂量（MLD）有关，通过将 V20 控制在 20% 以下和 MLD < 15Gy 将有助于降低其发生率和严重程度。如果患者曾行肺内放疗，由于肿瘤复发而行 SABR 治疗，发生放射性肺炎风险将显著增高，3 级和 5 级肺炎的发生率分别为 18.9% 和 1.4%；在这种情况下，发生肺炎的预测因素包括 ECOG 评分（2～3 分）、FEV1（≤ 65%）、初次放疗的 PTV 范围（双侧纵隔），以及复合的 V20 体积比（≥ 30%）。

如果肿瘤位于上叶肺尖部，靠近臂丛神经，若对剂量分布不加以注意，则可能导致神经损伤。根据一项包含 36 例肺尖肺癌患者的 SABR 治疗（57Gy/3 分割）数据，臂丛神经受损的发生率为 19.4%，主要症状包括受累上肢疼痛和无力，1 例出现上肢瘫痪。臂丛神经的受损与所受剂量有关，目前认为其最大耐受剂量为 26Gy。为了保护臂丛，对于肺尖癌在靶区勾画时应将臂丛作为剂量限制器官加以保护，RTOG 已经发布了臂丛勾画指南。如果肿瘤靠近胸壁，则可能由于胸壁和肋骨受量过高，出现胸痛和肋骨骨折。对 265 例肿瘤位于距胸壁 2.5cm 范围内的患者进行的随访显示，慢性胸痛的发生率为 17%，而且胸痛的发生与肥胖和糖尿病有相关性。肋骨骨折的发生率与剂量及受照体积有关。研究显示，对于 3 分割的 SABR 治疗，2cc 肋骨所受剂量为 21Gy、27Gy 和 48Gy 对应的肋骨骨折风险分别为 0%、5% 和 50%。为了降低骨折的风险，通常建议胸壁 V30 < 30cc（3～5 分割）。

其他可能出现的毒性反应还有咯血、间质性肺炎、细菌性肺炎、肺纤维化、肺栓塞、支气管狭窄、支气管、肺静脉痿、气管食管痿、食管炎、食管溃疡、胸水、心包积液和皮炎等。

三、SABR 治疗后的后续治疗问题

与传统放疗不同，SABR 治疗病例的失败模式以远处转移为主，区域失败次之，局部复发的概率极低（局控率好）。很多 SABR 治疗的 I 期肺癌患者（病理或临床诊断），存在隐匿性 N_1/N_2 淋巴结累及的风险。对于这些患者应该在 SABR 治疗后予以进一步的治疗。对于术后早期 NSCLC 患者，如果病灶直径 > 4cm，建议行辅助化疗，术后使用辅助化疗能够增加 4% 的 5 年生存率。Chen 等回顾性对比分析单纯 SABR 和 SABR 联合辅助化疗在 I 期肺癌中的疗效显示，联合化疗可以降低复发率约 20%（联合组复发率为 9.2%，单纯 SABR 组复发率为 38.5%），而且联合组较单纯 SABR 组 5 年生存率提高约 14%。最近发表的研究也支持在较大的肿瘤病灶行 SABR 后予以辅助化疗。

SABR 联合辅助化疗的获益是明确的，但是否进行化疗则需要综合评估患者的状况，包括病理完整性和患者对化疗的耐受性等，盲目进行化疗可能适得其反，增加非癌症死亡的风险。鉴于化疗和靶向治疗需要明确的病理依据和基因突变信息，因此对于有可能在 SABR 治疗后需要进一步治疗的患者，我们建议应尽可能在 SABR 治疗前取得肿瘤组织标本。

第七节　SABR 在高龄肺癌患者中的应用

老龄化社会的发展，高龄患者人群持续扩大。由于老年人身体内环境的变化，如机体实质脏器的萎缩，功能降低，免疫系统衰退，细胞免疫功能缺陷等，老年人仍对肿瘤表现出易感性，恶性肿瘤仍然是老年人的常见病和主要死亡原因。但老年恶性肿瘤具有其自身的临床特点，包括发展相对缓慢，转移风险下降，早期肿瘤的临床症状轻微或与自身其他疾病重叠，易于漏诊，导致隐性癌增多，发现时病灶相对较大，死亡原因以并发症为多见。基于这些原因，对于老年肿瘤患者，特别是高龄肿瘤患

者的治疗以局部对症治疗为主，全身性的药物治疗（化疗）获益禁忌较多，患者获益较少。以主要恶性肿瘤肺癌为例，对于局限性肺癌，局部对症治疗可以是手术切除，亦可以是放射治疗。针对本研究所涉及的高龄患者人群，即使病灶技术上存在可切除性，但由于患者的整体状况如心肺功能储备、麻醉耐受性和其他伴随疾病可能导致存在手术禁忌。高龄肺癌患者的围术期死亡率在 5%～15% 范围，因此对于这一患者群体需非常谨慎地制订治疗方案。

年龄并非制约 SABR 治疗的因素。诸多研究已经显示 SABR 在年龄 > 75 岁肺癌人群中的疗效和安全性。美国 1999—2007 年统计数据显示，由于 SABR 技术的发展，> 75 岁早期肺癌患者接受手术和支持治疗的比例下降，而接受放疗的比例增加（由 26.1% 增加至 43.5%），与之相应的是患者的生存和生活质量的改善。Brooks 等回顾性分析 772 例接受 SABR 治疗的 I～II 期 NSCLC，其中 442 例患者 < 75 岁，330 例 > 75 岁。两组间在疾病进展时间、肿瘤特异性生存和毒性反应方面无明显差异；在 2 年随访期内总生存率相当，但低龄组（< 75 岁）患者的 5 年生存率更高；≥ 75 岁组的中位 1 年、3 年和 5 年 OS 分别为 86.0%、57.5% 和 39.5%，在 < 75 岁组则分别为 87.3%、67.6% 和 51.5%。高龄组（≥ 75 岁组）中未发生 4～5 级的毒性反应。该对比研究再次证实，SABR 在老年患者中同样安全有效。

但基于老年肿瘤的特点，同时考虑到高龄患者较为脆弱的身体条件，在制订和实施 SABR 治疗方案时不但需要考虑肿瘤控制的效果，同时亦不可忽视对患者生活质量的保护，尽可能地降低对患者肺功能的影响，因为高龄患者肺部损伤相较于年轻患者而言持续时间更长，恢复更缓慢。我们主要从以下几个方面进行了优化：①剂量：多项研究及美国国家综合癌症网（NCCN）已经对肺癌 SABR 的放疗方案给予了指导性建议，包括总剂量和单次剂量。为了降低肺部的急性反应，我们对患者的治疗方案进行了适度的优化，在保证总剂量（BED 在 100Gy 左右）和控制治疗周期（2 周内）的前提下，适当地降低了单次剂量。近 50% 的患者接受了

单次 7.5Gy×8 分割的治疗方案，相较于单次 10Gy 和 12Gy，该方案的急性症状性肺炎（≥ 2 度）发生率很低，而肿瘤的控制效果并无显著差异；②体位固定和动度控制：由于 SABR 的复杂性和单次高剂量率，对于患者的体位固定和呼吸所致肿瘤的动度控制要求很高，目前存在很多有效的体位和呼吸控制系统，如腹部压迫，呼吸门控等，但多较为复杂，且耗时很长，这对于高龄患者而言存在显而易见的依从性问题。为了保证高龄患者的治疗依从性和舒适度，可采取真空塑形垫外加塑形体罩的方式进行体位固定，此方案简单易行，且实施速度快，特别适合于不能长时间配合的患者；为了保证治疗过程中靶区位置的可重复性，治疗前的靶区动度评估非常重要，尽可能地选择动度在 5mm 范围内的肿块实施治疗，以避免施加过度的呼吸控制措施。越接近膈肌，病灶的动度越大，越难于预测其动度范围，导致靶区的不确定性增大。因此，患者或病灶的选择也是高龄肺癌患者实施 SABR 治疗的重要环节；③计划设计：治疗计划的合理设计关系到治疗实施的效率。SABR 治疗的单次剂量通常是常规放疗的单次剂量的 4～6 倍，因此治疗患者在床的治疗时间远远长于常规放疗。如果采取适形放疗，并辅以非共面射野，总野数可超过 15 个，患者完成治疗的时间将超过 7min，这非常不利于治疗过程中患者的位置稳定。弧形照射和容积调强技术的发展显著改善了 SABR 的治疗。研究显示，容积调强弧形照射计划的剂量分布可以达到非共面适形射野，而且由于采取连续照射，节省了射野与射野间走位的时间。实际工作中可采取双弧设计，以便于在治疗间进行影像的位置验证，每个弧予以半数剂量。与适形照射相比，弧形照射大约可以节省30% 的时间；④治疗实施和在线位置验证：鉴于相对简单的位置固定和呼吸控制，因此治疗时的影像引导和位置验证显得尤为重要。每个患者均需行治疗前、治疗中和治疗后基于 CBCT 的靶区位置验证。治疗前影像用于纠正摆位误差，治疗中影像用于纠正治疗中的靶区偏移，治疗后影像则用于质量评估和保证；⑤毒性预防：为了尽可能降低急性放射性肺炎发生的风险，对于没有严重糖尿病的患者，可常规予以地塞米松口服。研究已经显示，放疗时应

用地塞米松有助于降低放射性肺炎的发生概率和严重性，而且小剂量地塞米松的效果并不弱于大剂量。考虑到患者的年龄，每例口服地塞米松的患者每日均检测血糖，以防治血糖过度升高诱发风险。对于存在明显肺间质性改变的患者，可口服乙酰半胱氨酸（易维适）或吡非尼酮，以降低肺纤维化的发生风险，有助于维持患者的肺功能。此外，每位患者在治疗前、治疗1周时和治疗结束后均需检测D-二聚体，以预防可能存在的血凝异常或血栓性风险。

SABR技术的发展是最近10年来放疗最具代表性的进展之一。该技术为不能手术的早期肺癌患者提供类似手术效果的根治性治疗，改善其临床预后。此外该技术也为普通的早期肺癌患者提供一种无创性的治疗选择。早期肺癌的治疗不仅是肿瘤的切除，更需综合权衡考虑患者的术后生活质量等情况，SABR提供更加多样的治疗选项。作为一种与手术截然不同的治疗手段，SABR在应用过程中需坚持全流程的质量保证和质量控制，以确保疗效和安全性，防止盲目滥用。总而言之，SABR技术的出现极大地拓展了放射治疗在肺癌治疗中的作用，以更短的疗程、更高的照射剂量和更少的毒性反应实现了更好的肿瘤控制。立体定向消融放疗为早期不能手术或有手术风险肺癌患者提供了无创无痛的根治性治疗选择，且该治疗方式属局部治疗，对患者全身状况影响小，有利于患者的治疗依从和生活质量的改善，尤其适合于老年肺癌患者或体力状态差的患者。

（郑向鹏 任艳萍 沈倩雯）

参考文献

[1] Allibhai Z, Taremi M, Bezjak A, et al. The impact of tumor size on outcomes after stereotactic body radiation therapy for medically inoperable early-stage nonsmall cell lung cancer[J]. International Journal of Radiation Oncology, Biology, Physics, 2013,87(5):1064-1070.

[2] Badiyan SN, Bierhals AJ, Olsen JR, et al. Stereotactic body radiation therapy for the treatment of early-stage minimally invasive adenocarcinoma or adenocarcinoma in situ (formerly bronchioloalveolar carcinoma): a patterns of failure analysis[J]. Radiat Oncol, 2013, 8:4.

[3] Ball D, Mai GT, Vinod S, et al. Stereotactic ablative radiotherapy versus standard radiotherapy in stage 1 nonsmall-cell lung cancer (TROG 09.02 CHISEL): a phase 3, open-label, randomised controlled trial[J]. The Lancet Oncology, 2019, 20(4):494-503.

[4] Baumann M, Krause M, Overgaard J, et al. Radiation oncology in the era of precision medicine[J]. Nat Rev Cancer, 2016, 16(4):234-249.

[5] Benedict SH, Yenice KM, Followill D, et al. Stereotactic body radiation therapy: the report of AAPM Task Group 101[J]. Med Phys, 2010, 37(8):4078-4101.

[6] Bradley JD, El Naqa I, Drzymala RE, et al. Stereotactic body radiation therapy for early-stage nonsmall cell lung cancer: the pattern of failure is distant[J]. Int J Radiat Oncol Biol Phys, 2010, 77(4):1146-1150.

[7] Buyyounouski MK, Balter P, Lewis B, et al. Stereotactic body radiotherapy for earlystage nonsmall-cell lung cancer: report of the ASTRO Emerging Technology Committee[J]. Int J Radiat Oncol Biol Phys, 2010, 78(1):3-10.

[8] Chang JH, Poon I, Erler D, et al. The safety and effectiveness of stereotactic body radiotherapy for central versus ultracentral lung tumors[J]. Radiother Oncol, 2018, 129(2):277-283.

[9] Chang JY, Senan S, Paul MA, et al. Stereotactic ablative radiotherapy versus lobectomy for operable stage Ⅰ non-small-cell lung cancer: a pooled analysis of two randomised trials[J]. The Lancet Oncology, 2015, 16(6):630-637.

[10] Chen F, Matsuo Y, Yoshizawa A, et al. Salvage lung resection for nonsmall cell lung cancer after stereotactic body radiotherapy in initially operable patients[J]. Journal of Thoracic Oncology, 2010, 5(12):1999-2002.

[11] Crabtree T, Puri V, Timmerman R, et al. Treatment of stage Ⅰ lung cancer in high-risk and inoperable patients: comparison of prospective clinical trials using stereotactic body radiotherapy (RTOG 0236), sublobar resection (ACOSOG Z4032), and radiofrequency ablation (ACOSOG Z4033) [J]. The Journal of Thoracic and Cardiovascular Surgery, 2013, 145(3):692-699.

[12] De Ruysscher D, Faivre-Finn C, Nestle U, et al. European Organisation for Research and Treatment of Cancer recommendations for planning and delivery of high-dose, high-precision radiotherapy for lung cancer[J]. J Clin Oncol, 2010, 28(36): 5301-5310.

[13] Dunlap NE, Larner JM, Read PW, et al. Size matters: a comparison of T1 and T2 peripheral nonsmall- cell lung cancers treated with stereotactic body radiation therapy (SBRT) [J]. J Thorac Cardiovasc Surg, 2010, 140(3):583-589.

[14] Field JK, Smith RA, Aberle DR, et al. International Association for the Study of Lung Cancer Computed Tomography Screening Workshop 2011 report[J]. J Thorac Oncol, 2012, 7(1):10-19.

[15] Forquer JA, Fakiris AJ, Timmerman RD, et al. Brachial plexopathy from stereotactic body radiotherapy in early-stage NSCLC: dose-limiting toxicity in apical tumor sites[J]. Radiother Oncol, 2009, 93(3): 408-413.

[16] Giuliani M, Mathew AS, Bahig H, et al. SUNSET: Stereotactic Radiation for Ultracentral Non-Small Cell Lung Cancer-A Safety and Efficacy Trial[J]. Clin Lung Cancer, 2018, 19(4):e529-e532.

[17] Gould MK, Donington J, Lynch WR, et al. Evaluation of individuals with pulmonary nodules: when is it lung cancer? Diagnosis and management of lung cancer, 3rd ed: American College of Chest Physicians evidence-based clinical practice guidelines[J]. Chest, 2013, 143(5 Suppl):e93S-e120S.

[18] Jumeau R, Bahig H, Filion E, et al. Assessing the Need for Adjuvant Chemotherapy After Stereotactic Body Radiation Therapy in Early-stage Non-small Cell Lung Carcinoma[J]. Cureus, 2016, 8(11):e901.

[19] Kato S, Nambu A, Onishi H, et al. Computed tomography

appearances of local recurrence after stereotactic body radiation therapy for stage Ⅰ non-small-cell lung carcinoma[J]. Japan J Radiol, 2010, 28(4):259-265.

[20] Linda A, Trovo M, Bradley JD. Radiation injury of the lung after stereotactic body radiation therapy (SBRT) for lung cancer: a timeline and pattern of CT changes[J]. Eur J Radiol, 2011, 79(1): 147-154.

[21] Louie AV, Senan S, Dahele M, et al. Stereotactic ablative radiation therapy for subcentimeter lung tumors: clinical, dosimetric, and image guidance considerations[J]. Int J Radiat Oncol Biol Phys, 2014, 90(4):843-849.

[22] Louie AV, Senan S, Patel P, et al. When is a biopsyproven diagnosis necessary before stereotactic ablative radiotherapy for lung cancer?: A decision analysis[J]. Chest, 2014, 146(4):1021-1028.

[23] Love SM, Hardman G, Mashar R, et al. Is it time for SABR to overtake surgery as the treatment of choice for stage Ⅰ nonsmall cell lung cancer[J]? Ann Transl Med, 2016, 4(24):535.

[24] Matsuo Y, Nakamoto Y, Nagata Y, et al. Characterization of FDG-PET images after stereotactic body radiation therapy for lung cancer[J]. Radiother Oncol, 2010, 97(2):200-204.

[25] Moghanaki D, Chang JY. Is surgery still the optimal treatment for stage Ⅰ non-small cell lung cancer[J]? Transl Lung Cancer Res, 2016, 5(2):183-189.

[26] Murai T, Shibamoto Y, Baba F, et al. Progression of non-small-cell lung cancer during the interval before stereotactic body radiotherapy[J]. Int J Radiat Oncol Biol Phys, 2012, 82(1):463-467.

[27] Nagata Y, Wulf J, Lax I, Tet al. Stereotactic radiotherapy of primary lung cancer and other targets: results of consultant meeting of the International Atomic Energy Agency[J]. Int J Radiat Oncol Biol Phys, 2011, 79(3):660-669.

[28] National Comprehensive Cancer Network. Nonsmall cell lung cancer. https://www.nccn.org/professionals/physician_gls/pdf/nscl. pdf. Accessed July 20, 2019.

[29] NCT01786590: Endobronchial Ultrasoundguided Transbronchial Needle Aspiration for Lymph Node Staging in Patients With Nonsmall Cell Lung Cancer Pursuing Stereotactic Body Radiotherapy (SBRT). https://clinicaltrials.gov/ct2/show/NCT01786590. Accessed July 20 2019.

[30] Neri S, Takahashi Y, Terashi T, et al. Surgical treatment of local recurrence after stereotactic body radiotherapy for primary and metastatic lung cancers[J]. Journal of Thoracic Oncology, 2010, 5(12):2003-2007.

[31] Nguyen KNB, Hause DJ, Novak J, et al. Tumor Control and Toxicity after SBRT for Ultracentral, Central, and Paramediastinal Lung Tumors[J]. Pract Radiat Oncol, 2019, 9(2):e196-e202.

[32] Nguyen TK, Palma DA. Pros: After stereotactic ablative radiotherapy for a peripheral early-stage non-small cell lung cancer, radiological suspicion of a local recurrence can be sufficient indication to proceed to salvage therapy[J]. Transl Lung Cancer Res, 2016, 5(6):647-650.

[33] Onishi H, Araki T, Shirato H, et al. Stereotactic hypofractionated highdose Irradiation for Stage Ⅰ nonsmall Cell Lung Carcinoma, 2004, 101(7):1623-1631.

[34] Palma D, Visser O, Lagerwaard FJ, et al. Impact of introducing stereotactic lung radiotherapy for elderly patients with stage Ⅰ non-small-cell lung cancer: a population-based time-trend analysis[J]. J Clin Oncol, 2010, 28(35):5153- 5159.

[35] Palma DA, Nguyen TK, Kwan K, et al. Short report: interim safety results for a phase Ⅱ trial measuring the integration of stereotactic ablative radiotherapy (SABR) plus surgery for early stage non-small cell lung cancer (MISSILENSCLC) [J]. Radiat Oncol, 2017,

12(1):30.

[36] Palma DA, Nguyen TK, Louie AV, et al. Measuring the Integration of Stereotactic Ablative Radiotherapy Plus Surgery for Early-Stage Non-Small Cell Lung Cancer: A Phase 2 Clinical Trial[J]. JAMA Oncol, 2019, 5(5):681-688.

[37] Pan H, Simpson DR, Mell LK, et al. A survey of stereotactic body radiotherapy use in the United States[J]. Cancer, 2011, 117(19):4566-4572.

[38] Paul S, Lee PC, Mao J, et al. Long term survival with stereotactic ablative radiotherapy (SABR) versus thoracoscopic sublobar lung resection in elderly people: national population based study with propensity matched comparative analysis[J]. BMJ (Clinical Research ed), 2016, 354:i3570.

[39] Radiation Therapy Oncology Group RTOG 0236: A Phase Ⅱ Trial of Stereotactic Body Radiation Therapy (SBRT) in the Treatment of Patients with Medically Inoperable Stage I/II Non-Small Cell Lung Cancer. https://www.rtog.org/ClinicalTrials/ProtocolTable/StudyDetails.aspx?study=0236. Accessed August 20, 2017

[40] Radiation Therapy Oncology Group RTOG 0618: A Phase II Trial of Stereotactic Body Radiation Therapy (SBRT) in the Treatment of Patients with Operable Stage I/II Non-Small Cell Lung Cancer. https://www.rtog.org/ClinicalTrials/ProtocolTable/StudyDetails.aspx?study=0618. Accessed August 20, 2017

[41] Radiation Therapy Oncology Group RTOG 0813: Seamless Phase I/II Study of Stereotactic Lung Radiotherapy (SBRT) for Early Stage, Centrally Located, Non-Small Cell Lung Cancer (NSCLC) in Medically Inoperable Patients. https://www.rtog.org/ClinicalTrials/ProtocolTable/StudyDetails.aspx?study=0813. Accessed August 20, 2017

[42] Radiation Therapy Oncology Group RTOG 0915: A Randomized Phase II Study Comparing 2 Stereotactic Body Radiation Therapy (SBRT) Schedules for Medically Inoperable Patients with Stage I Peripheral Non-Small Cell Lung Cancer. https://www.rtog.org/ClinicalTrials/ProtocolTable/StudyDetails.aspx?study=0915. Accessed August 20, 2017

[43] Raz DJ, Zell JA, Ou SH, et al. Natural history of stage Ⅰ non-small cell lung cancer: implications for early detection[J]. Chest, 2007, 132(1):193-199.

[44] Rosen JE, Salazar MC, Wang Z, et al. Lobectomy versus stereotactic body radiotherapy in healthy patients with stage Ⅰ lung cancer[J]. J Thorac Cardiovasc Surg, 2016, 152(1):44-54 e49.

[45] Scott JG, Berglund A, Schell MJ, et al. A genome-based model for adjusting radiotherapy dose (GARD): a retrospective, cohort-based study[J]. The Lancet Oncology, 2017, 18(2):202-211.

[46] Senan S, Paul MA, Lagerwaard FJ. Treatment of early-stage lung cancer detected by screening: surgery or stereotactic ablative radiotherapy[J]? The Lancet Oncology, 2013, 14(7):e270-274.

[47] Senthi S, Lagerwaard FJ, Haasbeek CJ, et al. Patterns of disease recurrence after stereotactic ablative radiotherapy for early stage non-small-cell lung cancer: a retrospective analysis[J]. The Lancet Oncology, 2012, 13(8):802-809.

[48] Shultz DB, Trakul N, Abelson JA, et al. Imaging features associated with disease progression after stereotactic ablative radiotherapy for stage Ⅰ non-small-cell lung cancer[J]. Clinical Lung Cancer, 2014, 15(4):294-301. e293.

[49] Stanic S, Paulus R, Timmerman RD, et al. No clinically significant changes in pulmonary function following stereotactic body radiation therapy for early- stage peripheral nonsmall cell lung cancer: an analysis of RTOG 0236[J]. International Journal of Radiation Oncology, Biology, Physics, 2014, 88(5):1092-1099.

[50] Subramanian SV, Subramani V, Swamy ST, et al. Is 5 mm MMLC suitable for VMAT-based lung SBRT? A dosimetric comparison with 2.5 mm HDMLC using RTOG-0813 treatment planning criteria for both conventional and high-dose flattening filter free photon beams[J]. Journal of Applied Clinical Medical Physics, 2015, 16(4):112-124.

[51] Subramanian SV, Subramani V, Thirumalai Swamy S, et al. Is 5 mm MMLC suitable for VMAT-based lung SBRT? A dosimetric comparison with 2.5 mm HDMLC using RTOG-0813 treatment planning criteria for both conventional and high-dose flattening filter-free photon beams[J]. Journal of Applied Clinical Medical Physics, 2015, 16(4):5415.

[52] Takeda A, Kunieda E, Takeda T, et al. Possible misinterpretation of demarcated solid patterns of radiation fibrosis on CT scans as tumor recurrence in patients receiving hypofractionated stereotactic radiotherapy for lung cancer[J]. Int J Radiat Oncol Biol Phys, 2086, 70(4):1057-1065.

[53] Timmerman RD (2010) Surgery versus stereotactic body radiation therapy for early-stage lung cancer: who's down for the count[J]? Journal of Clinical Oncology, 2010, 28(6):907-909.

[54] Timmerman RD, Paulus R, Pass HI, et al. Stereotactic Body Radiation Therapy for Operable Early-Stage Lung Cancer: Findings From the NRG Oncology RTOG 0618 Trial[J]. JAMA Oncol, 2018, 4(9):1263-1266.

[55] Travis WD, Asamura H, Bankier AA, et al. The IASLC Lung Cancer Staging Project: Proposals for Coding T Categories for Subsolid Nodules and Assessment of Tumor Size in Part-Solid Tumors in the Forthcoming Eighth Edition of the TNM Classification of Lung Cancer[J]. J Thorac Oncol, 2016, 11(8):1204-1223.

[56] Travis WD, Brambilla E, Noguchi M, et al. International association for the study of lung cancer/american thoracic society/european respiratory society international multidisciplinary classifification of lung adenocarcinoma[J]. Journal of Thoracic Oncology, 2011, 6(2):244-285.

[57] Urban D, Mishra M, Onn A, et al. Radiotherapy improves survival in unresected stage Ⅰ - Ⅲ bronchoalveolar carcinoma[J]. International journal of radiation oncology, biology, physics, 2012, 84(3):780-785.

[58] Wao H, Mhaskar R, Kumar A, et al. Survival of patients with non-small cell lung cancer without treatment: a systematic review and meta-analysis[J]. Systematic Reviews, 2013, 2:10.

[59] Zhang J, Yang F, Li B, et al. Which is the optimal biologically effective dose of stereotactic body radiotherapy for Stage Ⅰ non-small-cell lung cancer[J]? A meta-analysis. Int J Radiat Oncol Biol Phys, 2011, 81(4):e305-316.

[60] Zheng X, Schipper M, Kidwell K, et al. Survival outcome after stereotactic body radiation therapy and surgery for stage Ⅰ non-small cell lung cancer: a meta-analysis[J]. Int J Radiat Oncol Biol Phys, 2014, 90(3):603-611.

第 13 章　微小肺癌射频消融治疗

随着介入技术的发展，经皮肺穿刺消融治疗已成为早期肺癌根治性治疗的有效方法之一，特别适用于心肺功能评价手术风险高的患者。如果伴随有肺外病灶，须控制肺外病灶后再做肺内病灶的消融治疗。目前常用的消融技术包括射频消融、微波消融、氩氦刀冷冻消融。消融技术通过热损伤或超低温冷冻对肿瘤组织产生不可逆的破坏。消融的治疗计划、穿刺定位、术中和术后评价可以借助超声、X 线、CT、MRI 等不同的成像方法来完成。

第一节　肺癌微创介入治疗最新进展

介入治疗（interventional treatment），是介于外科、内科治疗之间的新兴治疗方法，即在不开刀显露病灶的情况下，在血管、皮肤上做直径几毫米的微小通道，或经人体原有的管道，在影像设备（血管造影机、透视机、CT、MR、B 超）的引导下对病灶局部进行治疗的创伤最小的治疗方法。经过 30 多年的发展，现在已和外科、内科一道并称为三大支柱性学科。

肺癌微创介入治疗分为血管性和非血管性介入治疗：①肺癌的血管性介入治疗，包括经支气管动脉化疗灌注术、支气管动脉栓塞术；②肺癌的非血管性介入治疗，包括经皮肺肿瘤活检术、呼吸道成形术、经皮穿刺肺癌消融术（射频消融术、微波消融术、氩氦刀冷冻消融术、经皮穿刺瘤内注药术）等，以及放射性 ^{125}I 粒子植入术。

肺癌微创介入治疗的特点是创伤小、简便、安全、有效、并发症少和住院时间短。①相比肿瘤内科化疗，介入治疗的优点在于：介入治疗时，化疗药物可经肿瘤的供血动脉直接作用于肿瘤部位，不仅可大幅度提高肿瘤内部的药物浓度，还可减少化疗药物用量，减少化疗药物的毒性反应；②相比胸

外科治疗，介入治疗的优点在于：无须开刀显露病灶，一般只需几毫米的皮肤切口，就可完成治疗，表皮损伤小、外表美观；不能耐受全身麻醉的患者，局部麻醉也能完成治疗；从而使部分手术高危的早期肺癌患者有机会得到根治；损伤小、恢复快、效果满意，早期的肺癌在介入治疗后相当于外科切除；对于治疗难度大的恶性肿瘤，介入治疗能够把治疗范围局限在病变的部位，而减少对机体和邻近正常器官的不良反应；③相比体外放射治疗，介入治疗的优点在于：应用放射性粒子连续低剂量的近距离照射技术大幅提高了肿瘤组织的受线量，提高射线对肿瘤的杀伤力；粒子能量低、近距离照射，减少正常组织放射损伤，减低不良反应；通过计算机术前设计和术后验证，粒子空间分布更合理，达到"靶向放疗"；粒子植入相比外照射放疗大幅缩短了患者的住院时间。

一、经血管介入治疗

肺癌经血管介入治疗有 2 种方法，分别是支气管动脉灌注化疗（bronchial arterial infusion，BAI）和支气管动脉栓塞治疗（bronchial arterial chemoembolization，BACE）。

（一）支气管动脉灌注化疗

支气管动脉灌注化疗（BAI）是肺癌介入化疗最常用的方法，于1965年由Kahn等首次应用于肺癌的临床治疗。该技术是在数字减影血管造影（digital subtraction angiography，DSA）的引导下，经股动脉穿刺插管到支气管动脉，然后将单一的或者多种抗癌药物经导管直接注入肿瘤的供血动脉中，从而杀灭肿瘤细胞。BAI的基本原理为大剂量冲击化疗，目的是以高浓度抗癌药物在短时间内杀灭大量癌细胞。研究证明，肺癌主要由支气管动脉供血，灌注的化疗药物通过支气管动脉直接作用于肿瘤，这可以使肿瘤组织内的药物浓度达到静脉用药时的数十倍，高浓度的抗癌药不仅能阻止癌细胞DNA的合成，而且还能产生细胞毒性作用，进一步破坏癌细胞。BAI减少了化疗药物与血浆蛋白的结合时间，增加了游离药物浓度，进一步提高了杀伤肿瘤细胞的强度。而机体其他重要器官内药物浓度低或仅有轻微升高，从而降低了全身毒性反应。另外，随着血液循环的进行，瘤体内的部分化疗药物逐渐进入血液中，经体循环后药物可再次进入瘤体内发挥二次抗癌作用，双重杀伤肿瘤组织，并且达到局部治疗和全身治疗相结合的效果

（图13-1）。

1. BAI的适应证与禁忌证

（1）适应证：①病理组织学上确诊为原发/继发性的不能手术切除的肺部肿瘤患者；②不能耐受全身化疗，且支气管动脉造影提示为富血供型的肺癌患者；③KPS评分≥70分，有着较好的体力状态，并且有着良好的肺功能；④对肿瘤大小、血供及胸壁是否受侵犯方面没有特别的要求和禁忌。

（2）禁忌证：① KPS 评分＜70分，营养不良，恶性胸腔积液，肺功能不全（＜60%的正常肺活量）；②血红蛋白＜90g/L，白细胞计数＜3×10⁹/L，血小板计数＜5×10⁹/L；③合并心力衰竭或呼吸衰竭；④凝血功能障碍（血小板计数＜5×10⁹/L，凝血酶原活动度＜50%）；⑤肝/肾功能不全的患者；⑥妊娠、哺乳及对碘过敏的患者。

2. BAI的疗效 国内外文献报道均显示，BAI微创治疗肺癌具有很好的近期及远期疗效。Yan等对58例中央型不适合手术的Ⅱb～Ⅲb期非小细胞肺癌患者应用顺铂、表柔比星和丝裂霉素单独或联合BAI治疗。总有效率为43.1%，总中位生存期为29.1个月。其中31例患者BAI后经过再评价，接受了外科切除，中位生存期65.2个月；27例未手术的患者中位生存期15.9个月。研究表明，BAI治疗可以有效地降低肺癌的临床分期，提高手术切除

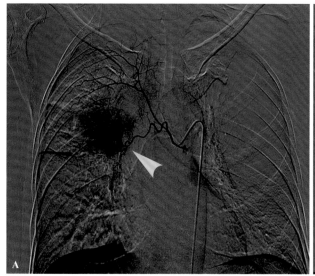
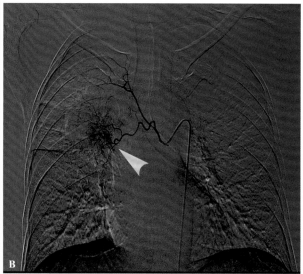

▲ 图13-1 右肺门中心型肺癌 BAI 治疗

A. 经 BAI 治疗前支气管动脉造影显示右肺门肿瘤浓染灶（箭头）；B. 经 BAI 治疗后再次造影肿瘤染色范围明显缩小、染色程度明显减轻（箭头）

率，同时延长患者的中位生存时间。Masanori 等用吉西他滨联合顺铂（GC）方案对 32 例非小细胞肺癌患者进行 BAI 治疗，32 例中有 12 例为可手术切除的临床分期（≤ⅢA）。BAI 治疗每 2～4 周重复 1 次，至少治疗 2 次后评价，每 3 个月复查胸部 CT，随访 26 个月。结果显示：所有病例治疗期间未发现新的病灶（包括淋巴结或其他器官转移）；RESIST 标准评价：CR 1 例，PR 16 例，SD 5 例，临床获益率（CR+PR+SD）为 69%。黎海亮等用 GC 方案对 30 例Ⅲ期非小细胞肺癌行 BAI 治疗，第 8 天联合吉西他滨静脉化疗，并设立同方案静脉化疗组作为对照，至少治疗 2 个周期后评价，每 2 个月复查胸部 CT，随访 12 个月。结果显示：介入组有效率（CR+PR）为 56.7%，高于化疗组的有效率（40.0%）；临床获益率（86.7%）和 1 年生存率（46.7%）亦高于化疗组（分别为 63.3% 和 20.0%），且差异均有统计学意义（$P < 0.05$）。因此，对于中晚期肺癌患者来说，BAI 是一个很好的治疗选择。

3. 影响 BAI 疗效的因素　BAI 疗效与多种因素有关，一般认为：①多血管型的疗效优于少血管型；②多次用药治疗优于单次用药；③中心型肺癌优于周围型；④小细胞癌、鳞状细胞癌优于腺癌；⑤靶血管单支优于多支；⑥肿块小者优于肿块大者；⑦肺癌临床分期早期优于晚期。其中，在治疗中查找出全部的肿瘤供血动脉是影响 BAI 治疗效果的重要因素。肺癌约 75% 由支气管动脉供血。肋间动脉、锁骨下动脉、内乳动脉、甲状颈干、心包膈动脉和膈下动脉等体动脉也可参与肺癌血供。如果 DSA 支气管动脉造影发现肿瘤显影不完全，则应根据术前增强 CT 图像来判断并寻找其他可能的供血动脉，必要时可用猪尾巴导管行胸主动脉造影协助检查。

4. BAI 的并发症及防治方法　常见的并发症有恶心、呕吐、骨髓抑制、肝肾毒性及神经毒性。除此之外，BAI 治疗还有一些虽少见但却很严重的并发症，包括脊髓损伤、支气管及食管溃疡、气管食管瘘的形成等。由于支气管动脉的解剖结构特征，其分支血管会参与食管和脊髓的供血，我们称之为高危因素（危险吻合血管），故 BAI 后食管和脊髓的损害多是由于抗癌药物在其部位积聚所致的。另

一重要危害因素是造影剂及化疗药物的化学毒性。这可以较好地解释使用离子型、高渗性造影剂及血管毒性的化疗药物将相对容易发生这些并发症。另外，还须注意器械在支气管及分支动脉的操作是否粗糙、选择的导管管径是否合适等，均会造成血管损伤或血栓形成，进而造成脊髓损伤的因素。

为避免并发症的发生，须采取的措施有：①支气管动脉插管操作动作尽可能轻柔，避免损伤动脉造成痉挛或血栓形成；②选择非离子型造影剂、低/等渗造影剂，手动慢推造影剂；③化疗药物，选择对血管刺激较少但对肿瘤细胞类型有明显疗效的药物；④在灌注药物时，尽可能稀释药物及缓慢推注，必要时在灌注完毕后给予皮质激素及肝素预防正常血管的损伤及栓子形成；⑤当有高危因素存在时，可以使用微导管超选择插管，使导管口尽可能超过与支气管动脉共干的"危险血管"的开口。

5. BAI 治疗肺癌的进展

(1) 胸部 MDCT 血管造影的应用：因为部分肺癌患者存在支气管动脉解剖位置的变异，或存在非支气管动脉的供血，为提高 BAI 的效果，介入科医师不得不在透视下花费大量时间去完成广泛的血管造影检查，医师和患者就得接受更多的射线辐射。Ye 等报道利用胸部多排螺旋 CT（multi-detector row helical computed tomography，MDCT）血管造影做介入术前的评估，可检测出肺癌的供血动脉（支气管和非支气管的全身动脉）及评估肿瘤染色。该研究纳入了 59 例接受多动脉灌注化疗治疗的患者，通过常规的 DSA 检查和（或）MDCT 血管造影，共检测出 80 个供血动脉（62 个支气管供血动脉和 18 个非支气管全身动脉）。其中 70%（56/80）的供血动脉（包括 44 个支气管供血动脉和 12 个非支气管的全身动脉）确定为肺癌的供血动脉，两种模式观察的结果是一致的。在 29%（23/80）的情况下，MDCT 造影不能确定供血动脉的走向，但可识别这些供血动脉的开口位置。仅在 1.3%（1/80）情况下，CT 检测的供血动脉没有选择性插管。结果显示：胸部 MDCT 血管造影能够为介入科医师提供准确的插管信息，协助其顺利地完成肺癌多动脉灌注化疗（图 13-2 和图 13-3）。

(2) BAI 联合基因靶向治疗：近年来关于肺癌

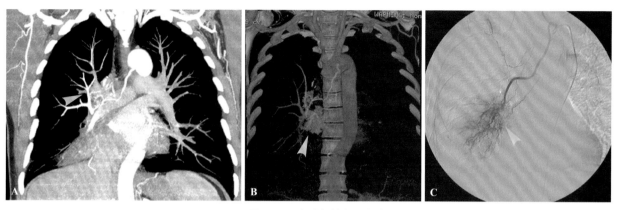

▲ 图 13-2　右肺门鳞状细胞癌

A. 冠状最大密度投影（MIP）图像显示了强化的病变及血管，并可见到增粗、迁曲支气管动脉向下延伸进入到了病灶内（箭头）；B. 三维容积 CT 造影扫描准确显示出作为肿瘤供血动脉的支气管动脉从主动脉弓发出（箭头）；C. 常规血管造影显示支气管动脉位置与 CT 造影结果一致（箭头）

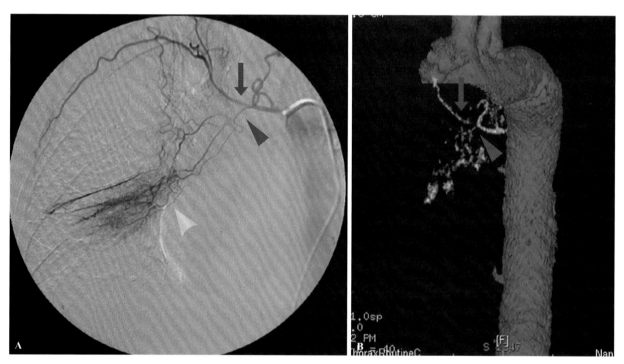

▲ 图 13-3　右肺下叶腺癌

A. 常规血管造影显示支气管动脉作为肿瘤的供血动脉和一个肋间动脉共干发出；B. 三维容积 CT 造影非常清晰地显示出动脉的相对关系（黄箭头，肿瘤血管；红箭头，肿瘤的供血动脉；红箭，肋间动脉）

治疗的研究热点是肿瘤基因靶向治疗。目前临床常用的有血管内皮抑素（恩度）、p53 腺病毒基因、选择性血管生成抑制药，已取得良好效果。卢光明等报道，应用重组人血管内皮抑素联合吉西他滨、顺铂方案双路径用药（BAI 联合静脉化疗）治疗ⅢB～Ⅳ期 NSCLC 患者 20 例，RR 为 45%、疾病控制率（disease control rate，DCR）为 100%、1

年生存率为 55%，中位无进展生存期（progression free survival，PFS）为 7.5 个月，中位总生存期（overall survival，OS）为 12.7 个月。研究显示：恩度对晚期非小细胞肺癌（non-small cell lung cancer，NSCLC）能够有效实现肿瘤缓解，延长无疾病进展时间，临床疗效确切。郭志等报道了选择性动脉灌注化疗联合赖氨酸激酶抑制药（tyrosine kinase inhibitor，TKI）治疗 NSCLC 多发脑转移的研究，31 例患者平均行 3 个周期介入治疗，随访时间 4～40.9 个月。结果显示：完全缓解 5 例（16.1%），部分缓解 7 例（22.6%），疾病稳定 11 例（35.5%），疾病进展 8 例（25.8%）。客观缓解率（objectiveresponse rate，ORR）为 38.7%，DCR 为 74.2%。中位 PFS 为 13.1 个月，中位 OS 为 15.1 个月。6 个月的生存率为 79%，1 年生存率为 61.1%，2 年生存率为 31.1%。证明了选择性动脉灌注化疗联合靶向药物是治疗非小细胞肺癌多发脑转移安全有效的方法之一，且不良反应轻微，给 PS 评分较低的患者带来生存获益。

（二）支气管动脉化疗栓塞

支气管动脉化疗栓塞（BACE）是将化疗药物经导管对支气管动脉灌注的同时，用栓塞剂对肿瘤的供血血管进行栓塞治疗的方法。BACE 治疗的优点：①栓塞药能延缓动脉灌注化疗药物的代谢，克服了 BAI 冲击疗法药物作用时间相对较短、血流冲击使药物浓度降低等缺点，延长药物高浓度滞留时间，明显提高肿瘤化疗效果；②经导管推注的栓塞药能迅速而广泛的闭塞肺肿瘤供血动脉，使得肿瘤细胞发生缺血性坏死，达到内科切除的效果；③对于并发咯血的肺癌患者，栓塞治疗不仅可以控制原发灶的发展，而且可以有效控制咯血。

1. BACE 的适应证与禁忌证 适应证与禁忌证同支气管动脉化疗灌注。肺动脉部分或者完全性的血栓形成的患者禁忌应用支气管动脉化疗栓塞。

2. BACE 的疗效 BACE 的栓塞效果与选择的栓塞材料关系密切。肖湘生等回顾分析了 135 例接受 BACE 的 Ⅱ～Ⅲ期肺癌患者，其中 85 例患者应用可吸收海绵栓塞，有效率（CR+PR）达 55.3%，50 例患者应用碘化油栓塞，有效率达 76%。分析可吸收海绵栓塞程度（支气管主干水平）比碘化油栓塞（肿瘤血管支水平）更彻底。但正常组织缺血发生率，可吸收海绵（2.4%）优于碘化油（12%）。国内报道，应用长效栓塞药聚乙烯醇颗粒（polyvinyl alcohol，PVA）对 62 例 Ⅲ～Ⅳ期 NSCLC 肺癌化疗栓塞，有效率（CR+PR）达 73.3%，1 年生存期达 50%。使用另一种长效栓塞药海藻酸钠微球（kelp

micro gelation，KMG）也显示出较好的效果。文献报道，应用 KMG 栓塞 35 例 Ⅱ～Ⅳ期 NSCLC 肺癌，近期有效率达 74%，中位生存期 18 个月，1 年生存期 65%。以上报道显示，BACE 是治疗中晚期肺癌可供选择的安全、有效的微创治疗方法之一。

3. BACE 的并发症及防治方法 BACE 常见的并发症有栓塞区域的疼痛、恶心、发热等。这些并发症可以通过口服药物对症处理。但是如误栓脊髓动脉可引起更加严重的并发症——截瘫，发生率高达 2%～5%。实践中总结 BACE 导致截瘫的可能原因是：①高浓度造影剂或化疗药物进入脊髓动脉；②误栓支气管动脉发出的脊髓前动脉。预防并发症的方法：①使用非离子型造影剂，造影时适当稀释并减少用量；②造影证实无脊髓前根动脉显影及造影剂无反流后方能实施灌注化疗及栓塞治疗；③在 DSA 严密监视下，利用肿瘤的虹吸效应，随着血流缓慢推注，且不可快速、用力、盲目，以免出现反流；④术后给予抗感染、充分水化及对症处理，并适当应用扩血管药物；⑤必须识别支气管动脉 – 肺动脉或肺静脉分流，因为颗粒能通过支气管动脉—肺动脉分流引起肺栓塞。通过支气管动脉—肺静脉分流术的栓塞颗粒可引起致死全身范围的栓塞，如心或大脑。

4. BACE 治疗肺癌的进展

（1）BACE 治疗肺癌并咯血：研究显示 30% 的肺癌患者发生过咯血，多为团块状肿瘤；而大咯血是一种危及生命的紧急情况，一旦发生，如不立即干预，其病死率可达 85%。针对肺癌患者血管出血引起咯血，支气管动脉栓塞往往可以立即缓解症状并降低患者再出血的发生率。肺癌咯血的原因多是由于肿瘤供血动脉增粗或血管生成异常造成的。肿瘤内的小血管迂曲且不规则，质地脆弱很容易出血。肺癌最常见的供血动脉是支气管动脉和肋间动脉，同时又有许多的解剖变异存在（图 13-4）。

栓塞治疗可闭塞出血的动脉，随后使血小板聚集并活化凝血系统，防止出血进入气道这种危及生命的情况出现，这可能会导致患者窒息和死亡。BAE 治疗大咯血的适应证包括大量咯血和反复咯血：大量咯血为 24h 内咯血量 ≥ 200ml，反复咯血为 1 周之内出现 3 次每天出血量 ≥ 100ml 的

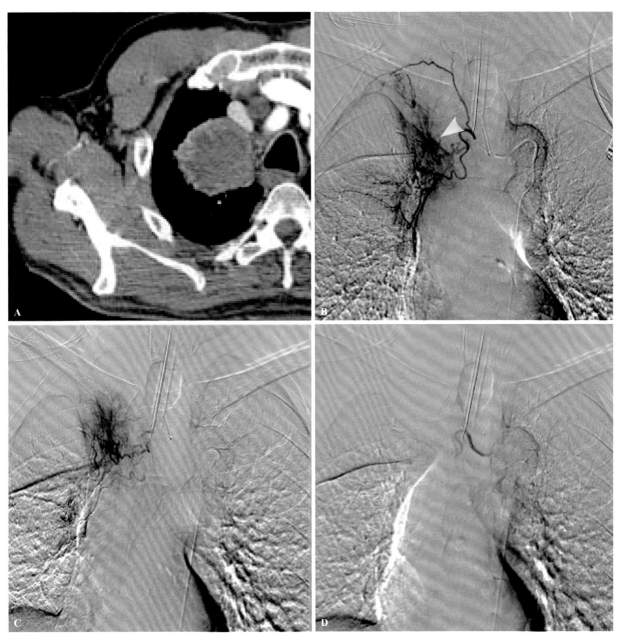

▲ 图 13-4 72 岁男性患者 Ⅲ B 期肺癌合并大咯血

A. 增强 CT 扫描提示右肺上叶肿块；B 和 C. 右支气管肋间动脉造影，早期和延迟期显示富血供的肿瘤供血动脉异常增粗并伴有假性动脉瘤存在（B，箭头）；D. 经 300～500μm 的微粒栓塞后，再次造影显示富血供肿块的血流完全停滞

情况。具有潜在出血倾向的 DSA 造影特征，包括迂曲及扩张的支气管动脉、血管过度生长、动脉瘤、支气管动脉—肺动脉或肺静脉分流。凡是肺癌引起的咯血患者，所有异常的支气管动脉和被肿瘤寄生的动脉（特别是先前栓塞治疗过的患者）无论血管是否有造影剂外溢表现，均应该被栓塞。进行止血之前，患者的呼吸状况和血流动力学应评估和优化。胸部 CT 扫描有助于评估肺肿块的大小，出血的程度、位置。支气管镜可以帮助确定出血的部位，使栓塞止血过程更有效率；但该检查在大出血时可能没有帮助，届时大量的血液将会积聚在支气管树并掩盖出血点。需要强调的是，治疗过程中多学科（呼吸内科、胸外科和介入科）之间的协调至关重要。

(2) BACE 中栓塞材料的研究

① 可吸收海绵（gelform）：是一种中效、固态、

主干栓塞药，闭塞血管时间为15～30天。当栓塞无法避开肋间动脉、脊髓动脉及食管动脉分支时，可吸收海绵栓塞是较好的选择。对于支气管动脉—肺静脉瘘的处理，可根据静脉早显时间选择可吸收海绵颗粒直径，先封闭瘘口，再辅以其他栓塞药栓塞治疗，从而避免异位栓塞的发生。可吸收海绵的缺点，是颗粒直径较大，不能达到毛细血管栓塞而易形成侧支循环，且肿瘤缺血损伤不明显，故常需与其他栓塞药联用以增强栓塞效果。

② PVA：是球型永久性固态栓塞药，直径140～1000μm。其可达到肿瘤毛细血管栓塞，肿瘤侧支循环形成较少，栓塞效果较可吸收海绵彻底、持久。多选用300～500μm规格，以防栓塞后出现脊髓或食管损伤等严重并发症。PVA使用时需用造影剂充分稀释，以避免栓塞时PVA吸水后迅速膨胀堵塞导管。

③ 碘化油（1ipiodol）：为液态、长效栓塞药（作用时间2～3个月），可达到毛细血管栓塞及具有亲肿瘤性，可作为化疗药物载体，使药物于肿瘤内缓慢释放，延长药物作用时间。临床中常在碘化油栓塞后用可吸收海绵闭塞支气管动脉主干，以减少血流对碘化油的冲击、延长碘化油作用时间。碘化油栓塞必须选用微导管超选肿瘤靶血管再进行，建议用量2～5ml，切忌过分栓塞，因其可能反流入潜在的食管及脊髓支。

④ KMG：海藻酸钠微球是由海藻酸盐凝胶化而制成的一种新型栓塞材料，属固态长效栓塞药，在栓塞过程中，因其在血管内不断代谢，颗粒直径逐渐变小，可在血流的冲击下栓塞至更细小的靶血管内，达到广泛彻底的栓塞。

二、非血管介入治疗

（一）肺癌的消融治疗

早期肺癌（Ⅰ～Ⅱ期）常规首选外科手术，但SCLC通常不能手术，因其常在诊断时即出现转移。目前NSCLC手术5年生存率为Ⅰ期60%～80%，Ⅱ期40%～50%。放疗5年生存率6%～27%，低于手术，推荐作为姑息治疗手段。随着介入技术的发展，经皮肺穿刺消融治疗已被列为是早期肺癌根治性治疗的有效办法，特别适用于心肺功能评价手术

风险高的患者。如果伴随有肺外病灶，须控制肺外病灶后再做肺内病灶的消融治疗。目前常用的消融技术包括射频消融、微波消融、氩氦刀冷冻消融。消融技术通过热损伤或超低温冷冻对肿瘤组织产生不可逆的破坏。消融的治疗计划、穿刺定位、术中和术后评价可以借助超声、X线、CT、MRI等不同的成像方法来完成。

1. 射频消融（RFA） RFA是在影像引导下（通常用CT）将射频电极针精确穿刺至肿瘤靶区，电极针周围组织内的离子在交替电流的激发下发生高频震荡，相互摩擦产热（通常设定105℃），热量的沉积导致肿瘤细胞发生凝固性坏死，从而达到毁损肿瘤的目的。RFA的优点：①疗效好，对早期肺癌的局部控制率达85%～90%，尤其适用于周围型肺癌；②微创性，穿刺切口仅几毫米，可局部麻醉下完成，并发症少，安全性高；③治疗时间短，15min消融灶直径达5cm；④可重复性，对于复发病灶可以再次消融（图13-5至图13-7）。

(1) 消融前的准备：消融前的准备包括病史采集、体格检查及近期的影像学检查评估，以确定热消融的指征。CT扫描是目前应用最广泛的影像评价方法，术前的胸部增强CT可以评估病灶大小、位置及其与血管和支气管的相互关系，术中CT扫描可以适时评估治疗效果。为明确患者的临床分期，术前检查还应包括腹部和骨盆CT，有神经系统症状须做头颅MR，有骨疼痛患者须做骨扫描，PET/CT可选择性用于排除ⅠA期患者有无远处转移。术前的实验室检查应包括血常规和凝血四项，抗凝药物在消融前应停药；对于肺转移癌，应该检测相应的肿瘤标志物。对于有肺部病史或手术史的患者，必须检测肺功能；肺功能差的患者须由肿瘤治疗组进行讨论，然后基于患者的风险获益关系，由患者个人决定是否选择消融治疗。

(2) RFA的适应证：肺癌的RFA治疗适用于临床分期Ⅰ～Ⅱ期的患者，尤其适用于伴有心、肺功能不全，评价外科手术风险大的患者。单独的RFA治疗一般情况下推荐用于肿瘤长径≤3.5cm的ⅠA～ⅠB期NSCLC患者。而对于不易完全消融的病灶，RFA联合放疗可以提高局部控制率和生存期。对于肺转移瘤，RFA主要适用于大肠癌、肾细胞癌、

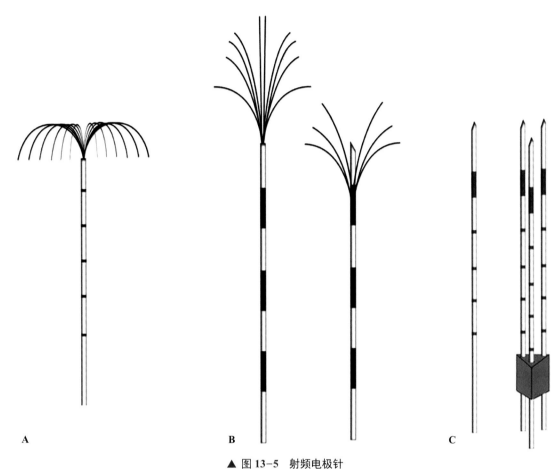

▲ 图 13-5　射频电极针
A. 多弹头后开伞形射频电极；B. 多弹头前开伞形射频电极；C. 单针和集束形射频电极

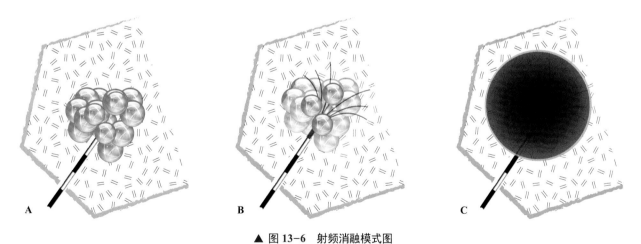

▲ 图 13-6　射频消融模式图
A. 穿刺至肿瘤；B. 展开射频针；C. 消融灶完全包括病灶

黑色素瘤、肝细胞癌和肉瘤等肿瘤转移瘤的消融。被消融的肺转移瘤数目的上限目前多建议 ≤ 5 个。研究提示 RFA 联合手术治疗及 RFA 联合全身化疗可以改善双肺多发转移瘤患者的预后和降低肿瘤侵袭的概率。

(3) RFA 治疗的并发症及防治措施

① 气胸：治疗最常见的并发症是气胸，有报道称发生率为 9%～52%，多为 RFA 穿刺针穿刺所致。

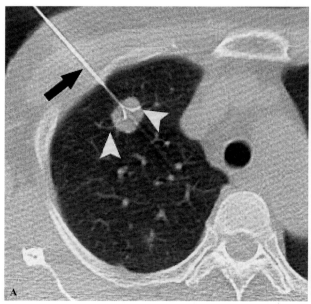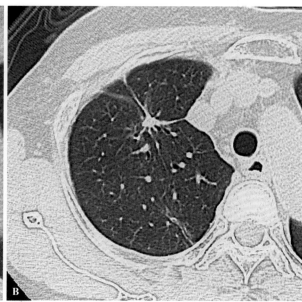

▲ 图 13-7　周围型肺癌 RFA 治疗

A. 射频消融针（黑箭）穿刺进入右肺癌内（白箭头）；B. 消融后病灶消失，达到 CR

产生气胸的危险因子：性别、年龄、肺部手术史、同侧肺部消融病灶数量、穿刺针经过肺部的长度、病灶的位置、穿刺技术。消融穿刺及拔针的过程中嘱患者屏气，避免穿刺针划裂表面肺组织，少量气胸一般 1 周内自行缓解，若出现大量气胸，随即行胸腔闭式引流即可。

②胸腔积液：术后胸腔积液的发生多与肿瘤或周围肺组织受热后局部出现炎性渗出有关，少量积液 1 个月内自行吸收，必要时行胸腔穿刺引流。

③发热：多因术后肿瘤组织坏死吸收及局部受热产生无菌性炎症所致。

④血管神经损伤：消融治疗可使微小血管凝固闭塞，治疗时注意保护大血管。对于位于纵隔附近、靠近神经、心脏和大血管的肿瘤结节，治疗时应慎重，消融时避免其损伤。

⑤肿瘤种植：调整穿刺针的位置均要消融针道，拔针时需要边消融针道边拔针，可防止针道出血及针道转移。

(4) RFA 的疗效及研究进展

① RFA 已经成为Ⅰ期 NSCLC 患者的有效治疗手段：关于 RFA 治疗肺癌的报道，Lencioni 等针对共 106 例肺癌患者的 183 个原发性或转移性的肺肿瘤做了 RFA 治疗，肿瘤直径均＜ 3.5cm，结果

显示：NSCLC 患者存活率分别为 1 年 92%，2 年 73%。Ⅰ期肺癌患者的 2 年总生存率为 75%，2 年肿瘤特异性生存率为 92%，气胸发生率 25.4%，出血发生率 2.8%。Simon 对 153 例肺癌患者的 189 个原发性或转移性肺肿瘤做了射频消融治疗，并连续随访了 5 年，Ⅰ期 NSCLC 患者的 1 ～ 5 年存活率分别为 78%、57%、36%、27%、27%。气胸率为 28.4%，胸管植入率为 9.8%。Takao 等回顾性评估了 52 例接受 RFA 治疗的Ⅰ期 NSCLC 患者的结果，检测指标主要包括局部的功效和患者的存活率，中位随访期为 37 个月。结果显示，局部进展率 31%（16/52），中位生存时间为 67 个月；整体生存率、癌症特异生存率和无病存活率，1 年分别为 94%、100%、82%，2 年分别为 86%、93%、64%，3 年分别为 74%、80%、53%。以上文献提示 RFA 治疗临床Ⅰ期 NSCLC 患者具有较高的近期肿瘤控制率和较好的远期生存期。为早期肺癌，尤其是手术前评估高风险，不能耐受手术的患者提供了有效的治疗方法。

② RFA 治疗后的复发：消融后的局部复发一直是临床工作中需要认真面对的问题。Carrafiello 等回顾性分析了 RFA 治疗原发性肺癌或转移性肺癌的复发形式。32 例患者（24 例原发性 NSCLC 的患者

和 8 例伴有转移的肺癌患者分别接受了 RFA 治疗）治疗后在第 1、3、6、12、18、24 个月定期 CT 扫描随访，其后每年 1 次。复发的形式被归纳为原位、肺内、节点、混合和远处的复发。评估射频消融后总生存率和与复发相关的因素。结果显示，17 例（53.1%）患者随访未见复发（范围 12～72 个月，平均 32.5 个月）。15 例（46.9%）被发现复发（范围 6～36 个月，平均 14.8 个月）。射频消融后最常见的是原位复发（40%），中位无病生存期（median disease-free survival，MDFS）为 20 个月。性别、肿瘤位置、肿瘤大小、肿瘤分期不是复发的危险因素，而患者年龄是肿瘤复发的危险因素。研究提示，局部复发是肺癌消融后最常见的复发形式，首次治疗中充分的消融是保持较好疗效的重要因素。

2. 微波消融　微波消融是通过微波辐射器将高频电磁波（915～2450MHz）的能量转换成热能，作用于肿瘤组织，通过内源性加热使肿瘤组织凝固坏死，达到治疗肿瘤的目的。微波消融热量产生的机制为：①组织自身的极性分子在微波电场的作用下高速旋转摩擦产生热量；②带电离子在微波电场下的运动，极化离子间不断碰撞将动能转化为热能。在活体组织内微波主要是通过前者即极性分子的旋转生热来进行热消融的。微波消融是选择性加热，具有加热迅速，加热均匀和热效率高，完全无辐射，消融范围大，受血流及碳化影响小等特点。

微波消融与射频消融对比，其优点为：①微波是主动性消融，射频是被动性消融；在活体内，微波的传导不依赖于组织的导电性，受组织炭化及脱水的影响小，因此微波的消融范围更大，且肿瘤内的温度足够高，消融时间更短，肿瘤灭活更完全；②与射频消融相比，微波消融术受血流灌注引起的冷却效应的影响较小，对于靠近血管的肿瘤靶区，也能做到均匀灭活；③多个微波能量源可同时应用，不会出现射频消融过程中的相互干扰现象，因而能在短时间内达到更大的消融范围（图 13-8 至图 13-10）。

(1) 微波治疗的并发症及防治方法：与射频消融基本相同。需要注意的是对中央型肺癌或肺功能极差的患者不宜施行微波消融治疗；在穿刺中应避免损伤胸部大血管和主要支气管，防止引起大血管出血和支气管胸膜瘘，避免出现严重的气胸。术中操作应注意几点：①穿刺肺最短路径，选择病灶距离胸壁最近为穿刺点，尽量减少对正常肺组织的损伤；②穿刺方向应垂直胸膜，减少对胸膜的切力；③尽量减少肺穿刺次数，避免损伤神经、血管；④穿刺时应快速通过胸膜，以减少对胸膜的损伤。术中要密切关注患者生命体征变化，掌握患者病情改变，微波消融针在 CT 引导下刺入胸腔后要确保在肿瘤体内，并在安全消融范围内输出微波，确保每次消融的疗效与安全。

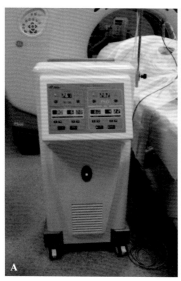 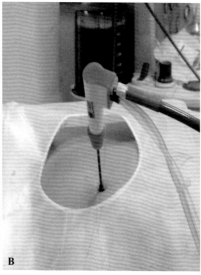 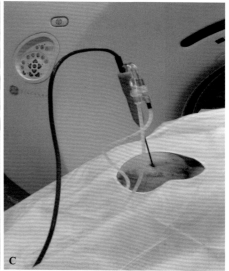

▲ 图 13-8　微波消融设备

A. 微波消融机；B. 微波电极；C. 微波电极

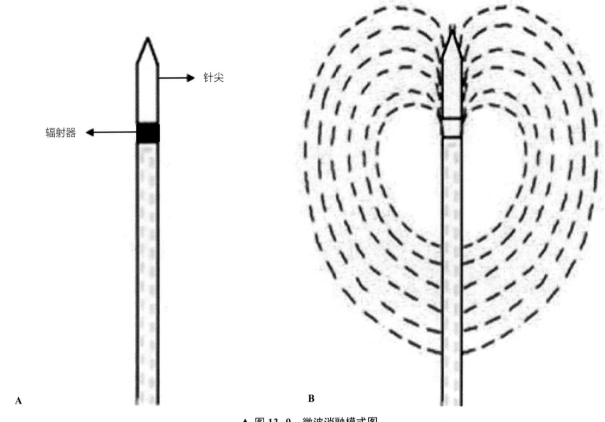

▲ 图 13-9　微波消融模式图
A. 微波穿刺治疗针；B. 微波所形成的热场

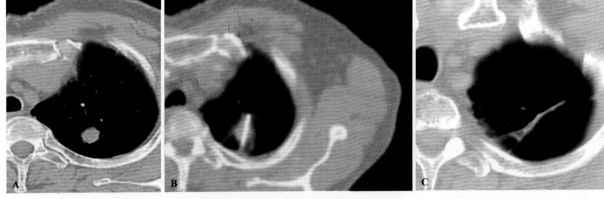

▲ 图 13-10　周围型肺癌微波消融治疗
A. 左上肺周围型肺癌；B. 微波消融治疗中；C. 术后 18 个月随访达到 CR

(2) 微波消融的疗效及研究进展

① 微波消融更适用于周围型肺癌：文献报道微波消融治疗周围型肺癌已取得较好的疗效。冯威健等使用单极微波消融针在 CT 引导下消融治疗周围型肺癌，微波频率 2450MHz，消融功率 65W，共20 例患者（原发性肺癌 8 例、转移性肺癌 12 例）

的 28 个病灶。随访 3～24 个月，截至随访时间，16 例患者健在，全部病灶均缩小，13 个病灶缩小50% 以上，3 例病灶消失，RR 达 57.1%。孙亚红等报道对 23 例周围型肺癌患者共 31 个病灶行 CT 引导经皮肺穿刺微波消融治疗。微波频率 2450MHz，功率 50～70W，根据肿瘤大小、形状选择 1～2 点加热。CR 6 例，PR 12 例，SD 3 例，PD 2 例，有效率为 78.3%；随访 2 年 9 个月，1 年局部控制率为 65.2%，中位无进展生存时间为 14.6 个月，1 年、2 年生存率分别为 91.3%、82.6%。以上文献结果提示，CT 引导下微波消融治疗肺肿瘤，微创、安全、有效，可以明显提高周围型肺癌患者的生活质量并延长生存时间。

②肿瘤大小与消融效果的研究：目前的研究显示，对于直径＜ 3cm 的肺癌病灶进行微波消融治疗，单电极一次即可完全灭活，而直径＞ 5cm 的肿瘤形状多呈不规则形，容易导致微波消融后肿瘤的残余。Wolf 等报道，CT 引导下微波消融治疗 50 例 82 个原发性及转移性肺癌病灶，平均随访 10 个月，肿瘤直径＞ 3cm 的患者中 26% 微波消融部位有肿瘤残余，22% 的肿瘤病灶复发，1 年局部控制率为 67%，首次复发时间平均为 16.2 个月。消融治疗后 1、2、3 年的存活率分别为 65%、55%、45%。因此，对于肿瘤直径≥ 3cm 的患者应进行多点或多次微波固化治疗，尽可能使固化范围覆盖整个肿瘤。郭晨阳等报道，在 CT 引导单极微波辐射天线经皮肺穿刺治疗周围型 NSCLC 共 47 例（59 个病灶），根据肿瘤的直径及形状进行单点固化或者多点多次固化。结果显示有效率（CR+PR）为 65.96%；随访 3～40 个月，1、2、3 年生存率分别为 68.1%（32/47）、46.8%（22/47）、27.7%（13/47）。研究提示，想要应用微波消融肺癌达到完全性固化，消融范围要超出肿瘤边缘 0.5～1.0cm。

3. 氩氦刀消融治疗肺癌　氩氦刀是可输出氩气和氦气的一组探针，经皮穿刺肿瘤布针后，利用焦耳 - 汤姆逊效应，经氩氦刀输出的加压氩气可在数十秒内使针尖温度降至零下 175℃，氦气使温度升至零上 45℃。在组织中零下 20℃即产生了破坏细胞作用，是致死温度。

一般来讲，快速冷冻降温、保持低温、缓慢解冻，为一个冻融循环。重复冻融循环，将增加细胞的损伤。随着温度降至冷冻范围，冰晶第一次在细胞外形成，将导致细胞脱水。随着进一步降温，冰晶可形成在细胞内，这将严重地威胁到细胞活力，破坏细胞器和细胞膜并导致细胞凋亡。此外，小血管内形成冰晶可栓塞血管，导致肿瘤缺血坏死；而

血管栓塞会通过阻断肺血流限制热沉降效应。

(1) 冷冻消融的方法：氩氦刀冷冻消融治疗通常在局麻下经 CT 引导完成。为了保证疗效，冰球的边缘应该超过肿瘤边缘 3～10mm。在实体器官中，冰球可以在 CT 扫描下清晰地显示。然而肺的含水量低，围绕肿瘤的肺实质的消融区等于冰球的边缘，有时无法清楚地显示。氩氦刀通常用 17G 冷冻针，布针时两针的间距定为 2cm，使得每个针产生的冰球轻微重叠，形成无缝的大冷冻球。当穿刺位置评价有潜在风险时，可首先用一个 21G 的穿刺针用来确定角度和深度，然后再对称地穿刺布针至肿瘤的边缘。一般冷冻消融 2 个循环，每个冷冻循环包括 10～15min 的超低温冷冻相和 2～4min 的解冻相（具体时间参照不同的生产商）。若肿瘤与心脏和大血管的结构间距≤ 10mm，则需增加第 3 个冻融循环（图 13-11 和图 13-12）。

(2) 氩氦刀治疗的优点和缺点：氩氦刀的优点是 CT 引导下可视化好，治疗后局部呈低密度区，可立即较准确地评价消融效果；保存组织的胶原架构可作为抗原激发体内的免疫反应，通过免疫系统发挥抗肿瘤作用；可在局部麻醉下进行，氩氦刀治疗本身还有镇痛作用，适合不能耐受全身麻醉的患者。氩氦刀的缺点是热沉降作用会影响局部控制率。靠近血管的部位受热沉降效应影响较大，相邻的血管中流动的血液会阻止局部温度降低至致死水平，而肺接收所有来自右心室的血液，这种大量血液流动会出现热沉降效应。当然，由于氩氦刀是微创治疗，可以通过重复治疗改善局部控制率来克服这个缺点。

(3) 氩氦刀冷冻消融的并发症：在一般情况下，冷冻消融是安全的。Wang 等报道，相关的病死率为 1.0%（2187 例），死亡的原因是冷冻 1d 后肺栓塞和 1 周后的急性呼吸窘迫综合征。冷冻消融最常见的并发症是气胸。文献报道，气胸发生率为 12%～62%，0%～12% 的气胸需要植入胸管处理。引起气胸的原因有：冷冻探针的数量；冷冻穿刺针的直径，随着 17G 探针应用，气胸的发生率呈下降趋势。另一种常见的并发症是胸腔积液并咯血，文献报道咯血率为 0%～62%，其中大部分是自限性的，内科保守止血治疗即可。其他少见的并发症，

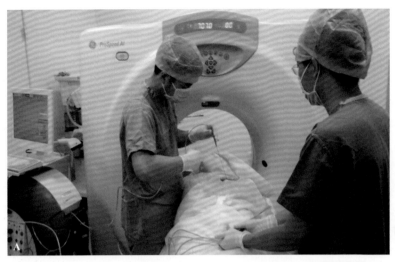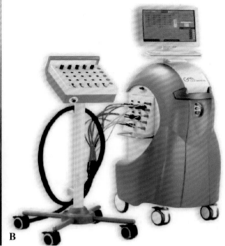

▲ 图 13-11　氩氦刀设备

A. 氩氦刀及引导 CT；B. 以色列伽利略氩氦刀消融机

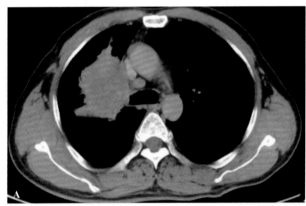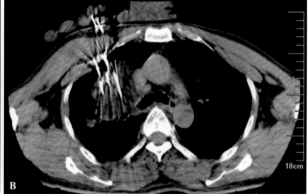

▲ 图 13-12　氩氦刀治疗过程

A. 右肺癌与邻近气管血管无明显界线；B. 氩氦刀形成的冰球完全覆盖病灶

包括咳嗽、皮肤冻伤、手臂麻痹、膈神经麻痹、脓胸、肿瘤植入和皮下气肿。

（4）氩氦刀的疗效及研究进展

①冷冻循环设定的研究：冷冻 / 解冻循环的次数通常被建议 2～3 个循环。在实体器官通常采用 2 个循环；但是有学者认为在一个周围充满气体的组织内与实体组织内冷冻循环可能是有差异的。Lzumi 等研究了肺癌冷冻治疗后的病理变化，显示在第 1 个冷冻循环中由于空气被挤压出去，增加了局部的导热率，从而使血液从冷冻区域向含气体的肺组织渗出。Nakatsuka 等通过动物实验证实，在第 2 个循环中冷冻范围要明显大于第 1 个循环，并认为第 1 个冷冻周期为第 2 个冷冻周期创造最佳环

境，从而让第 2 个冷冻循环产生一个较大的冰球，并且认为第 3 个冷冻循环是必要的，因其可以产生更有效的细胞毒性。Hinshaw 等经对猪的动物实验研究发现：3 次冷冻循环（3min 冷—3min 温—7min 冷—7min 温—5min 冷）产生坏死的区域与 2 次循环（10min 冷—5min 温—10min 冷）基本上是相同的，而 3 次冻结循环可以产生更大的消融区及缩短氩气冷冻时间。

②氩氦刀消融的图像判断的研究：消融后立即评估治疗效果有时是比较困难的，因为消融治疗后瘢痕依然存在，并且会出现急性期反应，例如肺泡出血、坏死碎屑炎、靶肿瘤周围的水肿，这些现象均给评估带来困难。所以对于评估冷冻后是否局部

复发，影像随访是必不可少的。Ito 等研究显示，刚消融后的病灶均显著肿大，在 1 个月时开始缩小；1～3 个月期间，所有消融区呈快速缩小；在 6 个月以后，消融区缩小的速率下降。冷冻后消融区的形状变化一般分为 5 个模式：合并肺不张模式、结节模式、条纹模式、胸膜增厚模式和消失模式。1 周内随访消融区形状往往表现出合并肺不张或结节模式，1 个月后消融区域缩小并转化为条纹模式，并且变得模糊不清。而与条纹模式相反变为结节模式应加强随访，因为大多数情况下 6 个月随访时出现条纹模式不典型的变化提示局部进展。

增强 CT 的变化，3 个月的随访期内出现消融区内部或边缘强化不能判断肿瘤进展。而 6 个月后的所有消融区内部强化则提示局部肿瘤进展。其他常见的消融后征象有肿瘤周围毛玻璃样改变（出现率 85%）和空穴现象（出现率 35%），上述改变在 6 个月内约 96% 的病例会消失。另外，轮状结构在早期的随访图像中经常会被发现，其中有一个均匀的壁（厚度范围 1～5mm）。Hashimoto 等研究表明，毛玻璃区域和轮状结构分别对应较大范围的肺出血和广泛的肺水肿。正电子发射断层扫描（PET）可能对冷冻消融的疗效评价更有帮助，但 PET 评价也有局限性，尤其是在冷冻消融后的早期，由于冷冻引起的炎性反应可能导致假阳性结果。

③ 氩氦刀对早期肺癌显示出良好的控制率：Yamauchi 等分析了 22 例 I 期 NSCLC 无法手术的患者，共 34 个肿瘤接受了冷冻消融治疗。肿瘤的大小为 3cm 以下。观察期 12～68 个月（中位 23 个月）。2、3 年无病生存率分别为 78%、67%。2、3 年肿瘤特异生存率均为 88%；结果均优于先前报道的 RFA。这也大概因为该研究中肿瘤为 ≤ 3cm，而先前 RFA 治疗的肿瘤为 3～4cm。Zhang 等报道的 46 例接受冷冻消融治疗的 NSCLC 患者，其中 12 例分期为 I 期。2 年随访 43 例患者的生存，I 期患者 2 年生存期为 100%。按照 RECIST 标准 CR 为 83.7%，PR 为 16.3%，没有 SD 和 PD 的患者。Zemlyak 等对比了接受肺亚段切除（sublobar resection，SLR）和氩氦刀治疗 I 期 NSCLC 的生存率。SLR 组 25 例，氩氦刀组 27 例。总的 3 年生存率，SLR 和氩氦刀组分别为 87.1% 和 77%。3 年癌症特异性和癌症的无瘤生存率，SLR 和氩氦刀组分别为 90.6% 和 87.5%、50% 和 45.6%。虽然外科手术在 3 年的癌症生存率有着更高的趋势（$P > 0.05$），但是氩氦刀冷冻消融为不适合手术的高危患者提供了一个理想的选择。

④ 影响氩氦刀疗效的因素分析：Wang 等分析了氩氦刀冷冻消融的 196 例原发性和 38 例转移性肺癌，长径 ≤ 4cm 和 > 4cm 的肿瘤冰球完整覆盖率分别 98.7%、87.2%。研究提示肿瘤的大小和位置对肿瘤的冰球覆盖有影响。Yashiro 报道了 71 例患者的 210 个肺肿瘤的消融经验，重点关注了冷冻消融后的局部进展。中位随访时间为 454 天（79～2467 天）。1、2、3 年局部无进展率分别为 80.4%、69.0%、67.7%。分析认为肿瘤较大（> 20mm）和肿瘤靠近直径 > 3mm 血管被认为是局部进展的独立危险因素。

（二）放射性粒子植入治疗

放射性粒子为 0.8mm × 4.5mm 圆柱体，外壳用钛合金，$T_{1/2} = 59.6$ 天，可提供 200 天持续照射（$T_{1/2} × 3$），释放 γ 线，永久植入人体，组织穿透距离约为 1.7cm，为局部"适形"治疗，连续照射肿瘤。

相对于外照射放疗，粒子植入近距离治疗的优势在于：①治疗区的定位精确，粒子分布与肿瘤形状非常吻合，做到真正意义的适形放射治疗；②植入肿瘤组织的粒子半衰期为 59.6 天，靶目标区会接受较大剂量（120～160Gy）、长时间（200 天）的持续照射；放射性粒子产生的 γ 线直接作用于肿瘤细胞 DNA 分子，使 DNA 分子单链断裂、双键断裂，失去增殖能力；③所用的放射性粒子为低剂量率放射源，穿透性低，照射半径短（1.7cm），在治疗肿瘤的同时不会损伤目标周围包绕的正常组织，对患者及医务人员均安全（图 13-13 和图 13-14）。

1. 处方剂量的选择　粒子植入的肿瘤剂量并不是通用的。在目前的研究中，计划靶区（planning target volume，PTV）覆盖剂量受制于风险器官的承受剂量，如果重要结构的剂量被认为过高，则 PTV 覆盖不得不降低，以避免并发症的出现并确保患者的安全。一般情况下，周围型肿瘤规定 140Gy。如果肿瘤相邻重要结构，则需要减少剂量。对于中央

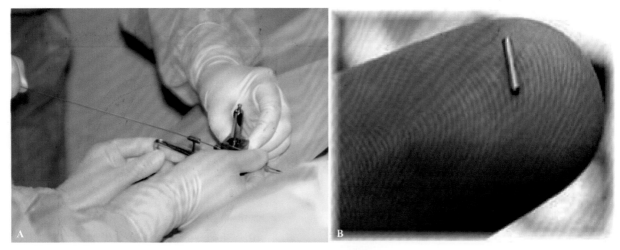

▲ 图 13-13　放射性粒子植入

A. 设备粒子植入枪；B. ^{125}I 粒子

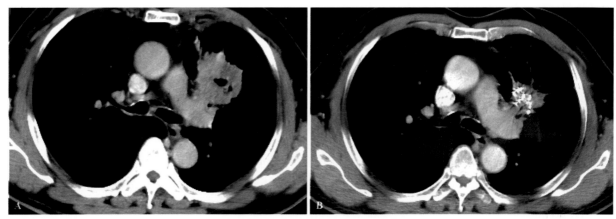

▲ 图 13-14　肺癌的粒子植入治疗

A. 治疗前左肺门不规则肿块；B. 粒子植入后 1 个月复查，肿块几乎消失

型肿瘤，因为它们靠近重要的血管、气管、支气管和食管，处方剂量一般用 120Gy。相邻脊髓的肿瘤则考虑 100Gy 比较安全。治疗后临床医师根据计划系统（treatment planning system，TPS）计算剂量分布，再按计划完善 ^{125}I 粒子植入分布以修正 PTV 覆盖并避免关键结构过多的辐射剂量。

2. 粒子植入治疗肺癌的适应证与禁忌证

适应证：①非小细胞肺癌，应为非手术适应证患者，肿瘤直径＜ 7cm；②小细胞肺癌，应为对放（化）疗不敏感的小细胞肺癌或放（化）疗后复发的患者；③肺转移癌，单侧肺病灶数目≤ 3 个；如为双侧病灶，每侧病灶数目≤ 3 个，且应分次治疗。

禁忌证：①恶病质，一般情况差，不能耐受粒子治疗者；②淋巴引流区不做预防植入；③严重糖尿病。

3. 粒子植入操作方法

（1）术前计划：植入前，用影像学方法（CT、MRI 等）确定靶区，在治疗计划系统（TPS）上进行治疗计划设计，制订治疗前计划，确定植入穿刺针数、穿刺针位置、粒子数及位置、选择粒子种类及单个粒子活度，计算靶区总活度，预期靶区剂量，包括肿瘤及正常组织的剂量分布。

（2）植入步骤：①选取粒子活度，^{125}I 粒子 0.5 ～ 0.7mCi。推荐粒子剂量：单纯粒子治疗的平均外周剂量（mean peripheral dose，MPD）90 ～

110Gy；②在 CT 引导下穿刺插置粒子针，间距 1～1.5cm，边界以影像学边界外放 0.5～1cm。根据剂量分布要求，选用均匀分布或周缘密集、中心稀疏布源方法进行粒子植入操作；③建议粒子针一次性布针完成，减少粒子植入时靶区结构改变和减少术者接受剂量；④后退式植入粒子，间距 1～1.5cm。粒子植入治疗的进针点距离肿瘤边界至少 0.5～1cm。粒子距离血管、大气管 1cm 以上。

(3) 质量验证：植入粒子时，用 TPS 进行计量优化。优化计量要求：①正确勾画实际肿瘤靶区；②重建计算植入针及粒子数；③计算靶区放射性总活度；④调整粒子位置，纠正不均匀度，保护靶区相邻的重要器官。

(4) 质量评估：粒子植入后，必须进行质量评估，包括粒子位置和剂量重建 2 项内容。①植入后 30 天内行 CT 检查（层厚 5mm）确认植入的粒子数目。必须记录植入术与质量评估间隔时间。经皮穿刺引导下粒子植入术后可以即刻验证；②植入后根据 CT 检查结果，用 TPS 计算靶区及相邻正常组织的剂量分布，根据评价结果必要时补充治疗。

(5) 并发症：术中并发症最多见的为气胸和肺内出血，甚至咯血；发生原因与肿瘤大小、部位、穿刺布针的次数、穿刺者的技术水平均有关系。科学布针，严格规范的操作可减少并发症的出现，少量的气胸和出血多为自愈性，必要时可通过胸腔闭式引流、穿刺抽气及止血等相关措施控制。

4. 粒子植入治疗肺癌研究进展　[125]I 粒子植入在中晚期肺癌治疗中的应用：黎海亮等应用 [125]I 粒子植入术联合 GC 方案动静脉化疗治疗 30 例Ⅲ期 NSCLC 肺癌患者，并设同方案动静脉化疗作为对照组。结果显示，近期疗效中粒子植入联合动静脉化疗有效率为 76.7%，临床获益率为 100%，优于对照组（有效率为 56.7%，临床获益率为 86.7%）。远期疗效评价：粒子植入联合动静脉化疗组 1 年生存率为 76.7%、2 年生存率为 63.3%、中位生存期为 27 个月，均高于对照组（46.7%、36.7%、10 个月）。李任飞等应用 [125]I 粒子植入术联合支气管动脉灌注化疗治疗 24 例Ⅲ～Ⅳ期 NSCLC 肺癌患者，并设 32 例单纯给以支气管动脉化疗药物灌注术作为对照组；结果显示，[125]I 粒子植入术联合支气管动脉灌注化疗组中位生存期（22.8±1.9）个月，显著长于对照组（14.2±1.3）个月。

上述报道显示出 [125]I 粒子植入联合动脉化疗灌注发挥了两者的优势并且又有相互促进的作用：① [125]I 粒子释放持续的、局部高剂量的放射线，持续杀伤肿瘤细胞，使肿瘤明显缩小，降低了肿瘤分期；② BAI 使化疗药物直接作用于肿瘤，显著提高药物对肿瘤细胞的杀伤能力，化疗药物还可通过血液循环控制全身其他部位的微小病灶，预防肺癌的复发和转移；③ [125]I 粒子可增强化疗药物的敏感性，抵抗化疗药物的免疫抑制作用，提高化疗的疗效。两者联合进一步增强了抗肿瘤效果。

第二节　肺癌微创介入治疗与联合治疗

随着科技的进步，肿瘤治疗手段日趋多样化，各学科在肺癌治疗领域的交叉渗透日趋明显。众所周知，任何一种治疗手段都无法单独解决所有问题，为提高疗效，多学科联合治疗模式在国内外已经成为趋势。肺癌的联合治疗预想效果理想，必须根据肺癌的病理、分期、部位等，选择合适的方法及药物，遵循因人施治的原则。

对 SCLC 患者，无论是早期还是晚期，均应首选全身化疗，2～3 个疗程后，再考虑放疗或手术等其他治疗。对于 NSCLC 患者，早期的患者治疗目的是根治肿瘤。介入可以与手术相联合，提高治疗效果。

1. 对于临床分期Ⅰ期的早期周围型肺癌患者　①若术前评价可行外科手术，可首先由介入科行 CT 引导下经皮肺穿刺植入定位钩丝，然后再由胸外科应用胸腔镜技术在钩丝引导下微创切除肿瘤；②若患者不适合全麻手术或不愿接受外科手术，则可以考虑介入微创消融治疗，可同样达到根治效果。

2. 对于临床分期 Ⅱ 期的中期患者 ①介入治疗可以与手术相联合，首先通过 BAI 或 BAE 治疗使肿瘤缩小，缩小手术切除范围，达到临床分期降期，使患者尽可能行手术切除，并可提高手术切除率，减少术后复发率；②对于不能耐受手术者，可以通过 BAI 或 BAE 治疗联合放疗，介入治疗时可应用有放疗增敏作用的化疗药物，如吉西他滨、顺铂等，提高肿瘤局部药物浓度的同时增加放疗敏感性，提高肿瘤控制效果。

3. 对于临床分期 Ⅲ～Ⅳ 期的中晚期肺癌患者 治疗目的是有效控制肿瘤生长，遏制其进展，延长生存期，提高生存质量。①介入治疗与放疗相结合，可以加强肿瘤局部和转移灶的控制率，BAE 可降低患者大咯血的发生率；②介入治疗与全身化疗相结合，用介入技术提高肿瘤局部的药物浓度，提高原发灶的控制率，联合全身化疗可加强在全身有效的药物浓度，提高转移灶的控制率；③不同介入治疗方式相结合。首先用血管性介入治疗技术，如 BAI 或 BAE 使肿瘤缩小，然后用消融技术或放射性 ^{125}I 粒子植入技术提高肿瘤局部控制率，而 BAI 的药物经过全身循环达到治疗转移瘤的作用，进一步延长了生存期；④介入联合生物治疗，通过 BAI 或 BAE 强化肿瘤的局部控制率，联合自体 DC-CIK 细胞培养及回输，通过增强患者免疫功能提高机体免疫系统杀伤肿瘤作用；⑤介入联合基因治疗。通过介入技术，将基因药物经皮穿刺直接注射瘤体内或经动脉插管至肿瘤供血动脉，通过导管输送到瘤体内，对产生疾病的基因进行修复，替代缺陷基因以治疗疾病。

一、Ⅰ 期肺癌的联合治疗

（一）介入穿刺定位联合外科腔镜

电视胸腔镜手术（VATS）是一种微创的外科手术方法，目前已经广泛用于微小的周围型肺癌。然而，当肿瘤非常小或远离胸膜表面的时候，在手术中目标就很难被找到。自从介入穿刺植入短钩丝的术前定位的应用，外科医师即可在 VATS 过程中准确地识别目标（图 13-15）。

对于微小的周围型肺癌，在胸外科医师做 VATS 治疗之前，先由介入科医师对病灶行 CT 引导下短钩丝定位，然后再将患者送至手术室，胸外科医师就可使用经胸腔镜定位的钩丝作为引导，轻松地找到病变处的肺组织，将包括靶肿瘤及放置钩丝一起切除。实践证明，通过胸膜和病灶之间在较短的距离内植入短钩丝定位，这一距离要短于常规手术途径所经过的距离，该手术方式使患者被切除的肺组织更少，受到的手术创伤更小，对肺功能的影响也就更小，有益于患者的恢复。定位钩丝植入路径的选择很重要，穿刺路径需要避开较大的肺血管和支气管，穿刺过程中叶间裂也要避开钩丝。有下列情况一般不考虑定位钩丝植入：①穿刺植入钩丝可能会损伤到未受病灶影响的肺叶；②穿刺后气胸的发生率很高的患者；③植入钩丝成功率较小的部位。临床应用显示，对微小的周围型肺癌术前植入钩丝成功率高（84%～99.6%），安全性好。操作中要注意避免引导针位置过浅而引起脱钩。

（二）介入消融是早期肺癌非外科治疗的补充

对于 Ⅰ 期 NSCLC 患者，如果术前检查证实患有心脑血管疾病或肺功能不全、肾功能不全，不能适应全麻手术，经皮肺穿刺的消融治疗（包括热消融的 RFA、MWA 和冷消融的氩氦刀消融）是可被选择的一种相对安全的根治性治疗方式。热消融治疗一般选择原发的单个肿瘤，长径 ≤ 5cm。长径较小的肿瘤效果更好，长径 < 3cm 的肿瘤控制率接近 90%。而肿瘤长径 > 5cm 时，消融可与 ^{125}I 植入或外放疗相联合。氩氦刀冷冻消融可多点布针同时消融多个原发及转移病灶，一般一次消融同侧肺组织内不超过 5 个病灶。当病变邻近支气管主要的结构或食管时，不建议应用消融治疗。总体来说，介入消融治疗对于早期肺癌患者，尤其是不适合常规手术治疗的患者和限于门诊治疗的患者来说是一个很好的治疗手段。

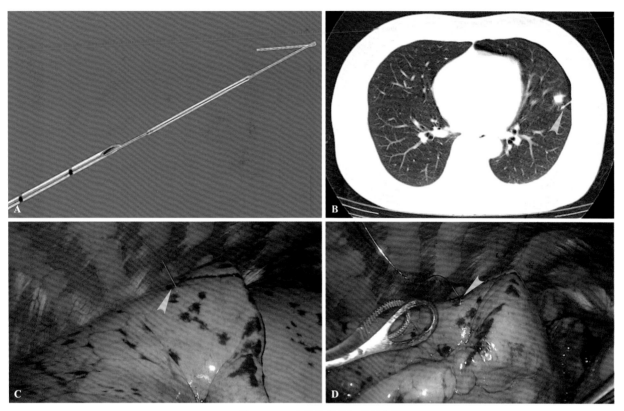

▲ 图 13-15　应用钩丝进行术前定位

A. 穿刺套管针型号 20G，10.7cm 长，刺钩丝 20cm 长；B. CT 扫描显示，左肺胸膜下肺结节旁成功植入定位钩丝（箭头）；C. 胸腔镜图，肺结节没有明显的占位效应，无法被胸腔镜检测到；定位钩丝植入使病灶显露于肺表面，以方便手术切除（箭头）；D. 持续楔形切除术，没有明显的胸膜病变（箭头）。术后病理为腺癌

二、Ⅱ期肺癌的联合治疗

在 NCCN 指南中，早期的 NSCLC 患者若手术前评价存在高危因素，则可考虑做根治性放疗。但是有学者通过 Meta 分析发现，对于无法手术的Ⅰ/Ⅱ期 NSCLC 患者，接受根治性放疗后达到的 CR 比率为 33%～61%，局部的未控制率为 6%～70%，总的 5 年生存率为 0%～42%。另有学者对不能耐受手术切除的早期 NSCLC 患者随访发现，单纯放疗平均存活时间为 19.9 个月，而未治疗的患者为 14.2 个月，两者没有显著的统计学差异。这些研究表明，不能耐受手术的早期肺癌患者即使做了根治性放疗，并没有明显改善其预后。其中一个原因是放疗局部控制率仍较低。从理论上分析，肿瘤中央多是乏血供的缺氧区，而缺氧细胞对射线治疗耐受性强。我们可以通过前期的介入消融来提高肿瘤局部的控制率，如果存在残留肿瘤，将

趋向于消融区的外围（即血流量和氧气相对增加的部位），而这就有利于放疗来发挥作用。研究发现，无论是楔形切除还是 RFA，尤其是对于Ⅰ B 期的肿瘤，有时很难彻底消灭所有癌细胞，结合局部放疗可以提供必要治疗支持，使患者获得更好地局部控制率。

放疗最常见的不良反应是放射性肺炎，发生率为 5%～15%。治疗后胸腔积液发生率约 25%，积液多是良性、自限性的，可能是机体对治疗的反应而产生。其他潜在的并发症，包括气胸、出血、胸膜炎、咯血、损伤邻近解剖结构、皮肤损伤或感染。

三、Ⅲ～Ⅳ期肺癌的联合治疗

（一）全身化疗联合粒子植入 / 联合动脉化疗 + 粒子植入

对于不能手术切除的Ⅲ～Ⅳ期肺癌患者来说，全身化疗联合外照射放疗（external beam radiotherapy，EBRT）已被认为是一种有效的替代疗法。然而，联合治疗的不良反应（如骨髓抑制、恶心、呕吐、放射性肺炎和食管炎）降低了患者依从性和生活质量。即使目前已经使用了一些新技术，如多叶准直光束、改变分馏时间表、三维适形，往往因为顾及周围正常肺组织和重要器官的耐受，而使外放疗剂量受到限制。与 EBRT 技术相比，近距离放疗使用相对更近的放射源，这将更有利于降低肿瘤细胞的有丝分裂和增殖的可能性。^{125}I 放射性粒子持续释放低剂量的 X 线和 γ 线，半衰期 59.6 天，辐射半径 1.7cm，而总剂量可以达到 100～160Gy。这可以显著提高肿瘤局部的放疗剂量，而肿瘤以外的区域辐射剂量迅速下降，从而减少损坏周围健康组织。

因为近距离照射的优点，粒子植入联合化疗并不比单独全身化疗增加毒性和不良反应。最主要的并发症是气胸和咯血，目前粒子植入针直径为 17G，规范操作气胸和出血的发生率相对较低，必要时给予闭式引流和止血药物即可治疗。另外，针道转移也是一种可能的并发症，若沿着穿刺针轨迹被观察到新发病变，应该被怀疑是种植转移。为减少种植转移的发生，我们建议采取以下预防措施：①选择通过正常肺组织最少的针道；②穿刺次数最小化；③每个穿刺针均使用新针；④粒子植入后，撤针时要把针芯和针筒套在一起。

研究证明，全身化疗联合动脉灌注及粒子植入可以进一步提高中、晚期肺癌的近期疗效和远期疗效。在动静脉联合化疗中，化疗方案多选择需要分时段用药的化疗药物。例如 GC 方案，吉西他滨需要第 1 天和第 8 天用药，我们就可以在首次治疗时经动脉插管将第 1 天的顺铂和吉西他滨经支气管动脉灌注，而第 8 天的吉西他滨则通过静脉给药。与全身化疗比较，其优势在于：①经支气管动脉插管灌注化疗，使药物与肿瘤有一次 100% 的作用过程，达到"血管靶向化疗"且减少正常组织损伤及肿瘤耐药性的形成；②结合静脉用药，可兼顾治疗全身未发现的肿瘤细胞。在动静脉双路径化疗 2 个周期后，再结合放射性 ^{125}I 粒子植入治疗，其优势在于：①通过粒子连续低剂量的近距离照射，大幅提高了肿瘤组织的受线量，有效地抑制肿瘤细胞的有丝分裂，使肿瘤细胞再生减少；②粒子能量低，近距离

照射一般不会出现放射性肺炎、骨髓抑制，减少正常组织放射损伤，减低不良反应；③通过 TPS 系统术前设计和术后验证，核素空间分布更合理，达到"靶向放疗"；④应用如吉西他滨、顺铂化疗药物有放疗增敏作用，可提高粒子近距离放疗的效果；⑤经动静脉化疗 2 个周期后，一般情况下肿瘤会较前缩小，有利于减少粒子植入的数量和穿刺针数目，减少患者花费及并发症的发生；⑥粒子植入相比外照射放疗大幅缩短了患者的住院时间。

（二）全身化疗联合消融

占肺癌 85% 的 NSCLC 患者在最初诊断时大部分已经处于进展期阶段。文献报道，对于晚期患者应用含铂类的双药一线化疗方案治疗 4～6 个周期，病情稳定率达 70%～80%，中位总体生存（OS）为 8～12 个月；而大多数患者在完成最后一个化疗周期后的 2～4 个月内疾病又逐渐进展。几个大型随机临床试验表明，培美曲塞、厄洛替尼、吉非替尼等靶向药物可作为患者提高无进展生存期（progression-free survival, PFS）的选择。然而，只有组织学类型或表皮生长因子受体（EGFR）免疫组化突变状态的特殊类型患者应用这些药物才最有效，所以在大多数情况下，晚期 NSCLC 的预后依旧较差。介入微创消融治疗，作为一种手术治疗的替代或补充，在不能手术切除的肺癌患者中得到了广泛应用。文献报道，消融治疗具有较高局部控制率，对 I～Ⅱ 期肺肿瘤的中位消融坏死率达到 90%，中位 PFS 达到 21 个月。

全身化疗后再联合介入消融治疗的优势在于：①消融治疗可以通过诱导细胞凝固性坏死，使处于瘤体中心区的乏氧肿瘤细胞被破坏死亡，而这一区域的瘤细胞通常对化疗药物是不太敏感的；②消融治疗在最大限度地使目标病灶凝固性坏死的同时，并不损伤肿瘤周围的肺实质，也不会产生如用于维持治疗的细胞毒性药物或分子靶向药物所引起的毒性反应；③消融治疗可以增强二线化疗药物对进展期肿瘤的治疗效果。有研究表明，接受化疗的患者的局部控制率和 OS 与肿瘤体积相关。消融治疗可以在局部诱导肿块凝固性坏死，从而在二线化疗疗程中产生"化疗增敏效应"；④消融治疗的疗效不受

肿瘤组织学或基因突变状态的影响，使其适用面更广泛，并有微创性和可重复性的特点。这些优点使介入消融治疗可作为全身化疗后为消除残余肿瘤的一个有效治疗选择，以降低化疗耐药的肿瘤复发的风险，而且最终可提高患者的 PFS。

全身化疗联合消融治疗的适应证为：①经过 4～6 个周期一线方案化疗，达到 PR 或 SD 的 Ⅲ～Ⅳ 期肺肿瘤患者；②评价凝血功能正常，可以耐受消融治疗；③肿瘤最大直径 < 5.0cm，病灶数目 ≤ 3 个，若不在同侧肺，则建议分次消融；④病变与支气管主要分支、肺内大血管、肺门结构的距离应 > 1.0cm。

消融并发症如前所述。

（三）介入联合生物治疗

细胞生物治疗是近年来临床广泛开展的肿瘤治疗手段，细胞因子诱导的杀伤细胞（CIK）是一类抗肿瘤的效应细胞，可在体外被诱导并大量增殖；而树突状细胞（DC）是一种专职抗原呈递细胞，成熟的 DC 可通过 Ⅱ 型组织相容性抗原等途径呈递肿瘤抗原，抑制肿瘤细胞的免疫逃逸。CIK 和 DC 联合应用可显著提高患者的免疫功能，是组成细胞免疫治疗的两个重要部分。临床常采用 DC-CIK 生物治疗辅助支气管动脉灌注化疗 / 栓塞的方法，治疗 Ⅲ～Ⅳ 期的中晚期肺癌，生物治疗可在介入治疗的每 2 个周期之间应用，与之穿插进行。

适应证选择：①Ⅲ～Ⅳ 期的肺癌患者；②中心型肺癌；③ Karnofsky 评分 ≥ 60 分；④近期未行放疗和化疗；⑤治疗前血常规、凝血功能及肝肾功能基本正常，且无其他介入治疗、化疗禁忌证。

排除标准：①病灶小，无转移表现，适合手术治疗者；②周围型肺癌，无明确供血动脉者；③近期施行放疗或化疗者；④一般状态差，不适合化疗者。

DC-CIK 生物治疗方法：在进行介入治疗前，取患者外周血在实验室做细胞分离并进行 DC 和 CIK 细胞培养，收获第 7 天的 DC 及 CIK 细胞，经活细胞计数后按 1 : 5 混合培养，3 天后开始应用。在第 4、8、12、16 天向患者回输 DC-CIK 5×10^9 个 / 次，4 次为 1 个疗程，共 4～6 个疗程。DC-

CIK 细胞能够将 DC 及 CIK 两者的优点相结合，增强对肺癌组织的特异性杀伤作用，使肺癌标志物大幅下降，外周血中 CIK 细胞及 DC、$CD8^+$、CTL 细胞保持高水平，并使患者体内具有很强的细胞免疫功能。除了联合血管性介入治疗，生物治疗还可以联合介入消融治疗，在消融治疗有效控制肿瘤原发灶的同时，联合回输 DC-CIK 细胞，防止肿瘤复发和杀灭微小转移灶。

（四）介入联合基因治疗

研究发现，肺癌的发生是基因损伤的积累，基因治疗是将治疗基因导入人体靶细胞，修复致病基因，替代缺陷基因以治疗疾病。基因治疗中的关键技术是基因的导入，又称作基因转移（gene transfer），即如何将目的基因选择性地导入靶细胞，使其转染效率、安全性、靶向性得到保证。目前介入基因治疗主要有：①肿瘤的细胞因子基因治疗；②肿瘤的抑癌基因治疗；③肿瘤的自杀基因治疗；④淋巴细胞协同刺激因子激活基因治疗；⑤目的基因治疗。

介入联合基因治疗的方法有：①经皮穿刺瘤体内注射。注射的基因药物直接作用于肿瘤细胞，使其变性坏死。目前多采用腺病毒重组目的基因及阳离子脂质体包裹的 DNA 经皮穿刺注射的方法，通常在 CT 或超声引导下完成。该方法导向性强，操作简单。研究证明瘤体内注射后大部分的剂量集中在肿瘤内，使得肿瘤组织获得不同程度的基因转导，更多的是激发局部抗肿瘤反应，而对全身的影响较少。②经导管血管内灌注。通过对肿瘤供血动脉的选择性灌注来实现基因治疗的靶向性控制，并且可以提高转染率，同时可以减少或避免导向治疗中治疗基因被稀释、被非特异性吸收及遭遇生理屏障等问题，还可以减少抗抗体的产生。该方法是反义 RNA 技术进入机体及体内导向转运的主要方式。③经导管动脉灌注并栓塞。该方法不仅阻止了血流对药物的冲刷，延长了载体与靶细胞的接触时间和基因药物的摄取时间，加强了治疗效果；而且栓塞治疗可引起肿瘤区缺血，诱导促凋亡基因的表达增高，肿瘤坏死因子增多，从而诱导细胞凋亡，使肿瘤缩小甚至消失。

基因联合介入治疗方式的选择：①自杀基因进入循环引起的全身反应比较严重，应采用瘤内注射；②抑癌基因和反义癌基因治疗，旁观效应不十分明显，血管内灌注有助于提高转染率，增加疗效；③免疫基因治疗，由于需要激活机体内在的抗肿瘤免疫反应，应选用血管内灌注；④与载体相关的方式应根据其安全性及转染率进行选择；⑤较大而孤立的结节一般采用瘤内注射；⑥较小或多发的病灶一般采用血管内灌注。

第三节　微小肺癌射频消融治疗

一、RFA 治疗微小肺癌新进展

NCCN 指南建议：手术切除是当前 I 期或 II 期非小细胞肺癌（NSCLC）患者的标准治疗方案。然而，即使在该疾病的早期阶段，对于术前检查评价有并发症的患者不适合手术治疗。如果不及时治疗，I 期或 II 期 NSCLC 生存期患者中位总生存期只有 14.2 个月，病死率达 53%。经皮图像引导射频消融（RFA）为这些患者提供了有效的非手术治疗方案。随着该技术的广泛应用，适用范围包括非小细胞肺癌和肺转移瘤，并取得良好的效果。

（一）局部疗效的研究

McGarry RC 回顾分析了 17 个治疗中心 RFA 治疗肺癌的疗效研究，包括原发性肺癌和肺转移瘤的 RFA 治疗，结果显示肿瘤的中位完全消融速率为 90%（38%~97%）。根据影像学的随访，肿瘤 ≤3cm 的完全消融率为 78%~100%，显著高于肿瘤 >3cm 的患者。研究提示，肿瘤的不完全消融与肿瘤大小、消融区体积 / 肿瘤体积的比例有关。

众所周知，RFA 成功的关键是要有足够的消融范围。De Baère T 等分析了 RFA 后磨玻璃样病变区域和治疗前肿瘤区域的比值与肿瘤完全消融率的关系。研究提示，比率 ≥4∶1 的病例，其 18 个月的肿瘤完全消融率达到 96%，显著高于比率 <4∶1 的病例（81%，$P=0.02$）。而 Anderson EM 报道 85% 的未能完全消融的病例，其 CT 显示磨玻璃影范围存在不足。研究认为对于直径 <3cm 的微小肺癌来说，RFA 的消融直径必须达到 4~5cm，才能得到一个较好的完全消融率。

Giraud P 从微观的病理学角度对 354 例 NSCLC 做了 RFA 疗效分析。结果显示：根据不同组织学类型，所需要达到消融的覆盖范围也不相同。消融边缘 5mm 对于腺癌和鳞状细胞癌微扩展的覆盖率分别为 80% 和 91%。若想达到 95% 的肿瘤微扩展覆盖率，则腺癌和鳞状细胞癌的消融边缘分别要达到 8mm 和 6mm。Hiraki 对 252 例接受 RFA 消融的肺部肿瘤的病理类型进行了分析，包括原发性肺癌（35 例）和源于大肠癌的（肺转移瘤 117 例）、肾细胞癌（49 例）、肺癌（23 例）和肝细胞癌（28 例）。结果显示肿瘤的病理类型不是肿瘤的局部进展的相对危险因素。

多数学者认为靶肿瘤与大血管（>3mm）相邻是影响肺肿瘤完全消融的不利因素。而动物实验结果显示，在肺癌 RFA 治疗中经皮穿刺球囊阻断肺动脉分支可以改善消融的形状和体积。目前据报道，有 5 例患者在肺 RFA 治疗中接受了该治疗方法，结果显示患者耐受性差，RFA 治疗后当月即有 3 例（60%）发生肺不张，2 例患者（40%）需要再入院，4 例（80%）患者在 3 个月内被球囊闭塞的血管仍持续闭塞。然而，消融后 12 个月行 PET/CT 检查，5 例患者的肿瘤达到完全消融。笔者认为，对于 RFA 不易完全消融的患者，可考虑改用 MWA 治疗。已有证明显示，MWA 对邻近大血管的肿瘤可获得较高的完全消融率。

（二）生存期评价的研究

Dupuy DE 于 2000 年最早报道了 75 例原发性 NSCLC 的 RFA 治疗效果。其中 I A 期占 75%、I B

期占 25%，患者的中位生存期为 29 个月（20～38 个月，95% 置信区间）；1、2、3、4、5 年总生存率分别为 78%、57%、36%、27%、27%；ⅠA 期中位生存期为 30 个月，ⅠB 期为 25 个月。报道显示，肿瘤直径≤3cm 的疗效更好，5 年生存率接近 50%。该团队还报道了射频消融联合近距离照射治疗 14 例直径＜3cm 的Ⅰ～Ⅱ期 NSCLC 患者，3 年存活率达 57%，中位生存期达（44.4±5.4）个月。

随着技术的改进和操作者经验的积累，近期的 RFA 治疗肺癌的生存期与早期的报道相比有了更明显的提高。Kodama 等对 44 例患者的 51 个复发性 NSCLC 病灶进行 RFA 治疗，病灶平均直径（1.7±0.9）cm（0.6～4.0cm）。其 1、3、5 年总生存率分别为 97.7%、72.9%、55.7%。肿瘤直径≤3cm 的患者 1、3、5 年总生存率分别为 100%、79.8%、60.5%；而与之相比，直径范围在 3.1～4.0cm 的患者的 1、3 年的总生存率分别为 83.3%、31.3%。提示微小肺癌 RFA 治疗的生存率更高。Palussière 等报道了相同肿瘤大小的 135 例 NSCLC 患者的 RFA 治疗结果，1、3、4 年的总生存率分别为 89.6%、57.8%、55.2%。研究显示病灶大小是预测无病生存期的影响因素，其中 2cm 肿瘤的风险比为 1.6。一项名为 RAPTURE 的多中心研究对 106 例患者的 183 个直径≤3.5cm（平均 1.7cm）的肺肿瘤进行 RFA 治疗，NSCLC 患者 1、2 年的总体生存率分别为 70%、48%，而 1、2 年的癌特异性生存率分别为 92% 和 73%。该研究解释了并发症对于总生存率和癌特异性生存率之间的差异。

Charlson 并发症指数（CCI）是临床使用最广泛的评价并发症的指标之一。近来的研究证明，CCI 是评价 RFA 治疗 NSCLC 生存期的一个强有力的预测因子。Simon 等使用 CCI 指数回顾性分析了一组 82 例射频消融治疗，显示患者 3 年总生存率为 50.6%，性别、分期、组织学和高 CCI 分数显著影响生存率（$P < 0.001$）。当把年龄、肿瘤分期＞ⅠB、鳞状细胞癌、性别纳入协变量后，COX 回归分析表明，CCI 分值的增加与死亡风险的增加显著关联（危险比 1.3）。CCI 为 5 分（OS：10.43 个月，95%CI 7.61～19.85）比 CCI 1～2 分（OS：55.5 个月；95%CI 39.46～64.02）或 CCI 3～4 分（OS：36.62 个月；95%CI 25.54～58.29）相关病死率显著增加。而 CCI 1～2 分与 3～4 分没有显著差异。

Zemlyak A 等对 RFA 与其他方法治疗 NSCLC 的生存期是否存在差异做了相关研究，64 例活检证实Ⅰ期 NSCLC 并且不适合标准手术患者分别接受了亚小叶切除（25 例）、RFA（12 例）或经皮冷冻消融（27 例），发现对于亚小叶切除组、射频消融组、氩氦刀冷冻组的 3 年生存率（87.1%、87.5%、77%）无显著统计学差异。在相同的研究中，发现各组的 3 年癌症特异性生存率和无癌生存率没有差异（手术组为 90.6% 和 60.8%，RFA 组为 87.5% 和 50%，冷冻疗法组为 90.2% 和 45.6%）。住院天数亚小叶切除组（6 天）与 RFA 组（1.8 天）、冷冻组（2 天）存在显著差异。另一项研究比较了手术切除与 RFA 治疗Ⅰ期 NSCLC 的生存期差异。22 例患者中 RFA 组 8 例，手术组 14 例；两组性别、年龄、分期无差异。而 RFA 和手术的总生存期分别为（33.2±7.9）个月和（45.5±7.2）个月，无显著统计学差异（$P = 0.054$）。

（三）RFA 术后观察的研究

对于消融后变化，在 RFA 治疗中和治疗后 72h 之内即可在 CT 上表现出来。这些改变包括消融区的磨玻璃浑浊、肿瘤的边缘起皱、汽化及"帽章现象"（具有不同光密度特性的同心环）。基于肿瘤类型不同，在消融过程中肿瘤可能会缩小或不变。空穴现象的发生率多达 25%，其发生率与消融区域大大超过了预处理肿瘤的范围相关联。消融后 1 个月，CT 显示消融区现有结节的直径可能会比消融前大得多，有时会伴有气穴现象或透亮气泡存在。消融后 2～6 个月，如果患者经历一个完整的治疗反应的话，则此刻 CT 扫描应显示的结节与 RFA 后基线对比，大小没有变化或者尺寸仍增加。Jin 等研究证明在消融后 6 个月以内，病灶部分消融与完全消融的变化相类似，而过了 6 个月，若发现肿瘤仍有增大，则考虑病灶消融不完全。RFA 治疗后的前 3 个月会发现沿消融电极穿刺的轨迹出现胸膜增厚，其原因是胸膜对电极加热的反应；而反应性胸腔积液是比较少见的。

测定结节的 CT 值可以区分 RFA 治疗后的结节

与增强后的强化明显的富血供恶性结节，成功消融的肿瘤应该表现出强化减弱。正电子发射断层扫描（PET）也可以用作 RFA 治疗肿瘤的后续评估。若 PET 显示活动性降低或完全不存在，则表明肿瘤坏死、治疗彻底。残留或复发的肿瘤往往表现为 PET 摄取，最常沿肿瘤的周边出现。但是在 RFA 后的前 6 个月 PET 摄取并不罕见，多数看到的是消融导致的炎性反应引起的假阳性结果。Yoo 等报道了对 26 例早期 NSCLC 患者，在 RFA 消融治疗后使用 PET 在早期及 6 个月扫描。结果表明，与治疗后 4 天扫描相比较，PET/CT 在治疗 6 个月后扫描对 RFA 的效果评判更精确。Erica 等认为，若 6 个月后 CT 扫描消融区域的软组织大于基线的 1.25 倍，以及发现任何最大径 > 9cm 软组织结节显示明显强化，则被认为是局部进展。而消融区软组织边缘的均匀强化若厚度 < 5mm 则被认为是反应性而非复发。

二、RFA 治疗周围型肺癌的适应证与禁忌证

1. 适应证　活检证实的肺恶性肿瘤如下所示。

(1) 早期原发性肺癌：①不能手术或拒绝手术者，如肺功能储备不良等；②手术、放疗或化疗后肿瘤复发。

(2) 有绝对或相对手术禁忌证的局部转移病变：①不能手术或拒绝手术者，如肺功能储备不良；②解剖学限制，手术瘢痕（粘连）限制再次手术切除；③化疗后大部分转移病变好转但单个病灶不敏感。

(3) 补救治疗：①前期手术，手术区域的局部复发；②前期放疗，放疗区域的局部复发；③减轻症状，通常用于疼痛。

2. 禁忌证

(1) 绝对禁忌证：未纠正的凝血障碍，未纠正的化验异常。①国际标准化比值 > 1.5，血小板计数低于 5 万 /mm³。未控制的血友病、血管性血友病（von Willebrand 病）等；②菌血症或活动性感染；切除后组织坏死灶可能成为感染巢引起脓肿形成。

(2) 相对禁忌证：①肿瘤靠近重要结构，如纵隔、大血管（主动脉、肺动脉主干）、食管、胸壁。此项可视为相对适应证是因为有分离技术可以在肿瘤和重要器官结构之间制造一个缓冲区域；②相邻血管直径 > 3mm。虽然不是绝对禁忌证，但研究显示此类血管可形成"热沉效应"，对肿瘤的射频消融治疗产生较大影响。

三、RFA 治疗微小肺癌的操作要点与注意事项

（一）术前准备

1. 询问病史及完善术前检查

(1) 详细询问患者是否有出血体质病史。

(2) 若患者术前检查有心肺功能障碍的将影响麻醉方式的选择。虽然射频消融可用于全肺切除术后对侧肺部肿瘤的消融，但安全起见在射频消融治疗之前，患者常规须做肺功能及动态心电图检查。

(3) 检查患者体内是否有心脏起搏器和金属移植物。尽管有报道称心脏起搏器患者可进行射频消融治疗（主要集中在肝肿瘤的射频消融），但仍然推荐在肺部肿瘤的射频消融治疗应先停用起搏器。研究建议射频电极至少距起搏器导线 5cm 以上。若体内有不可摘除的金属移植物，则不建议行射频治疗。因为射频治疗时由于射频电极和接地电极板之间形成导电回路会使移植物发热，造成人体组织的损伤或意外情况的发生。

2. 多学科治疗　原发性或转移性肿瘤的治疗，理想的情况下是经多学科团队充分讨论后才进行。多学科应包括胸外科、肿瘤内科、影像科、介入科、病理科。患者须经多学科讨论，根据患者的临床分期、病理分型、基因检测、肿瘤部位，制订个体化治疗方案。

3. 术前活检　治疗的病变须经活检证实。推荐先期单独进行活检，有时活检结果可能改变治疗方案。活检后的出血可能对病变组织的治疗及疗效造成一定程度的影响。但活检的出血量一般都不大。可在活检前后应用止血药物预防出血，在活检后密切观察患者的恢复情况，在活检和治疗间设定短期的间隔即可解决出血对消融影响的问题。

4. 术前影像和引导方法的选择　术前 CT 和 PET/CT 可进行疾病分期、穿刺针道设计并作为随访基线。引导的方法如下。

(1) CT：大部分射频消融应用 CT 引导。

(2) 超声：适用于肺部周围病变和胸壁肿块的治疗。

(3) CT 透视：在植入射频电极的过程中可进行实时导向。

(4) 电磁四维导航：将 CT 图像导入电磁四维导航仪中，实现穿刺过程的实时无辐射导向。

（二）手术过程

1. 麻醉　可以应用局部麻醉或全身麻醉。全身麻醉的优点：呼吸道控制，控制通气（呼吸频率和潮气量）有助于穿刺病变，限制患者运动，患者治疗过程中无痛苦感。若不能耐受全身麻醉则改用局部麻醉加镇静的方法。

2. 患者体位

(1) 贴接地电极板：接地电极板应分散贴于预先准备好的区域，常规位置一般选择双侧股前区域，贴电极区域皮肤应备皮，与靶位等距。注意合理粘贴接地电极板可以减少手术前或手术中烧伤皮肤的危险。

(2) 支撑垫的应用：若在射频消融过程中患者的体位摆放对于有重要神经血管束的区域会产生影响，则应当放置支撑垫。有因患者体位不良造成臂丛神经损伤的报道。

3. 抗生素　现无研究推荐应用抗生素。然而，射频消融造成的坏死组织可成为感染滋生灶。故对于术后持续高热不退的患者，应当及时复查 CT，必要时查血常规及血细菌培养，有感染提示则要及时应用抗生素。

4. 定位和穿刺点的选择（与肺活检相似）　穿刺针道的选择需要注意：①限制穿过叶间裂的次数；②避开大泡和囊肿；③避开纵隔和大血管。应用 CT 扫描三维重建技术对准确植入射频针很有帮助。

5. RFA 器械类型　目前消融领域常用的有 3 种类型（图 13-16）：①后开伞形 LeVeen 电极系统（Boston Scientific，Watertown，MA，USA）；②前开伞形 StarBurst 设备（AngioDynamics，Queensbury，NY，USA）；③Cool-tip 射频消融系统（Covidien Boulder，CO，USA）。

选择合适的射频针。以上各产品间的设置不同，可根据病变大小、位置和对射频器械的熟悉程度选择射频针。哪种器械更优尚有争论。笔者的体会：对于直径较大的肿瘤，根据肿瘤的部位可考虑选择前开伞、后开伞、集束针、三针组合；对于直径较小的肿瘤，或位于穿刺风险较大部位的肿瘤，可选择直径相对更细的 Cool-tip 单针。尽管射频针可能有差异，一般建议肿瘤的最大治疗直径为 3cm，消融至肿瘤边缘 1cm。

6. 射频消融范围　理想的范围是：①与手术相似，理想的消融范围应超过肿瘤边缘 1cm；②射频后即时影像表现为磨玻璃样变，磨玻璃样变提示病灶达到了完全消融。研究显示完全消融时磨玻璃样面积至少要超出肿瘤边缘 5mm。

7. 肺组织消融的特点　与肝相比，肺实质导热和导电性较差。电极能量通常从小瓦数（35W）开始，然后逐渐增加。与肝相比，由于肺组织的传导性导致其消融时间要更长。

8. 其他消融技巧

(1) 重叠电极：可用多个电极重叠或一个电极重复消融超过 3cm 的肿瘤。但可增加气胸的风险。

(2) 分离技术：对胸膜旁和纵隔旁病变，可进行人工气胸使病变与前述组织分离。

9. 影响射频治疗疗效的因素　肿瘤的大小> 3cm。

(1) 原发肿瘤：3cm 以下的肿瘤治疗后肿瘤完全坏死和局部无进展生存率较高。

(2) 转移癌：3cm 以下的转移瘤治疗后总体生存率提高。邻近大血管可产生热沉效应而影响疗效。

（三）术后处理原则

1. 即时术后处理

(1) 术后 CT 评估消融区域、潜在周围组织损伤并检查有无肺出血和气胸。如果有明显气胸，可在穿刺套管拔出前进行抽吸或做胸腔闭式引流管植入。

(2) 术后留院过夜观察：观察患者呼吸恢复情况，如有症状需进行胸部 X 线片检查。

(3) 术后疼痛处理：大多数患者没有疼痛或轻度疼痛，可在出院前应用非处方药镇痛，通常至第 2 天患者疼痛明显改善。

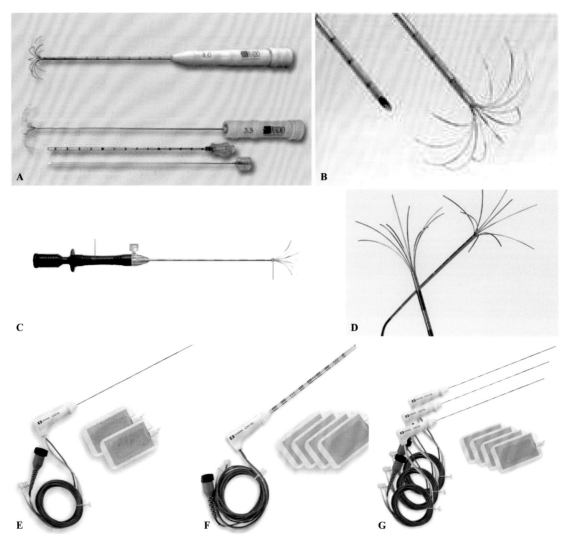

▲ 图 13-16　射频消融针

A 和 B. 多弹头后开伞形 LeVeen 射频消融针；C 和 D. 多弹头前开伞形 StarBurst 射频消融针；E 至 G. Cool-tip 射频消融系统：单针（E）、集束针（F）、三针组合（G）

　　(4) 出院前须复查胸部 CT 或胸部 X 线片：便于发现可能需要治疗的迟发性气胸或其他并发症。

　　(5) 胸腔引流管植入指征：对加重或复发的气胸（在抽吸后复发的）需要置管引流，对于有症状的气胸患者多需要置管引流。大多数引流管可在术后第 2 天拔出。

　　2. 影像学随访

　　(1) CT：①通常在术后 1～3 个月时行增强 CT 检查并作为新的基线，以后每 3 个月行 CT 检查观察肿瘤是否复发；②正常表现，肿瘤治疗后周边的磨玻璃样改变在 2～3 个月后消散；③异常表现，与基线对照出现新的或不规则增强则考虑进展。研

究提示对照 CT 值较前增加＞ 10HU 表示消融后残余肿瘤。

　　(2) 磁共振成像（MRI）：由于 MRI 肺部显示不良，所以不常用于随访。但笔者认为可用 T_2、DWI、动态增强等扫描序列相结合评价肿瘤消融后有无活性。

　　(3) PET：①正常表现，可见肿瘤治疗后区域 FDG 均匀摄取是周围炎性组织，此表现可持续至治疗后数月；②异常表现，最大标准化摄取值（SUV）≥ 3.0 为可疑病变。研究显示，射频消融治疗 3～9 个月 SUVmax 摄取截断值达到 1.5 时提示复发的敏感性为 77.8%，特异性为 85.7%～90.5%。系列影像

显示 SUV 持续升高为异常表现。

（四）并发症及处理

一项国际性回顾调查显示，肺癌的 RFA 相关病死率为 0.4%（2/493）。虽然大多数并发症是很小的，但是严重并发症也会危及生命。

1. 气胸 气胸是 RFA 最常见的并发症，气胸可伴有皮下肺气肿。肺癌 RFA 治疗后气胸的发病率是 11%～52%。气胸的风险因素，包括男性、肺部手术史、肿瘤消融的数目过多、治疗的肿瘤位于肺下叶、射频电极针通过充气肺组织的长度增加、肺气肿、高龄、小肿瘤、消融电极针通过肺裂等。研究显示有 6%～29% 的气胸患者需要放置胸管引流。气胸发生后需要放置胸腔引流管的危险因素，包括

没有肺手术史、使用了集束消融电极、在肺上叶消融。气胸也可以在 RFA 后延迟出现，迟发性气胸的发生率在 10% 左右。

2. 支气管胸膜瘘 虽然多数气胸可以通过非手术治疗或放置胸腔引流管来解决，但有时气胸可能会发展成更为棘手的支气管胸膜瘘。文献报道由顽固性气胸引发的支气管胸膜瘘的发生率为 0.6%。其原因多是由于 RFA 治疗导致了胸膜腔和支气管之间的肺组织的坏死，坏死组织塌陷后形成了支气管胸膜瘘。支气管胸膜瘘的治疗是非常困难的，需要多种技术，如胸膜固定术、内镜支气管治疗和（或）手术修复。有时尽管经过多方努力，漏气仍会持续存在，部分患者会因肺部感染死亡（图 13-17）。

3. 胸腔积液 据报道胸腔积液的发生率为

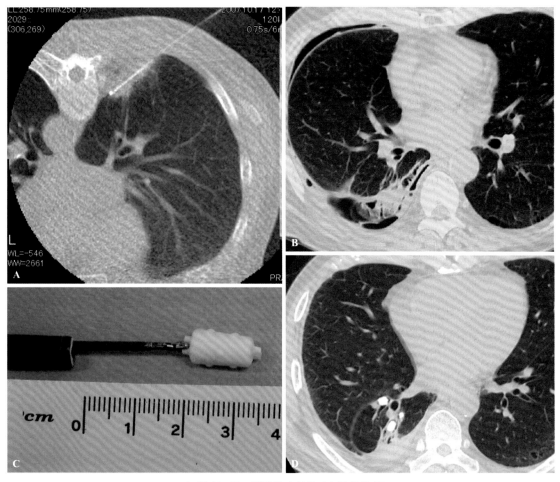

▲ 图 13-17　消融治疗并发症气胸的处理

A. 俯卧位用消融长度为 3cm 的 17G 内冷循环射频电极针消融右下叶的一个分叶状肿块；B. 消融后出现气胸，尽管持续胸腔引流 1 个月，仍发现有瘘管到达胸膜腔；C. 通过支气管镜活检钳通道抓取有机硅栓塞材料；D. 支气管闭塞 3 个月后 CT 显示彻底解决了气胸。硅栓塞材料保留在栓塞支气管内

6%～19%。引起胸腔积液的主要危险因素为：利用多弹头电极针或集束电极针，消融部位距离胸膜过近。有学者研究了肺肿瘤 RFA 后胸膜温度和胸腔积液之间的关系，结果显示胸腔积液的产生与在手术过程中胸膜温度增加有关，胸膜腔积液是热损伤引起的胸膜炎症反应。这种因 RFA 后产生的无菌性胸腔积液，通常可以通过非手术治疗来解决。

4. 出血　RFA 后咯血的发生率是 3%～9%，但一切形式出血的发生率约为咯血的 2 倍。危险因素包括病灶直径＜ 1.5cm、病变区位于肺基底部和中部、针道穿越肺实质＞ 2.5cm、消融穿刺道经过肺血管及使用多弹头电极。虽然肺实质出血绝大多数是自限性的，但偶尔会遇到大量出血，甚至是致命

性的。对于周围型肺癌消融后出现血胸，主要是肋间动脉损伤造成的，可以通过肋间动脉弹簧圈栓塞成功治疗大出血（图 13-18）。

5. 肺动脉假性动脉瘤　肺动脉假性动脉瘤是一种严重的、有潜在致命性的并发症，文献报道发生率是 0.2%。肺动脉假性动脉瘤产生的原因主要是 RFA 治疗的肿瘤直接与肺动脉的一个分支相邻。消融后，患者会出现迟发性咯血，增强 CT 扫描显示在消融区出现假性动脉瘤，可并发大量血胸及肺内血肿。可以采用经导管弹簧圈栓塞治疗假性动脉瘤，必要时栓塞后通过肺叶切除术处理。因此，如果患者在 RFA 后出现显著出血性事件，应进行增强 CT 检查，明确有无假性动脉瘤，只要被检测到，

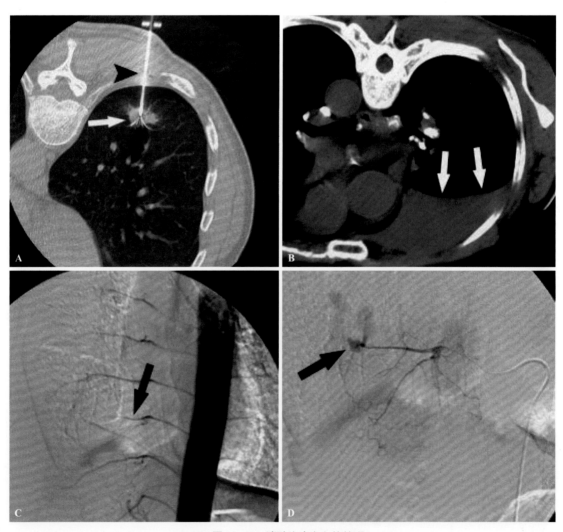

▲ 图 13-18　消融治疗出血的处理

A. 在俯卧位时多弹头消融电极（黑箭头）刺入肿瘤（白箭）；B. 在 RFA 后，俯卧位 CT 显示大量血胸（箭）；C. 胸主动脉造影显示肋间动脉（箭）被截断；D. 肋间动脉造影显示出造影剂外渗（箭），提示有活动性出血

应进行治疗以防止致命性出血的出现。

6. 针道种植　据报道肺癌 RFA 治疗后针道种植的发生率为 0.3%～0.7%。研究指出，引起肿瘤针道种植的危险因素有：①在 RFA 之前立即进行了肿瘤活检；②在完成一次 RFA 治疗后，调整射频针的位置或拔除射频针时未消融针道；③使用内置冷循环射频电极针，在射频消融后电极尖端温度通常 < 60℃，电极尖端可能残留有未被杀灭的癌细胞，若移动电极针时直接关闭电极而未消融针道将可能引起针道种植；④肿瘤分化程度较差的患者易发生针道种植。为防止该并发症的发生，要牢记每次射频治疗结束后均须消融针道（图 13-19）。

7. 热损伤邻近结构　因为末梢神经的热敏感性，所以 RFA 可能会损伤靠近消融部位的周围神经。如臂丛神经的末梢就邻近肺尖部。肺肿瘤消融臂丛神经损伤的发生率约 0.5%，而如果仅统计肺尖部肿瘤的消融，则发生率为 15%。若患者的症状累及上臂和前臂内侧及环指、小指，则提示臂丛神经末梢损伤范围为 C_8 和 T_1 神经。症状包括 2～3 级感觉障碍、运动功能障碍。部分症状随着时间的推移会消退。

研究发现肺癌消融后膈神经损伤的发生率为 1.3%。膈神经损伤的危险因素是膈神经距离肿瘤 < 10mm。严重的膈神经损伤平均会减少 20% 的肺活量和 1s 的用力呼气量。在手术过程中若出现肩膀、牙齿、下颌骨的牵涉痛，预测 RFA 后可能会出现膈神经的损伤（图 13-20）。

消融接近肺表面的肿瘤有可能损伤胸壁，患者

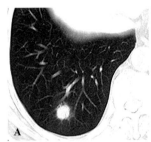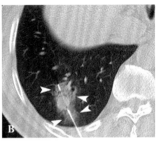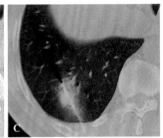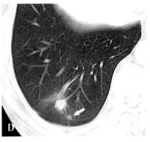

▲ 图 13-19　针道种植

A. RFA 术前的胸部 CT 扫描显示在右后基底段有 1 个 1.5cm 的肿瘤，在活检后立即射频消融；B. CT 显示活检针插入到肿瘤中，肿瘤周围肺实质有出血（箭头）；C. CT 显示射频消融导入肿瘤沿着活检针相似的路径；D. RFA 后 4 个月 CT 显示在原消融针道上有 1 个 6mm 结节（箭），考虑为肿瘤针道种植

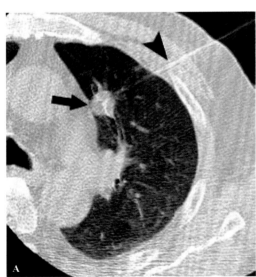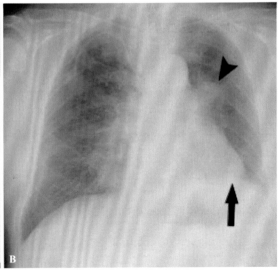

▲ 图 13-20　膈神经损伤

A. 显示多弹头开伞电极（箭头）刺入肿瘤（箭）靠近肺动脉干；B. 胸部 X 线片显示 RFA 后治疗侧膈肌的高度（箭）和消融区（箭头）

会抱怨 RFA 后有沿着肋骨走行的疼痛感，这是肋间神经受损的表现。对于伴有胸膜广基底的肿瘤，RFA 后可能会出现肋骨骨坏死的情况。可用于将肿瘤从胸壁分离的技术，包括创造人工气胸（在 RFA 中可缓解疼痛）、创造人工胸腔积液、采用胸腔镜引导代替经皮消融的方法。对于靠近膈肌的肺癌在 RFA 后要警惕膈疝的发生，据报道，膈疝的发病率为 0.1%。多数发生肝疝，并且患者多无症状，因此可保守处理。而肠疝的危险很大，因为会有肠绞窄的危险出现。

8. 肺炎　对于既往接受过放疗的患者，RFA 可诱发放射性肺炎，严重者会危及生命。因此，对于之前有放疗史的肺癌患者，RFA 的指征需要仔细研究再做确定。还有报道称 RFA 后会出现反应性肺炎样的闭塞性细支气管炎机化性肺炎（bronchiolitis obliterans organizing pneumonia，BOOP）。其发生率是 0.4%，患者呈现非特异性症状，如发热、咳嗽、咳痰、全身乏力和（或）呼吸困难。CT 图像显示为在消融区的外围有明显的磨玻璃影分布和（或）含气空间的斑片状浑浊（图 13-21）。抗生素治疗是无效的，但类固醇激素冲击治疗效果良好。其他罕见的报道有急性呼吸窘迫综合征、急性恶化性间质性肺炎，若出现，需内科积极治疗。

9. 全身性空气栓塞　众所周知，全身性空气栓塞是经皮肺活检的一种罕见并发症，这种有潜在致命性的并发症也会通过肺部的 RFA 引起，发生率为 0.01%～0.16%。正压通气被认为是这种并发症的风险因素。发生早期临床上可无症状，仅在消融过程中的 CT 扫描中发现（图 13-22）。治疗措施为：立刻退出射频针，患者取头低足高位置，以免头部空气栓塞。使用 100% 的纯氧治疗，以促进栓塞空气的氮气置换成氧气，从而有利于空气的吸收，应用抗血小板药物和血管扩张药。严重的临床表现则为咳嗽之后患者突然变得反应迟钝并进而出现呼吸骤停。遇到这种危及情况应立即复苏抢救。

10. 空穴现象　研究报道肺癌 RFA 后空穴现象的发生率为 14%。大多数患者无症状。风险因素有肿瘤邻近胸壁、原发性肺癌、肺气肿。虽然大多数情况下，空穴现象的产生并不会导致重要的临床不良事件，但是少数的这种空腔会随时间的延长而增大进而破裂，从而导致气胸、出血。此外，这种空穴现象为曲霉菌感染创造了条件（图 13-23）。

11. 其他并发症　其他严重的并发症报道，包括肺脓肿、脓胸和皮肤灼伤。这些并发症虽都是严重的，但极为罕见。

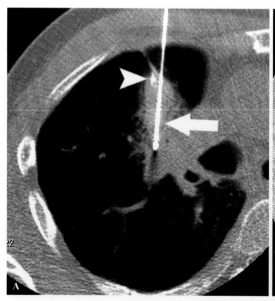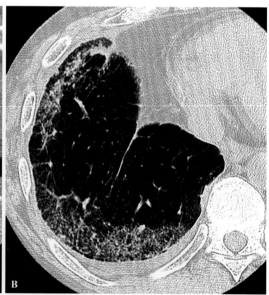

▲ 图 13-21　肺癌术后复发

A. CT 显示 RFA 电极针刺入肿瘤（箭）和外科缝合器（箭头）；B. 消融 2 天后显示在消融区周边磨玻璃影及右下肺叶合并出现叠加网状阴影

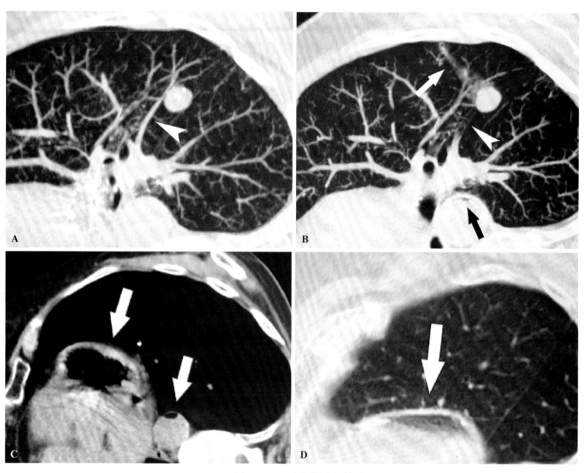

▲ 图 13-22　全身性空气栓塞

A. RFA 治疗前患者右侧卧位图像，在左上叶胸膜下结节，前方与肺静脉（箭头）密切接触，没有肺气肿或其他肺部疾病显示；B. 射频针穿刺后显示在静脉（白箭头）和降主动脉（黑箭）有气体影，沿针道可见中度出血（白箭）；C. 射频针穿刺后患者在右侧卧位图像，见左心房、左心室及降主动脉内大量气体聚集（箭）；D. 轴向 CT 重建射频针插入后显示主动脉弓（箭）血液空气水平，患者为右侧卧位获得的图像

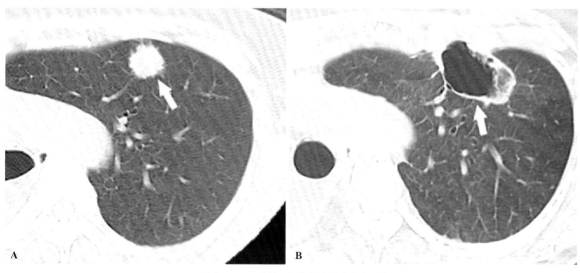

▲ 图 13-23　射频消融治疗后的空穴现象

A. RFA 术前 CT 图像显示在左上肺叶 2cm 肿瘤（箭）；B. RFA 后 1 个月 CT 显示消融区大的薄壁腔（箭）

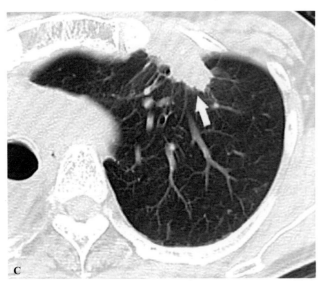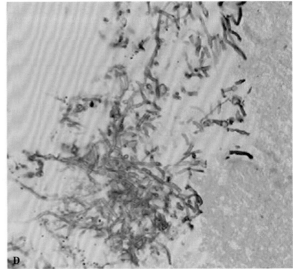

▲ 图 13-23（续） 射频消融治疗后的空穴现象

C. RFA 后 8 个月 CT 显示消融区整合（箭）；D. 活检标本显示曲霉菌菌丝（Grocott 染色，原始放大倍数，40×）

（黎海亮 郑 琳）

参考文献

[1] Akeboshi M, Yamakado K, Nakatsuka A, et al. Percutaneous radiofrequency ablation of lung neoplasms: initial therapeutic response [J]. Journal of Vascular and Interventional Radiology, 2004, 15(5):463-470.

[2] Alberti N, Buy X, Desjardin M, et al. Diaphragmatic Hernia After Lung Percutaneous Radiofrequency Ablation: Incidence and Risk Factors-Reply[J]. Cardiovascular and Interventional Radiology, 2016, 39(2):318-319.

[3] Ambrogi MC, Lucchi M, Dini P, et al. Percutaneous radiofrequency ablation of lung tumours: results in the mid-term[J]. European Journal of Cardio-Thoracic Surgery, 2006, 30(1):177-183.

[4] Anderson EM, Lees WR, Gillams AR. Early indicators of treatment success after percutaneous radiofrequency of pulmonary tumors[J]. CardioVascular and Interventional Radiology, 2009, 32(3):478-483.

[5] Bi N, Shedden K, Zheng X, et al. Comparison of the Effectiveness of Radiofrequency Ablat ion Wi th Stereotact ic Body Radiation Therapy in Inoperable Stage Ⅰ Non-Small Cell Lung Cancer: A Systemic Review and Pooled Analysis[J]. Int J Radiat Oncol Biol Phys, 2016, 95(5):1378-1390.

[6] Carrafifiello G, Mangini M, Fontana F, et al. Radiofrequency ablation for single lung tumours not suitable for surgery: seven years' experience[J]. La Radiologia Medica, 2012, 117(8):1320-1332.

[7] Christian C, Erica S, Morandi U. The prognostic impact of tumor size in resected stage I non-small cell lung cancer: evidence for a two thresholds tumor diameters classification[J]. Lung Cancer, 2006, 54(2):185-191.

[8] de Baere T, Palussiere J, Auperin A, et al. Midterm local efficacy and survival after radiofrequency ablation of lung tumors with minimum follow-up of 1 year: prospective evaluation[J]. Radiology, 2006, 240(2):587-596.

[9] Donohoo JH, Anderson MT, Mayo-Smith WW. Pacemaker reprogramming after radiofrequency ablation of a lung neoplasm[J]. American Journal of Roentgenology, 2007, 189(4):890-892.

[10] Egashira Y, Singh S, Bandula S, et al. Percutaneous High-Energy Microwave Ablation for the Treatment of Pulmonary Tumors: A Retrospective Single-Center Experience[J]. Journal of Vascular and Interventional Radiology, 2016, 27(4):474-479.

[11] Ghaye B, Bruyere PJ, Dondelinger RF. Nonfatal systemic air embolism during percutaneous radiofrequency ablation of a pulmonary metastasis[J].American Journal of Roentgenology, 2006, 187(3):W327-328.

[12] Gillams AR, Lees WR.Radiofrequency ablation of lung metastases: factors influencing success[J]. European Radiology, 2008, 18(4):672-677.

[13] Giraud P, Antoine M, Larrouy A, et al. Evaluation of microscopic tumor extension in non-small-cell lung cancer for three-dimensional conformal radiotherapy planning[J]. International Journal of Radiation Oncology, Biology, Physics, 2000, 48(4):1015-1024.

[14] Herrera LJ, Fernando HC, Perry Y, et al. Radiofrequency ablation of pulmonary malignant tumors in nonsurgical candidates[J]. The Journal of Thoracic and Cardiovascular Surgery, 2003, 125(4):929-937.

[15] Higaki F, Okumura Y, Sato S, et al. Preliminary retrospective investigation of FDG-PET/CT timing in follow-up of ablated lung tumor[J]. Annals of Nuclear Medicine, 2008, 22(3):157-163.

[16] Hinshaw JL, Littrup PJ, Durick N, et al. Optimizing the protocol for pulmonary cryoablation: a comparison of a dual- and triple-freeze protocol[J]. CardioVascular and Interventional Radiology, 2010, 33(6):1180-1185.

[17] Hiraki T, Gobara H, Fujiwara H, et al. Lung cancer ablation: complications[J]. Seminars in Interventional Radiology, 2013, 30(2):

169-175.

[18] Hiraki T, Gobara H, Kato K, et al. Bronchiolitis obliterans organizing pneumonia after radiofrequency ab lat ion of lung cancer: report of three cases[J]. Journal of Vascular and Interventional Radiology, 2012, 23(1):126-130.

[19] Hiraki T, Gobara H, Mimura H, et al. Aspergilloma in a cavity formed after percutaneous radiofrequency ablation for lung cancer[J]. Journal of Vascular and Interventional Radiology, 2009, 20(11):1499-1500.

[20] Hiraki T, Gobara H, Mimura H, et al. Does tumor type affect local control by radiofrequency ablation in the lungs[J]? European Journal of Radiology, 2010, 74(1):136-141.

[21] Hiraki T, Gobara H, Shibamoto K, et al. Technique for creation of artificial pneumothorax for pain relief during radiofrequency ablation of peripheral lung tumors: report of seven cases[J]. Journal of Vascular and Interventional Radiology, 2011, 22(4):503-506.

[22] Hiraki T, Mimura H, Gobara H, et al. Two cases of needle-tract seeding after percutaneous radiofrequency ablation for lung cancer[J]. Journal of Vascular and Interventional Radiology, 2009, 20(3):415-418.

[23] Hiraki T, Tajiri N, Mimura H, et al. Pneumothorax, pleural effusion, and chest tube placement after radiofrequency ablation of lung tumors: incidence and risk factors[J]. Radiology, 2006, 241(1):275-283.

[24] Jin GY, Lee JM, Lee YC, et al. Primary and secondary lung malignancies treated with percutaneous radiofrequency ablation: evaluation with follow-up helical CT[J]. American Journal of Roentgenology, 2004, 183(4):1013-1020.

[25] Kang S, Luo R, Liao W, et al. Single group study to evaluate the feasibility and complications of radiofrequency ablation and usefulness of post treatment position emission tomography in lung tumours[J]. World Journal of Surgical Oncology, 2004, 2:30.

[26] Kodama H, Yamakado K, Murashima S, et al. Intractable bronchopleural fistula caused by radiofrequency ablation: endoscopic bronchial occlusion with silicone embolic material[J]. The British Journal of Radiology, 2009, 82(983):e225-227.

[27] Lee EW, Suh RD, Zeidler MR, et al. Radiofrequency ablation of subpleural lung malignancy: reduced pain using an artificially created pneumothorax[J]. Cardiovascular and Interventional Radiology, 2009, 32(4):833-836.

[28] Lee JM, Jin GY, Goldberg SN, et al. Percutaneous radiofrequency ablation for inoperable non-small cell lung cancer and metastases: preliminary report. Radiology[J], 2009, 230(1):125-134.

[29] Lencioni R, Crocetti L, Cioni R, et al. Response to radiofrequency ablation of pulmonary tumours: a prospective, intention-to-treat, multicentre clinical trial (the RAPTURE study)[J]. The Lancet Oncology, 2008, 9(7):621-628.

[30] Matsui Y, Hiraki T, Gobara H, et al. Phrenic nerve injury after radiofrequency ablation of lung tumors: retrospective evaluation of the incidence and risk factors[J]. Journal of Vascular and Interventional radiology, 2012, 23(6):780-785.

[31] Moore W, Talati R, Bhattacharji P, et al. Five-year survival after cryoablation of stage Ⅰ non-small cell lung cancer in medically inoperable patients[J]. Journal of Vascular and Interventional Radiology, 2015, 26(3):312-319.

[32] Nakatsuka S, Yashiro H, Inoue M, et al. On freeze-thaw sequence of vital organ of assuming the cryoablation for malignant lung tumors by using cryoprobe as heat source[J]. Cryobiology, 2010, 61(3):317-326.

[33] Nour-Eldin NE, Naguib NN, Maok M, et al. Pulmonary hemorrhage complicating radiofrequency ablation, from mild hemoptysis to life-threatening pattern. European Radiology, 2011, 21(1):197-204.

[34] Nour-Eldin NE, Naguib NN, Saeed AS, et al. Risk factors involved in the development of pneumothorax during radiofrequency ablation of lung neoplasms[J]. AJR American Journal of Roentgenology, 2009, 193(1):W43-48.

[35] Okuma T, Matsuoka T, Tutumi S, et al. Air embolism during needle placement for CT-guided radiofrequency ablation of an unresectable metastatic lung lesion[J]. Journal of Vascular and Interventional Radiology, 2007, 18(12):1592-1594.

[36] Okuma T, Okamura T, Matsuoka T, et al. Fluorine-18-flfluorode-oxyglucose positron emission tomography for assessment of patients with unresectable recurrent or metastatic lung cancers after CT guided radiofrequency ablation: preliminary results[J]. Annals of Nuclear Medicine, 2006, 20(2):115-121.

[37] Pastorino U, Buyse M, Friedel G, et al. Long term results of lung metastasectomy: prognostic analyses based on 5206 cases[J]. The Journal of Thoracic and Cardiovascular Surgery, 1997, 113(1):37-49.

[38] Sakurai J, Hiraki T, Mukai T, et al. Intractable pneumothorax due to bronchopleural fistula after radiofrequency ablation of lung tumors[J]. Journal of Vascular and Interventional Radiology, 2007, 18(1 Pt 1):141-145.

[39] Sakurai J, Mimura H, Gobara H, et al. Pulmonary artery pseudo-aneurysm related to radiofrequency ablation of lung tumor[J]. Cardiovascular and Interventional Radiology, 2010, 33(2):413-416.

[40] Simon CJ, Dupuy DE, DiPetrillo TA, et al. Pulmonary radiofrequency ablation: longterm safety and efficacy in 153 patients[J]. Radiology, 2007, 243(1):268-275.

[41] Simon TG, Beland MD, Machan JT, et al. Charlson Comorbidity Index predicts patient outcome, in cases of inoperable non-small cell lung cancer treated with radiofrequency ablation[J]. European Journal of Radiology, 2012, 81(12):4167-4172.

[42] Steinke K, Haghighi KS, Wulf S, et al. Effect of vessel diameter on the creation of ovine lung radiofrequency lesions in vivo: preliminary results[J]. The Journal of Surgical Research, 2005, 124(1):85-91.

[43] Tong NY, Ru HJ, Ling HY, et al. Extracardiac radiofrequency ablation interferes with pacemaker function but does not damage the device[J]. Anesthesiology, 2004, 100(4):1041.

[44] Wolf FJ, Grand DJ, Machan JT, et al. Microwave ablation of lung malignancies: effectiveness, CT findings, and safety in 50 patients[J]. Radiology, 2008, 247(3):871-879.

[45] Yamauchi Y, Izumi Y, Hashimoto K, et al. Percutaneous cryoablation for the treatment of medically inoperable stage Ⅰ nonsmall cell lung cancer[J]. PloS One, 2012, 7(3):e33223.

[46] Yan TD, King J, Sjarif A, et al. Percutaneous radiofrequency ablation of pulmonary metastases from colorectal carcinoma: prognostic determinants for survival[J]. Annals of Surgical Oncology, 2006, 13(11):1529-1537.

[47] Yashiro H, Nakatsuka S, Inoue M, et al. Factors affecting local progression after percutaneous cryoablation of lung tumors[J]. Journal of Vascular and Interventional Radiology, 2013, 24(6):813-821.

[48] Yoo DC, Dupuy DE, Hillman SL, et al. Radiofrequency ablation of medically inoperable stage Ⅰ A non-small cell lung cancer: are early posttreatment PET fifindings predictive of treatment outcome[J]? American Journal of Roentgenology, 2011, 197(2):334-340.

[49] Zemlyak A, Moore WH, Bilfifinger TVet al. Comparison of survival

after sublobar resections and ablative therapies for stage I non-small cell lung cancer[J]. Journal of the American College of Surgeons, 2010, 211(1):68-72.

[50] Zhang X, Tian J, Zhao L, et al. CTguided conformal cryoablation for peripheral NSCLC: initial experience[J]. European Journal of Radiology, 2012, 81(11):3354-3362.

[51] Zhu JC, Yan TD, Morris DL. A systematic review of radiofrequency ablation for lung tumors[J]. Annals of Surgical Oncology, 2008, 15(6):1765-1774.

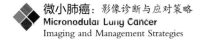

第四篇
病例解析

"实践是检验真理的唯一标准"

实用性是本书的特色之一。本部分以病例的形式解释如何在实际临床诊疗工作中应用前文所讨论和总结的各个要点，以进一步提高临床的实际工作能力。每个诊断病例均包含【临床病史】【影像分析】【病理诊断】【讨论点评】4 个环节，以求提供较为全面的患者信息，也有利于读者自测使用。在本部分我们特别增加了较大数量的良性疾病病例，作为鉴别诊断，既是对前篇内容的补充，也借此再次提醒读者，微小结节中仍然以良性病变居多数，结合病史，综合分析尤其重要。最后，还附加了 2 例早期肺癌的非手术治疗病例，立体定向放疗和射频消融治疗，治疗过程较为详尽，以供有兴趣的读者参考。

病例 1　非典型腺瘤样增生（一）

【临床病史】女性，51 岁，患者 1 个月余前因胸闷至当地医院就诊。胸部 CT：左肺下叶背段磨玻璃结节。目前无痰中带血、发热、盗汗、恶心、呕吐、头晕、头痛、骨痛，无饮水呛咳、声嘶等。

【影像分析】胸部 CT：左肺下叶背段磨玻璃微结节，中心区域见少许实性成分（图 1）。

【病理诊断】非典型性腺瘤样增生。

【讨论点评】该病例为因胸闷来院行胸部 CT 时偶然发现的微小结节。虽然病灶较小，仅 6mm，但是病灶内部见少许实性成分，似乎还可见 1 支供血血管进入病灶。鉴于这些影像学特征，考虑为浸润前病变，原位癌可能性大。术后病理诊断为非典型腺瘤样增生。此病灶虽然为半实性结节，但是既非微浸润腺癌，亦非原位腺癌，属于罕见的非典型腺瘤样增生的表现。因此，在判断半实性结节的性质时，不能单纯地依据病灶内存在实性成分就认为已经出现肿瘤进展，极少数非典型腺瘤样增生病灶内部也可出现少许实性成分。

AIS 与 AAH 鉴别主要抓住以下 4 点。

(1) 大小：AAH 的最大径通常不超过 5mm，偶有病例可达 12mm。

(2) 密度：AAH 的影像学表现为 pGGO，绝大多数情况下其内无实性成分，密度低。但在极少数病例，由于病灶存在时间较长，可能出现数量不等的纤维增生（如本例所见），易与真正的肿瘤成分混淆，从而误判为 AIS 或 MIA。值得参考鉴别的是，AAH 内的纤维增生实性成分较小（实性部分与磨玻璃部分的比值）或较分散，AIS 或 MIA 内的实性部分较大，磨玻璃成分仅为围绕实性核心的较窄环状带。

(3) 边缘：由于病理上 AAH 的瘤细胞呈沿肺泡的不连续间断排列，因此影像上病灶的边缘部分清楚，部分模糊；与之相对的是 AIS 的瘤细胞在肺泡壁上呈连续排列，边缘清楚。

(4) 血管：AAH 无血管直接进入，除非病灶位于血管边缘或附着于血管上，此时需要特别谨慎仔细地判断，如病灶内的血管部分与病灶外的血管部分在管径上是否有差异，病灶内的血管部分有无异常增粗或扭曲等，上述特征均罕见于 AAH，但可见于 AIS、MIA 和 IAC 病灶内，病变阶段越进展，血管的异常越明显、越突出。

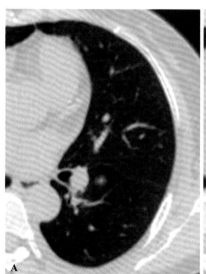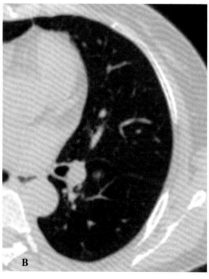

◀图 1　非典型腺瘤样增生
A 和 B. 连续层面，图示左肺下叶背段见 1 枚直径约 6mm 半实性微小结节，边缘尚清晰

（朱晓华　李　铭）

病例 2　非典型腺瘤样增生（二）

【临床病史】男性，55 岁，肺部 CT 体检发现右肺上叶 1 枚磨玻璃病灶。无咳嗽、咳痰、胸痛等呼吸道症状，肿瘤指标未见明显升高。

【影像分析】肺部 CT 示右肺上叶见一纯磨玻璃结节，直径约为 10mm，边缘光整、清晰，密度均匀，可见邻近血管通过（图 2）。增强扫描后，血管显示清晰，壁光整，局部略扭曲，未见分支形成，需考虑早期肺肿瘤可能（AIS → MIA）。鉴于该病灶内有血管穿行，建议 VATS 手术，排除 MIA 可能。

【病理诊断】患者接受经胸腔镜右肺上叶切除术。病理示：右肺上叶非典型腺瘤样增生（AAH），10mm。周围肺组织部分区肺泡间隔增宽，毛细血管扩张，纤维增生。

【讨论点评】非典型腺瘤样增生由 Ⅱ 型肺泡上皮细胞或 Clara 细胞转变而来，AAH 多沿肺泡壁及呼吸性细支气管伏壁式生长，属轻、中度不典型增生。在 CT 上大多表现纯磨玻璃结节，边界清晰，密度均匀，大多不会出现实性成分，可有正常血管通过，但不会出现异常血管的表现。

AAH 病理上被定义为肺泡上皮细胞的不典型局限性增生。病灶大小通常不超过 5mm，少数可达 12mm。本例病灶直径为 10mm。其病理组织学改变是肺泡上皮细胞沿着肺泡壁增生，细胞呈圆形、立方形、低柱状或钉突样；细胞具有 Clara 细胞或

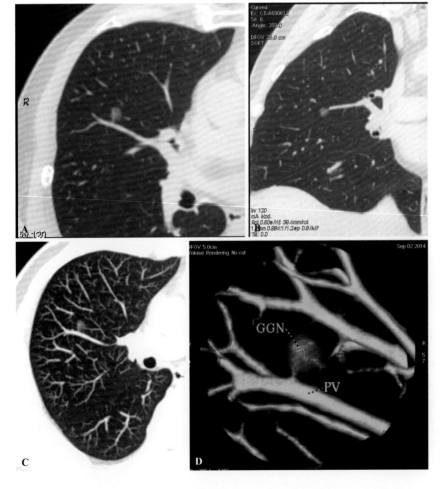

◀ 图 2　非典型腺瘤样增生
A 和 B. CPR 图像，显示病灶被一细小肺静脉分支穿行；C. MIP 图像；D. VR 图像，显示该 GGN 与周围血管的关系

Ⅱ型肺泡上皮的光镜和超微结构特征。影像学上，AAH 通常为≤0.5cm的纯磨玻璃样结节（GGN）。病变可为单个或多个，而且常见发生于胸膜下。应该指出的是，AAH 本质上属于癌前病变（处于良性阶段）。

并非全部 AAH 都会发展成为原位腺癌，有部分 AAH 仍可退缩，本例即如此。其肺泡壁发生不典型增生的细胞由于自身的凋亡，难以维持肺泡结构，导致肺泡萎缩塌陷及肺间隔纤维组织增生，致肺泡间隔增宽，最终形成纤维瘢痕增生，毛细血管扩张，因此本病例的磨玻璃结节灶内可见相邻的、纤细的血管通过，并有轻度扭曲，这对该病灶性质的判断产生了极大的干扰。大多情况下磨玻璃结节出现血管的"移动－联通"的肿瘤微血管 CT 成像征是诊断 AIS 或 MIA 的重要依据。本例 AAH 在病灶内虽然有扭曲扩张的毛细血管，但血管形态光整、清晰，壁未见毛糙，分支增多、模糊等异常改变，因此血管的扭曲为病灶内局部纤维瘢痕增生，牵拉扩张的毛细血管所致。因此在诊断 AIS 及 MIA 时，必须要考虑与局灶性纤维化或含间隔纤维增生的 AAH 进行鉴别。

（葛虓俊　李　铭）

病例3　非典型腺瘤样增生＋肺内淋巴结

【临床病史】女性，39 岁，患者于半年前行胸部 CT 检查：左肺占位伴有肺部感染。2014 年 1 月复查胸部 CT 提示：右肺中叶磨玻璃结节；左肺上叶胸膜下小结节影，考虑良性可能。曾出现乏力、盗汗病情，现无上述症状。目前患者无头痛、骨痛、腹胀等症状，要求手术切除肺部病灶。

【影像分析】肺 CT 示右肺中叶磨玻璃微结节，病灶内密度略不均，左肺尖胸膜下见偏实性微小结节（图 3）。

【病理诊断】右肺中叶病灶为非典型腺瘤样增

生，左肺尖胸膜下微结节为肺内淋巴结。

【讨论点评】患者为体检发现肺部微结节，右肺中叶病灶考虑为浸润前病灶，左肺尖病灶考虑为良性病变。依据 2011 年颁布的肺腺癌新分类的 CT 表现，右肺中叶病灶内密度略不均匀，需要考虑原位腺癌基础上伴有部分浸润的可能，即 MIA 的可能性。但是病理诊断为非典型腺瘤样增生病灶，提醒我们在诊断部分实性病灶或密度不均匀的磨玻璃病灶时，尤其是病灶比较小，做出 MIA 的诊断时要非常谨慎。当发生此类情况时，需要进一步行肺

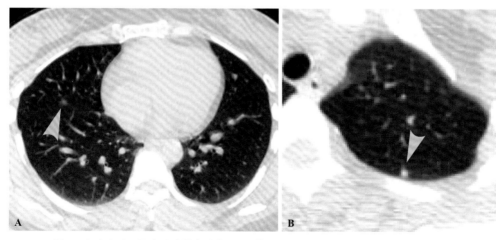

▲ 图 3　右肺中叶 1 枚磨玻璃微小结节（A，箭头），左肺尖背侧胸膜下微小结节（B，箭头）

部增强 CT 检查了解病灶与周围血管的关系，或定期随访了解病灶的动态变化，有助于对此类病灶的综合评估，做出正确的判断。术后病理示右肺中叶

AAH 及左肺尖胸膜下病灶为肺内淋巴结。

（朱晓华 李 铭）

病例4 "隐匿性"肺癌

【临床病史】男性，45岁，工程师，吸烟22年。在痰液中已找到恶性细胞。常规 CT 横断扫描、纤维支气管镜、PET/CT 均未发现病灶。

【影像分析】高分辨、低剂量的多层螺旋 CT 薄层横断扫描，做多方位成像图像重组（MPR）及

CT 仿真支气管内镜（CTVE）后，才发现右上叶后段管腔明显狭窄。右上叶后段管壁增厚的原因是右上叶后段管腔内有一个直径 3mm 的微结节存在（图4）。

【病理诊断】术后病理诊断：肺小细胞癌。

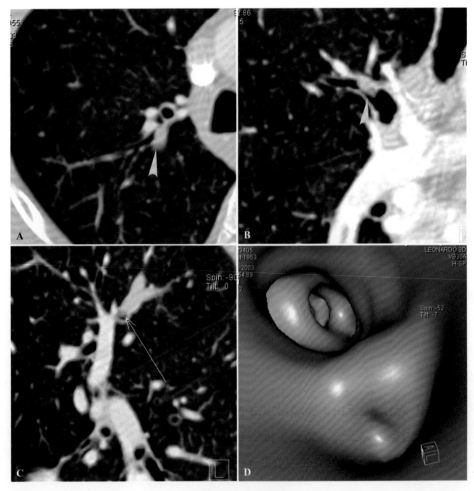

▲ 图4 肺小细胞癌

A. 横断面图像，在右上叶后段管壁有增厚（箭头）；B. 冠状面图像重组，显示右上叶后段管腔内微结节（箭头）；C. 矢状面图像重组，显示右上叶后段管腔内粟粒结节（箭）；D. CT 仿真内镜三维图像，右上叶后段管腔明显狭窄

【讨论点评】国际肺癌研究协会（IASLC）2009年肺癌 TNM 分期（7版）中规定：对不能评定的原发肿瘤，即经痰液或支气管刷检找到恶性肿瘤细胞，但影像学或气管镜下没有可视肿瘤，划为隐匿性肺癌（Tx 期）。如果我们对所谓的"隐匿性肺癌"听之任之，消极等待，束手无策，就一定会使肿瘤向 T_1 期发展，从而既影响了 5 年生存率的提高，又影响了患者的生命安全。

目前我国肺癌患者 5 年生存率仅为 19.7%，若肺癌患者在 0 期或 Ⅰa 期即被诊断，其 5 年生存率可提高 80%，对肺癌的早发现、早诊断、早治疗一直是我们面临的重大挑战。《全国原发性肺癌诊疗规范（2015 年版）》中强调了胸部 CT 筛查可发现早期周围型小肺癌的重要性。但是对早期微小的中央型肺癌，如小细胞肺癌（SCLC）除了使用 CT 作MPR、MIP、MiniIP、VRT 等各种图像后处理去发现病灶外，规范也提出血清肿瘤标志物中的胃泌素

释放肽前体（ProGRP）、细胞角蛋白 19 片段抗原（CYFRA 21-1）、神经元特异性烯醇化酶（NSE）、与癌胚抗原（CEA）这 4 种常用的肺癌标志物的检测也有很大的诊断参考价值。

近年来，胸部影像学的飞速进展对临床医学有着高效、智能、直观的影响，从而使诊断信息模式与价值也发生了根本的转变。影像引导治疗（image guided procedures，IGP）和外科手术导航（image guided surgery，IGS）是现代医学影像技术在临床上的全方位应用。由此使临床医师对影像信息的解读可有更深层次的认识。因此，在 CT 的使用和操作过程中应该遵循"切薄层、做增强、测数据、用软件"的基本原则，才能使得到的图像达到图像的可视化，才能寻找出直观化的证据，应用此可信化的证据，为临床解决疑难困惑的问题。

（张国桢　滑炎卿　金　秀）

病例 5　原位腺癌（一）

【临床病史】女性，51 岁。体检发现右肺下叶 1 枚半实性微小结节，肿瘤指标无明显异常，无明显咳嗽、胸痛等症状。

【影像分析】右肺下叶半实性磨玻璃微小结节，病灶边缘清晰，病灶内密度略不均，见少许实性成分（图 5）。

【病理诊断】手术病理诊断为原位腺癌。

【讨论点评】横断位图像时该病灶内虽有少许实性成分，病灶边缘清楚，假如没有做合适的图像三维重组观察，很容易就把病灶考虑为恶性病灶，而根据病灶内出现的少许实性成分，诊断为 MIA，通过对穿过病灶的细小血管的分析，得出横断位所示的实性病灶乃是穿过病灶的细小肺静脉，故依据横断位及三维重组观察血管的图像综合分析应诊断为原位腺癌。值得注意的是，即使病灶内出现少许实

性成分的半实性病灶也不一定都是微浸润腺癌或浸润性腺癌，有部分伴有黏液分泌的原位腺癌病灶也可表现为病灶内部分少许实性成分，而不是肿瘤的浸润。

该病灶的诊断提醒我们，在横断位观察病灶的基础上，尤其是病灶内只有少许实性成分的病灶，就需要综合病灶周围血管的三维重组图像分析，排除由于穿过病灶内部的细小血管误认为病灶内实性成分的影响，而诊断为病灶内的浸润成分。而就磨玻璃结节周围的血管分析图像的后处理技术来说，首先应选择 CPR 图像来观察，能够直接显示病灶和穿过病灶内的细小血管与病灶内实性成分的关系，如果病灶周围细小血管较多，则需要综合 VR 图像来整体分析、判断。

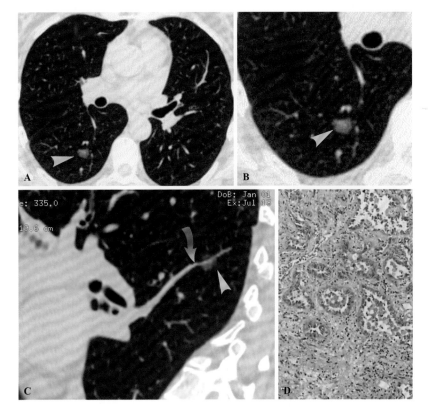

◀ 图 5　原位腺癌

A. 横断位图像，显示右肺下叶 1 枚直径 9mm 的半实性结节，病灶边缘清楚（箭头）；B. 病灶局部放大图像（箭头）；C. 经过病灶的血管分析（弯箭及箭头），病灶内的实性成分实际上为穿过病灶的细小血管；D. HE 染色图片（HE，200×）

（李　铭　郑向鹏　肖　立）

病例 6　原位腺癌（二）

【临床病史】女性，50 岁，体检偶然发现左肺上叶 1 枚磨玻璃病灶。无咳嗽、咳痰等呼吸道症状，肿瘤指标无升高，红细胞计数无异常。

【影像分析】左肺上叶斑片状纯磨玻璃病灶，长径约 7mm，紧邻肺动脉小分支（图 6）。

【病理诊断】原位腺癌。

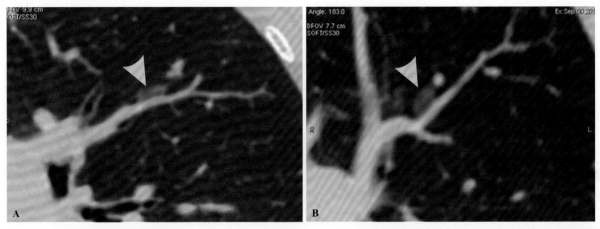

▲ 图 6　左肺上叶斑片状纯磨玻璃病灶，病灶与周围血管紧邻，未见明显血管穿行（A 和 B，箭头）。术前诊断与病理一致，为原位腺癌

【讨论点评】临床及放射科医师一直关注的都是结节类病灶，但有一些腺癌类病灶也可表现为沿着细（毛细）支气管的管壁生长的条形磨玻璃密度，易误诊为慢性炎症或局灶性纤维化，该病灶密度较均匀一致，经过1年随访病灶无明显变化，考虑到病灶内无内生血管生成，术前诊断为原位腺癌，与病理诊断一致。此类病灶是非常容易被放射科医师忽视的病灶，既没有结节样的形态，更缺乏传统肺结节的恶性征象，称为管壁型原位癌。详见微小腺癌的10类CT分型内容。

（李　铭）

病例7　原位腺癌（三）

【临床病史】男性，68岁，感觉右侧胸痛2个月来院就诊，无发热及咳嗽等症状。行胸部CT检查发现左肺上叶1枚磨玻璃微结节。

【影像分析】肺CT示左肺上叶胸膜下见1枚直径6～7mm磨玻璃微结节，呈部分实性，病灶边缘尚清晰（图7）。

【病理诊断】手术病理诊断为原位腺癌。

【讨论点评】该病例为自觉右侧胸痛症状来院检查疼痛原因，行胸部CT检查时偶然发现肺部磨玻璃微小结节，除右侧胸痛外，无任何不适症状，无咳嗽及发热。通过CT图像分析，虽然病灶较小，但是病灶内部见少许实性成分。术前考虑为早期肺腺癌，由于病灶较小，于术后对切除标本进行了CT导向穿刺定位，避免丢失病灶的可能，术后病理诊断为原位腺癌。此病灶虽然为半实性结节，但不是微浸润腺癌，因此我们面对半实性结节的时候，不能武断地判断病灶内的实性成分为肿瘤的浸润，原位腺癌内部也可出现少许实性的纤维成分。

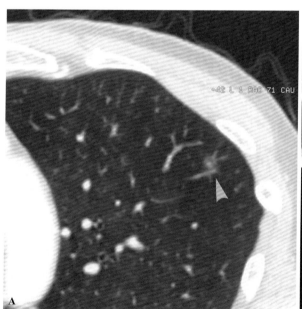
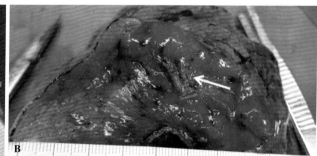
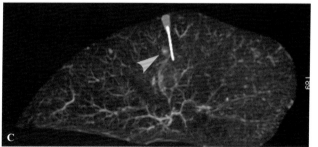

▲ 图7　原位腺癌

A. 左肺上叶见一枚半实性磨玻璃微小结节，直径6～7mm，边缘尚清晰（箭头）；B. 大体标本的切面照片（白箭示病灶位置）；C. 切除标本再充气下CT导向穿刺定位（箭头）图像

（李　铭）

病例 8　原位腺癌 + 结核

【临床病史】女性，57 岁，肺部 CT 体检发现右肺多发结节。

【影像分析】右肺上叶 2 枚实性小结节，右肺下叶 1 枚磨玻璃微结节，其中右肺下叶结节考虑为浸润前病变可能大，右肺上叶 2 枚结节性质待定（图 8 ）。

【病理诊断】术后病理诊断示右肺上叶 2 枚病灶为结核病变，右肺下叶病灶为原位腺癌。

【讨论点评】术前诊断右肺多发结节，恶性病灶需要考虑，右肺上叶 2 枚小结节，形态欠规则，边缘尚清晰，病灶周围无明显卫星病灶。根据发病部位来说，右肺上叶是结核病变好发的部位，病灶内无钙化密度，缺乏卫星灶等都是术前没有诊断为结核病灶的原因。对于右肺下叶磨玻璃病灶，病灶与周围血管无明显直接的关系，冠状位重组图像显示有血管分支与病灶擦肩而过，并没有进入病灶内部，术前考虑为浸润前病灶，与病理诊断一致。

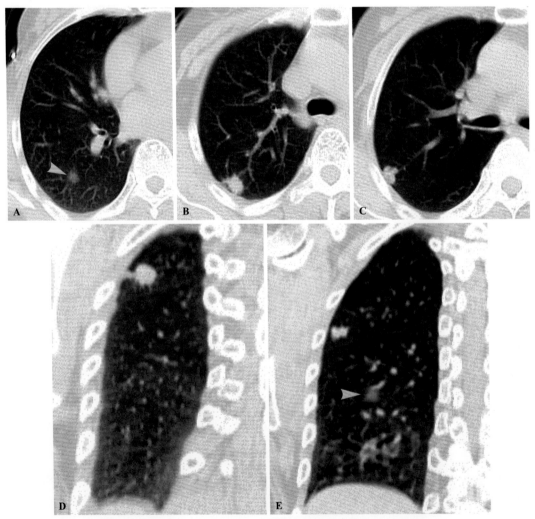

▲ 图 8　右肺上叶两枚实性小结节（B 至 E），其中 1 枚邻近胸膜，局部与胸膜相连。右肺下叶磨玻璃微结节，直径约 7mm，边缘尚清晰（A 和 E，箭头）

（朱晓华　李　铭）

病例9 原位腺癌+炎性肉芽肿

【临床病史】女性，46岁。"咳嗽咳痰1年"入院。患者1年前，无明显诱因下出现刺激性咳嗽、咳痰，无痰中带血及胸闷气急症状。外院胸部X线片及CT考虑右肺中叶肺癌可能性大，有分叶毛刺表现，大小约1.0cm×2.0cm。

【影像分析】肺CT示左肺上叶磨玻璃微结节，边缘尚清晰，右肺中叶见条片状病灶，呈实性（图9）。

【病理诊断】左肺上叶原位腺癌，右肺中叶肉芽肿病变。

【讨论点评】患者两肺各有1枚病灶，右肺中叶病灶于术前诊断为肺癌可能性大，左肺上叶病灶诊断为浸润前病灶。主要的鉴别诊断如下。

1. 右肺脓疡 患者无明显高热、黄脓痰等症状，胸部影像资料不符。

2. 右肺结核 应考虑肺结核可能，患者虽无典型结核中毒症状，胸部影像资料考虑结核不能排除，但右肺中叶不是肺结核的好发部位，且周围未见明显卫星病灶。

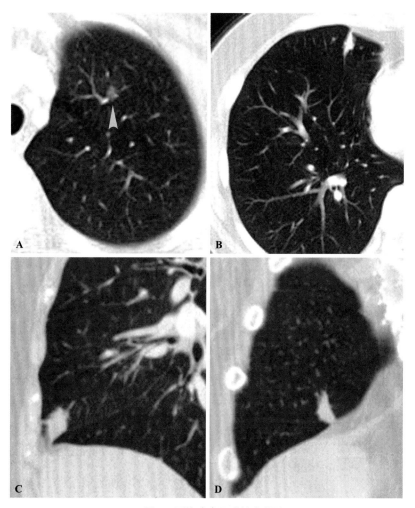

▲ 图9 原位腺癌及炎性肉芽肿

A. 左肺上叶见1枚磨玻璃微小结节（箭头）；B至D. 依次为横断位肺窗、矢状位、冠状位重组图像及左肺上叶层面横断位图像，示右肺中叶不规则病灶，与邻近叶间裂及胸膜相连

3. 真菌感染　真菌感染，须结合 G 试验、GM 试验及痰真菌涂片、培养、隐球菌乳胶凝集试验等检查综合分析，该病灶也缺乏真菌感染的特征性 CT 征象。

4. 错构瘤　胸部影像资料不符合典型表现，无明显钙化或脂肪的成分，病灶形态欠规则，错构瘤多呈类圆形或卵圆形。由于右肺中叶病灶在 MPR 图像上呈梭形，单就一次 CT 图像很难排除恶性病变的可能。在面对此类病灶的情况时，可按照炎性病变进行正规抗炎后复查，如病灶无缩小或增大再行手术治疗。左肺尖病灶为一纯磨玻璃微结节，边界清晰，术前考虑为浸润前病灶，与手术病理一致（原位腺癌）。

（朱晓华　李　铭）

病例 10　微浸润腺癌（一）

【临床病史】男性，45 岁，体检发现左肺上叶微小结节。患者无明确临床主诉，无吸烟史，无肿瘤家族史。肺癌相关肿瘤指标均正常。

【影像分析】左肺上叶尖后段见 1 枚"充实型"混合密度磨玻璃微结节（图 10），直径约 6mm。病灶边界清楚，可见肿瘤血管进入病灶内（"移动"），增强扫描病灶可见强度强化（增强前后 CT 值增加约 24HU），提示肿瘤内微血管形成（"联通"）。基于上述特征，该病灶考虑为微浸润腺癌可能性大，建议行胸腔镜手术切除。

【病理诊断】患者经胸腔镜行左肺上叶切除。病理示：微浸润性腺癌（$T_1N_0M_0$，ⅠA 期），浸润范围为 1mm。

【讨论点评】该病例中所示病灶虽然很小，直径仅约 6mm，但已经具备了诊断微浸润性肺癌的典型影像学"三联征"表现：边界清楚的混合型磨玻璃结节 + 血管"移动" + 血管"联通"。准确地显示上述 3 个特征是正确诊断的关键。

亚毫米（≤1mm）扫描和肺窗重建显示是评估磨玻璃结节的标准检查参数，有助于准确地显示病灶的边界特征。层厚过厚，由于容积效应的存在，可能会影响对病灶边缘的判断。

血管"移动"特征的显示不仅需要看横断面图像，还需参考矢状位、冠状位，甚至斜位和曲面图像重组等资料，以准确判断是否有血管移动进入病灶内。如本例，横断面图像已经明确显示了血管"移动"特征，其他方位图像可仅作参考而已；若横断面未见血管"移动"，则需认真评估各个重组图像序列，以确认或排除"移动"征象的存在，不能简单地绝对依靠横断面图像。

为了显示血管"联通"征象，增强扫描不可或缺。尽管对微小结节增强扫描的价值存在很多争议，甚至有学者反对进行增强扫描，但我们的数据和部分学者的研究结果均显示增强扫描前后病灶平均 CT 值的相对增加值与肿瘤内血管的形成（平均血管密度）存在相关性，可以通过病灶增强的情况来了解血管"联通"征象是否存在。同时，增强扫描还有助于鉴别混合结节内的实性成分是源于纤维增生，还是血管增生。

多学科（影像科、胸外科、病理科）的联合协作，对于术后准确在手术标本内发现病灶以获得病理诊断非常重要。在本例，术后标本送影像科，经充气后，重新进行 CT 扫描，发现病灶，以细针标记后，再送病理科切取检查。相对于术前经皮穿刺细针定位等传统方式，这一方法不但避免患者接受额外的创伤性操作，还避免了对手术操作的干扰，一定程度上可以降低术中的并发症。

这个病例的准确诊断再次提示，肺癌的诊断已经不再受限于病灶的大小，病灶的大小也不再是实施手术的门槛。严格把握微浸润性肺癌的关键性影像学特征，有助于及时、尽早地判断病变性质，避免不必要和冗长的随访时间，以及随访期间发生病变转移的可能性。

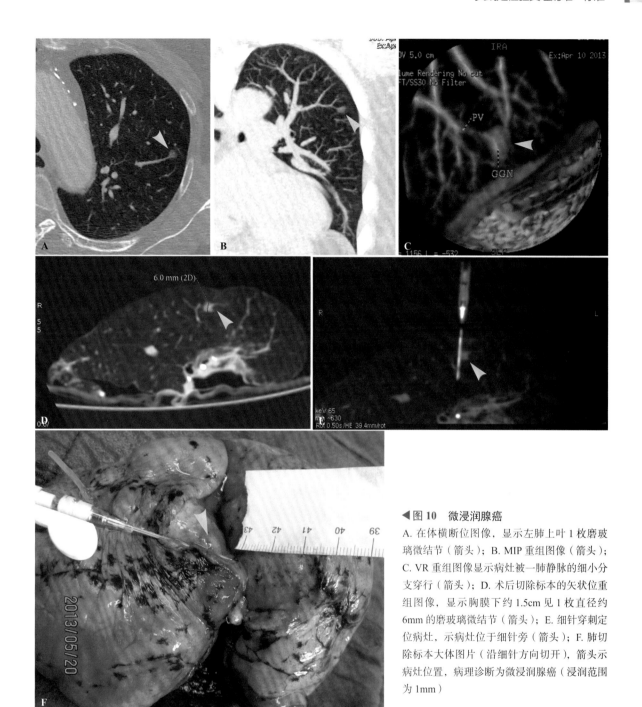

◀图 10　微浸润腺癌

A. 在体横断位图像，显示左肺上叶 1 枚磨玻璃微结节（箭头）；B. MIP 重组图像（箭头）；C. VR 重组图像显示病灶被一肺静脉的细小分支穿行（箭头）；D. 术后切除标本的矢状位重组图像，显示胸膜下约 1.5cm 见 1 枚直径约 6mm 的磨玻璃微结节（箭头）；E. 细针穿刺定位病灶，示病灶位于细针旁（箭头）；F. 肺切除标本大体图片（沿细针方向切开），箭头示病灶位置，病理诊断为微浸润腺癌（浸润范围为 1mm）

（郑向鹏　李　铭）

病例 11　微浸润腺癌（二）

【临床病史】女性，62 岁，肺部 CT 体检发现右肺 1 枚磨玻璃微结节，无咳嗽、咳痰的呼吸道症状，肿瘤指标均为阴性。红细胞计数无异常。

【影像分析】胸部 CT 示右肺上叶一直径 6mm 类圆形纯磨玻璃结节（图 11），边界清楚。横断面及三维重建见该病灶与血管相连，符合"移动 - 联

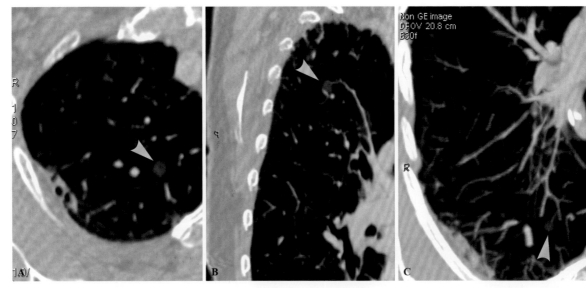

▲ 图 11　微浸润腺癌

横断位肺窗图像（A）示右肺上叶 1 枚纯磨玻璃微结节，直径约 6mm（箭头）。CPR 及 MIP 图像（B 和 C）显示病灶内见细小肺动脉分支穿行（箭头）

通"的特征，该病灶考虑为微浸润腺癌。

【病理诊断】患者接受右肺上叶楔形切除术，病理诊断：右肺上叶微浸润腺癌。

【讨论点评】磨玻璃结节的形成是由于肺泡含气量减少，细胞密度增加，肺泡上皮增生，肺泡间隔增厚，终末气腔充填引起的。上述改变导致局部肺组织密度增高，CT 值增加，形成磨玻璃结节。引起磨玻璃结节的原因可以是腺泡内有液体潴留或出血、局灶性间质性浸润、肉芽组织形成或肿瘤浸润。因此磨玻璃结节可以是良性病变，如局灶性纤维化、炎症或出血，或癌前病变，如非典型腺瘤样增生、原位腺癌，也可能为恶性肿瘤，如微浸润腺癌、转移癌等。区分良性和恶性磨玻璃结节是影像学的重要任务。

病理上，微浸润腺癌指直径≤ 3cm 的局限性腺癌，癌细胞以贴壁生长为主且浸润灶< 5mm。肿瘤细胞沿肺泡壁生长致肺泡壁增厚，肺泡壁厚度的突然变化导致病变与正常肺组织之间界面清楚，少数模糊者主要是肿瘤产生黏蛋白或有远端阻塞性炎症；而对于炎性病变来说，由于炎症细胞的浸润，致使病变与邻近肺组织之间的分界不清楚，界面模糊。另外，炎性结节短期随访通常会有形态上的变化。

该病例为典型的微浸润腺癌的 CT 表现，半实性结节，边缘清晰，实性成分范围< 5mm。需要与炎性病变进行鉴别，当病灶持续存在的情况下，应首先考虑为 MIA。

（刘海泉）

病例 12　微浸润腺癌（三）

【临床病史】女性，56 岁，咳嗽数周来院行肺部 CT 检查，偶然发现左肺下叶 1 枚微结节。

【影像分析】CT 示左肺下叶一直径 6～7mm 的结节灶，病灶为半实性磨玻璃结节（图 12），形态不规则，边界较清楚，病灶可见少许实性成分及支气管充气征象，支气管略扩张扭曲，管壁不规则。该病灶考虑为微浸润腺癌。

【病理诊断】微浸润腺癌。

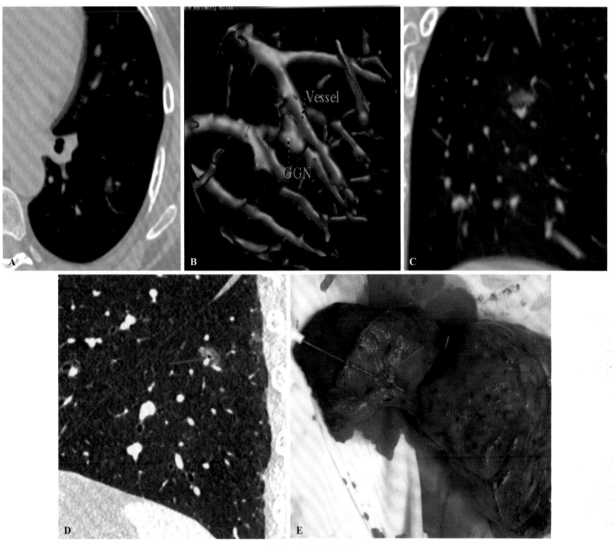

▲ 图12 微浸润腺癌

A. 横断位图像，显示1枚半实性磨玻璃微结节，直径6～7mm；B. VR图像，显示病灶；C. 冠状位重组图像；D. 矢状位重组图像，
显示病灶内充气支气管（红箭）；E. 大体标本图片，蓝箭示病灶位置，病灶被穿刺定位针穿过

【讨论点评】细支气管充气征表现为瘤体内管状或分支状的低密度影，当扫描层面与之垂直时表现为连续几个层面的圆形或椭圆形点状低密度影。恶性病变内的支气管充气征多表现为支气管的扭曲、扩张、管壁不规则增厚和管腔截断。微浸润腺癌以伏壁生长为主，肿瘤细胞以肺结构为支架，沿肺泡壁和肺泡间隔爬行，经肺泡孔扩展，而支气管仍保持通畅，形成含气的支气管征。另外，肿瘤细胞对支气管壁的浸润、管壁产生的纤维性增殖反应导致支气管壁增厚、僵硬，加上肿瘤内成纤维化反应的牵拉致支气管扭曲、扩张，同时肿瘤所产生的黏稠分泌物阻塞支气管也可致其近端扩张。如果腺癌浸润支气管致管壁增厚、管腔狭窄或闭塞，则在CT影像上也显示为支气管狭窄或截断。这些是形成恶性磨玻璃结节内支气管的特征性改变的基础。与此相反，良性病灶边缘的支气管未受肿瘤侵犯和成纤维化反应的影响，管壁仍很柔软，走行比较自然，管壁无明显增厚。

研究表明，伴有实性成分的磨玻璃结节（半实性结节），恶性可能性较大。研究显示，癌细胞的浸润生长在CT上的表现为实性结节，而癌细胞贴肺泡壁生长在CT上表现为磨玻璃影。因此，在CT上磨玻璃结节内出现实性成分有助于浸润性肿瘤的诊断。

（刘海泉 李铭）

病例 13　微浸润腺癌（四）

【临床病史】女性，57 岁，体检发现右肺下叶纯磨玻璃结节，无咳嗽、咳痰等症状，无发热，血液学检测无明显异常，肿瘤指标无明显升高。

【影像分析】右肺上叶 1 枚直径约 10mm 的磨玻璃结节（图 13 和图 14），病灶内密度不均，虽然密度较高，但是仍然没有遮盖局部走行的气管及细小血管。MIP 图像显示病灶呈类圆形，病灶内见细小肺静脉穿行。

【病理诊断】行胸腔镜手术切除，病理诊断为微浸润腺癌。

【讨论点评】直径约 10mm，但是通过增强图像显示病灶出现部分实性成分，即病灶在注射造影剂后强化明显，诊断为微浸润腺癌。传统 CT 评估磨玻璃结节时很少采用增强 CT 作为辅助，原因是因为磨玻璃结节本身密度淡薄，通过增强扫描后评估病灶的增强也是比较困难的，而且对于磨玻璃结节的增强扫描的价值还一直在研究过程中，故临床上很少采用增强 CT 来评估未知性质的磨玻璃结节。但是通过我们研究，增强 CT 扫描对于磨玻璃结节的鉴别诊断还是有价值的，虽然通过测量绝对 CT 值容易产生偏差，通过对病灶增强前后的相对 CT 的变化有助于病灶性质的鉴别。再者，通过对病灶与周围血管的关系进行细节分析，该病灶内见细小肺静脉分支穿行，也应该考虑到早期肺腺癌的可能性。

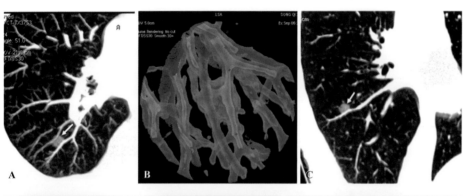

◀ 图 13　微浸润腺癌
A. MIP 图像；B. VR 重组图像；C. CPR 图像显示病灶密度较高，其内见细小肺静脉分支穿行

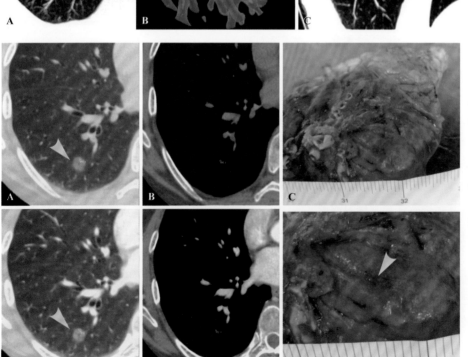

◀ 图 14　平扫 CT 图像（A 和 B）及增强 CT 图像（D 和 E）示右肺下叶一枚磨玻璃微小结节，平扫纵隔窗病灶内未见实性成分，增强后纵隔窗可见少许实性成分（D，箭头），CT 值从平扫的 −316HU 升 至 −210HU，病灶有明显的强化；大体标本图片（C 和 F），术后病理诊断为微浸润腺癌

（李　铭　沈　纲）

病例 14　微浸润腺癌（五）

【临床病史】男性，47 岁，体检发现右肺下叶小片状磨玻璃病灶。无咳嗽、咳痰、胸痛等症状。

【影像分析】CT 示右肺下叶斑片状磨玻璃病灶，密度略不均，病灶内部似见少许稍高密度影，病灶局部与邻近支气管及血管关系紧密（图 15）。

【病理诊断】微浸润腺癌。

【讨论点评】该病灶是堆聚型的磨玻璃病灶，不是典型的结节状病灶，周围血管丰富，该病灶中心见少许实性成分，术前考虑可能肿瘤的浸润为堆聚型的微浸润腺癌，术后病理证实为微浸润腺癌。故如果磨玻璃病灶内出现实性成分，哪怕范围很小，也需要考虑到是微浸润腺癌的可能性。

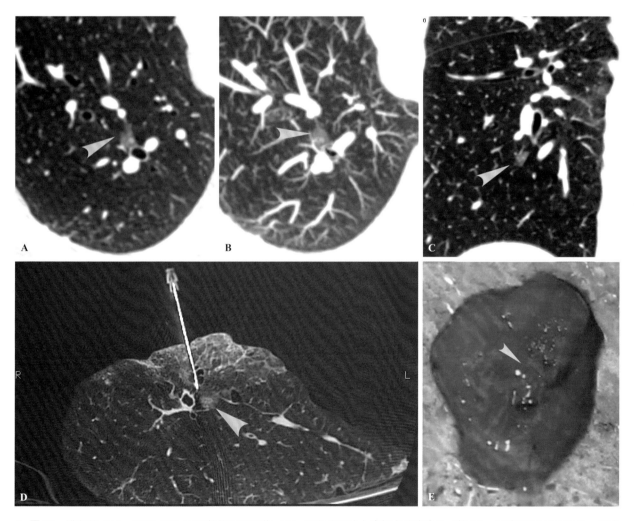

▲ 图 15　横断位（A）、MIP（B）和冠状位重组图像（C）示右肺下叶小片状磨玻璃病灶（箭头），与病例 12 不同的是，该病灶中心见少许实性成分，术前诊断时考虑为微浸润腺癌的可能性，箭头示病灶内的实性成分即为肿瘤的浸润范围。肺切除标本再充气 CT 扫描，细针穿刺定位病灶位置（D，箭头）；大体局部切除标本示病灶（E，箭头）

（李　铭）

病例15　微浸润腺癌（六）

【临床病史】女性，70岁。2013-09-29无明显诱因下出现咳嗽、发热症状，血常规白细胞计数升高。华东医院急诊CT显示：右肺上叶后段胸膜下不规则形磨玻璃灶，中央见斑点状实性成分，建议正规抗感染治疗后复查。2013-10-10和2014-01-06本院胸部CT显示：右肺上叶后段胸膜下病灶（正规抗感染治疗后）无明显变化，建议继续随访。期间患者临床无症状。2015-01-04本院胸部CT显示：右肺上叶后段胸膜下混合性磨玻璃结节灶内实性成分增多，边缘出现分叶、毛刺和胸膜凹陷征，考虑早期肺癌可能性大，建议获取病理依据。患者否认吸烟史，否认家族遗传病史和肿瘤家族史。有甲状腺结节部分切除、胆囊结石胆囊切除术史。糖类抗原CA19-9 5.7U/ml（参考值0～39U/ml），糖类抗原CA125 4.7U/ml（参考值0～35U/ml），糖类抗原CA724 0.9U/ml（参考值0～6.9U/ml）。

【影像分析】该患者2015年胸部CT显示右肺上叶后段胸膜下见一混合磨玻璃结节灶，大小约12mm×10mm，边界毛糙，边缘呈浅分叶，有长短毛刺，可见微血管进入，内部见实性成分，直径约5mm，占病灶体积约50%（2013年胸部CT片病灶实性成分直径约3.5mm），增强扫描病灶实性成分有明显强化（平扫CT值-19～-30HU，增强扫描CT值40～56HU），可见偏心微小空泡影。病灶远端可见胸膜凹陷征，相邻肋胸膜粘连、增厚。该结节考虑微浸润性肺腺癌或浸润性肺腺癌，因此建议手术诊治（图16）。

【病理诊断】患者接受经胸腔镜右肺上叶楔形切除术，局部肋胸膜广泛粘连（行胸腔镜下粘连分解术）。楔形切除标本肉眼所见：10cm×4cm×1.5cm，已部分切开，切面胸膜下5mm，见5mm×5mm的灰白病灶，质略硬。病理诊断示：（右肺上叶）微浸润性腺癌（病灶12mm×12mm，浸润灶≤4mm），胸膜未见癌侵犯。

【讨论点评】微浸润性腺癌肿瘤细胞生长方式是：肿瘤细胞继续沿肺泡壁伏壁生长，层层覆盖后，伴有完全性肺泡塌陷，出现<5mm实性成分，在病理上相当于Noguchi B型。进而再发生弹性纤维中重度增生、网状结构断裂，由于这种实性成分的增加>5mm，即形成浸润性腺癌，在病理上相当于Noguchi C型。但在CT影像上无论是Noguchi B型还是Noguchi C型都表现为孤立性磨玻璃影伴有部分实性的结节，常长在肺外周或胸膜下的区域。CT影像上则是磨玻璃影与实性结节并存，实性结节与正常肺组织边界大多清楚，与磨玻璃影的边界大多模糊；实性成分内部可出现空腔征、细支气管充气征。空腔征及细支气管充气征的病理基础可以是未被肿瘤组织占据的含气肺泡腔；也可以是未闭合的或扩张的细支气管；还可以是融合、破坏与扩大的肺泡腔（假空洞征）。病灶周围可出现短细毛刺及胸膜凹陷征，胸膜凹陷征为位于肿瘤和胸膜之间线状或三角形影，其发生与肺癌成纤维化反应或癌细胞沿肺小叶间隔浸润生长有关；毛刺征表现为自肿瘤边缘向周围肺伸展，呈放射状、无分支的细短线条影，是瘤组织向肺间质浸润并牵拉相邻小叶间隔所致。在肺癌结节外周是癌细胞增殖、活跃生长区域，是肿瘤微血管主要分布区域，增强扫描可被强化，这是肿瘤外周血管生成所致。而肺癌结节内部也可有强化，增强前后病灶区域的CT差值一般都>30HU，这是肿瘤内部血管生成所致，可统称为"肿瘤微血管CT成像征"。细支气管肺泡癌（BAC）多起源于细支气管黏膜上皮或肺泡上皮，易出现病变局部细支气管僵直、牵拉、扭曲、变窄和截断。伴行的肺小动脉易受累，出现相似形态改变。

该患者在2013-09至2015-01共15个月随访中，实性成分逐渐增大（直径3.5～5mm）；增强扫描明显强化；胸膜凹陷征明显，此时应采用CT引导下

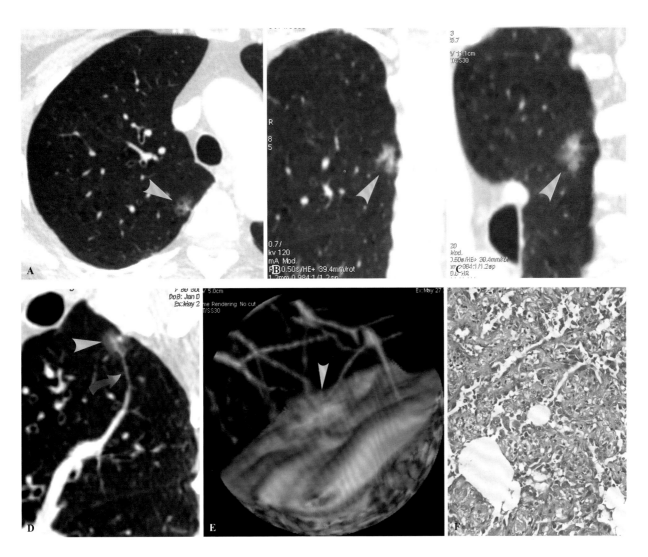

▲ 图 16　微浸润腺癌

A. 横断位图像示病灶邻近胸膜（箭头）；B 和 C. 冠状位重组图像，显示病灶内密度不均、边缘分叶（箭头）；D 和 E. CPR 图像及 VR 图像显示病灶内有细小血管穿行（弯箭及箭头）；F. HE 染色图像

做肺组织活检或胸腔镜以明确诊断。当细胞学或活检标本还不能明确诊断时，凭结节的生长速度加快及体积变实也能提示为恶性征象。因此，在肺磨玻璃结节随访期间，一旦正规抗感染治疗无效后出现实性病灶或实性成分增大，并经 CT 增强扫描示强化结节或发现肿瘤边缘部分的微血管 CT 成像征这三者的，应停止随访而采用手术切除，以免延误早期肺癌的诊治。

（胡　非　殷于磊）

病例16　微浸润腺癌 + 非典型腺瘤样增生

【临床病史】男性，61岁，自觉胸痛来院就诊，行胸部CT检查发现左肺2枚磨玻璃结节。

【影像分析】该患者左肺上、下叶各见一结节灶，均为纯磨玻璃结节。左肺上叶后段的病灶直径约为4mm，部分边界尚清，内未见实性成分，未见有相应的血管及支气管有关联，该结节初步考虑为浸润前病变。左肺下叶的病灶直径为9mm（图17），呈圆形，边界清晰，内未见实性成分，但密度较前者高，可见血管通入，且走行于病灶内的血管相对于同级血管稍有增粗，分支稍多，考虑其危险程度较前者高，存在微浸润腺癌（MIA）的可能。鉴于上、下叶病灶，不能排除该患者存在同时性多原发肺癌（SMPLC）的可能，因此建议手术时一并切除。

【病理诊断】患者接受经胸腔镜左肺上叶楔形切除术和左肺下叶楔形切除术。病理示：①左肺上叶，非典型腺瘤样增生（AAH），4mm；②左肺下叶，微浸润型腺癌，10mm，非黏液性，肺组织内见扩张的血管。

【讨论点评】非典型腺瘤样增生（AAH）、原位癌（AIS）、微浸润腺癌（MIA）及浸润性腺癌（IAC）是一个多基因参与的连续进展的动态过程，是同一疾病的不同发展阶段。AAH和AIS可逐渐发展为MIA及IAC，其中AAH及AIS为浸润前病变，可以认作为良性阶段的病变，可在一个较长时期不变；而MIA及IAC是浸润期病变，属恶性阶段。在组织病理学上，AAH和MIA均由Ⅱ型肺泡

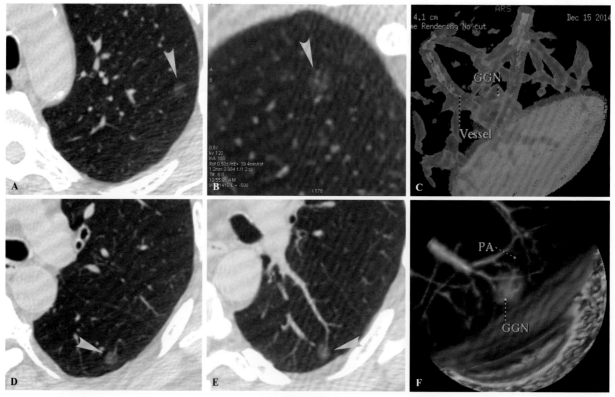

▲ 图17　微浸润腺癌 + 非典型腺瘤样增生

A. 横断位图像显示左肺上叶1枚直径约6mm淡薄磨玻璃病灶（箭头）；B. 矢状位重组图像（箭头）；C. VR图像显示病灶与周围血管的关系；D. 横断位图像显示左肺下叶背段1枚直径约9mm磨玻璃微结节（箭头）；E. CPR图像显示下叶病灶被一支细小肺动脉分支穿行（箭头）；F. VR图像显示下叶GGN与穿行其中的细小肺动脉分支的关系

上皮细胞或 Clara 细胞转变而来，AAH 多沿肺泡壁及呼吸性细支气管伏壁式生长，属轻、中度不典型增生；MIA 以鳞屑样生长方式为主，伴周围间质浸润，范围 ≤ 0.5cm，若周围浸润轻微或无肺泡塌陷，或仅有肺泡壁增厚、肺泡腔内少量黏液和脱落的肿瘤细胞时，则 CT 图像上也可与 AAH 相似，表现为纯磨玻璃结节，有时其中心也不一定会出现高密度的浸润灶，本病例即如此。

该患者同侧肺内同时存在的 2 枚直径 < 10mm 的纯磨玻璃结节灶，是为多中心起源的同一类疾病，而处于不同的阶段，但仅以纯磨玻璃的表现不易对其良性、恶性进行判断。

AAH 在 CT 上大多表现为 < 5mm 的纯磨玻璃结节，个别直径可达 12mm，边界清晰，密度均匀，其内部大多不会出现实性成分，也不会出现异常血管的表现。在本病例中，左肺上叶结节直径仅有 4mm，明显小于下叶 10mm 的结节，病灶越小，其出现浸润的概率也就越小。更为重要的是，做了 CT 增强扫描后，下叶病灶中出现了上叶病灶所没有的血管移动通入的征象，且在病灶内的互相联通血管相对于同级血管稍有增粗、分支稍增多等异常改变。磨玻璃结节出现血管的"移动–联通"的肿瘤微血管 CT 成像征是诊断 AIS–MIA 的重要依据，这是由于结节内部分泌血管生成因子，开始形成毛细血管芽，以后形成肿瘤血管移动进入结节。结节内部的血管也出现联通、增粗、扭曲、分支增多等异常表现。

因此，在仔细观察分析本病例的 2 枚病灶 CT 征象后，可以认为左上叶病灶为浸润前病变，左下叶病灶的危险程度较前者高，存在微浸润腺癌（MIA）的可能。

（葛虓俊　李　铭）

病例 17　浸润性腺癌（一）

【临床病史】女性，55 岁。2 周前无明显诱因出现咳嗽、咳痰症状，不伴发热，我院胸部 CT 发现右肺上叶占位后于 2014–11–20 入院治疗。患者胃纳、精神可，体重无明显减轻。无肿瘤史，否认吸烟史。肿瘤标志物 CA19–9、CA724、CA125、CA211、NSE、CEA、AFP、CA153 及 SCC 数值均在正常范围内。于 2014–12–01 行右侧胸腔镜下右肺上叶切除术。

【影像分析】胸部 CT 显示右肺上叶尖后段一堆聚型的磨玻璃灶，分叶状，部分边界模糊，大小约 26mm×21mm，其内少量软组织及瘢痕，可见空气支气管征，支气管壁较光整，考虑为浸润性腺癌（IAC），建议手术切除（图 18）。

【病理诊断】右肺上叶切除标本：肺叶 16cm×7cm×2cm，切面距胸膜 1.5cm，标记处似见 1cm×0.5cm 大小的灰白实变区，质略硬。病理诊断：右肺上叶浸润性腺癌（腺泡为主型，1.5cm×0.8cm 大小），胸膜未见癌侵犯，支气管切端未见癌累及，肺门及纵隔多组淋巴结未见癌转移。免疫组化：CK7（＋），TTF–1（＋），Ki–67（3%，＋），napsin（＋/–），P63（–），CEA（＋）。

【讨论点评】国际肺癌研究协会（IASLC）、美国胸科学会（ATS）和欧洲呼吸学会（ERS）共同发起了关于肺腺癌的国际多学科分类，并于 2011 年发表分类标准。组织学为伏壁生长或伏壁生长为主的有非典型腺瘤样增生（AAH）、原位腺癌（AIS）、微浸润腺癌（MIA）（浸润范围 ≤ 5mm）、浸润性腺癌（IAC）（浸润范围 > 5mm）。对于这些伏壁生长、非黏液性的浸润前病变、微浸润及浸润性腺癌，CT 主要表现为磨玻璃结节（GGN）。在 AIS → MIA → IAC 转化演进过程中，病变内部密度、轮廓边缘及相邻支气管血管逐步发生变化，可对诊断提供线索。病变大小有一定参考价值，浸润前病变直径多 < 10mm，其中 AAH 多 < 5mm；浸润性腺癌直径多 > 10mm；MIA 的直径多介于 5～10mm。浸润前病变 AIS 有肿瘤血管形成，无

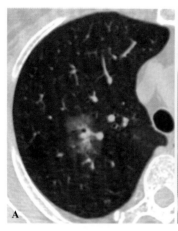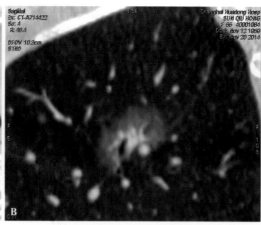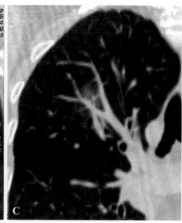

▲ 图18　浸润性腺癌

A.横断位图像，显示病灶为伴实性磨玻璃结节；B.矢状位重组图像，可见其内穿行的支气管及细小血管；C.病灶局部血管纠集

肿瘤间质及纤维牵拉，对周围结构无侵犯，肺泡无塌陷，一般表现为圆形或类圆形纯磨玻璃密度结节（pGGN）。MIA常表现为pGGN或混合型磨玻璃密度结节（mGGN），病灶内的实性成分少，形态规则。IAC中以组织学伏壁生长为主的多表现为mGGN，实性成分较MIA增多＞10mm，少数表现为pGGN或实性结节。IAC肿瘤血管形成并浸润性生长，肿瘤内实性成分逐步增多，形成部分实性结节，出现肿瘤血管"移动–联通"征象；肿瘤细胞增殖速度不一、受相邻血管及支气管阻挡、肿

瘤内纤维瘢痕收缩，周围小叶间隔浸润等，可逐步形成分叶征、毛刺征及胸膜凹陷征；肿瘤内残留正常含气肺组织或扩大的肺泡腔可形成空腔征；沿小支气管生长形成支气管充气征，肿瘤浸润使肿瘤内小支气管走行僵硬、扭曲、管腔不规则及闭塞；当邻近血管被包围、牵拉聚拢，形成血管集束征。由于它还含有纤维成分并包括细支气管，并非完全都是肿瘤血管，所以与肿瘤的微血管CT成像征是不同的。

（唐　平　滑炎卿）

病例18　浸润性腺癌（二）

【临床病史】男性，50岁。2014-11-05华东医院体检CT显示：右肺下叶背段磨玻璃小结节灶，须警惕早期肺腺癌，建议随访或临床找病理依据；右肺中叶少许炎症。患者临床无症状。2014-11-27本院胸部CT显示：右肺中叶少许炎症吸收减少；右肺下叶背段病灶变化不大，考虑早期肺癌可能。患者否认吸烟史。否认家族遗传病史和肿瘤家族史。有高血压史10余年；寻常性银屑病史。

【影像分析】胸部CT显示右肺下叶背段胸膜下见一磨玻璃结节灶，形态类圆形，边缘略微浅分

叶，与肺边界清楚略毛糙，周围毛刺不明显。病灶内部密度欠均匀，有微量实性成分，直径约6mm。相邻肺血管影无异常改变，未见胸膜凹陷征（图19）。该结节考虑为原位癌或微浸润性腺癌，因此建议手术找病理依据。

【病理诊断】患者接受经胸腔镜右肺下叶切除术。病理示：右肺下叶浸润性腺癌（6mm），腺泡型。支气管旁淋巴结3枚、右侧第10组淋巴结1枚（均未见癌转移）。

【讨论点评】该患者右肺中叶肺门周围见斑片

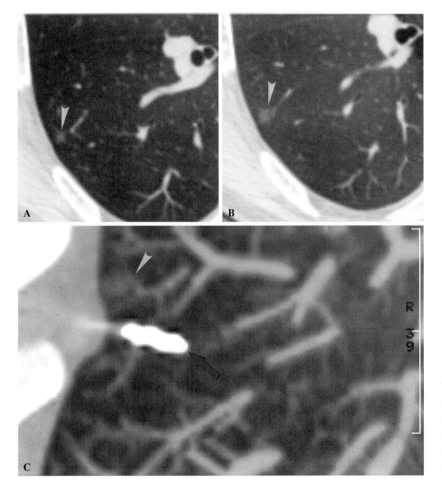

◀图19 右肺下叶背段浸润性腺癌
A 和 B. 横断位图像，显示胸膜下 1 枚磨玻璃微结节（箭头），直径约 6mm；C. MIP 图像，显示病灶（箭头）周围的血管及术前 CT 引导下所置的病灶定位穿刺针（箭）

状磨玻璃样模糊影，3 周后复查有吸收减少，考虑炎性病变。右肺下叶背段 1 枚纯磨玻璃结节无变化，根据 CT 显示征象，对该病灶为非炎性病变的诊断相对比较容易，而非典型腺瘤样增生或原位癌和细支气管肺泡癌的鉴别诊断较难。而这对该患者的下一步临床处治方案制订是至关重要的因素。

非典型腺瘤样增生是细支气管肺泡癌的癌前病变，它在病理上病灶局限，边界清楚，增厚的肺泡壁或呼吸性细支气管内衬有不典型的立方或低柱状上皮细胞，细胞核浓染，核仁不清，细胞质少，通常无核分裂，可呈典型的"平头针"样排列模式。一般直径均在 5mm，很少 > 8mm；原位癌曾称单纯性肺泡细胞癌，也属癌前病变即浸润前病变。肿瘤细胞生长方式是：当肿瘤细胞沿肺泡壁伏壁密集生长而无肺泡塌陷时，在 CT 上则表现为纯磨玻璃结节，病理上相当于 Noguchi A 型。当肿瘤细胞继续沿肺泡壁伏壁生长，层层覆盖后，伴有完全性肺

泡塌陷，出现 < 5mm 实性成分，则进一步演变为微浸润性腺癌，在病理上相当于 Noguchi B 型，进而再发生弹性纤维中重度增生、网状结构断裂，由于这种实性成分的增加 > 5mm，即形成浸润性腺癌，在病理上相当于 Noguchi C 型。

该患者右肺下叶背段胸膜下见磨玻璃结节灶，在 CT 上仍以纯磨玻璃结节表现为主，略呈浅分叶，结节内密度欠均匀，是否存在微量实性成分不明确，无空腔征、细支气管充气征、结节增强征。结节位于胸膜下，但未见胸膜凹陷征。其周边毛刺不明显。仅从 CT 征象上分析，非典型腺瘤样增生、原位癌或微浸润性腺癌的很多特征相当一致并且可能同时存在，做出明确鉴别诊断有困难，因此建议临床定期随访观察病灶动态变化或积极争取细胞组织学诊断依据。

高危人群采用胸部 CT 筛查早期肺癌的目的是早期诊断、早期治疗，提高患者的 5 年生存率。表

现为磨玻璃影的肺癌，其肿瘤倍增时间有报道可长达 813 天，因此要延长对病灶 CT 检查随访期。对位于肺外周的孤立性结节病灶怀疑恶性病变可在 CT 引导下细针抽吸活检、胸腔镜下活检，以获得细胞学和（或）组织学诊断。

（胡　非）

病例 19　浸润性腺癌（假性空洞）

【临床病史】女性，40 岁，医院护士，平素体健，无吸烟及饮酒史。无发热史，仅干咳数月。查体行胸部 X 线片检查发现右上肺空洞性病灶，做咽拭培养，结果为白色念珠菌感染，考虑为真菌空洞，进行抗真菌治疗 1 个月后病灶不缩小，再做胸部薄层 CT 平扫及增强扫描。

【影像分析】在 CT 横断面图像上可见右肺中叶有 1 个直径 1.3cm 的囊实相间的肿块，内有空洞影，直径 3mm，其空洞壁厚 > 5mm，空洞内壁不规则，凹凸不平，伴有微小的壁结节。空洞外壁边缘增厚呈不规则锯齿状改变，见密集毛刺及小棘突征，偏胸膜侧方向还可见不典型的晕征。在 CT 重组冠状面及矢状面图像中，显示结节与支气管、血管的关系更为清晰、胸膜受累情况更为确切（图 20）。

【病理诊断】经胸腔镜行右肺中叶切除术。术后病理示：浸润性肺腺癌。

【讨论点评】本例经手术病理证实是浸润性腺癌（IAC）。腺癌的生长方式是癌细胞沿肺泡壁呈伏壁式生长，在 CT 影像上形成典型的磨玻璃密度影（GGO）。如果受累的肺泡未完全被肿瘤细胞填塞，仍保持部分通气，则 GGO 的 CT 影像中可出现空腔征、支气管充气征或假性空洞征，这些征象可能同时存在，亦可先后出现。

空腔征，又称为裂隙征、小泡征、小气腔充盈或肺泡气像征。这是指结节内小灶性透光区，直径 < 5mm，多为 1~3mm，1 个或多个，边界清，可单发或多发。如多个小泡聚集在一起呈蜂窝状，可称蜂窝征或蜂房征。蜂窝征的气腔大小不一，为圆形与卵圆形的低密度气体影。其病理基础是：①未被肿瘤组织占据的含气肺组织或未封闭肺泡腔；②未闭合的或扩张的小支气管；③癌巢结构间的含气腔隙；④肿瘤内小灶性坏死排出后形成溶解、破坏与扩大的肺泡腔。此征多见于微小腺癌，也可见于鳞状细胞癌。

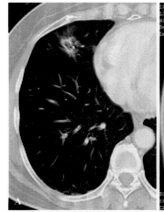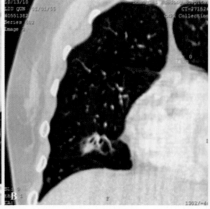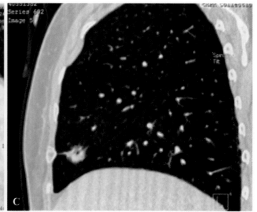

▲ 图 20　浸润性腺癌

右中叶小结节内可见假性空洞征，其空洞内壁凹凸不平，空洞外壁增厚伴有毛刺及小棘状突起（A）；冠状面图像示假空洞结节的内侧缘有肿瘤血管进入结节内（B）；矢状面图像示空洞外壁边缘呈不规则分叶状，且有一长刺向前胸壁胸膜处延伸（C）

空泡继续增大则形成空腔，即假空洞（pseudocavitation）。"假性空洞征"形成的病理基础是：①诸多微小的、呈多层排列在肺泡腔内的癌巢互相聚集成圆环形状生长，其中央是含气的腔隙，即谓假性空洞；②当终末细支气管被肿瘤侵袭浸洞后产生狭窄，发生活瓣样阻塞的单向阀门效应，导致肺泡腔过度充气，从而形成假性空洞；③当数个肺泡间的微毫米级的小孔阻塞后，融合成不规则的小气腔，使迂回、弯曲的终末细支气管腔不规则扩大、充气，管壁增厚，进而再形成假空洞；④促结缔组织增生的反应（desmoplastic reaction）导致肺间质纤维组织增生，肿瘤组织中央区出现硬化改变，但未将周围残存的肺泡气腔完全封闭，进而发

生瘢痕旁气肿（paracicatricial emphysema），CT影像显示"气泡样征"或"假性空洞征"。由于这种假空洞的病理基础是扩张的细小支气管、局限性的小泡性肺气肿，甚至是相对正常的肺组织，并非是真性空洞。所以其内部的分隔是增厚的细支气管壁。在CT表现上假空洞或空泡往往多个，由于容积效应、空泡内含有黏液或有脱落细胞等因素，可使其CT值增高，在肺窗上表现为小泡状模糊低密度影，在纵隔窗上为小泡状透亮影。

相对于假性空洞，真性空洞是由于肿瘤快速生长，血供不足，导致肿瘤中心坏死经支气管排出后所形成的、直径＞5mm的圆形或类圆形空气样低密度影。癌性的空洞壁为癌组织，癌组织部分坏死

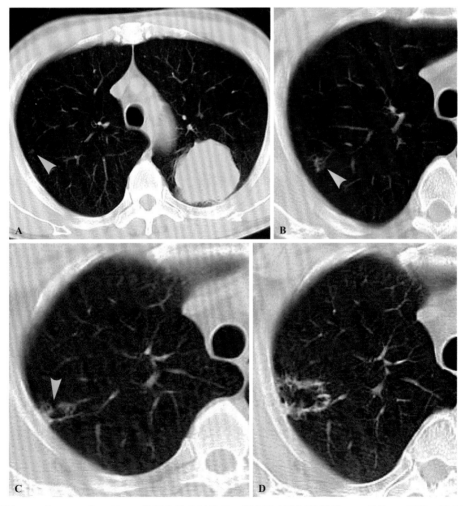

▲ 图21 男性，59岁。2006年5月CT发现左肺上叶肺癌，行左肺上叶切除手术。A. 术前CT图像，示左肺上叶肺癌，右肺上叶一斑点陈旧灶（箭头）。B 至 D. 为术后 18、35、43 个月随访 CT 图像，右肺上叶出现磨玻璃样灶，并逐步增大，其内空泡增多、增大，外缘呈蜂窝状，中心扩大呈囊腔状（B 和 C，箭头）。右肺上叶病变考虑为假空洞性肺癌可能，于2010 年 2 月行右肺上叶切除术，术后病理诊断为中分化腺癌

脱落，部分增殖扩大造成空洞壁薄厚不均匀，并可见壁结节。

薄层CT扫描及多方位的图像重组（MPR）有利于显示常规横断面扫描不能显示或显示不清的空洞性病变的细微结构，可更加清楚、直观地显示空洞与引流支气管、周围血管的关系，为观察空洞的形态特征提供了新的手段。

空洞不同于空腔。空腔是指肺内生理性腔隙的异常扩大，它没有病变坏死组织引流排空过程。空洞征也不同于空腔征、支气管充气征。空腔征、支气充气管征均为肺结节或肿块内的、直径＜5mm的含气影像。CT影像上肺部空洞是具有完整的壁包绕的含气腔隙，且洞腔直径应＞5mm，洞壁厚度在2mm以上。空洞是肺部疾病常见的影像学表现，多种疾病在发展过程中均可形成空洞。肺部空洞性病变的形态多种多样，同一形态特点的空洞可见于不同的疾病，同一种疾病的空洞可有不同的形态特点。一般将洞壁厚度≥3mm者称为厚壁空洞，＜3mm者称为薄壁空洞。空洞壁的厚度＞15mm时，95%以上为恶性空洞。

要详细观察空洞的部位、大小、数量；空洞壁厚度；空洞的内壁、外壁、周围结构；是否增强；有无空洞内容物；有无引流支气管；有无胸膜凹陷

征、晕征等，区分是真性空洞还是假性空洞。在随访复诊中，同一征象可以有变化。在图21所示病例中空泡逐步增多，病灶外围呈蜂窝状，中心空腔逐步增大，可能与病变发生在小叶中央型肺气肿、肺泡破坏及扩大、肿瘤细胞沿残存的肺支架浸润扩大延伸有关；也可能与病变累及细小支气管，产生活瓣作用，即单向阀门效应使肺泡腔过度充气、气体潴留导致细支气管壁增厚、管腔及肺泡不规则扩大有关。当然，空腔短期内有所缩小，可能与肿瘤累及所属的细支气管、局部细支气管狭窄暂时改善、气体潴留暂时减轻有关（图22）。

应熟悉肺腺癌"假性空洞征"的CT征象，掌握要点，与癌性空洞、肺结核空洞、肺真菌感染空洞、肉芽肿性空洞等分别给予鉴别。空洞的形成与否取决于免疫水平等自身因素和潜在病变的性质，因而即使对同一种病变，空洞的发生也存在明显的个体差异。通常而言，某些特定的病变易于发生空洞，如结核分枝杆菌感染可以导致肺内广泛的干酪性坏死，因此结核的空洞发生率最高；由于空洞内通常含有大量的结核菌，致使空洞型肺结核的空气传染性极高。其他的致病菌，如肺炎克雷伯菌可导致肺化脓性坏死，空洞亦常见于此类肺炎内。坏死空洞的形成可能与胃酸的吸入引起的炎性反应或致

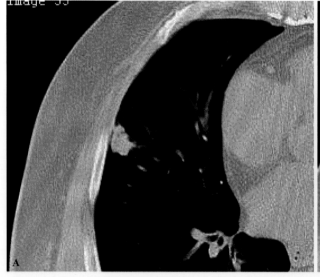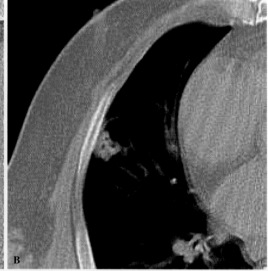

▲ 图22　男性，69岁，体检时胸部X线片发现右肺病灶。CT检查示右肺中叶外侧段见一空腔样病灶，其内残留肺血管影，大部分壁薄，后外侧壁局限性增厚呈软组织结节，边缘分叶，边界清楚。病灶整体呈"钻戒状"，考虑假空洞性肺癌可能（A）；3周后再次CT检查示右肺中叶病灶空腔部分轻度缩小（B），局部软组织结节无明显变化，仍考虑肺癌可能，建议手术切除。遂行右肺中叶切除，术后病理为中高分化鳞状细胞癌

病菌的特异产物，如内毒素等有关。目前，尚没有确定的标准用于鉴别致病菌是否易于形成肺内空洞，但通常认为空洞更易见于引起亚急性或慢性肺内感染的致病菌（如结核分枝杆菌和真菌），而在由诸如病毒和肺炎链球菌等所致的急性肺内感染中较少见，对于金黄色葡萄球菌和肺炎克雷伯菌则例外。对于肿瘤性病变，空洞为肿瘤组织坏死液化与外界相通后形成，肿瘤坏死及破坏支气管形成通路

是空洞形成的决定因素。使用血管生成抑制因子抗肿瘤治疗后肿瘤内易于出现空洞，射频消融和低分割高剂量立体定向放疗后肿瘤内出现空洞亦见报道。但是有些外周型肺鳞状细胞癌，特别是在老年人，肿瘤相对较大，肿瘤中央常因发生坏死后，而形成囊性变。但在 CT 影像学上的改变常是在肿瘤中央隐性囊性变，很少是空洞变。

（张国桢　唐　平　郑向鹏　张　杰）

病例 20　浸润性腺癌 + 非典型腺瘤样增生

【临床病史】男性，63 岁，患者 2 年前体检发现右肺异影，后定期随访。2011–07–09 外院 CT 提示：右肺上叶前段磨玻璃小结节灶，随访待排恶变。后定期复查，期间偶有咳嗽、咳痰，天冷时加重。2012–12–03 CT 显示：右肺散在小片影、磨玻璃影；较 2012–01–13 老片变化不大，右肺上叶磨玻璃结节考虑恶性可能大。目前少许咳嗽，声嘶，无痰中带血、发热、盗汗、恶心、呕吐、头晕、头痛、骨痛，无饮水呛咳等。

【影像分析】肺部 CT 示右肺上叶 1 枚半实性结节，可见"晕征"，右肺中叶见 1 枚实性微小结节，右肺下叶见 1 枚磨玻璃微结节（图 23）。

【病理诊断】右肺上叶浸润性腺癌，右肺中叶病灶为肺内淋巴结，右肺下叶病灶为非典型腺瘤样增生。

【讨论点评】右肺上叶病灶的鉴别诊断：①右肺上叶病灶可见"晕征"，需要与肺部真菌感染进行鉴别，真菌感染患者多有剧咳、咳拉丝痰等征象，常有相关接触史，胸部影像学表现可见单发或多发斑片、团块影，并可有空洞形成；②肺炎性假

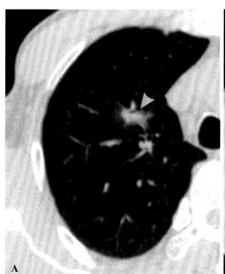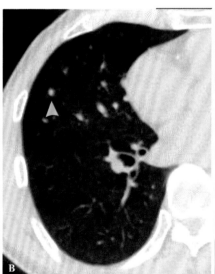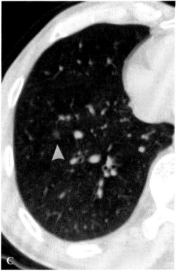

▲ 图 23　此患者 CT 图像示右肺上、中、下叶各 1 枚病灶，术前诊断右肺上叶病灶为浸润性腺癌，术后证实右肺上、中、下叶病灶分别为浸润性腺癌、肺内淋巴结及非典型腺瘤样增生（A 至 C，箭头）

瘤，患者多有发热病史，影像学可表现为结节、块影，大多边界清晰，无分叶及毛刺。术前诊断右肺上叶病灶为恶性病灶较容易，为一个较典型的 IAC 的 CT 表现。右肺下叶病灶为纯磨玻璃密度，术前诊断为浸润前病灶，与病理结果一致（AAH）。但是右肺中叶病灶的诊断比较困难，术前没有考虑到该微结节为肺内淋巴结的可能（非肺内转移的淋巴结）。

（朱晓华 李 铭）

病例 21　肺瘢痕癌

【临床病史】女性，56 岁。体检时 CT 发现右肺上叶尖段条索状病灶，行结核菌素试验，结果阳性，临床诊断肺结核并行抗结核治疗 6 个月，右肺病灶有吸收缩小，其后每年随诊，病灶呈条索状。随访至第 7 年，CT 复查时发现右上肺的纤维灶较前有所增大。

【影像分析】随访 7 年，病灶由原先的条索状病灶逐渐增大、变实（图 24）。结合 CT 的既往资料，考虑为瘢痕癌。

【病理诊断】患者接受右肺上叶切除术并淋巴结清扫。病理：右肺上叶肺瘢痕癌（低分化腺癌），肺门组淋巴结无癌转移。

手术切除右肺上叶标本，结节范围大小 1.0cm×1.6cm，肺脏层胸膜局部增厚，切面灰白、灰黑色，质地硬，边界不清，紧贴胸膜。HE 切片显微镜下观察：病灶内见片状和灶状坏死组织，其内及周围有大量中性白细胞、嗜酸性粒细胞和淋巴细胞浸润（图 25A）。坏死组织之间见有增生的纤维组织和陈旧性肉芽组织（图 25B），其主要成分是增生的梭形成纤维细胞和毛细血管及透明变性的致密纤维组织（瘢痕样组织）。在上述瘢痕组织内还可见较多的黑色炭末沉着和胆固醇结晶裂隙（图 25C），在陈旧性肉芽组织中心及边缘可见浸润性并呈条索状或腺样排列的低分化腺癌组织（图 25D 至 F），免疫组化显示：CK7、TTF-1、CEA、Vim 阳性。

【讨论点评】

1. 概况　在肺内瘢痕中或瘢痕周边发生的癌变称为肺瘢痕癌（lung scar cancers or scar carcinoma of the lung），是周围型肺癌的一种特殊类型，好发于胸膜下，以腺癌居多。1939 年 Fridrich 最早报道 1 例。

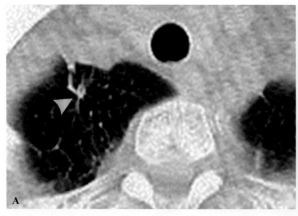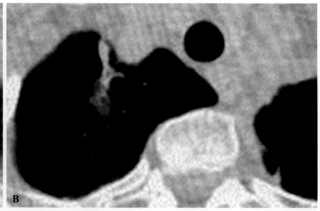

▲ 图 24　右肺上叶瘢痕癌 CT 表现

A. 右上肺结核并行抗结核治疗 6 个月后，肺内病灶吸收缩小，呈纤维化（箭头）；B. 随访 7 年后，同一 CT 层面示右上肺的纤维灶较前有所增大，在长条索状病灶后方出现实性结节，其范围 1.0cm×1.6cm。手术病理证实为瘢痕腺癌

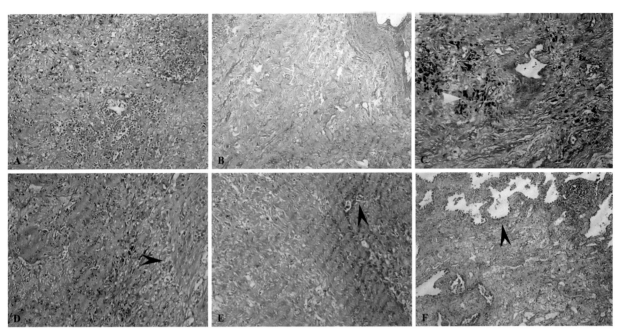

▲ 图 25　与图 24 同一患者的术后病理结果

A. 片状和灶状坏死，在坏死组织内及其周围见有中性白细胞、嗜酸性粒细胞和淋巴细胞浸润；B. 另见有一些增生的纤维组织和陈旧性肉芽组织；C. 陈旧性肉芽组织内还见有较多的黑色炭尘沉着；D. 陈旧性肉芽组织边缘（右侧）见有一些浸润性的低分化腺癌组织（箭头）；E. 肺瘢痕癌中见到的瘢痕组织其纤维相对粗大并常有透明变性，在瘢痕组织边缘（箭头）见有一些呈条索状低分化腺癌组织；F. 原位腺癌（细支气管肺泡型）形成的纤维性瘢痕组织（箭头）其纤维组织相对纤细并结构疏松，且其四周的肿瘤细胞是沿肺泡壁鳞屑样生长

形成肺瘢痕的病因是多种多样的，如肺尘埃沉着病、慢性炎症、结核、梗死、支气管扩张、各种肺内损伤、囊肿及异物等，都可导致肺瘢痕的形成。而肺梗死、结核、机化性肺炎及一些特殊物质接触史，如石棉、硅等均能产生局部纤维化瘢痕反应，这是瘢痕癌发生的必要基础。瘢痕内淋巴管阻塞，使致癌物质在局部滞留聚集导致癌变，在一定的条件下，瘢痕残留的终末或呼吸性支气管上皮的异型性增生也可发生变化产生癌灶。瘤体内有瘢痕，是肺瘢痕癌的特征及病理诊断的依据。肺瘢痕癌的生长速度缓慢，倍增时间长，本病例达 7 年之久。

2. 影像学特点　纤维化瘢痕癌的影像学表现不典型，大部分患者的 CT 表现无特异性，常因两肺上叶、下叶背段周边部位的陈旧性纤维化病灶存在，而被忽视或漏诊，因此很难早期发现。需要定期观察纤维化病灶的动态变化，当在原有的纤维灶边缘周围出现软性的比较模糊的小条片灶，或新出现胸膜皱缩、凹陷征时，这就提示是瘢痕癌早期的 CT 表现，此时尚未形成结节，诊断最为困难，要特别引起注意。尤其是有些病例在原有纤维结核灶中出现小片状模糊影时，常被误诊为结核复发，而延误手术治疗。随着病变发展，这些小病灶逐渐演变成实性小结节并日渐增大。为此，必须强调对肺内原有陈旧瘢痕的动态观察期间，如在陈旧病灶周围或原有结核纤维病灶中出现小结节时，应高度怀疑瘢痕癌的可能，具有手术指征。

3. 病理学特点　肺瘢痕癌必须与肺各类慢性炎性病变引起的肺泡上皮增生鉴别。两者间质均可有纤维组织增生和陈旧性瘢痕组织形成，肺瘢痕癌的肿瘤细胞主要以不规则条索样、腺样结构浸润于纤维组织中或其周围，同时肿瘤有明显异型性。而肺各类慢性炎性病变中，在其增生的纤维组织或陈旧性瘢痕组织中，可以见到一些散在分布的残留细支气管和肺泡细胞。又因炎症的刺激，还可发生不同程度的增生，但组织结构和细胞形态无明显异型性，这些特点与瘢痕癌是可区别的。虽然，浸润型腺癌和肺瘢痕癌患者在组织切片中都可出现纤维性瘢痕组织。但是浸润型腺癌形成的纤维性瘢痕组织的纤维相对较细并结构疏松，且其四周的肿瘤细胞是沿肺泡壁鳞屑样生长，这是浸润型腺癌所具有的特征性组织结构。而肺瘢痕癌的纤维性瘢痕组织的纤维相对较粗并常见有明显的透明样变性，其周围的肿瘤组织常是低分化腺癌。

4. 小结　肺瘢痕癌的生长速度缓慢，倍增时间长，本病例达 7 年之久。因此，对肺瘢痕诊断意义最大的仍是定期随访，观察 CT 影像上病变形态的变化甚为重要。在随访中病灶逐渐增大，在原有的纤维灶边缘周围出现较模糊的小条片灶或新出现胸膜皱缩、凹陷征时，这就提示是瘢痕癌早期的 CT 表现。同时纤维灶内出现密度不均呈分叶状的实性结节，附近的纵隔淋巴结由小变大，则符合由肺瘢痕灶发展到肺瘢痕癌的典型 CT 表现，具有肯定的手术指征。

综上所述，现提出对肺瘢痕癌的诊断标准如下：①应具有呼吸系统起源疾病的临床病史和相应的临床症状，特别是肺部有导致肺瘢痕形成的各种慢性炎症或其他肺损伤的既往史；②典型的肺瘢痕癌的 CT 表现是位于肺周边，近胸膜处或靠近纤维化的边界清楚的分叶状实性结节灶伴有胸膜皱缩的胸膜凹陷征。由于在胸部 X 线片上很难发现合并肺纤维化的小肺癌病灶，因此胸部 CT 对于肺癌的早期发现和评价肺纤维化的动态变化是非常有意义的；③肺部有导致肺瘢痕形成的各种慢性炎症或其他肺损伤的病理组织学改变，病变的中心是瘢痕，有明显炭末沉着和胆固醇结晶，瘢痕组织中或其周边围绕大量低分化癌组织，更多见到的往往是腺癌。

（张　杰　张国桢）

病例 22　同时性多原发性肺癌（SMPLC）（一）

【临床病史】女性，56 岁，公司退休职员。平时素健，无吸烟及饮酒史。在退休前作常规查体，胸部 X 线片发现左上肺有片状影，遂积极抗感染治疗，1 个月后左上肺病灶不吸收，再建议作胸部薄层 CT 平扫及增强检查。同时也进行了血液的肿瘤标志物检查：甲胎蛋白 3.66ng/ml（参考值 0～25ng/ml），癌胚抗原 0.71ng/ml（参考值 0～10ng/ml），糖类抗原 CA19-9 5.02U/ml（参考值 0～39U/ml），糖类抗原 CA-125 21U/ml（参考值 0～35U/ml），糖类抗原 CA15-3 11.98U/ml（参考值 0～25U/ml），糖类抗原 CA724 1.72U/ml（参考值 0～6.9U/ml），糖类抗原 CA2112.11ng/ml（参考值 0～3.3ng/ml），神经烯醇化酶 10.60μg/ml（参考值 0～16.3μg/ml）均在正常范围之内。发现病灶的前后期间，无咳嗽、咯血、发热、体重下降等情况出现。行 PET/CT 检查，左肺病灶 ^{18}F-FDG 异常浓聚及代谢的标准摄取值 SUV 为 0.5。

【影像分析】左上肺尖后段有 1 个直径 2cm 呈大部分实性的磨玻璃结节（part-solid GGN），此结节的周围有卫星灶及胸膜凹陷征。在 2cm 呈实性的结节内出现空腔征、细支气管充气征、结节增强征。其周边有短细毛刺（图 26B）符合浸润型肺腺癌（IAC）的 CT 征象。同时在左上肺内还有 3 个直径 5～8mm 散的纯磨玻璃结节（pGGN），符合非典型腺瘤样增生的 CT 征象（图 26）。

【病理诊断】

1. 大体所见　切除左肺上叶体积 18.5cm×14.5cm×3.5cm，位于尖后段见一球型肿块 1.8cm×1.5cm×1.3cm，灰白、灰黑色，质地硬，呈分叶状，肿瘤紧贴胸膜。镜下所见：肿瘤大部分区域呈现细支气管肺泡及腺泡癌组织学改变，肿瘤细胞呈钉突状，沿着尚存的肺泡壁呈鳞屑样生长，肺泡间隔增宽，无间质或血管浸润，少部分区域肿瘤细胞呈立方状或柱状，形成不规则腺体样结构，正常肺泡结构被破坏并有间质侵犯，范围＞5mm，符合浸润型肺腺癌（IAC）的病理组织学改变。另外，在同一肺叶中尖后段、舌段和前段各见大小不等的结节，直径分别为 3mm、5mm、8mm，灰白色，质

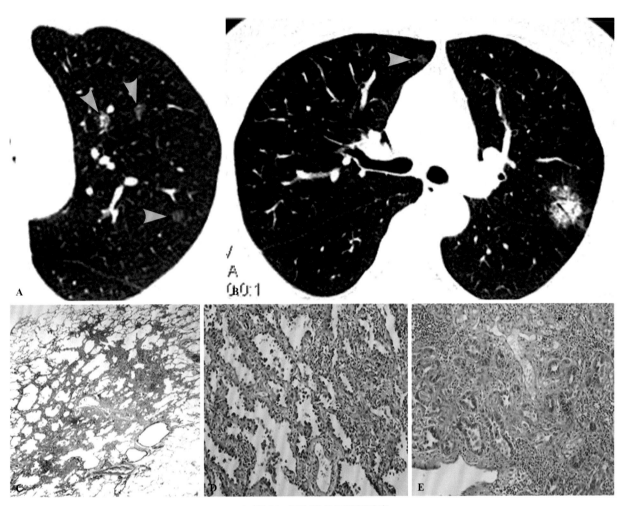

▲ 图26　同时性多原发性肺癌

A. 左上肺内还有3个直径5～8mm的非典型腺瘤样增生结节（AAH），呈纯磨玻璃结节表现（箭头）；B. 左上肺尖后段有1个直径20mm呈大部分实性的磨玻璃结节，结节周围有卫星征及胸膜凹陷征；C. 右肺上叶前段病灶（B，箭头），直径约8mm，肺泡结构存在，肺泡间隔无明显增宽，肺泡上皮轻-中度不典型增生，属浸润前期病变，非典型腺瘤样增生；D. 肿瘤大部分区域肺泡结构完整肺泡间隔增宽，肿瘤细胞沿肺泡壁呈鳞屑样生长，无间质或血管浸润，属单纯性肺原位癌；E. 左肺上叶炎后段混合性结节，术后病理为浸润性肺腺癌，以腺泡及细支气管肺泡为主的混合亚型

地中等，边界清楚。镜下所见：各结节肺泡结构存在，肺泡间隔无明显增宽，边缘见呼吸性细支气管，肺泡衬以圆形或低柱状细胞，轻-中度不典型增生（细胞核小并有轻微异型性），符合肺泡上皮非典型腺瘤样增生病理组织学改变（图26C至E）。

　　2. 病理诊断　①左肺上叶尖后段肺浸润型腺癌（IAC），细支气管肺泡及腺泡状混合亚型，高分化，侵犯脏层胸膜；②左肺上叶尖后段、舌段和前段肺泡上皮非典型腺瘤样增生。

　　【讨论点评】非典型腺瘤样增生（AAH）和原位癌（AIS）均属癌前病变，即浸润前期病变，与肿瘤性病变MIA、IAC等浸润性腺癌是有区别的。

由肿瘤干细胞发展成AAH、AIS至腺癌，这一系列过程（BASC → AAH → AIS → Adenocarcinoma）是在基因与微环境的调控下逐步启动的。因此，AAH、AIS、MIA与IAC相互之间是一个替代、演变、转化的连续过程，由于在这个过程中，不同阶段相互关联，相互交错，所以在同一例患者或同一/不同肺叶上可以同时存在多个时期的病变，最终导致影像学与形态学的多样化表现。

　　肿瘤细胞生长方式是：当肿瘤细胞沿肺泡壁伏壁密集生长而无肺泡塌陷时，在CT上则表现为纯磨玻璃结节（pGGN），即肺原位腺癌（AIS），旧称单纯性细支气管肺泡细胞癌；病理上相当于

Noguchi A 型；当肿瘤细胞继续沿肺泡壁伏壁生长，层层覆盖后，伴有完全性肺泡塌陷，出现＜5mm实性成分，则进一步演变为微浸润性腺癌（MIA），在病理上相当于 Noguchi B 型，进而再发生弹性纤维中重度增生、网状结构断裂，由于这种实性成分的增加＞5mm，即形成浸润性腺癌（IAC），在病理上相当于 Noguchi C 型。但在 CT 影像上无论是 Noguchi B 型还是 Noguchi C 型都表现为孤立性GGN 伴有实性的结节，常长在肺外周或胸膜下的区域，多数可见分叶状。当 IAC 在继续生长时，可以出现有间质、血管、淋巴管或胸膜的侵袭，在病理上相当于 Noguchi D 型。CT 影像上则是在完全实性结节周围出现短细毛刺及胸膜凹陷征，内部有空腔征、细支气管充气征、结节增强征及结节周围的卫星征。空腔征及细支气管充气征的病理基础可以是未被肿瘤组织占据的含气肺泡腔；可以是未闭合的或扩张的细支气管；可以是溶解、破坏与扩大的肺泡腔（假空洞征）。在肺癌结节外周可出现供血的血管，这是肿瘤外血管生成所致。而肺癌结节内部也可有强化，增强前后病灶区域的 CT 差值一般都＞30HU，这是肿瘤内血管生成所致，可统称为"肿瘤微血管 CT 成像征"。

非典型腺瘤样增生（AAH）与原位腺癌（AIS）均属浸润前期病变。AAH 在 CT 上也呈典型纯磨玻璃结节（pGGN）表现。它在病理上病灶局限，边界清楚，增厚的肺泡壁或呼吸性细支气管内衬有不典型的立方或低柱状上皮细胞，细胞核浓染，核仁不清，细胞质少，通常无核分裂，可呈典型的"平头针"样排列模式，同时可有大量的气腔残留。一般直径均在 5mm，很少＞8mm。因此在临床上对 pGGN 定期做 CT 随访是完全必要的，在规范化的长期观察期间仍持续存在的肺微小结节中，有可能是 AAH，也可能是 AIS 或肺腺癌。所以在临床上对 GGN 定期做 CT 随访是非常必要的。然而要在 AAH 和 AIS 之间，或癌结节与真菌结节之间做出鉴别，有时是很困难的，因为它们的很多 CT 特征相当一致并且可能同时存在（同病异影及异病同影）。本例即如此，有 3 个 AAH 与 1 个浸润型肺腺癌同时出现在左上肺叶内，提示了由 AAH → AIS → Adenocarcinoma 发生、发展的全过程。各个不同阶段相互关联，相互交错，可导致肺腺癌影像学与形态学的多样化，但 AAH 随访 2、3 年都可稳定不变，而 AIS 或 MIA 则会不断增大，出现胸膜凹陷，此时应采用 CT 引导下做肺组织活检或胸腔镜活检以明确诊断。当细胞学或活检标本还不能明确诊断时，凭结节的生长速度加快及体积变实也能提示为恶性征象。因此，在非实性的肺磨玻璃结节随访期间，一旦正规抗感染治疗无效后出现实性病灶增大，并经 CT 增强扫描属增强结节或出现肿瘤边缘部分增粗的微血管 CT 成像征这"三增"时，应停止随访而采用手术切除，以免延误早期肺癌的诊治。

（张国桢　张　杰）

病例 23　同时性多原发性肺癌（SMPLC）（二）

【临床病史】女性，64 岁。2013-03 外院体检 CT 检查发现两肺上叶各见一磨玻璃结节，我院 2013-09-11、2014-01-15 及 2014-07-23 CT 随访，未发现变化。期间无发热、咳嗽，精神可，体重无减轻。否认肿瘤史和吸烟史。肿瘤标志物 CA199、CA724、CA125、CA211、CA153、NSE、CEA、AFP 及 SCC 均在正常范围内。于 2014-11-19 行双侧胸腔镜下两肺上叶楔形切除术。

【影像分析】胸部 CT 示右肺上叶 1 枚直径 9mm 磨玻璃结节（图 27），左肺尖 1 枚大小 8mm×11mm 磨玻璃结节，边界清楚，密度欠均匀，其内少许颗粒影，无血管进入其内，周围亦未见纤维索条，在我院 CT 随访 10 个月无变化，考虑为浸润前良性阶段病变（AIS）或微浸润腺癌（MIA）

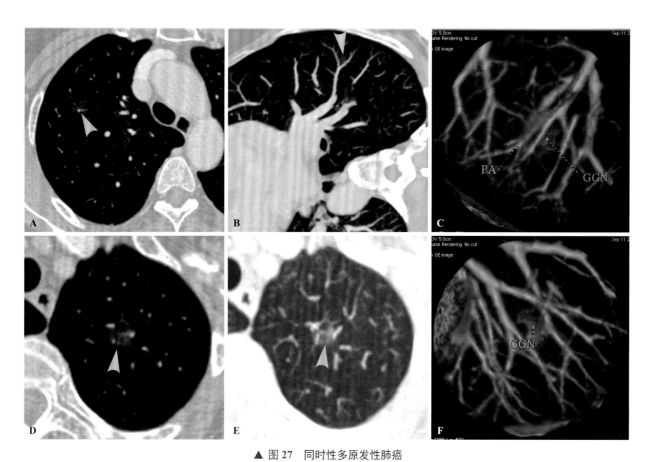

▲ 图27 同时性多原发性肺癌

A. 横断位，显示右肺上叶1枚磨玻璃微结节（箭头）；B. MIP图像，示病灶被细小血管穿行（箭头）；C. VR图像显示病灶与邻近一细小肺动脉分支关系密切；D. 左肺上叶横断位图像，显示左肺上叶磨玻璃微结节（箭头）；E和F. 分别为MIP及VR图像，显示病灶与周围血管的关系（E，箭头）

可能，特别是左肺上叶病灶密度稍高，其癌变的风险程度最高，建议手术切除。

【病理诊断】胸腔镜下两肺上叶楔形切除。①左上肺组织一块8cm×5.5cm×3cm，扎线处胸膜已切开，见一稍黑区域1cm×1cm，距离胸膜1.5cm，距切缘3cm。病理诊断：病灶约1cm×1cm，冷冻切片示腺癌，有微浸润，石蜡切片示原位腺癌；②右上肺组织一块大小13cm×6cm×4cm，扎线处胸膜已切开，距胸膜0.2cm处见一稍黑区域1cm×1cm，距切缘1cm。病理诊断：原位腺癌（1cm×1cm）。免疫组化：P63个别弱（+），Ki-67（-），TTF-1（+），CK7（+）。

【讨论点评】多原发肺癌（multiple primary lung cancer，MPLC）并非少见，随着认识提高及诊疗技术发展，手术切除者中多灶性肺腺癌高达8%～22%、

筛查发现肺腺癌多中心起源者占18%。MPLC结节CT表现具有原发性肺癌的特点，如分叶状、边缘毛糙、毛刺等。在临床工作中，仅仅依靠影像学不能有效鉴别MPLC是肺癌并肺转移或均为转移瘤。对于MPLC的正确判断，对制订治疗及随访方案相当重要。多发结节，特别是多中心原发者，不是外科治疗的禁忌证，应根据患者一般状况和心肺功能合理选择术式，避免全肺叶切除以保留肺功能，术后根据病理结果合理选择放疗、化疗。

本例组织学以伏壁生长或伏壁生长为主，CT表现为GGN。对于GGN，以前传统胸部X线片无法检出或检出率低，现随着CT普及应用此类MPLC检出率显著增高。多中心AAH、AIS、MIA及IAC常同时并存，大大增加了MPLC发病率。一般认为，GGN多是原发肿瘤，很少有转移现象。

（唐 平 毛定飚）

病例 24　同时性多原发性肺癌（SMPLC）（三）

【临床病史】女性，63 岁，咳嗽、咳痰 2 周来院行肺部 CT 检查，示右肺上叶多发病灶。

【影像分析】右肺上叶 3 枚病灶，其中 1 枚为实性，2 枚为磨玻璃微结节（图 28）。

【病理特征】（右肺上叶）非典型腺瘤样增生（0.5cm×0.5cm）及原位腺癌（0.6cm×0.6cm），胸膜未见累及。支气管切缘未见肿瘤组织。胸膜下见一黑色结节（0.6cm×0.6cm），镜下示胶原纤维增生，炭尘沉着。

【讨论点评】肺内多发病灶是当前该类疾病的诊治难点之一，影像诊断应包含对肺内所有病灶的评估，评估每个病灶的性质及所处的发展阶段，当病灶不限于同一叶肺时，病灶切除的优先顺序需要仔细斟酌；如多个病灶处于一叶肺时，则可行叶切治疗。本例患者的 3 枚病灶同属一叶肺内，术前均考虑为良性病灶（实性）及浸润前病变（磨玻璃病灶），因病灶太小，为了防止术后病灶无法找到的尴尬局面出现，术后进行了切除标本再充气后 CT

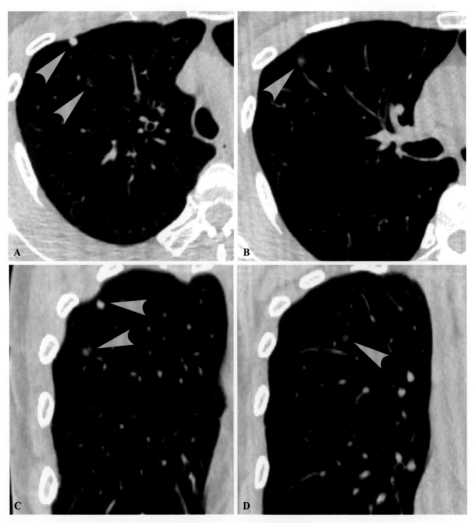

▲ 图 28　同时性多原发性肺癌

A 和 B. 横断位肺窗图像，显示 3 枚微小结节（箭头）；C 和 D. 冠状位重组图像，显示 3 枚微小结节，其中 2 枚位于胸膜下。2 枚为磨玻璃密度，1 枚为实性微小结节（箭头）

导向穿刺定位，明确病灶的位置。随着越来越多早期肺腺癌被筛查出来，尤其是少数微浸润腺癌的直径只有 4～5mm，也不能仅依据病灶的大小来评判病灶的良（恶）性及发展阶段。当放射科医师判断病灶已经处于微浸润腺癌阶段时，需要进行手术治疗，这时手术的难度就较大，可以在术前对病灶定位或者术后对标本内的病灶进行穿刺定位（图 29），确保病灶切除并且能够准确定位获取病理诊断。

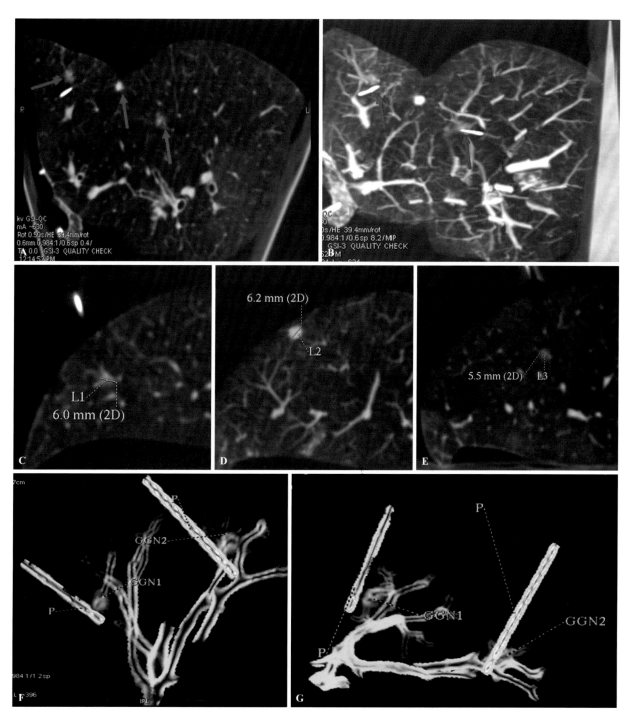

▲ 图 29　术后标本穿刺定位

A. CPR 图像，显示 3 枚微小结节（红箭），其中 1 枚为实性密度，另 2 枚为磨玻璃病灶；B. MIP 图像，红箭示定位针位置；C 至 E. 分别为每个病灶的矢状位重组图像，直径均为 5～6mm；F 和 G. VR 图像，显示定位针与微小结节的位置关系

（李　铭　郑向鹏）

病例 25　肺内微小鳞状细胞癌

【临床病史】男性，83 岁，合并多种慢性代谢性疾病，否认结核史。结肠癌术后随访，相关肿瘤标志物无明显阳性发现。无明显主诉，三大常规无异常。肺 CT 检查偶然发现左肺上叶舌段 1 枚直径 1～2mm 结节。于 6 个月后随访，结节增大至 4～5mm。给予抗感染、化痰及提高免疫力等对症支持治疗 1 个月后复查，结节继续增大至 7mm。复查肿瘤指标仍无明显阳性发现。行 PET/CT 结节代谢增高明显。行胸腔镜楔形切除病灶。

【影像分析】两肺弥漫性间质性病变合并炎症后遗灶。左肺结节首次检查未明确提示，于 6 个月后复查对照发现结节增大，1 个月后再次复查结节在抗感染治疗情况下持续增大（图 30）。未见肺内其他新增肿瘤或肿大淋巴结。故考虑原发性肿瘤可能大于转移性肿瘤。

【病理特征】中分化鳞状细胞癌（0.7mm）。

【讨论点评】本病例存在一定干扰因素，首先两肺弥漫基础性病变及炎症后遗，故左肺病灶较小时（直径 < 3mm 实性结节），容易与炎症后遗灶混淆，形态学上无法区分，典型的肿瘤影像学特征未显现，

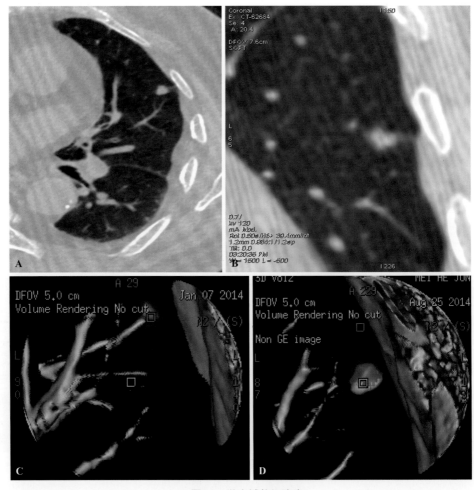

▲ 图 30　微小鳞状细胞癌

A 和 B. 依次为 2014-01 肺部横断位图像及 2014-08 肺部冠状位图像，显示病灶逐渐增大；C 和 D. 分别是 2014-01 及 2014-08 的 VR 图像，显示病灶明显增大

例如·分叶、毛刺、胸膜粘连、血管聚拢征等，此时结节虽然＜4mm，但仍属于Fleischner协会指南中的高风险患者，故6个月后随访是一个适度时间的随访标准。6个月后复查结节灶增大，且直径在4～6mm范围区间，影像诊断考虑为恶性肿瘤，此时患者的结肠癌病史干扰了肺内肿瘤是原发还是转移的诊断。高分辨率薄层重建（1mm）图像提供了影像学依据："桑葚"样结节堆聚、毛刺等，提示原发肺内肿瘤可能性大。

综上所述，早期肺癌发现可以大大提高患者的生存率，CT的筛查可以提高结节的检出率，时间间隔合理的复查可以提高早期肺癌的发现率，薄层高分辨率（HRCT）的技术可以帮助定性。其中复查的时间间隔一定要设置合理。

（吴　昊　李　铭）

病例26　肺小细胞癌

【临床病史】男性，66岁，体检发现右肺下叶不规则结节灶，较2011年本院老片及2012年、2013年外院老片对比为新发现，首先考虑良性病变，建议穿刺活检获取病理诊断。患者有多年的吸烟史，无明显咳嗽、咳痰、咯血及胸痛，也无胸闷、气短等症状，肿瘤指标无明显升高，白细胞正常。

【影像分析】肺CT示右肺下叶1枚实性小结节，病灶与邻近血管关系密切（图31）。

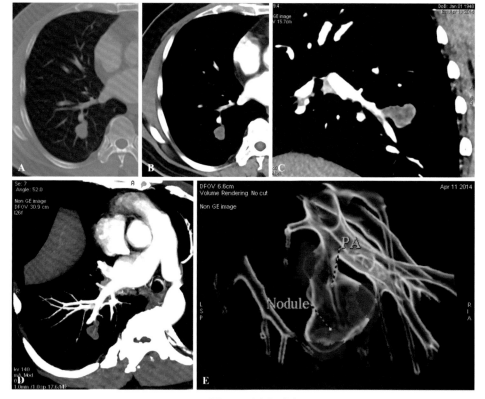

▲ 图31　肺小细胞癌

A. 横断位肺窗图像，示右肺下叶1枚实性小结节，大小约20mm×17mm，边缘清晰；B. 横断位纵隔窗，示病灶呈软组织密度；C. 矢状位重组图像，示病灶位于肺动脉分支旁；D. MIP图像，示病灶内见细小肺动脉穿行，注射造影剂后呈较明显强化；E. VR图像，清晰显示病灶内有一细小肺动脉分支穿行

【病理特征】病理诊断：小细胞肺癌。

【讨论点评】小细胞肺癌一般认为起源于支气管黏膜或腺上皮内的嗜银细胞；也有人认为，起源于支气管黏膜上皮中可向神经内分泌分化的干细胞，是肺癌中分化最低，也是恶性程度最高的类型。多发生在肺中央部，转移较早。近年来随着肺部低剂量筛查的逐渐普及，越来越多的早期肺腺癌被发现，

小细胞肺癌的比例逐渐下降，小细胞肺癌的恶性程度高，倍增时间短，本例病灶为近 1 年来新发现，呈实性生长，生长速度较快，符合小细胞肺癌的生长规律。在 CT 图像上，常常是小病灶，大转移，即肺内病灶较小，纵隔内可见多发的纵隔淋巴结转移，本例患者仅有肺内病灶，而缺乏纵隔淋巴结转移的情况，是本例术前误诊为良性病变的主要原因。

（李　铭　郑向鹏）

病例 27　肺转移瘤

【临床病史】男性，54 岁，左肺癌（高分化腺癌伴细支气管肺泡细胞癌，伴黏液分泌，$T_2N_0M_0$）术后 8 个月，复查肺部 CT 发现右肺中叶多发结节状病灶。无发热、乏力，无胸闷、胸痛、心悸，无声嘶或吞咽困难，无畏寒、发热，无头痛、头晕等不适。

【影像分析】肺部 CT 示右肺中叶多发实性微小结节，边界清晰、光整（图 32）。

【病理诊断】肺中叶病灶切除术，术后病理示病灶为转移瘤。

【讨论点评】患者 8 个月前行左肺癌（高分化腺癌伴细支气管肺泡细胞癌，伴黏液分泌，$T_2N_0M_0$）

切除术，新出现右肺中叶结节，依据既往病史需要首先考虑转移瘤的可能性。遂行右肺中叶病灶切除术，术后病理示病灶为转移瘤。主要的鉴别诊断包括：①右肺中叶炎性病变，患者无明显高热、黄脓痰等症状，与胸部影像资料不符；②右肺结核，患者无结核感染症状，胸部影像资料未见典型结核表现，发病部位也不是结核好发的部位；③真菌感染，可结合 G 试验、GM 试验及痰真菌涂片、培养、隐球菌乳胶凝集试验等综合分析；④错构瘤，胸部 CT 影像资料不符合典型表现，病灶内未见钙化密度，且单个肺叶内多发的病灶更加不考虑错构瘤，可以排除。

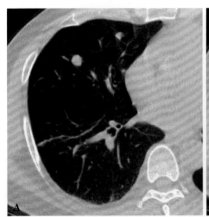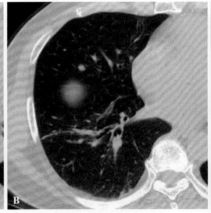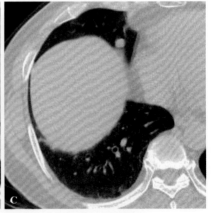

▲ 图 32　肺转移癌 CT 图像显示右肺中叶多发微小结节，呈实性，直径约 7mm，边界清晰，无分叶

（朱晓华　李　铭）

病例 28 肺内神经内分泌肿瘤

【临床病史】患者于 7 个月前因子宫肌瘤手术行胸部影像学检查，发现左下肺占位，无明显咳嗽、咳痰等不适主诉，胸部 CT 检查：左下肺占位伴有肺部感染。目前患者无头痛、骨痛、腹胀等症状。

【影像分析】肺部 CT 示左下肺结节，直径约 1.8cm，边界清晰、光整，呈卵圆形（图 33）。

【病理诊断】S100（＋），HMB45（－），SMA（－），

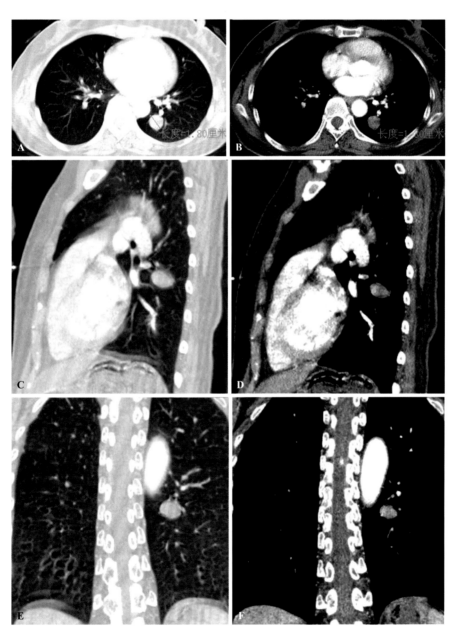

▲ 图 33 神经内分泌肿瘤（副神经瘤）

横断位（A）、矢状位（C）和冠状位（E）的肺窗图像显示左肺下叶 1 枚卵圆形结节，直径约 18mm，边缘光滑，注射造影剂后轻度强化；横断位（B）、矢状位（D）和冠状位（F）增强纵隔窗图像也可示结节病灶

CK（－），VIM（－），Ki–67（－），P53（弱＋），AFP（－），CD34（－），Syn（－），CGA（＋），PAS（－），NSE（＋），NF（－），CD68（－），a–AT（－）。左肺下叶神经内分泌肿瘤，综合酶标考虑副神经节瘤。

【讨论点评】左肺下叶卵圆形结节，直径约18mm，边界清晰光整，首先考虑为良性占位性病变，硬化性血管瘤或错构瘤也需要考虑。术后病理诊断为神经内分泌肿瘤，考虑副神经节瘤。肺内的神经内分泌肿瘤罕见，针对该类CT表现的肺部结节，在首先考虑到常见的硬化性血管瘤及错构瘤的

基础上，也要想到有少见病变的可能。该病灶的鉴别诊断主要包括：①肺癌，患者为中老年人，肿瘤高发年龄，吸烟史，临床有咳嗽、咳痰病史，影像学提示肺占位，有肺癌可能；②肺结核，患者为中老年人，临床有咳嗽、咳痰，摄片右肺下叶结节，虽然无与肺结核患者接触史，结核病变应警惕；③肺部感染，患者咳嗽伴白黏痰，双肺呼吸音粗，可闻及少量湿啰音，影像学检查肺部阴影，也需要考虑。

（朱晓华　孙希文）

病例29　肺类癌引起的异位ACTH综合征

【临床病史】女性，42岁，糖尿病史多年，平时注射胰岛素控制血糖。因反复双下肢乏力2个月余入内分泌科诊治。血液肿瘤标志物检查：糖类抗原CA 199为64.1U/ml（参考值0～39U/ml），糖类抗原CA 125为61.0U/ml（参考值0～35U/ml），癌胚抗原CEA为5.6ng/ml（参考值0～10ng/ml）。晨8时采集血浆ACTH 184.4pg/ml（正常12.0～78.0pg/ml）、皮质醇82.6μg/dl（正常7～22μg/dl）。血醛固酮、血肾上腺素、血去甲肾上腺素值均在正常范围。行全身PET/CT检查：双侧肾上腺增大、增粗，FDG代谢异常增高，标准摄取值SUV 5.8；左肺下叶孤立结节灶，无FDG代谢异常。

【影像分析】胸部CT平扫、增强扫描示：左肺下叶前外基底段交界处见一个孤立结节灶，直径约10mm，边界较光整（图34A）。增强扫描病灶不均匀强化（图34B），多方位图像重组病灶呈球形（图34C）。腹部CT平扫、增强扫描示：两侧肾上腺形态正常，肢体明显增粗、增大（图34D）。增强扫描肾上腺均匀强化，未见结节、肿块灶（图34E）。

左肺结节灶手术切除及内科治疗后16个月，腹部CT平扫、增强扫描示：两侧肾上腺形态、大小恢复正常范围，强化均匀（图34F和G）。

【病理诊断】左肺下叶孤立结节灶手术切除，直径1cm。镜下示：肺类癌。免疫组化：肿瘤细胞CHG（＋），Syn（＋），NSE（＋），CK（＋）。

【讨论点评】类癌是一种少见的低度恶性神经内分泌肿瘤，是细支气管上皮内分泌细胞过度增生所致。类癌起源于细支气管肺黏膜及黏膜下腺体的嗜银细胞，即Kulchitsky细胞，这些细胞胞质内有神经内分泌颗粒，具有分泌功能，因而部分病例可诱发类癌综合征（表现为阵发性皮肤潮红、腹泻、哮喘、心动过速等）或异位ACTH综合征（表现为中心性肥胖、高血压、色素沉着等）。

异位ACTH综合征是由于垂体以外的肿瘤细胞分泌大量ACTH所致。临床上出现类似库欣综合征的表现。主要表现为满月脸、中心性肥胖、紫纹、痤疮、急进性高血压、脆性糖尿病、肌无力、进行性肌营养不良、水肿及精神失常等。血浆ACTH和皮质醇显著增高，前者多高于200ng/L，后者多高于360μg/L。17–羟皮质类固醇也明显升高。多见于男性，男：女约为3∶1，平均发病年龄40—60岁。

1964年，Pear将广泛存在于内分泌腺体及其他组织中能产生内分泌多肽等物质的细胞统称为APUD细胞（amine precursor uptake and decarboxyla–

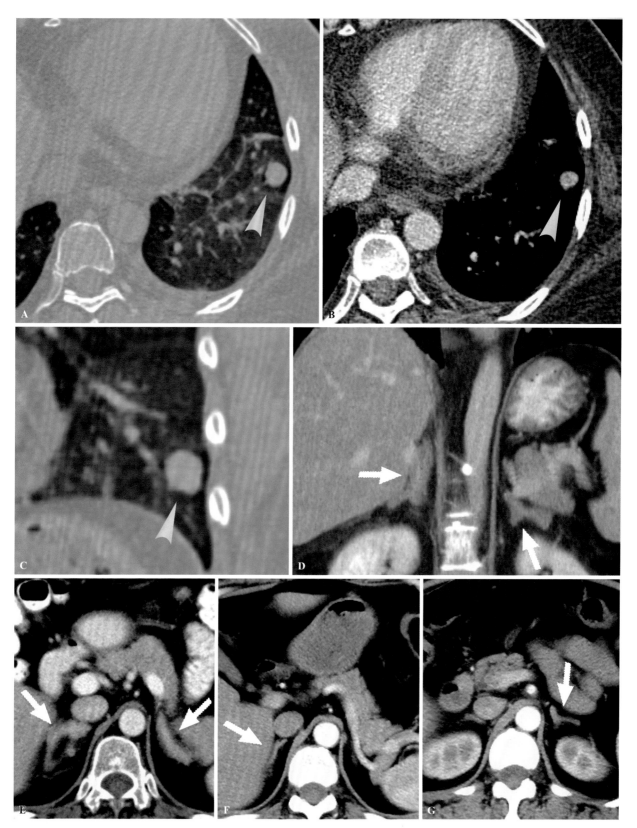

▲ 图 34　42 岁女性肺类癌患者的异位 ACTH 综合征

A. 左肺下叶直径 10mm 孤立结节灶（箭头）；B. 增强扫描，左肺下叶结节灶不均匀强化（箭头）；C. CT 冠状位重建，左肺下叶结节灶略呈浅分叶状，边界较光整（箭头）；D. CT 冠状位图像，两侧肾上腺粗大（白箭）；E. 增强扫描，两侧肾上腺强化均匀，未见异常密度结节灶（箭）；F 和 G.肺部结节手术切除并内科治疗 16 个月后，CT 增强扫描示两侧肾上腺恢复正常形态、大小（箭）

tion cell），也称为神经－内分泌细胞，这种细胞发生的肿瘤称为 APUD 瘤。引起本综合征的原发肿瘤，主要为肺癌及不同部位的类癌（50%）、胸腺癌（20%）、胰腺癌（15%）、甲状腺髓样癌（5%），其次为消化道癌瘤、泌尿系肿瘤、神经母细胞瘤、甲状旁腺瘤等。分泌 ACTH 的非 APUD 瘤有肺腺癌、鳞状细胞癌、肝癌等。

由于异位 ACTH 分泌瘤的高发区是胸部，所以胸部 X 线片已成为常规检查项目。但是，支气管类癌、甲状腺髓样癌、纵隔的某些肿瘤很小，胸部 X 线片常常漏诊，所以胸部 CT 是必不可少的检查项目。异位 ACTH 分泌瘤无所不在，因此不能放过任

何一个部位。腹部超声和 CT 对于腹腔、盆腔肿瘤的发现也是非常重要的检查手段，胰腺、肾上腺、肝、腹膜后应重点搜索，性腺也应列入扫描范围。早期发现及诊断是治疗异位 ACTH 综合征的基本前提。如能早期发现异位肿瘤来源并行根治性切除，一般预后较好，本例经肺类癌手术切除及内科治疗后 16 个月，两侧肾上腺形态、大小均恢复正常（图 34F 和 G）。而对于未能早期发现异位肿瘤来源的患者，双侧肾上腺次全切除术是临床控制高皮质醇水平的有效手段，单纯药物治疗也有一定疗效，主要还是依靠长期、持续、经常的随访，以期尽早发现异位肿瘤来源并根治异位 ACTH 综合征的病因。

（胡　非　张国桢）

病例 30　肺泡出血（一）

【临床病史】女性，60 岁，体检发现肺部阴影，无咳嗽、胸痛、发热，体征（－）。实验室检查：痰培养、结核抗体、PPD 试验均（－）。

【影像分析】胸部 CT 扫描示：左肺下叶背段见一个纯磨玻璃密度结节灶，直径约 8mm，边界模糊，密度均匀（图 35A），无分叶。病灶周围血管断面清晰可见，未见空泡影。病灶邻近肺组织正常。多方位图像重组病灶呈类球形（图 35B 和 C）。

【病理诊断】手术切除左肺下叶背段，标本大小为 7cm×3cm×1.8cm，结节大小为 0.7cm×0.6cm×0.6cm，灰褐、灰红病灶。边界清楚。HE 切片显微镜下观察：局部肺泡腔出血，肺泡上皮增生，间质纤维增生伴少量淋巴细胞浸润，炭末沉着。低倍镜显示肺泡腔被大量红细胞充填，肺间隔轻度增宽（图 35D）。高倍镜清楚显示肺泡间隔毛细血管扩张充血，伴少量淋巴细胞浸润，肺泡腔出血明显。

【讨论点评】

1. 概况　纯磨玻璃密度肺小结节的病理诊断多为良性病变、腺癌的侵袭前病变，后者包括非典型腺瘤样增生或原位腺癌。

2. 影像学特点　无论良性病变中的渗出或炎症细胞，还是恶性病变中的肿瘤细胞均表现为薄雾状密度增高影，背景肺内的支气管及血管等间质结构清晰可见。小病灶尤其是亚厘米级的病灶由于体积小，形态学征象不明显，存在同病异影和异病同影的情况而使得鉴别诊断困难。目前比较公认的有鉴别意义的征象主要包括形状和边缘。斑片状或不规则形病灶在炎性病灶中较多见，类圆形病灶须警惕恶性；边界模糊者较多见于炎性病变，边界清楚者须警惕恶性。本例中，左肺下叶结节虽然形态为类圆形，但是病灶无明确的边界（重组算法为标准算法），由于该征象提示良性，因此在评估手术的必要性中应引起临床重视。

针对这类鉴别诊断困难的小病灶，处理方法包括超高分辨率靶扫描显示病灶细节、抗感染治疗观察疗效和随访复查疗效等。根据初诊时放射结果的倾向，选择处理和随访方法。高分辨率靶扫描可观察到常规 CT 扫描不能发现的细微影像学特征。比如纯磨玻璃影中的微小空泡影，作为早期肿瘤和渗出性病变的重要鉴别点，在超高分辨率靶扫描可清

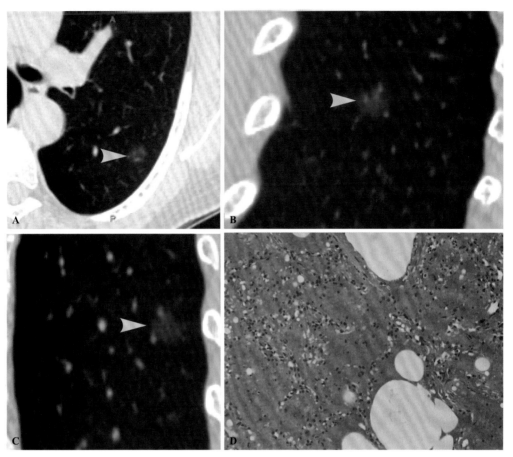

▲ 图 35 肺泡出血

左肺下叶背段见一直径约 8mm 纯磨玻璃结节，边界较模糊，与胸膜无牵拉，周围未见纤维条索影（A，箭头）；冠状面和矢状面图像均于病灶周及病灶内见多个血管影，所见血管无明显异常（B 和 C，箭头），病灶内亦未见空泡等征象。低倍镜显示肺泡腔被大量红细胞充填，肺间隔轻度增宽（D）

楚显示，而在常规扫描中无法分辨。在本例中，超高分辨率靶扫描 CT 显示的均一磨玻璃影，无微小空泡，这也提示病变中存在较多渗出，而无明显的肺泡腔不完全充填和纤维牵拉，从而高度提示良性。随着 CT 扫描及后处理技术的不断进步，随访也日益精确量化。上海胸科医院在临床应用超高分辨率扫描的影像数据基础上自主研发的三维密度分析软件在小结节的密度定量随访中取得了很好的效果，进一步提高了诊断的准确率。

3. 病理学特点 镜下特征均为肺泡网状结构无明显破坏，由于出血病灶往往由于局灶炎症刺激所致，高倍镜下可清楚显示肺泡上皮增生，肺泡间隔毛细血管扩张充血，肺泡腔内充满红细胞，间质轻度纤维增生伴淋巴细胞浸润，可伴有炭末沉着。

（陈群慧 朱 蕾）

病例 31 肺泡出血（二）

【临床病史】男性，53 岁，偶有右上胸痛 5 个月，2011–01 行常规 CT 检查，发现右肺上叶多发磨玻璃病变，右肺中叶内侧段混合磨玻璃病灶，恶性病变待排。遂手术切除右肺上中叶。

【影像分析】右肺中叶圆形磨玻璃密度结节，超高分辨CT示右肺上叶病灶2.5cm×2.2cm×1.2cm左右，实性成分为主，边界不清楚，具毛刺、分叶征象，邻近胸膜凹陷：考虑肺癌可能大；右肺中叶内侧段10mm×10mm混合磨玻璃密度结节，边界清楚（图36）。

【病理诊断】巨检报告：手术切除右肺上中叶，大小17cm×13cm×3.5cm，胸膜局部增厚。右肺上叶尖前段球形肿块2.2cm×2cm×1.2cm，灰白、灰黑，质硬，边界不清，紧贴胸膜；右肺中叶内侧段见囊性病变1.3cm×1cm。HE切片显微镜下观察：右肺上叶尖前段腺癌，乳头状及细支气管肺泡癌混合亚型，中分化，肿瘤大小2.2cm×2cm×1.2cm。右肺中叶局部肺间质及胸膜下血管充血伴出血，肺泡腔内有出血。

【讨论点评】

1. 概况　局限性肺泡内出血的明确原因尚未证实，但推测多与感染有关；局部肺内出血由于范围局限，受肺泡壁限制，部分边界较清楚，肺泡内充满红细胞，CT图像上呈磨玻璃密度影。

2. 影像学特点　由于出血受限，病灶可呈圆形或类圆形，边界清楚，病灶密度呈磨玻璃改变，密度可不均匀，以出血程度决定，随诊复查，随着出血的吸收，病灶范围、密度进一步缩小，与前片变化明显。

3. 病理学特点　镜检见肺泡内出血，肺泡腔内常有吞噬含铁血黄素的吞噬细胞，局灶性肺泡纤维组织增殖。

4. 小结　本病例中右肺中叶内侧段局部肺泡内出血，肺泡腔内充满红细胞，部分肺泡腔内充盈度不同，表现出密度不均匀，呈混合磨玻璃影，较易与肺癌混淆；回顾本病例，病灶轮廓光整，与周边肺组织边界异常清晰，边界略呈高密度包膜样改变，内未见微小空泡或筛孔征，密度极不均匀，最高、低密度部分紧邻，密度差异巨大，虽与斜裂胸膜紧贴，但无胸膜牵拉凹陷征象，以上征象不符合典型肺癌CT征象，短期随访为佳，但因本例患者合并右上肺癌，故一并手术切除。

综上所述，对局部肺出血的诊断标准如下供参考：①是否具有相应的临床病史和相应的临床症状，特别是肺出血既往史；②典型的局限性肺泡腔内出血的CT表现是病灶边界非常清楚，边界包膜样密度略高，表现为混合磨玻璃密度，但密度差异极大，紧邻胸膜，无牵拉、凹陷改变，此类征象须考虑肺泡内出血可能；③病理特征为肺泡腔无塌陷，内充满红细胞，肺泡上皮无增生病理组织学改变。

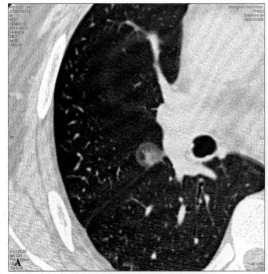 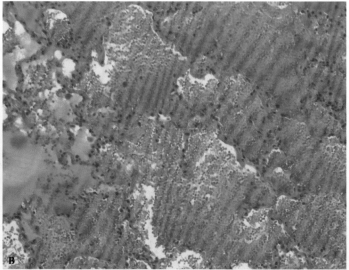

▲ 图36　超高分辨CT（A）示右肺中叶内侧段 **10mm×10mm** 磨玻璃密度为主的混合磨玻璃结节，圆形，边界清楚；低倍镜图片（HE，100×）示肺泡腔无塌陷，内充满红细胞，肺泡上皮无增生（B）

（陈群慧　虞凌明　朱　蕾）

病例 32　肺内淋巴结

【临床病史】男性，63 岁。2011-07-09 外院 CT 提示：右肺上叶前段磨玻璃小结节灶，随访待排恶变。之后定期（每 3～6 个月）复查胸部 CT。期间偶有咳嗽、咳痰，天冷时加重。2012-01-13 和 2012-12-03 胸部 CT：右上肺病灶变化不大，考虑恶性可能大。患者吸烟 30 年，每天约 10 支。否认结核史和肿瘤家族史。

【影像分析】该患者胸部 CT 显示右肺内上中下三叶内各见一结节灶。其中右肺上叶前段病灶为混合性磨玻璃结节，边界清楚，内部实性成分较多，直径约 8mm，可见多个血管与病灶相连，符合"移动－联通"的特征，该结节考虑为浸润性腺癌（IAC）。右肺下叶前基底段见一浅淡纯磨玻璃病灶，直径约 5mm，病灶部分边界清楚，无血管进入其内，考虑为浸润前良性阶段病变，以非典型腺瘤样增生可能大。此外，在右肺中叶外侧段见一实性微结节，直径约 5mm，无明显磨玻璃成分，病灶形态光整，边界清楚，无血管进入，周围亦未见纤维索条（图 37），考虑良性可能大，鉴于上下叶病灶，不能排外该患者存在同时性多原发肺恶性肿瘤的可

能，因此建议手术时一并探查，排除恶性可能。

【病理诊断】患者接受经胸腔镜右上肺前段切除术和中下叶部分切除术。病理示：①右上叶结节为高分化腺癌；②右下叶结节为非典型腺瘤样增生；③右中叶结节为肺内淋巴结。

【讨论点评】该患者同侧肺内存在 3 个病灶，上叶的混合性磨玻璃结节和下叶的纯磨玻璃结节的性质相对比较容易判断。而中叶的实性微结节则性质较难判定。

肺内淋巴结根据位置大体可分为 2 类，即支气管周淋巴结和肺实质内淋巴结。前者主要分布于四级以上支气管的分叉部，称为支气管周淋巴结（peribronchial lymph node）；后者见于肺实质内，即通常所说的肺内淋巴结（intrapulmonary lymph node）。在胸部 X 线片或厚层影像上肺内淋巴结通常无法显示；随着影像技术的进步，亚毫米扫描成像广泛应用于肺内病灶的检查，其检出率越来越高，这就对诊断和鉴别诊断提出了很高的要求，特别是对于有肿瘤病史的患者，与肺内转移进行鉴别非常必要，对治疗和预后有重要的指导作用，因此

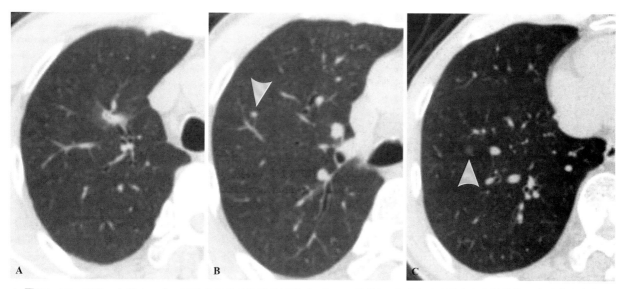

▲ 图 37　同一患者，右肺上、中、下叶内各见 1 枚结节病灶（B 和 C，箭头），右肺上叶病灶为半实性结节，中叶病灶偏实性，右肺下叶见 1 枚磨玻璃微结节

有必要对肺内淋巴结进行详细的讨论。

根据尸检的数据，肺内淋巴结的发生率在3.7%～7.0%，而在临床上占肺结节手术的18%～33%，因此肺内淋巴结并不罕见。肺内淋巴结的出现或与吸烟或接触二手烟有关。影像上，肺内淋巴结主要表现为位于肺外周靠近或贴着胸膜的实性结节，通常与胸膜的距离＜10mm，这与胸膜下淋巴分布较为丰富有关（图38）。以单发结节多见，分布则以气管分叉水平以下的肺下叶内多见，特别是右肺下叶，此与下肺淋巴液产生较多有关。通常结节直径＜10mm，边界光整，多数呈圆形或类圆形，部分由于纤维牵拉，呈多边形或棘样。组织解剖上看，这些结节位于多个终末肺小叶间隔的交界处或肺小叶间隔与胸膜的交界处，邻近的小叶间隔不同程度增厚，其内存在扩张的淋巴引流管道，因此在部分病例的薄层CT图像上可以发现由结节向外伸展的线样影和条索带，甚至牵拉远侧胸膜（图38）。

线样影被认为是最为可靠的影像征象之一，特

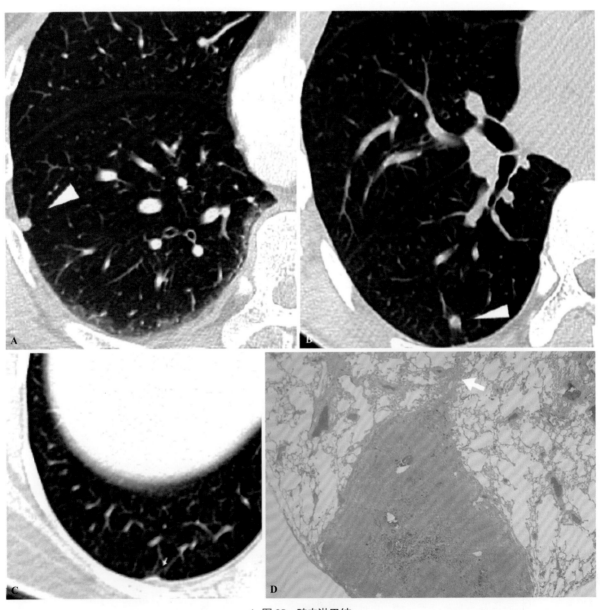

▲ 图38　肺内淋巴结

A. 类圆形淋巴结（箭头）与胸膜粘连，一侧可见线样影；B. 类圆形淋巴结（箭头）位于胸膜下区，两侧可见线样影，远侧线样影与胸膜牵拉；C. 右肺下叶后基底段见一边缘清楚、与胸膜呈广基底粘连的实性结节，近端肺内见线样影（箭）；D. 术后病理示肺内淋巴结，结节位于小叶间隔与胸膜交界处，所见线样影为增厚的小叶间隔

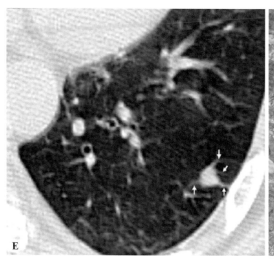
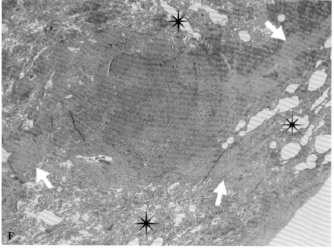

▲ 图 38（续） 肺内淋巴结

E. 体检偶然发现左肺下叶外基底段胸膜下区实质性小结节，结节向周围肺内延伸出多条线样影（箭），部分与胸膜牵拉；F. 术后病理示肺内淋巴结，病灶位于多个肺小叶间隔的交界处（星号），相应的小叶间隔增厚（箭）

别是在与转移性结节相鉴别时。线样影还须与血管相鉴别，特别是见于 AIS、MIA 和 IAC 的特征性肿瘤供血血管。增强扫描，肺内淋巴结可有不同程度强化，CT 值增加可在 36～85HU，这与淋巴结反应性增大，其内血管丰富有关，因此增强扫描对于鉴别肿瘤和肺内淋巴结意义不大。

随访过程中，肺内淋巴结可以缓慢生长或出现新的肺内淋巴结，因此不能单纯根据生长模式判断恶性。病理上，增大的肺内淋巴结内常见粉尘颗粒和色素沉着，绝大多数淋巴结内存在反应性生发中心，提示淋巴结受到抗原刺激，形成了次级淋巴滤泡。

仅极少数情况下伴有磨玻璃表现，可能与图像重建的容积效应有关，因此为了判定结节是否实性，薄层（＜1mm）扫描重建非常重要；病理上呈磨玻璃表现的淋巴结甚少有色素沉着，且纤维化成分较少。

准确地判断肺内淋巴结，可以避免不必要的手术操作，在肿瘤患者则有助于进行更准确的临床分期。尽管，肺内淋巴结有其相对特征性的影像学表现，包括形态、位置和伴随征象等，但仍须结合临床资料，甚至长期的随访才能正确评估其性质。而对于很多不确定的病例，手术切除获得病理证据可能是唯一的方案。

（郑向鹏）

病例 33　肺错构瘤（一）

【临床病史】男性，66 岁，体检发现右肺中叶结节。无发热、咳嗽、咳痰等症状。

【影像分析】胸部 CT 显示右肺中叶内侧段类圆形孤立性结节，直径约 9mm，边缘光整，可见浅分叶，其内密度不均匀，CT 值 –16～63HU，增强扫描无明显强化（图 39），考虑良性结节可能性大，建议定期随访。

【病理诊断】①肉眼观察：右中叶 13cm×6.5cm×3.5cm，扎线处胸膜面见一突出的灰白色结节，大小约 1cm×1cm×1cm，切面灰白，质硬。②病理诊断：结节内见软骨、脂肪、呼吸性上皮，符合错构瘤。

【讨论点评】肺错构瘤是常见的良性肿瘤，占良性肿瘤 7%～10%，是正常组织结构在胚胎发育过程

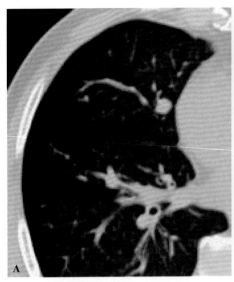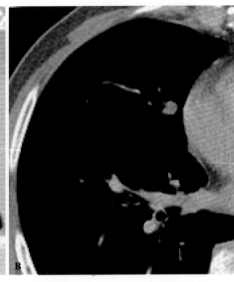

◀ **图39 肺错构瘤**
A. 横断位肺窗显示右肺中叶一枚实性结节，直径约10mm；
B. 横断位纵隔窗，病灶密度与软组织近似

中错乱组合、过度生长形成的瘤样畸形，有完整的包膜，质地硬，有黏液和囊腔。主要成分有软骨、腺体、平滑肌、脂肪及纤维组织等，软骨成分较多者也可称软骨瘤，少数可恶变，偶有痰血，生长缓慢。发病年龄30—50岁居多，男：女 = 3.5∶1。临床上分为3型：肺内型、腔内型、弥漫型（肿瘤数目2个以上，位于一侧或两侧肺内），以肺内型为多见，多位于肺外周，多发生于肺边缘距胸膜2cm范围内，边缘可有凹陷，占60%～70%。含软骨成分较多者，其CT值并不增高，球灶内有钙化30%。

就其病理学特点，错构瘤的CT表现为边缘光整的类圆形或椭圆形实性结节，密度不均匀，增强扫描据其所含成分可见部分强化或不强化，含血管成分较多者，可以有轻度强化，中央有爆米花样钙化为其特征性改变（图40）。

本例肺内结节边缘光整，密度不均匀，病理结果提示主要为软骨及脂肪组织，血供不丰富，增强扫描无明显强化，可符合肺内型错构瘤诊断，但由于缺乏特征性的爆米花样钙化，须与乏血供的结核结节相鉴别。

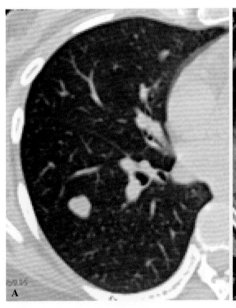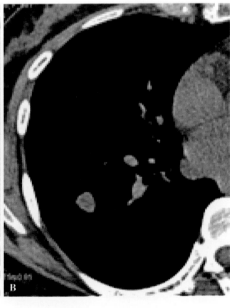

◀ **图40 肺错构瘤**
右肺下叶近膈水平见1枚长径约12mm小结节，病灶边缘清晰，横断位肺窗（A）、纵隔窗（B）及三维重组图像（C）示病灶内部见多发点状钙化密度影。术后病理证实为错构瘤

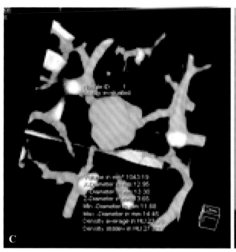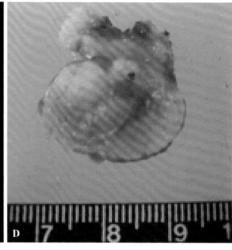

▲ 图 40（续） 肺错构瘤

该错构瘤病灶内见点状钙化密度，边缘清晰、凹凸不平，呈浅分叶状。该病灶需要和早期肺腺癌及单发的肺转移瘤进行鉴别，但是当错构瘤内无明显钙化时与早期肺腺癌及转移瘤鉴别较困难，腺癌病灶边缘短细毛刺的出现率较高，有助于病灶的鉴别

鉴于肺结核具有多发性、多态性的特点，边缘光整的孤立性结核球较少见，周围常见长毛刺、索条影及斑点状"卫星灶"，其肉芽肿的病理结构具有相对特征性，中央为干酪性坏死组织，周围环绕类上皮细胞、巨核细胞、淋巴细胞、纤维细胞、中性粒细胞及浆细胞等，因此病灶密度常表现为周边高、中央低，增强扫描时中央干酪灶不强化，周缘可见轻度强化，而错构瘤内各种成分排列无序混乱、密度高低不均且无规律性，两者病灶内虽均可见钙化但表现特征不同，因此鉴别不难。部分错构瘤于增强扫描时可不规则强化，此时须与其他良性肿瘤或单发性转移瘤相鉴别，如仅通过 CT 征象作出判断较为困难，必须结合临床并观察其动态变化综合判断。

（朱　凤　蒋亦兵）

病例 34　肺错构瘤（二）

【临床病史】女性，57 岁。胸背部偶尔隐痛 2 个月就医，无咳嗽、咳痰、发热，CT 检查显示左肺下叶软组织结节影，良性肿瘤（错构瘤）可能。

【影像分析】CT 检查显示：左肺下叶胸膜下见高密度结节影，直径约 1.0cm，边缘呈浅分叶，密度不均，病灶内见细颗粒状钙化影；三维重建显示：病灶致密、形态略不规则、轻度分叶，肺门未见肿大淋巴结，纵隔小淋巴结影，两侧胸膜轻度增厚，胸腔内无积液（图 41）。

【病理诊断】左下叶楔切标本，大小 4cm×1cm×1cm，肺脏层胸膜局部增厚，切面见一结节 1.1cm×1cm×0.8cm，灰白，质硬，界清，紧贴胸膜。结节内见软骨及脂肪。结论：（左下叶楔切肺）错构瘤，大小 1.1cm×1cm×0.8cm。

【讨论点评】

1. 概况　错构瘤，同义名有良性间叶瘤、腺软骨瘤等。发病率在肺部良性肿瘤中占第一位；发病年龄多在 40 岁以上，男性多于女性。绝大多数错构瘤（约 80% 以上）生长在肺的周边部，临床上一般没有症状。肿瘤较大时，刺激支气管或压迫支气

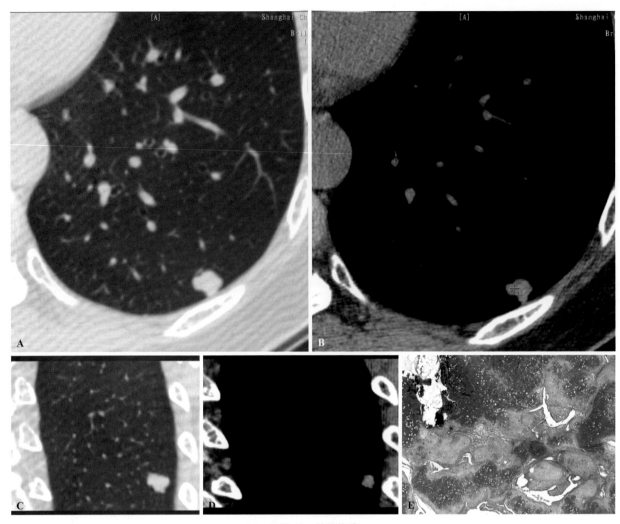

▲ 图 41　肺错构瘤

A 和 B. 示左肺下叶胸膜下见高密度结节影，直径约 1.0cm，边缘呈浅分叶，密度不均，病灶内见细颗粒状钙化影；C 和 D. 三维重组图像显示：病灶致密、形态略不规则、轻度分叶；E.HE 染色图片，显示镜下结节内见大量蓝色深染的软骨组织，少量脂肪组织及钙化组织

管造成支气管狭窄或阻塞时，出现咳嗽、胸痛、发热、气短、痰中带血等症状，偶有咯血及发绀。体检多无阳性体征，或有局限性呼吸音减弱及哮鸣音。有炎症感染或有阻塞性肺不张时，出现相应肺部体征。

2. 影像学特点　胸部 X 线片上表现为孤立实性结节（SPN），如发现爆米花样钙化易于诊断，但传统 X 线片不易显示病灶内部结构，有时很难诊断。CT 检查显示肿块多位于肺内，少数可靠近肺门，亦可位于气管腔内，肺门及纵隔内无肿大淋巴结；病灶边缘光滑，多呈圆形或类圆形软组织密度肿块，无毛刺征，可有浅分叶征；病灶内多有脂肪密度区，为典型 CT 征象，或伴斑点状或斑片状

钙化，典型钙化为爆玉米花状，较少见。增强后肿块无强化或仅轻度强化。影像学常需与以下肿瘤相鉴别。

(1) 周围型肺癌：轮廓可呈浅或深分叶状，可有细小毛刺，空腔征、支气管充气征、肿瘤血管集束征及胸膜凹陷征，瘤体内无脂肪、软骨等密度。

(2) 结核球：纤维包膜包裹干酪样结节，斑片状或不规则形钙化，瘤体边界欠光滑，可有卫星灶及瘢痕性局灶性气肿，增强扫描时多呈环形强化。

(3) 炎性假瘤：病灶边缘部分平直，可有长毛刺，肿块内可见小空洞，多有感染病史。

3. 病理学特点　分化尚好的正常组织的异常组合和排列，其主要成分是软骨、脂肪、平滑肌和

上皮组织等。大体病理按生长部位分肺内型与管内型。后者比较少见，占 10%～20%。病理组织学分为 3 类，即软骨瘤样错构瘤、平滑肌瘤样错构瘤和周边型错构瘤。肿瘤生长缓慢，极少恶变，多发者罕见。

4. 小结　肺错构瘤是肺部最常见的良性肿瘤，生长速度缓慢，多位于肺外周。大多无临床症状，本例即为体检发现，少数病例有咳嗽和痰中带血。病灶 < 1cm 或年老体弱等不宜手术者可随访，但一旦病灶有增大或导致支气管压迫、阻塞性炎症，则具有手术指征。

（叶剑定　陈群慧　朱　蕾）

病例 35　肺内平滑肌瘤

【临床病史】女性，45 岁，体检胸部 X 线片提示右下肺可疑结节，无发热、咳嗽、咳痰、咯血、胸闷、胸痛、声嘶等表现。无疫区及疫水接触史。既往有子宫肌瘤切除史。

【影像分析】两肺多发大小不等的实性结节灶，直径 5～15mm，边界清晰，边缘光整，较大病灶略有浅分叶，均无毛刺。平扫 CT 值为 50～60HU，增强扫描有明显强化，CT 值可达 130HU（图 42）。余肺纹理清晰，无其他异常密度影，各叶段支气管开口通畅，纵隔及两侧肺门未见肿大淋巴结。胸膜

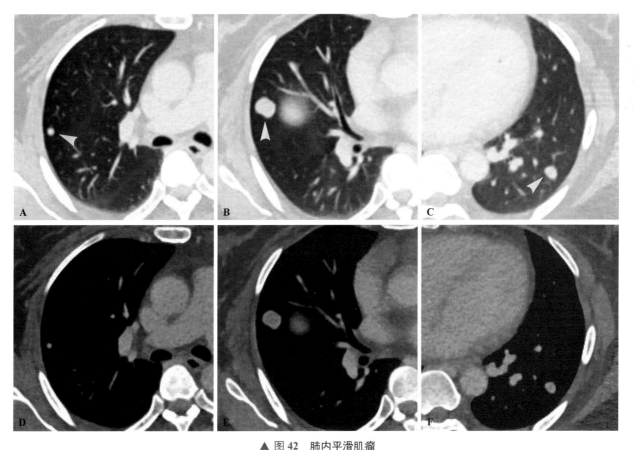

▲ 图 42　肺内平滑肌瘤

肺窗图像显示两肺多发大小不等实性结节（A 至 C，箭头）；纵隔窗（D 至 F）示病灶为软组织密度，边缘清晰

无增厚粘连，胸腔内未见积液。请结合临床以除外转移瘤。

【病理诊断】大体：中叶楔形切除标本，胸膜下2枚灰白色结节，质韧，界清。镜下：梭形细胞。免疫组化：上皮CK（+），P53（弱+），梭形细胞CD10（部分+），Ki-67（+，＜1%），SMA（+），CD117（-），CD34（-），Dog-1（-）。病理诊断：平滑肌瘤。

【讨论点评】平滑肌细胞广泛分布于消化道、泌尿生殖道、呼吸道的腔道壁，良性平滑肌瘤的分布与体内正常平滑肌分布一致，但以消化道及泌尿生殖道最多见，呼吸道较罕见。

原发于呼吸道的平滑肌瘤多见于中年女性，可发生在大支气管内或外周肺实质内。发生在肺实质内的病灶多为孤立性，与周围组织分界清晰，直径常＜15mm。

肺良性转移性平滑肌瘤，由Steiner于1939年首次报道，截至目前国外报道不到百例。本病多见于有子宫肌瘤切除病史的女性，发生原因目前认为有两种可能：来源于子宫平滑肌瘤切除时发生的肿瘤栓子或子宫静脉内平滑肌瘤病所致。子宫静脉内平滑肌瘤病为子宫肌瘤的一种特殊生长方式，包括肉眼可见的良性平滑肌瘤延伸到血管腔隙内，以及镜下良性平滑肌瘤组织侵入平滑肌瘤外静脉内生

长。虽然最常见的转移部位为肺部，但也可转移至盆腔外淋巴结、腹膜、腹膜后间隙、静脉及心脏等远处部位。肺部结节通常在子宫切除后数月甚至数年以后出现。临床病程隐匿，缓慢发展，通常无症状，少数有发热或轻度干咳。典型的影像学表现为边界清楚的单发或多发肺结节，直径从几毫米至几厘米，其余肺部正常。少数病例结节呈粟粒状或出现空洞，极少数病例有含囊性及钙化表现。肺结节不累及支气管内膜和胸膜，也无纵隔或肺门淋巴结大。肺结节进展缓慢，有的甚至会在怀孕时自行消退。

由于本例患者有两肺多发平滑肌瘤，且有子宫肌瘤切除史，故综合考虑为良性转移性平滑肌瘤，但十分可惜的是距离子宫肌瘤切除时间已久，无法得知肌瘤的病理表现。

单发于肺实质内的平滑肌瘤需要与其他肺内良性或低度恶性肿瘤及肿瘤样病变相鉴别，常见且增强扫描有均匀强化的包括腺瘤、类癌、孤立性纤维瘤、硬化性血管瘤、巨淋巴结增生症等；单发于气管内的需要和腺瘤、乳头状瘤等鉴别；多发的肺平滑肌瘤极为罕见，需要和其他富血供的转移瘤鉴别。仅从影像学表现来看，这些病变的形态、大小、密度、强化形式均有相似之处，诊断需要综合临床病史、实验室检查及病理诊断。

（吴咸岚）

病例36　肺毛细血管瘤

【临床病史】体检，偶然发现肺内小结节。

【影像分析】左肺下叶胸膜下见类圆形半实性结节，边缘尚清晰，病灶内密度不均匀（图43）。

【病理诊断】病理示：肺毛细血管瘤。

【讨论点评】孤立性肺毛细血管瘤（solitary pulmonary capillary hemangiomatosis，SPCH）是一种罕见的良性肺内肿瘤。目前文献报道的病例仅10例左右。与肺毛细血管瘤病（pulmonary capillary

hemangiomatosis，PCH）不同，SPCH预后良好，通常无特定的临床症状，多为偶然发现。CT影像上，病灶多位于胸膜下区，目前所报道的病灶大小为7～20mm；在绝大多数病例中，病灶呈混合性磨玻璃结节，少数为实性结节，实性成分的多少与毛细血管增生和肺泡间隔增厚的程度有关。有研究显示，磨玻璃结节的密度受扫描体位的影响，如图42B和C所示，仰卧位扫描结节为混合密度，俯卧

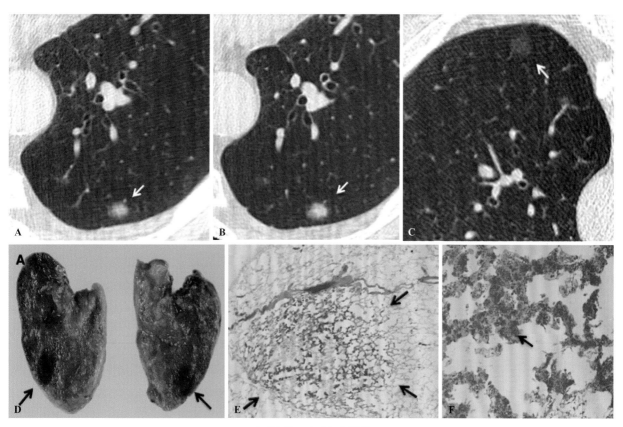

▲ 图43　肺毛细血管瘤

A. 胸部 CT 于左肺下叶见一直径约 7mm 混合密度磨玻璃结节，边界较清，周围可见小血管（白箭）；B. 随访 5 年后，病灶大小无明显变化，内部实性成分略有增多（白箭）；C. 与 B 图同期扫描图像，患者俯卧位。病灶密度明显降低，由仰卧位的混合密度结节变为纯磨玻璃结节（白箭）；D. 术后大体标本示边界不清的棕黑色结节灶，直径约 7mm（黑箭）；E. 低倍显微镜下可见小叶间隔增厚（黑箭）；F. 高倍显微镜下可见增厚的小叶间隔内毛细血管增多堆聚，含大量红细胞（黑箭）（经许可引自 Matsushita M, Kawakami S, Matsushita T, et al. Changes in CT density of solitary capillary hemangioma of the lung upon varying patient position[J]. Japanese Journal of Radiology, 2012, 30(9):772–776.）

位扫描结节呈纯磨玻璃样，这可能与增生扩张毛细血管内血流受重力影响体位改变后重分布有关。

而多发的 SPCH 则称为 PCH。PCH 同样病因尚不清楚，预后很差，其主要病变为肺实质内或沿支气管血管壁的多发结节增生，浸润毛细血管壁，从而导致严重的肺动脉高压。其临床与影像学改变与肺静脉阻塞病难以鉴别。根据为数不多的病例报道资料，PCH 在 CT 影像上表现为双侧广泛分布的边界不清的小叶中央结节状磨玻璃影。病理上表现为多灶、广泛、密度增高的毛细血管，主要分布在肺泡壁、小叶间隔、支气管周围、胸膜下和小血管周围的结缔组织，早期病变为肺泡壁上有多排毛细血管，晚期病变进展为结节状和背靠背排列的血管层。病变的血管可出现小动脉肌性化，其产生的原因可能是增生的毛细血管围绕和挤压肺小静脉和肺静脉，引起肺静脉内膜纤维化和继发性静脉阻塞，导致代偿性小动脉肌性化和肺肌性动脉中膜增生。由于增生的薄壁微血管易于出血，导致肺泡腔内吞噬含铁血黄素的巨噬细胞聚集。

总而言之，肺毛细血管瘤非常罕见，目前的影像资料仅基于个案报道，若病灶呈混合性结节时，与早期肺癌鉴别非常困难。

（郑向鹏）

病例 37　肺硬化性肺泡细胞瘤（肺硬化性血管瘤）（一）

【临床病史】女性，42 岁，既往体健，体检行胸部低剂量 CT 扫描，发现右肺上叶小结节。

【影像分析】胸部平扫 CT 示右肺上叶中部见 1 枚半实性磨玻璃微小结节，直径约 6mm。病灶呈中心密度较低、周边密度略高的环状，边界较为模糊。较大的血管经由病灶周边通过，横断面及多方位图像重组均未显示异常血管进入病灶。增强扫描病灶周边成分及中心部分均未见强化（图 44）。

该患者经口服拜复乐抗感染 2 周和口服肿节风抗感染 2 个月后再次复查胸部 CT，该病灶无变化。根据病灶的影像学特征和对治疗的反应，考虑为良性阶段病变，不能排除潜在恶性可能，即病变处于由非典型腺瘤样增生向原位腺癌转化演变过程。根据 NCCN 对混合型 GGN 病灶的处理原则，建议患者 6 个月后复查肺部低剂量 CT 影像，以评估病灶的发展趋势，包括体积倍增时间、密度有无增加等，进一步决定处理方案。但患者要求手术治疗，经胸外科、呼吸科、影像科和病理科多学科会诊后，同意对患者实施手术切除病灶。

【病理诊断】该患者经胸腔镜行右肺上叶切除手术。病理为：硬化性血管瘤。

【讨论点评】人群体检和肺癌筛查正由传统的胸部 X 线片向低剂量 CT 转变，由此带来的一个不容忽视的问题是很多病变在亚厘米阶段即被发现，这些病灶可能代表恶性，也可能是良性，但更多的可能还是后者。对直径 < 10mm 的 GGN 病灶进行鉴别非常困难，无论是良性还是恶性病变，都反映了病灶的极早期影像表现。而临床上，对于病变发展的极早期影像学特征研究甚少。总结和鉴别恶性病变的极早期特征，有助于早期诊断，早期治疗，从而避免漏诊、误诊和过度治疗。

该病例进一步强调了动态观察以评估肿瘤生长速度和是否形成肿瘤血管的重要性。一定程度上，如果患者严格按照建议进行动态随访，或许可以在很长一段时间内病灶都被归为良性，从而避免手术。就本病中的病灶分析：①结节无血管进入；②结节边缘较模糊；③病灶无强化。在这种情况下，在 MDT 讨论时，应尽可能地向患者解释良性的可能性较大，减轻心理压力。

肺硬化性血管瘤（pulmonary sclerosing hemangioma，PSH）是一种较为少见的肺部良性混杂性肿瘤，多见于 40—60 岁的女性，肿瘤生长非常缓慢，体积倍增时间多在 2～3 年。由于 PSH 的临床症状很少，通常在肺部摄片时偶然发现，病灶多位于肺下叶，大小多在 3～5cm。因此，典型的 PSH 影像学表现多是基于较大病灶总结形成的。常见的影像

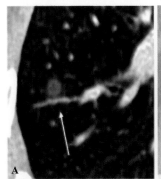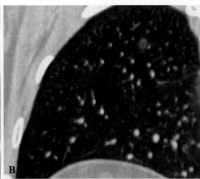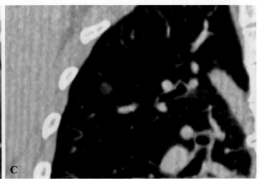

▲ 图 44　肺硬化性血管瘤

A. 横断位图像，病灶为直径约 6mm 磨玻璃微小结节，边缘略模糊，病灶中心密度较周围低，似环状（箭）；B 和 C. 分别为矢状位及冠状位重组图像，示病灶位于右肺上叶中部，血管由边缘经过，无明确肿瘤血管进入病灶

学特征有：①肺内孤立性结节或肿块，呈圆形，密度均匀，边缘光滑，境界清晰；②病灶内可见钙化；③增强扫描病灶多显示均匀的明显强化；④部分PSH病灶可见特征性的影像学征象，包括空气新月征、晕征、贴边血管征和尾征等。

较小的硬化性血管瘤与实性小肺癌非常难以鉴别。如图45中病灶增强后病灶强化较明显，与硬化性血管瘤非常相似。值得注意的是，边缘的细小

毛刺具有一定的提示作用，需要首先考虑小肺癌的可能性。

病理学上，PSH非血管性病变，其命名反映了其组织学上的2个主要特征，即组织硬化和血管增生，肿瘤内常见微出血和含铁血黄素沉着。肿瘤的结构形态多样，可表现为实性区、乳头状区、血管瘤样区和硬化区4种形态，以不同比例混合而成。大多数PSH至少有其中的3种成分，少数仅有2种，

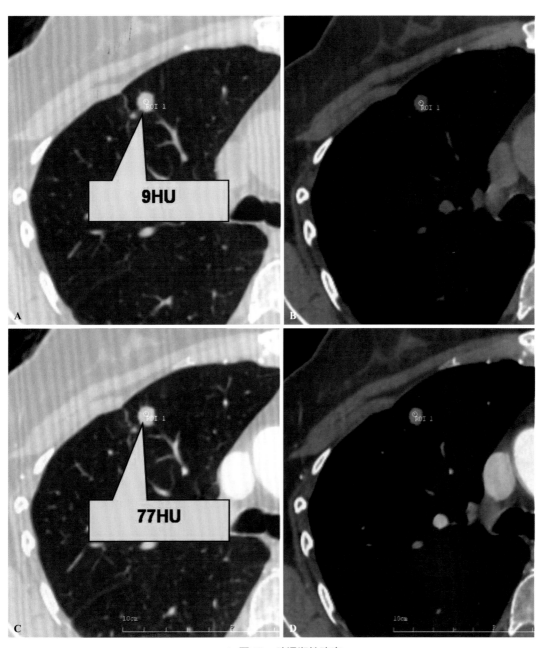

▲ 图45 肺浸润性腺癌

女性，54岁，右肺上叶1枚实性微小结节，直径约6mm，边缘清晰，见多发毛刺，平扫CT值约9HU（A和B）；注射造影剂后较明显强化，CT值约77HU（C和D）；术后病理诊断为浸润性腺癌

动态增强扫描血管瘤样区和乳头区表现为早期明显强化，实性区及硬化区表现为缓慢持续强化。大体病理切面上可见暗红色海绵状或灰白色实质性结构。镜下PSH往往起自肺微结构的呼吸性细支气管或肺泡上皮下肺间质。

1. 空气新月征　又称空气潴留征，表现为肿块边缘见少量新月形或半月形含气空腔，多位于近肺门侧，且不随体位移动而变化。其发生机制可能为：①肺泡间质细胞的增生及透明样变，并包绕支气管，导致远端气腔扩大；②包膜与肿瘤收缩所致，尤其当肿瘤高度分化并伴有出血时；③肿瘤周围出血并继发与支气管相沟通；④瘤周出血及肿瘤收缩。但应注意的是，空气新月征亦可见于其他疾病，如曲菌球病、结核、肺癌等，因此要综合其他征象分析。

2. 晕征　肿块周围的磨玻璃样改变（局部或整个病灶周围均可出现）。磨玻璃样改变可能源于局部的出血，在随访过程中发现。当患者出现咯血症状时，磨玻璃影增加。反之，患者症状减轻时，磨玻璃影减少甚至消失。

3. 贴边血管征　为PSH特征性表现之一，表现为动脉期肿瘤边缘迂曲、扩张的血管影，既可包绕在肿瘤边缘，也可以向肿瘤实质内延伸。考虑其产生的原因为PSH推挤、压迫周围的血管结构，从而产生聚拢、包绕等现象。该征象的出现概率与病灶所在的部位有关。

4. 尾征　表现为肿瘤边缘的尾状突起，多位于肺门侧，推测该征象可能与肿瘤对肺门血管有生长趋向性有关。

亚厘米的PSH仅见个案报道。目前所能查见的最小PSH病灶为2.3mm，但该病灶为术后标本上偶然发现，病理特征显示病灶内存在微量出血，含铁血黄素沉着，微钙化和少量纤维增生；术前CT扫描并未显示，因此无相应的影像学特征描述。上述病理特征与本例所见相似，因此病理确诊为PSH无疑。CT影像中所见环状结构的外周稍高密度区或许为纤维增生为主，而中央低密度区则可能反映了微出血和含铁血黄素沉着。

再次强调，本病例的重要性在于提醒医师需要加强对肺内极早期肿瘤样病变影像学的认识，因为传统的影像学特征在亚毫米扫描所发现的亚厘米病灶中已经不再适用。

（郑向鹏）

病例38　肺硬化性肺泡细胞瘤（肺硬化性血管瘤）（二）

【临床病史】女性，47岁，雕刻工艺职业，平素体健，无吸烟及饮酒史，无发热史，干咳2周就医。查体行胸部X线片检查发现右下肺野孤立致密小结节，抗感染治疗后复查胸部CT平扫及增强扫描显示右肺中叶结节。

【影像分析】胸部CT平扫及增强扫描显示：右肺中叶可见一结节状影，大小约1.8cm×1.5cm，边界清晰锐利，可见深分叶，内部密度不均匀，见斑点状钙化，考虑良性病变，错构瘤可能（图46）。

【病理诊断】右中叶外侧段肿块大小1.8cm×1.5cm×0.8cm，灰白灰红色，质硬，界清。酶标：CK（+）、VIM（+）、EMA（+）、TTF-1（+）、SPA（少+）、ER（-）、PR（+）、CK5/6（少+）。

结论：右中叶外侧段硬化性血管瘤，肿块大小1.8cm×1.5cm×0.8cm。

【讨论点评】

1. 概况　肺硬化性血管瘤，同义名有肺细胞瘤、乳头状肺细胞瘤。由Liebow和Hubbell在1956年首次报道并命名，是一种少见的肺部肿瘤，其组织发生和肿瘤的性质尚未完全阐明。多数学者认为它是一种良性或具低度恶性生长倾向肿瘤。多发于中年，女性多见，临床可有咯血、咳嗽、胸痛。

2. 影像学特点　胸部X线片表现：外周肺野的圆形或椭圆形孤立结节、球形影，边界光整，密度均匀，少有钙化，无卫星灶，偶呈囊性。CT显示肿瘤多靠近叶间裂和位于肺门附近，可压迫支气

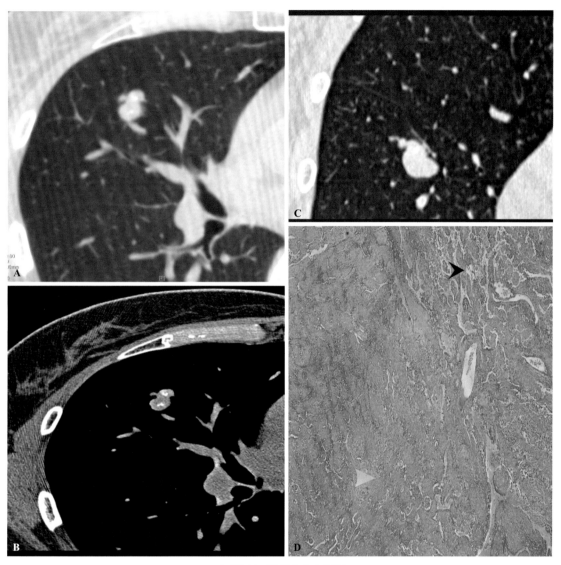

▲ 图 46 肺硬化性血管瘤

A 和 B. 高分辨影像可见深分叶，内部密度不均匀，斑点状钙化；C. MPR 冠状面重组图像示病灶形态不规则，边缘光整，大分叶；D. HE 染色图片，镜下见实变区（黄箭头）及乳头区（黑箭头）

管，孤立性结节边缘光滑，可呈浅分叶状，细粒状钙化，增强扫描强化明显。

3. 病理学特点 关于肿瘤的发生有内皮细胞、间皮细胞、间叶细胞、肺泡及支气管上皮细胞和神经内分泌细胞来源等观点。组织学上有血管瘤样特征，起源倾向于源自原始呼吸上皮，良性或低度恶性，病理分为 4 型（实质、乳突状、血管、硬化），各型往往混合存在。

4. 小结 肺硬化性血管瘤是肺部少见的肿瘤之一，鉴于其组织发生和肿瘤的性质尚未完全阐明且其组织细胞来源多样性可能，认为它是一种良性或具低度恶性生长倾向的肿瘤。术后有复发的病例报道。影像检查以外周肺野的圆形或椭圆形边缘光整孤立结节为多见，多靠近叶间裂和位于肺门附近，肿块可呈浅分叶状，密度均匀，少有细粒状钙化，偶呈囊性，可压迫支气管，增强扫描强化明显。本例高分辨 CT 影像显示病灶内颗粒状钙化，但增强扫描病灶强化不明显，可能与扫描时相有关，因为此类病灶大多位于周围肺内，扫描延迟时间需较常规多。

（叶剑定 陈群慧 朱 蕾）

病例39　肺良性多发性磨玻璃结节病灶（疫苗相关性）

【临床病史】女性，70岁。2009年发现右侧乳腺癌，行右侧乳腺癌保乳术，右腋前哨淋巴结活检。术后病理：右侧乳腺浸润性导管癌Ⅰ～Ⅱ级（镜下肿瘤大小1.3cm×1cm）伴导管内癌Ⅰ～Ⅱ级成分（镜下肿瘤大小1cm×1cm）。上、内、下、外切缘及右乳前哨淋巴结1枚均未见肿瘤组织。患者术后接受放、化疗和内分泌治疗，定期随访胸部CT。2013-12胸部CT发现多发结节。

【影像分析】2013-12胸部CT示右肺尖及左肺多发（6个）不规则混合密度磨玻璃结节灶，最大者直径约12mm，病灶中心实性成分较为均匀致密，未见钙化；外周磨玻璃影，边界较模糊（图47A至C）。

回顾既往2010、2011、2012年3年随访CT资料，均未见明显磨玻璃病灶，仅有少许纤维索条灶，特别是靠近右侧胸壁的肺内，考虑与术后右侧乳腺放疗有关。仔细询问病史，该患者于2个月前（2013-10）接种流感疫苗，接种后曾有短时发热症状，仅以口服感冒药处理，后症状缓解。结合病史，肺内多发磨玻璃病灶不能排除肺炎由疫苗所诱发。嘱患者口服中成药肿节风3个月后，再行胸部CT复查。

2014-02胸部CT示原见于两肺的多发混合密度磨玻璃病灶完全吸收，所见肺内影像与2010—2012年相仿（图47D至F），完全排除乳腺癌肺内转移的可能性。

【病理诊断】肺内病灶未行穿刺或手术治疗，无病理诊断。临床诊断：疫苗相关性肺内感染。

【讨论点评】鉴于该患者有乳腺癌的既往病史，外院诊断为多发肺内转移，已经准备入院化疗。该病例再次强调了详细问诊患者临床病史、对比多次随访资料和掌握常见疾病发病规律的重要性。在病史方面，该患者的主要病史显然为乳腺癌，但已经5年；多年来的随访一直比较正常；近期的相关病史为疫苗注射。就疾病发病规律而言，转移灶的发生可以在某一年的随访内开始出现，但表现有由少到多、由小到大、分散发布的特点，而且形态上主要以实性为主，甚少有磨玻璃样形态的转移灶；而肺内反应性结节和感染性结节的典型发病是出现快、消退快且在时间上通常有较为明确的前期因素。同期还有另外1例患者诊断为疫苗相关性肺内感染，同样亦是以多发磨玻璃结节为主要表现。因此，在肺炎多发和流感疫苗注射的秋冬季节，如果

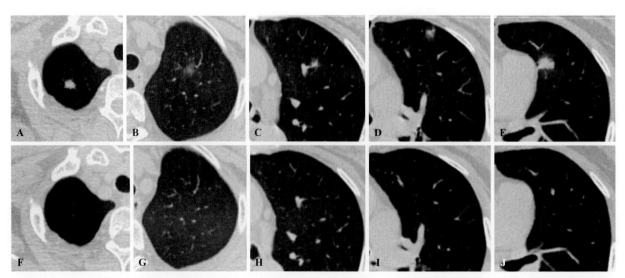

▲ 图47　两肺多发不规则磨玻璃结节灶，大小不一，部分病灶边缘见"晕征"，病灶边缘部分模糊，部分为半实性（A至E）。抗感染治疗3个月后再次复查胸部CT（F至J），可见病灶均吸收消失

患者肺内发现多发的边界较为模糊的混合性磨玻璃结节灶，应仔细询问患者有无接种疫苗，以排除与疫苗相关的肺内间质反应。

常见的疫苗相关性事件多为疫苗注射部位的局部反应和轻微的全身性非特异性免疫应激反应，导致肺内感染的概率非常低。回顾文献资料，仅见个案报道。主要以流感疫苗为主，1 例为炭疽疫苗。无特异性的临床症状，主要为常见疫苗的反应，如局部注射部位的肿块、全身乏力、低热、皮疹。呼吸道症状通常出现在疫苗注射后的 1～10 天，多为干嗽，胸部有束缚感。临床症状通常维持 2 周左右。肺功能可有轻中度的限制性通气障碍。多数病例诊断为疫苗相关性过敏性肺炎、嗜酸性肺炎或间质性肺炎。

在 Rashid 等报道的病例中，肺部 HRCT 显示双侧多发大小不等的磨玻璃结节和实性灶，纵隔淋巴结轻度增大，与肺内转移性病灶相仿；CT 引导穿刺的细胞学检查示支气管上皮和纤维基质成分，提示为肉芽肿可能；手术病理为形成不良的肉芽肿，血管周炎症细胞浸润，无细菌、病毒等，亦无恶性细胞，符合过敏性肺炎的诊断标准。该患者经口服激素治疗 2 周后病灶消失，肺功能恢复正常（图 48）。

在 1 例炭疽疫苗引起的肺内病变病例中，疫

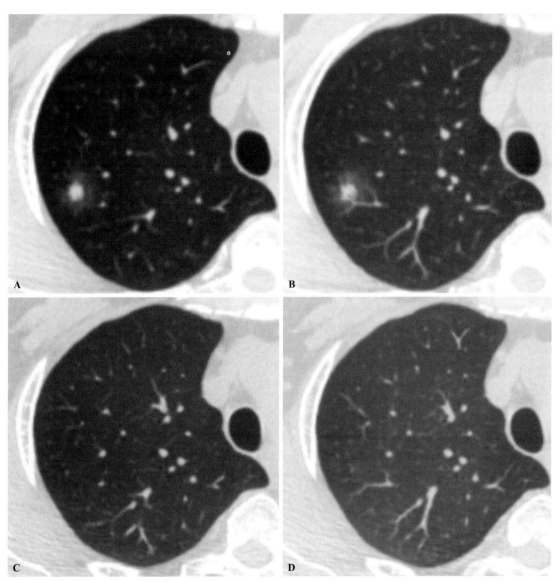

▲ 图 48　初次肺 CT 筛查横断位图像（A 和 B）示右肺上叶一个半实性病灶；治疗后图像（C 和 D）示相应部位的病灶消失

苗应用1个月后的CT检查显示两肺内马赛克样改变，伴有多发的磨玻璃结节，以两个肺和肺底分布为主，肺内穿刺诊断为阻塞性细支气管炎伴机化性肺炎（bronchiolitis obliterans with organizing pneumonia，BOOP）。患者经激素治疗后症状迅速缓解，3个月后CT显示磨玻璃结节完全消失；但激素停止治疗后第6周，肺内重新出现相似的磨玻璃结节和马赛克样改变，肺活检示淋巴细胞浸润和形成不良的肉芽肿，进而诊断为过敏性肺炎。经继续给予激素治疗后肺内病灶完全吸收。

由于疫苗所致肺内改变病理上为过敏性肺炎或间质性炎症，因此影像学上的变化也反映了过敏性肺炎的肺内改变，急性期表现为磨玻璃样渗出影，或弥漫性肺密度增高，形成马赛克样改变；若治疗不及时，病变进展则可表现为磨玻璃样结节、混合磨玻璃样结节和实性结节混合存在，纤维增生等与肉芽肿形成有关的影像学表现。

临床上所使用的疫苗通常非常安全，生物相容性高，发生严重反应的概率极低。与流感疫苗有关的肺内炎症目前报道的亦仅不超过10例。其原因可能与Th-2细胞对疫苗的异常免疫应答有关，导致疫苗特异性IFN-γ水平较低，作为代偿促炎症细胞因子，如TNF和IL-1释放增加，从而引起肺部的急性炎性损伤。

（郑向鹏）

病例40　肺结核

【临床病史】男性，36岁。于2010-07在体检时CT发现右肺下叶结节灶，结核菌素试验阴性，乳胶凝集试验阴性，G试验阴性，GM试验阴性；临床给予2周抗感染治疗后复查，病灶无变化；6个月后随访，CT扫描，病灶无明显变化，始终不吸收，遂在2011-01行右肺下叶楔切术。

【影像分析】肺CT示右肺下叶小结节，呈实性，最大径1cm，局部分叶及毛刺，周围可见散在小结节影，抗感染治疗无明显吸收，6个月后复查无变化（图49）。

【病理诊断】右肺下叶楔切肺5.5cm×3cm×1.8cm，内见病灶1cm×0.8cm×0.5cm，灰黄，质中，伴坏死，界清，距胸膜0.3cm。检查结论：（右肺下叶楔切肺）肺结核，干酪性，病灶大小1cm×0.8cm×0.5cm。酶标：KP1（组织细胞＋）；LCA（淋巴细胞＋）；CK（－）；CD79a（淋巴细胞＋）；CD3（淋巴细胞＋）；Bcl-2（淋巴细胞＋）。

【讨论点评】

1. 概况　结核球由纤维包膜包裹干酪样物质所构成，多发生于两肺上叶尖后段、双下肺背段，其内也可见钙化，但多呈斑片状或不规则形钙化，瘤体边界可不光滑，瘤内可有裂隙样小空洞存在，周围可见卫星灶及瘢痕性的局灶肺气肿，无脂肪成分。肺结核球中心有干酪坏死，其周围为郎汉斯巨细胞和淋巴细胞。

2. 影像学特点　结核球好发于尖段、尖后段及背段；CT上表现为多形态，周围可见卫星灶，伴胸膜增厚。病灶大多均匀，边界光整，部分病灶可见毛刺，病灶内部可见小钙化点，增强扫描病灶不强化或环形强化。本例病灶超高分辨CT示：右肺下叶见长径约1.0cm结节状实性密度影，形态极不规则，边界清楚，局部可见分叶征象，无细小毛刺，邻近血管有牵拉，内侧支气管疑似截断，周围可见数个微小卫星灶。实性结节灶，边界清楚，无细小毛刺，提示良性病变可能，周边多个卫星灶更是支持结核性肉芽肿的可能。而邻近血管的牵拉改变，在良、恶性病灶均有可能存在，鉴别诊断意义并不大。

3. 病理学特点　结核结节由郎汉斯巨细胞、上皮样细胞和淋巴细胞及成纤维细胞组成，中央有干

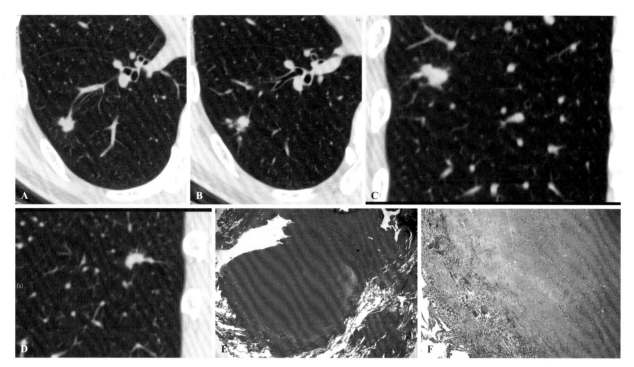

▲ 图49 肺结核患者的横断位图像（A 和 B）及 MPR 图像（C 和 D）示右肺下叶见长径约 1.0cm 结节状高密度影，形态极不规则，边界清楚，局部可见分叶征象，无细小毛刺，邻近血管有牵拉，内侧支气管疑似截断，周围可见数个微小卫星灶；HE 染色图像（E 和 F）示镜下可见大片红染无组织区，为干酪样坏死，病灶边缘纤维组织增生，淋巴细胞、组织细胞、巨噬细胞浸润

酪样坏死；结节周围为正常肺泡组织或完整包膜，边界清楚。

4. 小结　肺结核球形态多样，须与球形肺炎、肺良性肿瘤鉴别；如出现毛刺、分叶征象须与肺癌鉴别，结合实验室检查及肺部、纵隔淋巴结其他征象，可提高诊断准确性。

综上所述，现提出对肺结核的诊断标准如下供参考：①具有结核病的临床病史和相应的临床症状；②典型的肺结核的 CT 表现是位于尖段、尖后段及背段；病灶边界大部光整，周围可见卫星灶，病灶内部可出现钙化，可见肺门或纵隔淋巴结钙化；③病理特点为病灶灰黄，质中，伴坏死，界清，镜下见干酪样坏死，周围炎症细胞浸润。

（虞凌明　朱　蕾）

病例 41　肺真菌病

【临床病史】男性，44 岁，体检发现右下肺结节。

【影像分析】右肺下叶背段胸膜下见一小结节灶，病灶中心见小空腔形成，边缘见短细毛刺（图50），病灶局部与胸膜相连。

【病理诊断】经胸腔镜行右下肺背段切除术。病理：隐球菌感染。

【讨论点评】

1. 医学影像诊断中科学的循证是关键。医学影像诊断属于逻辑思维及形态思维学范畴。如果获得的影像学信息和临床资料越多，平时所掌握的病种越多，对解剖知识及正常变异了解越多，推理就越符合逻辑，诊断就越完善准确。所以，科学的循证是关键；正确的认证、辨证、释证是桥梁；丰富的

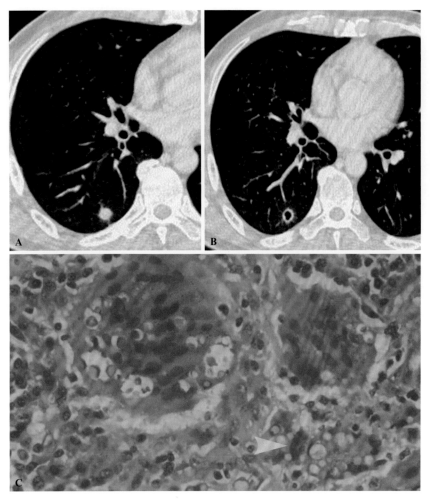

▲图50 隐球菌感染

A. 右下肺背段 15mm 大小的囊实相间的圆形灶的实性部分；B. 空腔部分的壁厚，腔内无内容物；仅从此影像上鉴别真菌感染与癌性或结核空洞是有困难的；CT 血管造影未发现"肿瘤微血管 CT 成像征"；C. 肺真菌病石蜡切片：图示多核巨细胞及组织细胞中见多个真菌菌体，PAS 染色阳性（箭头）

解剖病理、影像学知识是基础；必需的临床资料和诊断经验是保障。

2. "肿瘤微血管 CT 成像征"是良、恶性肺结节鉴别的一个非常重要的证据。使用 CT 血管成像及图像后处理的方法显示肿瘤内、外的微血管 CT 成像征是诊断小肺癌的关键。根据肺癌血管构型的分布差异，肿瘤外周带是癌细胞增殖、活跃生长区域，在做 CT 血管造影时可显示出在肺癌边缘区域的肿瘤外周带有丰富的微血管分支结构可被强化形成非常特殊的"肿瘤微血管 CT 成像征"，从而可以认定这是直径＜ 2cm 的周围型小肺癌与其他单发肺结节鉴别的一个非常重要的证据。这就是诊断的专一性，应用此诊断的专一性可明显提高小肺癌的术前诊断正确率。图 51 是 1 例 41 岁的女性患者的一组 CT 图像。患者体健，无任何症状及体征。CT 体检发现其左下肺背段有一个 10mm 大小的囊实相间的圆形空腔灶，壁厚，腔内有内容物（图 51

A 和 B）。冠状面及矢状面图像重组可见在小空腔周围有微小血管的断面影，与空腔不连续（图 51C 和 D）。CT 血管造影及曲面图像重组后发现有粗细不等的外生血管进入小腔内，形成典型的"肿瘤微血管 CT 成像征"（图 51E 和 F），符合小肺癌的 CT 征象。手术后病理证实是黏液性原位腺癌。本病例中，CT 体检发现 15mm 大小的囊实相间的圆形空腔灶，壁厚，腔内亦有内容物。但是做 CT 血管造影及曲面图像重组未发现"肿瘤微血管 CT 成像征"（图 50A 和 B）。此时若仅从影像上鉴别真菌感染与癌性或结核空洞是非常困难的。手术后病理证实是隐球菌感染。所以"肿瘤微血管 CT 成像征"可以认为是良、恶性肺结节鉴别的一个非常重要的证据。

3. 随着医学数字化设备不断地更新，从而使胸部医学影像学也不断开拓出胸部低剂量、高清晰、能谱成像等新的诊断模式。特别是能谱成像作为一

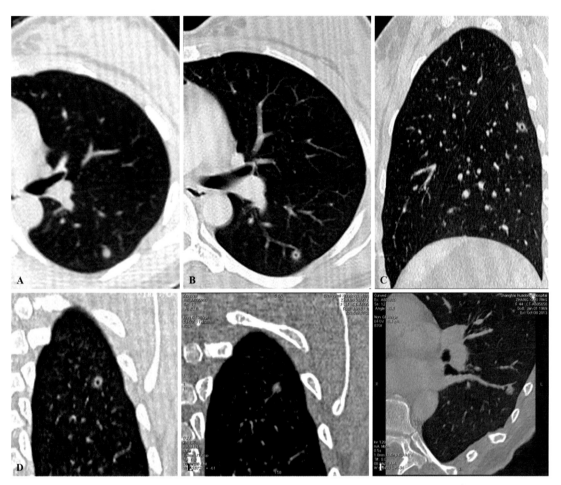

▲ 图51　左下肺原位癌，须与本病例鉴别

左下肺背段 10mm 大小的囊实相间病灶的实性部分（A）；不同层面的同一病灶内（B）可见圆形空腔部分，壁厚，腔内有内容物；空腔灶的矢状面（C）和冠状面图像（D）显示在小空腔周围有微血管，但与空腔不连续；增强扫描 CT 血管造影并行 MIP 图像重组（E）和 CPR 图像重组（F），可见粗细不等的外生血管进入小腔内，即有典型的"肿瘤微血管 CT 成像征"。手术后病理证实是黏液性原位腺癌

种功能性影像，能提供更多、更全面的病理信息资料。CT 能谱技术通过物质分离既可以提高肺内小病灶和多病灶的检出率，又可以初步鉴别出病灶的良性、恶性。随着这项技术的广泛开展及人们对各种物质能谱特征曲线的识别和理解，医学界对肺部肿瘤的影像诊断、疗效评估和预防将会有很大的突破性进展。

医学影像学现阶段的发展已从提供宏观信息拓展到提供微观信息，与遗传 / 基因、分子生物学和计算机技术的发展保持同步并互有领先。在未来的 10 年内将会对整个医学模式产生根本性影响。

（张国桢　李　铭　张　杰）

病例 42　肺真菌性肉芽肿

【临床病史】男性，59 岁。外院体检发现右肺下叶结节 3 个月，抗感染治疗 2 周，来院要求复查。有吸烟史 20 余年，平时有咳嗽，此次发现肺部病灶，临床无发热、咳痰及咯血。CT 示右肺下叶结节影，肺癌可能大；两下肺野慢性炎症；右侧背缘胸膜结节状增厚，建议病理学检查。

【影像分析】肺 CT 检查示右肺下叶见一结节状影，大小约 1.6cm×1.8cm，边缘有分叶及毛刺征象，边界不光整，内部密度不均匀，三维重建显示结节形态不规则。两下肺野见散在条索影。两侧肺门及纵隔未见明显肿大淋巴结。右侧背缘胸膜结节状增厚，胸腔无明显积液（图 52）。

【病理诊断】HE 染色见巨噬细胞内含透明的真菌孢子，诊断为右肺下叶前基底段霉菌性肉芽肿。酶标：CK（上皮 +），CD79a（ - ），CD3（淋巴细胞 +），Bcl-2（淋巴细胞 +），KP1（组织细胞 +），LCA（淋巴细胞 +）。特染：PAS（ + ），六胺银（ + ）。

【讨论点评】

1. 概况　真菌性肉芽肿（mycotic granuloma）是肺部感染性肉芽肿的一种特殊的增生性病变，以真菌感染后肉芽肿形成为其特点。主要以上皮样细胞和多核巨细胞为主。

2. 影像学特点　肺内孤立或多发结节状影，边缘有分叶及毛刺征象，边界不光整，内部密度不均匀，增强后病灶轻度强化。较普通细菌感染后形成的肉芽肿易出现空洞性改变，病程相对较长。有时须与结核性肉芽肿、周围型肺癌鉴别。除结合病史外，结节表现为边缘不规则，呈多角形改变，有“晕征”可提示诊断，但确诊须依靠病理学检查。

3. 病理学特点　与前述炎症性肉芽肿相似，局部以巨噬细胞增生为主，形成边界清楚的结节，是一种类似特殊的渐进炎症过程，通常由于感染了特殊的病原体形成有相对诊断意义的特征性肉芽肿，如发现巨噬细胞内含真菌孢子，是诊断的可靠依据。常见的病原体还包括结核杆菌、伤寒杆菌、梅毒螺旋体等。

4. 小结　真菌性肉芽肿是感染性肉芽肿较常见的病因，多发生于免疫低下或病程迁延的患者，组织学以巨噬细胞增生为主，形成边界清楚的结节，较肺内其他感染性肉芽肿更易形成典型的空洞性改变，有助于诊断。本病例无感染病史及临床症状，影像表现以孤立肿块分叶及叶间胸膜牵拉为特征，无典型肉芽肿征象，极易误导。病理学检查有助于诊断。

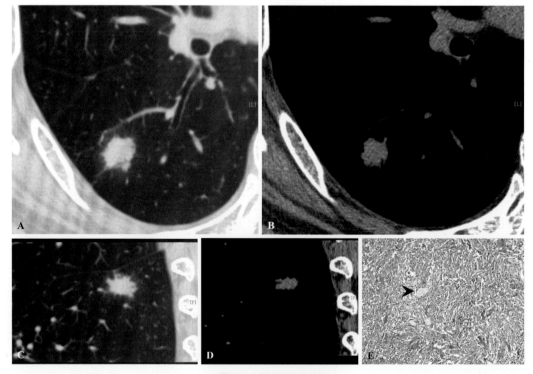

▲ 图 52　肺真菌性肉芽肿

A 和 B. 右肺下叶可见一结节状影，大小约 1.6cm×1.8cm，边缘可见分叶及毛刺征象，边界不光整，内部密度不均匀；C 和 D. MPR 图像示结节形态不规则；E. HE 染色图片可见巨噬细胞内含透明的真菌孢子（箭头）

（陈群慧　叶剑定　朱 蕾）

病例43　肺炎性假瘤

【临床病史】女性，42岁，体检发现右肺钙化灶10余年，无咳嗽、痰中带血、胸痛等不适主诉，未给予处理，一直随访。7个月前患者出现咯血，量少，色暗红，遂至当地医院就诊。胸部X线片检查示右肺下叶异影，经抗感染、化痰支持治疗后，咯血症状好转，复查胸部X线片示病灶未见吸收，复查胸部CT示右肺下叶结节，钙化伴空洞形成，肺部炎症。红细胞计数正常，肿瘤指标未见明显升高。

【影像分析】胸部CT示右肺下叶背段见一不规则结节，长径约13mm，病灶中心见小空洞形成，空洞壁见多发钙化密度，局部胸膜牵拉凹陷，病灶边缘见毛刺（图53）。

【病理诊断】术后病理示右肺下叶局部坏死伴钙化，伴周围肺组织纤维胶原增生，慢性炎症细胞浸润，为炎性假瘤。

【讨论点评】病灶存在10余年，咯血后就诊，

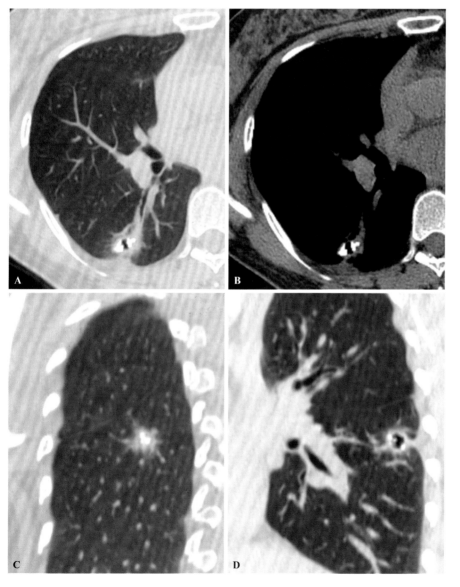

◀图53　肺炎性假瘤患者的横断位肺窗（A）、纵隔窗（B）、冠状位（C）及矢状位重组图像（D）示右肺下叶1枚形态不规则、含钙化及空洞形成病灶

首先考虑为良性病灶，病灶边缘不规则，并伴空洞形成，病灶内见较多钙化成分，需要与陈旧结核进行鉴别。因无老片对照，病灶的发展过程不清晰。鉴别诊断主要包括以下几项。

1. 瘢痕癌　患者体检发现右肺钙化灶 10 余年，咯血 7 个月，胸部 CT 示右肺下叶结节，钙化伴空洞形成，肺部炎症，需要考虑结核病变基础上继发瘢痕癌的可能。

2. 肺结核　患者发现右肺钙化灶 10 余年，伴咯血，需要考虑结核复发的可能性。

3. 结核伴真菌感染　病灶长期存在，伴钙化密度，结核病灶伴真菌感染也需要考虑。

除了各种良性病变的鉴别外，该病灶最重要的就是要排除在原来病变的基础上继发瘢痕癌的可能。对于有既往 CT 图像的患者，需要仔细分析病变长期的动态变化过程，如果病灶逐渐增大或病灶边缘新出现边缘清晰的磨玻璃"晕"的时候需要高度警惕局部癌变的可能。

（朱晓华　李　铭）

病例 44　肺炎性结节

【临床病史】女性，55 岁，体检偶然发现左肺下叶 1 枚半实性结节。

【影像分析】肺部 CT 示左肺下叶 1 枚半实性结节，周围见"晕征"，直径约 16mm，病灶边缘模糊（图 54）。

【病理诊断】炎性结节，经过正规抗感染治疗后病灶消失。

【讨论点评】该病灶为 1 枚半实性结节，该炎性结节容易误诊为浸润性腺癌，故分析半实性结节的时候，当病灶的边缘比较模糊时，应首先进行正规的抗感染治疗，避免不必要的手术。该病灶具有典型的"晕征"。CT 影像上肺部"晕征"是环绕在较明显的结节或肿块周围磨玻璃影，密度略低于其内的结节或肿块密度，而又明显高于肺实质密度。"晕征"的厚度不一，取决于其病理基础。当其首次在侵袭性曲霉菌病中描述后，"晕征"被认为是出血性肺结节的表现，但这种征象也可见于多种非出血性肺疾病，如炎症性病变向周围肺实质蔓延、肺部肿瘤侵犯周围正常肺组织。

"晕征"可以见于多种肺部疾病（表 1），包括

表 1　肺内可出现"晕征"的病变

分 类	病 变
感染性疾病	真菌感染：侵袭性曲霉菌，毛霉菌，白色念珠菌，隐球菌，球孢子菌，暗色丝孢霉菌 病毒感染：单纯疱疹病毒，水痘 – 带状疱疹病毒，呼吸道合胞病毒，巨细胞病毒，黏病毒科（包括 A 型流感病毒） 细菌感染：伯内特考克斯体，衣原体，放线菌，肺炎球菌，败血症血栓栓塞 分枝杆菌：结核分枝杆菌，鸟分枝杆菌 寄生虫：血吸虫，肺吸虫，棘球蚴，蛔虫
系统性疾病	Wegener 肉芽肿，嗜酸性细胞增多症，结节病，淀粉样变
肿瘤性疾病	原发性：腺癌，鳞状细胞癌，黏液型囊腺癌，卡波西肉瘤，血管肉瘤，淋巴瘤 转移性：血管肉瘤，绒毛膜癌，骨肉瘤，黑色素瘤，胃肠道转移性肿瘤，胰腺癌，肾细胞癌，淋巴瘤
医源性肺损伤	肺穿刺活检
其他	淋巴组织增生性疾病，隐源性机化性肺炎，子宫内膜异位症，过敏性肺炎

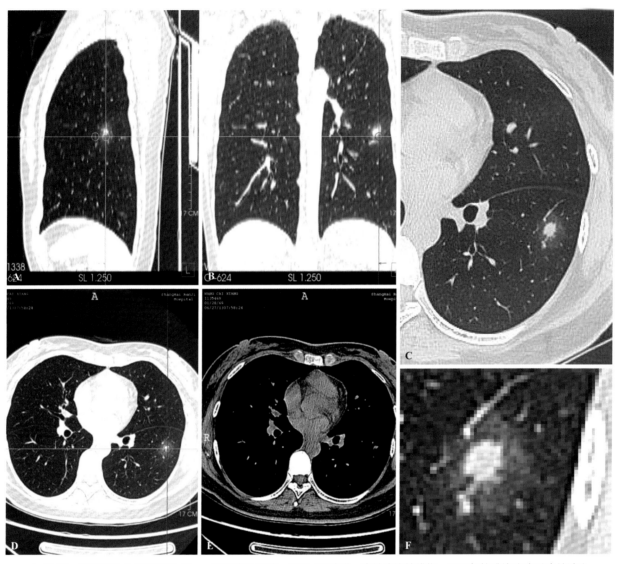

▲ 图 54　左肺下叶 1 枚直径约 16mm 的半实性结节，可见"晕征"，病灶边缘较模糊，经正规抗感染治疗后病灶消失

感染性（如侵袭性真菌感染）和非感染性病变（如肺部肿瘤）。感染性病变（如毛霉菌、念珠菌）或非感染非肿瘤性病变（Wegener 肉芽肿）及肿瘤性病变（如血管肉瘤、骨肉瘤）等可在肺实质内形成结节或肿块，并可侵犯血管或因局部肺组织的栓塞等，致局灶性肺出血，局部肺泡腔内的正常气体被密度较高的血液等取代，而致局部肺组织的密度稍增高，形成肺 CT 上所见的"晕征"，病灶中央坏死区相当于 HRCT 上的结节影。磨玻璃样密度的"晕征"是出血或出血性肺梗死形成的环绕在其周围的红色的环。尤其在骨髓移植等免疫力较低的患者中出现此征象，应高度怀疑侵袭性肺曲霉菌病

（invasive pulmonary aspergillosis，IPA）。肺出血引起的"晕征"也可见于 Wegener 肉芽肿、肺子宫内膜异位伴月经性出血和葡萄胎。Wegener 肉芽肿病患者可有与肺结节有关的局限性出血，也可发展为弥漫性肺出血。这可能是由于合并坏死性血管炎、毛细血管炎和实质性坏死所致。来自于富血供肿瘤的转移瘤，如血管肉瘤、绒毛膜癌、骨肉瘤和黑色素瘤都能显示"晕征"，主要是由于肿瘤周围的新生组织的脆性增加所导致的出血。临床工作中对肺结节或肿块的穿刺活检也可形成"晕征"。肺子宫内膜异位症的患者，在月经出血时也可见出血性肺结节。

一些炎症性病变（如炎性假瘤、嗜酸细胞性肺

炎）也致肺内结节或肿块的形成，当病灶周围正常含气的肺泡腔内有炎性渗出或肉芽组织形成，同样可致局部肺组织密度增高，而形成"晕征"。

肺内肿瘤（如肺腺癌、淋巴瘤）性病变伴有肿瘤细胞向周围正常肺组织浸润时也可表现为"晕征"。肺腺癌可在肺内形成结节或肿块，而周围的"晕征"在组织病理学上反映的是肿瘤细胞以肺泡间隔为基质呈伏壁式生长，尚未充盈肺泡腔。淋巴瘤中的结节或肿块表示恶性淋巴细胞的密集浸润，而周围的"晕征"则代表稀疏排列的肿瘤细胞对周围间质的浸润。转移性肺肿瘤中，结节或肿块周围的磨玻璃影是肿瘤向周围肺泡壁浸润的结果。

结合临床病史也非常重要。对于肺部CT图像上发现有"晕征"，临床同时有咳嗽、咳痰或发热等表现时，须考虑肺部感染性疾病；而对于有严重免疫功能不全的患者出现发热，而对抗生素治疗无反应，则须高度警惕肺部或全身性真菌感染。肺CT图像上的"晕征"在侵袭性真菌感染的早期显示率较高，病程后期显示率降低。若患者有咳嗽、咳痰、胸痛、痰血、胸闷气急和声嘶，或有进行性消瘦，须考虑为肺腺癌或转移瘤的可能。对于女性与月经相关的肺内伴"晕征"的结节，须考虑肺子宫内膜异位症。

（李　铭　郑向鹏）

病例45　肺慢性炎症

【临床病史】女性，52岁，咳嗽、咳痰数月，2010-09-16体检CT检查时发现右肺下叶占位，抗感染治疗2周后无明显吸收，遂于2010-10手术切除。

【影像分析】肺CT示右肺下叶背段一枚磨玻璃微结节，直径约8mm（图55）。

【病理诊断】右肺下叶楔切（5cm×3cm×1.2cm），切面见灰白色结节0.5cm×0.3cm，质中，界不清。局部支气管扩张，肺泡上皮增生伴间质纤维组织增生及少量炎症细胞浸润。

【讨论点评】

1. 概况　单发的肺内炎性结节是肺炎的一种特殊表现，其病理基础为炎症细胞浸润，大多数肺炎都具有典型的临床征象，但少数患者临床症状不典型或在体检时偶然发现肺内结节。

2. 影像学特点　肺内单发结节的影像学诊断易误诊，大多数炎性结节位于肺野背侧，与胸膜相连，密度不均匀，低于软组织密度，部分病灶中央密度较高，结节两侧边缘较平行，多数成角，或以胸膜为底的三角形，部分病灶内部可见扩张的支气管。

3. 病理学特点　表现为炎症区域被增生的结缔组织代替，肺泡内纤维素性渗出物机化；镜下见成纤维细胞经肺泡孔生长，分布在实质肺泡内及其周围，进一步成熟形成纤维化瘢痕。

4. 小结　本病例中病灶呈圆形，边界不光整，可见毛刺征象及胸膜凹陷征，病灶内部可见筛孔征，与周围型肺癌较难鉴别，仅在冠状位及矢状位时病灶显示扁平，与横断位长径相差过大。回顾诊断，本例病灶密度相对较高，筛孔征中孔腔较大，且筛孔具有厚壁，中间磨玻璃密度部分很少，此类特征不符合典型肺癌征象。

综上所述，现提出对肺炎性结节的诊断标准如下供参考：①有呼吸系统起源疾病的临床病史和相应的临床症状，特别是肺部有各种炎症的既往史；②典型炎性结节的CT表现是位于肺周边胸膜下，部分边界平直，成角，与胸膜宽基底相连，邻近胸膜增厚明显，病灶内部可见明显的支气管扩张影；离开胸膜较远的病灶不引起胸膜改变；③冠状位及矢状位重建图像病灶不规则，非球状体；④病理改变，肺泡间隔内纤维增生明显，伴局灶大量淋巴细胞浸润，局部肺泡腔破坏、融合，病灶内不规则残留气腔存在。

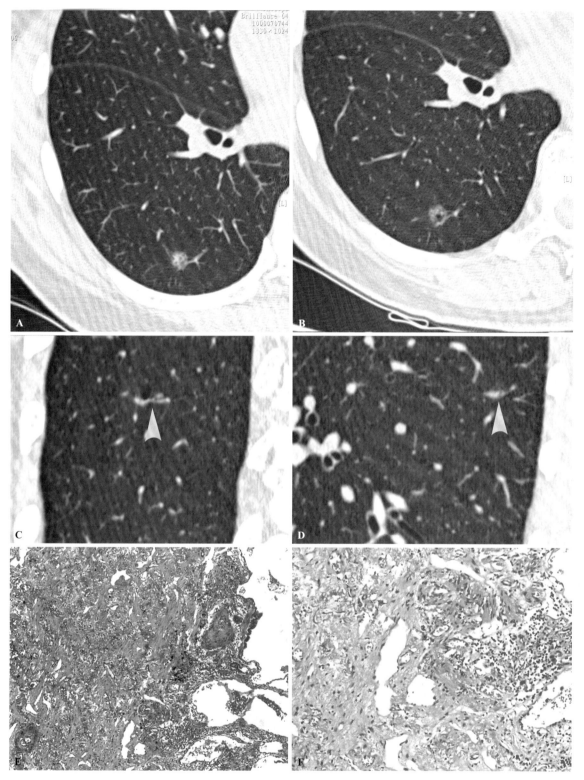

▲ 图 55　肺炎性结节

A 和 B. 超高分辨 CT 示右肺下叶背段 8mm×8mm 混合磨玻璃结节，类圆形，边界不清楚，内见小空腔；C 和 D. 冠状位、矢状位重组图像，可见病灶扁平，病灶上方可见扩张支气管影（箭头）；E. 病理图片（HE，40×）示病灶内纤维组织明显增生，部分肺泡腔塌陷，局部肺泡腔破坏、融合，有残留气腔；F. 病理图片（HE，100×）示病灶内不规则残留气腔存在，肺泡间隔内纤维增生明显，伴局灶大量淋巴细胞浸润

（陈群慧　朱　蕾）

病例 46　机化性肺炎

【临床病史】女性，52 岁。发热、咳嗽、咳痰 1 个月伴胸痛，拟诊肺炎。外院抗感染治疗 2 周，来院复查 CT，影像诊断：右肺上叶 mGGN，建议继续抗感染后复查，进一步排除占位病变可能。因患者有肿瘤家族史，要求手术治疗。

【影像分析】肺 CT 示右肺上叶后段胸膜下见高密度结节影。右肺上叶高分辨扫描示混合磨玻璃结节，边缘呈"晕征"改变，直径约 1.0cm（图 56）。

【病理诊断】右肺上叶楔切病灶大小 1cm×1cm×1cm。肺间质见以淋巴细胞、浆细胞为主的炎症细胞浸润和组织细胞增生、纤维增生和局灶机化形成，局部肺泡上皮增生。

【讨论点评】

1. 概况　机化性肺炎（organized pneumonia，OP）肺炎球菌肺炎出现机化性改变是由于肺泡内纤维蛋白没有完全吸收所致；慢性未消散肺部炎症如有大量纤维组织增生，亦可形成局灶型机化性肺炎。

隐源性机化性肺炎（cryptogenic organizing pneumonia，COP）是一种原因不明的机化性肺炎，由 Davison 等（1983 年）首次提出。

机化性肺炎好发于 50—60 岁人群，平均 55 岁，无性别差异，与吸烟无明显相关性。病程多在 2～6 个月，2/5 的患者发病有类似流感的症状，如咳嗽、

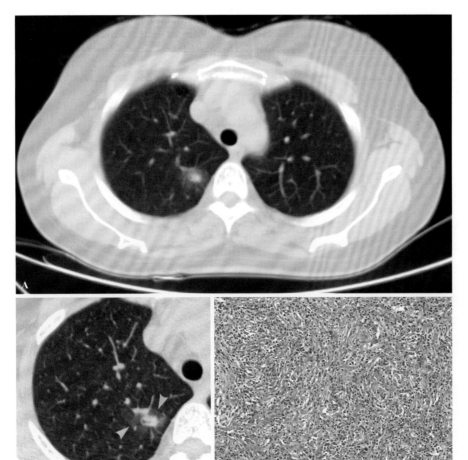

◀ 图 56　机化性肺炎

A. 示右肺上叶后段胸膜下见高密度结节影，两肺可见少量斑片、条索影，边界清楚；B. 右肺上叶高分辨扫描示混合磨玻璃结节，边缘呈"晕征"改变，直径约 1.0cm（箭头）；C. 病理图片（HE 染色）示肺间质见以淋巴细胞、浆细胞为主的炎症细胞浸润和组织细胞增生、纤维增生和局灶机化形成，局部肺泡上皮增生

发热、周身不适、乏力和体重减轻等。

常规实验检查无特异。肺功能主要表现为限制性通气障碍，静息和运动后的低氧血症是一个常见的特点。2/3 的患者对皮质激素有较好的反应。

2. 影像学特点　机化性肺炎胸部 X 线片表现为单或双侧弥漫性肺泡影，肺容积正常，复发性和游走性阴影常见。高分辨 CT 显示肺部斑片状肺泡腔内实变、磨玻璃影、小结节阴影和支气管壁增厚和扩张，主要分布在肺周围，尤其是肺下野。大约 15% 的病例影像学表现为大结节影（> 1cm）。将近 75% 的病例肺容积正常，其余患者的肺容积缩小。

CT 显示病变沿胸膜下或支气管周围分布，以下肺区更明显。当出现实变即可见到支气管气像。实变区常见轻度柱状支气管扩张。近 50% 的病例常出现沿支气管血管分布的小结节影。大约 60% 的病例出现磨玻璃影，通常与肺实质相伴随。胸腔积液罕见，大多数患者经治疗后影像学改善。然而未经治疗时，一个部位的肺实质异常可能消散或扩大，甚至出现在新的部位。

影像学鉴别诊断：呈实变影的 OP 患者影像学鉴别诊断，包括周围型肺癌、淋巴瘤、血管炎、结节病和感染（尤其是结核或不典型的分枝杆菌感染）。但实变影位于胸膜下时，应考虑慢性嗜酸性粒细胞肺炎的诊断。表现为多发块影的患者需要与肺部转移瘤、淋巴瘤和肺部感染，如细菌性栓塞鉴别，多数情况下经支气管肺活检有助于排除上述疾病，具备相应的临床表现。经抗生素治疗数周，实变影仍然增长，CT 显示以支气管周围或胸膜下分布为主的实变影，高度提示 OP。

3. 病理学特点　机化性肺炎病变呈斑片表现，以主要累及肺泡管和肺泡伴或不伴细支气管腔内息肉为特征。病变主要以小呼吸道为中心分布。间质有轻度炎症浸润。肺泡 II 型细胞增生伴肺泡巨噬细胞增加，可能有部分的肺泡沫细胞。小量的气腔纤维蛋白可以呈灶性出现。背景的肺泡结构相对完整。

机化性肺炎的组织学特征：远端气腔的腔内机化性纤维化，斑片状分布，肺结构保持完整，形态均一，轻度慢性间质性肺炎。

4. 小结　影像学关注机化性肺炎主要是表现为团块状，其由原因明确的细菌引起，由于肺泡内纤维蛋白没有完全吸收所致；或慢性未消散肺部炎症如有大量纤维组织增生，形成局灶型机化性肺炎。而隐源性机化性肺炎是一种原因不明的机化性肺炎，更多是以斑片散在分布为主。影像学病变沿胸膜下或支气管周围分布。实变病灶内可见支气管气像。实变区常见轻度柱状支气管扩张。大多病例出现病灶周围磨玻璃影，通常与肺实质相伴随。经治疗后影像学改善。然而未经治疗时，一个部位的肺实质异常可能消散或扩大，甚至出现新的病灶。本病例实性病灶周围有"晕征"，提示有浸润性病变，而此类病灶往往治疗后影像改变慢于普通的炎症，因此抗感染治疗后影像复查间隔时间须相应延长，以免导致对治疗信心的影响。

（叶剑定　陈群慧　朱　蕾）

病例 47　肺局灶纤维化

【临床病史】女性，36 岁，无既往病史，于 2010-06 在体检时 CT 发现右肺上叶后段磨玻璃密度结节灶，因有肺部肿瘤家族史，患者积极要求手术切除，遂于 2010-07 行右上肺叶楔形切除手术。

【影像分析】肺 CT 示右肺上叶后段磨玻璃微结节，大小约 0.7cm×0.6cm，高分辨率 CT 显示病灶边界略显模糊，无毛刺、分叶征象，内见走行自然的背景血管通过，密度均匀，无微小空腔征（图 57A）。

【病理诊断】右肺上叶楔切标本，大小 5cm×1.8cm×1cm，内见结节 0.6cm×0.6cm×0.5cm，切面灰白、灰黑色，质地硬，边界较模糊。HE 切片显微镜下观察：病灶边界模糊，局部网状结构存在，病灶内部分纤维中 - 重度增生，肺泡网状结构部分塌陷，局灶肺泡上皮细胞增生（图 57B）。

【讨论点评】

1. 概况　随着 CT 技术的普及和在早期肺癌筛查中的广泛应用，肺部磨玻璃密度影（GGO）的检出率逐渐升高。GGO 是指高分辨率 CT 图像上表现为肺密度轻度增高，呈局灶性云雾状密度增高阴影，病变区支气管及血管纹理仍可清晰显示。其病理基础为肺泡网状结构存在，肺泡腔内气体减少，网状结构框架增厚。GGO 在影像学上按照分布范围分为弥漫性和局限性两大类，按照是否同时存在 GGO 和实性组织成分，分成两种类型，即纯 GGO（pGGO）和混合型 GGO（mGGO）。局限性磨玻璃密度影可由多种疾病引起，常见有炎症、出血、局灶性纤维化、非典型腺瘤样增生、原位腺癌、微浸润腺癌、伏壁生长为主型浸润性腺癌等。当局限性磨玻璃密度影表现为磨玻璃密度结节（GGN），尤其是混合型磨玻璃密度结节（mGGN）时，高度提示为恶性病变可能。

2. 影像学特点　纯磨玻璃密度结节中，相当一部分为良性病变，如炎症、出血、局灶性纤维化、非典型腺瘤样增生。所以磨玻璃密度是一种有特征性而非特异性的影像学表现，如本例病灶，为纯磨玻璃密度结节，高分辨率 CT 显示病灶边界略显模糊，无毛刺、分叶征象，密度均匀，无空腔征，从中穿越的肺血管形态自然，无增粗或扭曲、僵直等征象，以上征象均提示该病灶的生物学特性非常温和，考虑良性病变可能性大。因局灶性纤维化大多由于局部慢性炎症反复刺激所致，间质纤维中 - 重度增生，慢性炎症细胞浸润，故病灶边缘不甚清楚，磨玻璃密度略为浓密。

3. 病理学特点　磨玻璃密度病变的病理基础为肺泡网状结构存在，肺泡腔内气体减少，网状结构框架增厚。局灶纤维化主要表现为局灶肺泡上皮细胞增生，肺泡间隔内纤维中 - 重度增生，框架增厚导致肺泡网状结构部分塌陷，局部肺泡腔内慢性炎症细胞浸润，肺泡腔内气体减少，病灶部分实变。

4. 小结　因局灶纤维化和慢性炎症、间质增生的病理基础存在部分共性，在高分辨率 CT 区分局灶纤维化和慢性炎症、间质增生仍然十分困难，但与早期肺癌的鉴别诊断上，我们通过高分辨率 CT 检查技术，还是积累了部分经验，诊断良性结节的主要参考依据：①大小，一般直径＜ 1cm；②形状，类结节，或不规则星芒状；③边缘，部分平直或略内凹，无毛刺、分叶、胸膜凹陷征象；④边界，较模糊；⑤无或少见空腔征；⑥结合病史及定期随访。影像诊断的关键是仔细辨认出早期肺癌，达到早发现、早诊断、早治疗肺癌的目的。

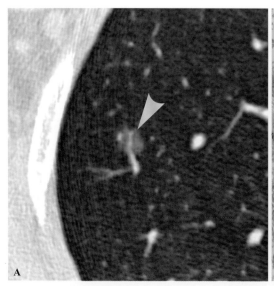 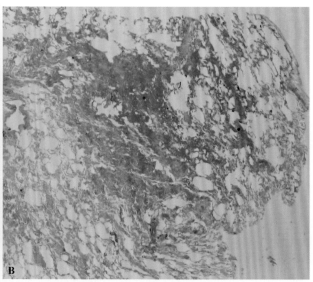

▲ 图 57　肺局灶性纤维化

A. 横断位图像示右肺上叶后段微结节（箭头）；B. HE 染色图像（40×）示局灶性纤维化

（陈群慧　朱　蕾）

病例 48 肺炎性肉芽肿

【临床病史】女性，48 岁。体检发现"右肺块影"，无咳嗽、咳痰、发热，1 年前有"右肺炎症"史，治疗后好转。影像诊断：右肺上叶软组织结节，考虑恶性病变可能大。右下肺陈旧性病变。

【影像分析】CT 检查显示：右肺上叶紧贴叶间胸膜见软组织结节，边界清楚，轻度分叶，大小约 1.5cm×1.4cm，密度不均，内见支气管影；肿块边缘血管进入，近胸壁侧局部胸膜牵拉（图 58）；右下肺小结节状钙化影，气管及支气管腔通畅，右肺门及纵隔见钙化小淋巴结。胸膜无增厚，胸腔内无积液。

【病理诊断】右上叶 11cm×9.5cm×5cm，胸膜局部粘连。右上叶前段结节 1.3cm×1.0cm×0.9cm，灰黄、灰黑、质硬，边界不清，累及胸膜，余肺支

气管通畅，未见明显病变。右上叶前段慢性肉芽肿性炎伴少量坏死，结节大小 1.3cm×1.0cm×0.9cm。

【讨论点评】

1. 概况 肉芽肿性病变是一种特殊的增生性病变，以肉芽肿形成为其特点，多为特殊类型的慢性炎症。常见原因有细菌（主要是结核菌）、真菌等，原因不明的免疫性肉芽肿有结节病、Wegener 肉芽肿等。经活检证实为肺部肉芽肿性病变的患者临床表现为不同程度的呼吸系统症状，但并无特征性，部分病例甚至临床无症状，所以诊断存在一定困难。

2. 影像学特点 肺野内见孤立性软组织结节，边界清楚，呈多边形，可轻度分叶，常见小血管进入结节，紧邻胸壁可见局部胸膜增厚、牵拉；偶见

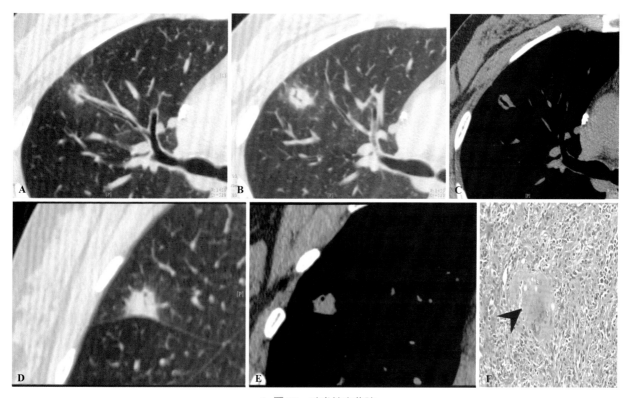

▲ 图 58 肺炎性肉芽肿

A 和 B. 右肺上叶前段软组织结节，轻度分叶，大小约 1.5cm×1.4cm，密度不均；C. 纵隔窗图像显示肿块内支气管腔通畅，右肺门及纵隔见钙化小淋巴结；D 和 E. MPR 图像的肺窗与纵隔窗图像示肿块紧贴叶间胸膜，可见胸膜局部牵拉、增厚；F. HE 染色图片示右上叶前段慢性肉芽肿性炎伴少量坏死，周围有巨噬细胞（黑箭头）、成纤维细胞、巨细胞等包绕

肿块内支气管通过，管腔通畅，肺门及纵隔见小淋巴结。

3. 病理学特点　感染性肉芽肿：通常由于感染了特殊的病原微生物或寄生虫形成有相对诊断意义的特征性肉芽肿。常见的病原体有结核杆菌、伤寒杆菌、梅毒螺旋体、真菌等。嗜酸细胞增多性肉芽肿、Wegener 肉芽肿等为免疫性肉芽肿，治疗方法各不相同。慢性炎症性肉芽肿是有渗出的单核细胞和以局部增生为主的巨噬细胞形成的边界清楚的结节状病灶，可分为感染型肉芽肿和异物肉芽肿，它的主要成分是上皮样细胞和多核巨细胞，巨细胞融合形成的，巨噬细胞增生为主，形成边界清楚的结节，是一种特殊的慢性炎症，有巨噬细胞、成纤维细胞、巨细胞等包绕。

4. 小结　肺炎性肉芽肿是一种特殊的增生性病变，以肉芽肿形成为其特点，多为特殊类型的慢性炎症。常见原因有细菌（主要是结核菌）、真菌等，慢性炎症性肉芽肿以局部增生为主的巨噬细胞和渗出的单核细胞形成边界清楚的结节状病灶，可分为感染型肉芽肿和异物肉芽肿，它的主要成分是上皮样细胞和多核巨细胞，巨细胞融合形成的。影像学以肺部致密结节为主要表现，可有胸膜牵拉、血管增生进入肿块及边缘轻度分叶等，但肿块内见支气管征有助于诊断。本病例 CT 显示病灶内支气管透亮影，但由于肺窗显示层面细小，且血管进入重叠，诊断时忽略了该征象。而在纵隔窗和多平面重组影像中均能显示支气管透亮影。因此，全面、完整阅片并综合分析病灶的影像征象对正确诊断尤显重要。

（叶剑定　陈群慧　朱　蕾）

病例 49　慢性机化性肺炎伴肉芽肿

【临床病史】男性，70 岁，吸烟患者，低热、咳嗽；体征：无；实验室检查：白细胞正常。

【影像分析】胸部 CT 扫描示：右肺上叶前段见一个孤立结节灶，直径约 21mm，边缘较光整（图 59A），可见浅分叶及尖角。病灶为混合磨玻璃密度，中央密度较高，内见支气管穿过，支气管走行自然。病灶内多发大小不等空泡影。病灶外侧可见胸膜增厚及胸膜凹陷。多方位图像重组病灶呈球形（图 59B 和 C），进入病灶的支气管略扩张，肺动脉进入病灶，走行自然。

【病理诊断】经胸腔镜行右肺上叶楔形切除。

术后标本见右上叶后段病灶 2cm×1.8cm×1cm，灰白，质硬，边界尚清；镜下观察，病灶左侧部分结构较为疏松，与 CT 影像所见磨玻璃影相对应；病灶右侧部分为实性区，可见肺间质纤维组织增生伴炎症细胞浸润，肺泡间隔增宽，肺泡腔大部分被机化组织填充，显示为肺组织慢性机化性炎（图 59D 和 E）。

【讨论点评】由于混合磨玻璃密度肺结节的病理诊断以腺癌为多，因此临床上良性混合磨玻璃结节误诊率较高。但是，应用正确的扫描和重组方法，寻找并显示病灶的影像学特征可以提高诊断的准确率。

本例混合磨玻璃密度影的特征性表现中，提示该病变为恶性的征象包括形态为类圆形，边界清楚，中央有软组织密度成分，病灶内支气管扩张，以及目前学界比较认可的恶性征象"空泡"。但是，病灶局部胸膜增厚的范围较大，更加符合炎性病变的特征。经过超高分辨率 CT 靶扫描和三维重组，病变的细微征象进一步显示，除病灶外侧的胸膜增厚，还可观察到病灶内部的"空泡"并非如文献所述的典型恶性磨玻璃影的"空泡"。典型的"空泡"是直径约 2mm 左右的透亮影，大多为多发，形态规则，大小相似，有文献称之为"蜂巢影（honeycomb）"，从该命名上可见其大小基本一致的特征。病理上主要是由于肺泡腔未被肿瘤细胞完

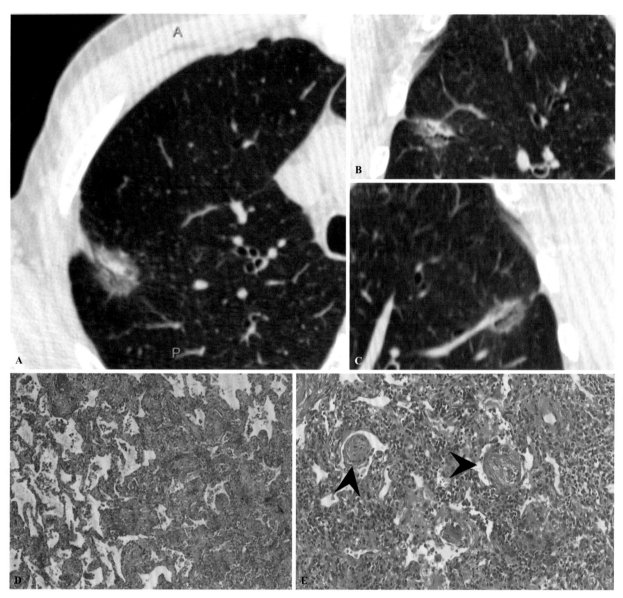

▲ 图59　机化性肺炎伴肉芽肿

右肺上叶前段21mm结节，病灶外侧可见胸膜增厚及胸膜凹陷（A）；冠状面图像示病灶内多发大小不等的空泡影（B），矢状面上可见进入病灶的支气管及与其伴行的肺动脉，均走行自然（C）；病理示慢性机化性肺炎伴肉芽肿形成（D），肺泡腔内及肺间质纤维组织增生，形成Masson小体（E，黑箭头）

充填所致。而本例病变的"空泡"大小不等，有些透亮影在多平面重组影像上甚至表现为细小狭长裂隙状，因此不符合恶性病变"空泡"的表现。此外，病灶中的软组织密度成分较为集中，而周围磨玻璃密度区内未见到腺癌特有的多发"微结节"散在分布的特点（该表现须多平面重组与肺血管断面影鉴别）。根据以上分析，可以使得影像学征象的评价更为客观，从而提高诊断的准确率，减少误诊。

在详细的影像征象解读后，对仍无法确诊的病例，如本例中的支气管轻度扩张的征象，可以出现在恶性病变中，病理基础为肿瘤间质的纤维牵拉；也可以表现在炎性纤维增生性病变中，例如本例机化性肺炎间质纤维组织增生导致支气管受牵拉，可以采用抗感染后复查的处理原则，进行随访。需要注意的是，极少数黏液腺癌在抗感染治疗后会有一定程度的缩小。因此，单次随访病灶缩小者不能完全放松警惕。黏液腺癌罕见，其生物学行为和影像学表现有待进一步研究。

（陈群慧　叶剑定　张　杰）

病例50　肺间质纤维组织增生

【临床病史】女性，57岁，患者2个月前出现咳嗽、咳痰，于当地医院给予抗感染治疗2周。目前咳嗽、咳痰，无痰血、发热、盗汗、恶心、呕吐、头晕、头痛、骨痛，无饮水呛咳、声嘶等，无吸烟史，无肿瘤家族史。

【影像分析】肺CT示右肺上叶胸膜下及右肺下叶斜裂旁各见1枚磨玻璃微结节，直径约5m（图60）。

【病理诊断】患者接受胸腔镜下右肺上叶前段和下叶背段切除术。

右上部分肺组织，11cm×4cm×3cm，切面见一灰白色病灶，直径0.5cm，界不清，质中。病理：肺间质纤维组织增生伴炎症细胞浸润。

右下背段部分肺组织，8cm×4cm×2cm，切面见一灰白色病灶，直径0.5cm，边界不清，质中。

病理：肺间质纤维组织增生伴炎症细胞浸润，少量肺泡上皮增生。

【讨论点评】胸部CT发现的肺结节中，80%为实性，20%为亚实性。

亚实性结节又可分为纯磨玻璃结节和混合性磨玻璃结节，可以是良性，如炎性反应、局灶性出血、局灶性机化性肺炎、局灶性间质纤维化、局灶性嗜酸性肺炎、错构瘤等，当然也可以是恶性肿瘤或癌前病变。亚实性结节中，40%~70%结节可以在3个月后的随访检查中缩小或自然消失，因而属良性病变。而持续存在超过3个月的亚实性结节须考虑潜在恶性可能。根据一项筛查研究，纯磨玻璃和混合型磨玻璃的恶性概率分别为18%和63%，而实性结节的概率仅为7%。

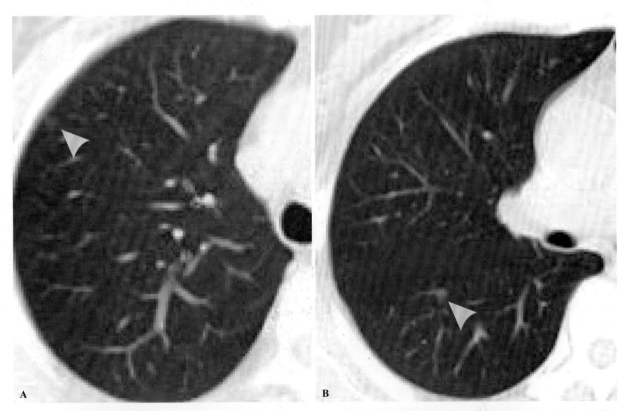

▲ 图60　右肺上叶前段胸膜下（A）和右肺下叶背段斜裂后（B）各有1枚磨玻璃微小结节，直径均约5mm，病灶密度不均，边缘较模糊，周缘可见血管走行（箭头）

相对于出血性或炎症性磨玻璃结节容易在短期内发生形态变化，局灶性纤维化性结节灶可长期维持形态不变，从而导致与恶性病变或癌前病变在鉴别上的困难。本例即为一典型病例。

Park 等报道了 9 例误诊为 AIS 或 MIA 的局灶性肺纤维化病例，其中 8 例为单发结节，1 例为 2 个结节（1 个为纤维化病灶，另 1 个为 MIA）。绝大多数（8 例）病灶为纯磨玻璃结节灶，仅 1 例为混合性磨玻璃结节，此结节伴有棘样突起和胸膜牵拉。7 个病灶位于上叶。多数病灶直径均 < 10mm，最小者仅 4.8mm，仅 3 个病灶大小超过 10mm。从形态上分析，超过半数病灶（5 例）呈圆形或椭圆形，其余病灶形态不规则；多数病灶的边缘光滑，少数不规则，1 例病灶呈棘样突起。仅在 2 例患者影像中见到胸膜牵拉和血管集聚征象。平均随访时间超过 3 个月，所有病灶均未见明显变化。术后主要病理改变为局灶性肺间质增厚，胶原沉积，Ⅱ 型肺泡细胞增生，肺泡腔内可见巨噬细胞堆聚。

病因学上，肺内局灶性间质增生为非特异性的肺组织对局部损伤（如炎症、药物毒性、射线、创伤等）的反应（图 61）。由于肺内损伤较小，绝大多数患者无临床症状，若仔细询问患者或有非特异性的前期与肺损伤相关的病史。形态学上，由于纤维增生，病灶边缘多较光滑。根据胶原纤维的成熟程度，病灶形态可呈多样化；若以不成熟胶原为主，则病灶可为圆形或椭圆形等；若成熟胶原为主，由于纤维收缩牵拉，病灶可出现棘样征，如与胸膜较近，则可能还出现胸膜牵拉的改变，棘样征和胸膜牵拉对于正确诊断非常有特异性。但 1cm 以下的病灶，胶原纤维的形成多处于非成熟期，因此上述征象的出现率并不高。有研究指出，病灶周围若存在线样影，亦有助于诊断纤维组织增生，线样影可能反映了小叶外周肺泡腔内的成纤维细胞堆聚形成的微小斑块。

由于胶原纤维的增生，病灶可呈混合型密度，此时须与 AIS、MIA 和以伏壁生长方式为主的浸润性腺癌进行鉴别。定期随访特别重要，如果出现病灶形态收缩样改变，对于病灶的诊断非常有帮助；此外，观察血管的形态和增强扫描有无强化亦非常重要。

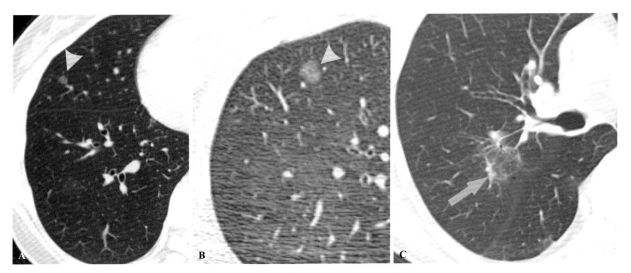

▲ 图 61　来自 3 个不同病例的局灶性纤维组织增生灶

引自 Park CM, Goo JM, Lee HJ, et al. Focal interstitial fibrosis manifesting as nodular ground–glass opacity: thin–section CT findings. Eur Radiol, 2007, 17(9): 2325–2331.

（朱晓华　郑向鹏　李　铭）

病例 51　立体定向放疗早期肺癌

【临床病史】女性，79 岁。患者 1 个月前无明显诱因出现干咳，无发热等其他症状。外院查 CT 示：右肺上叶结节，直径约 3cm（图 62A）。PET/CT 示：右肺上叶后段占位肿块，代谢异常，平均 SUV 值约为 8.4，考虑为周围型肺癌。另右肺上叶尖段见一磨玻璃密度结节灶，FDG 无摄取，考虑为原位癌或微浸润腺癌。肺功能检查提示：限制性通气，弥散功能轻度下降。肿瘤指标 AFP、CEA、CA199、CA125、CA153 等结果均在正常范围内。

【病理诊断】患者家属考虑患者年龄较大，拒

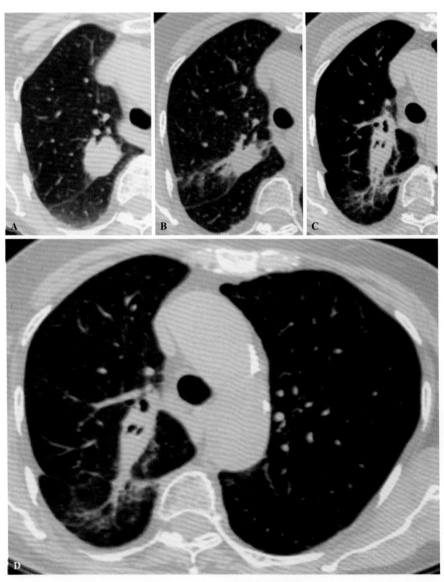

▲ 图 62　右肺上叶肺癌 SABR 治疗

A. 治疗前 CT 图像，右肺上叶后段见大小约 30mm×24mm 的分叶状肿块，与相邻斜裂广基粘连；B. 治疗后 1 个月，肿块明显缩小，大小约 17mm×22mm；病灶周围肺内见渗出改变，属放射性反应；C. 治疗后 6 个月，右肺上叶团块灶基本消失，局部斑片、索条及渗出改变增多，考虑为放疗后改变；D. 治疗后 9 个月，右肺上叶斑块、纤维灶略有收缩，渗出减少，无肿块复发征象

绝进行有创检查，包括支气管穿刺或 CT 引导经皮肺穿刺等，故本病例直接无病理结果。

【治疗经过】患者经本院肺微小结节诊疗中心多学科专家联合会诊，结合目前胸部 CT、PET/CT 和既往胸部 CT 资料，右肺上叶结节进行增大，代谢活跃，考虑为原发性周围型肺癌（$cT_1N_0M_0$，Ⅰb 期）。因无手术指征，排除 SABR 禁忌证后，给予立体定向放射治疗。治疗经过如下。

1. 患者体位固定　由于每次 SABR 治疗的复杂性，患者在治疗床上的时间较长，平均 15min 左右，因此有效地固定患者以确保患者在整个治疗过程中舒适和位置恒定非常重要。让患者双臂上举，在真空气垫内自行调整位置直到形成最为舒适的体位，当气垫完全抽成真空后，形成铸型，从背部和身体两侧固定患者；同时以热塑成型体罩从前方施压固定，一方面进一步固定患者，另一方面对胸腹部形成挤压，以抑制呼吸的动度。

2. CT 模拟定位和呼吸运动评估　在模拟定位之前，利用模拟机的透视功能对患者的呼吸运动进行初步评估，以决定是否需要采取额外的呼吸运动措施。如果上下动度均超过 0.5cm，须利用腹部压迫技术降低运动幅度。该患者肿块的呼吸动度头足方向仅约 0.4cm。CT 模拟定位扫描，采取三相呼吸法，即平静呼吸、吸气后屏气和呼气后屏气。尽管该方法的准确性不如 4DCT，但较为简便易行，特别是对于无 4DCT 的单位，在治疗时配合 CBCT 可以很好地验证和控制肿瘤位置。

3. 物理计划设计和验证　CT 模拟的薄层（层厚＜ 2mm）三相图像传至工作站，以平静呼吸相图像为计划参考图像。分别在三相图像上勾画肿瘤轮廓 GTV，然后呼气相图像和吸气相图像分别与平静相图像进行融合，三相 GTV 融合形成治疗 GTV，在此基础上，头足方向外放 5mm，水平方面各外放 3mm 形成 PTV。之后，在计划图像上勾画其他相关器官，包括肺、肋骨、气管、支气管、食管、心脏、脊髓等。对 PTV 的处方剂量为 60Gy/8Fx，单次剂量为 7.5Gy，要求 90% 的剂量覆盖 99% 的 PTV 靶区。其他的计划限制条件，包括 PTV 外 2cm 平面上（PTV + 2cm）的最大剂量、100% 和 50% 处方剂量体积与 PTV 体积比值、PTV 外剂量

超过 105% 处方剂量的体积等均满足 RTOG 0813 的条件。肺组织 V20Gy ＜ 10%；V12.5Gy ＜ 15%；食管最大剂量不超过 35Gy（0.1cc）；气管和主支气管无超过 32Gy 的剂量（0.1cc）；射野内的肋骨剂量受量控制在 V30Gy ＜ 30cc；脊髓最大剂量（0.1cc）不超过 32Gy。治疗计划完成后，严格评估并验证剂量的准确性后方可批准实施（图 63A 至 C）。

4. 影像引导治疗　该患者的整个治疗疗程为 8 次，2 周内完成，因此每周治疗 4 次，分别在周一、周二、周四和周五进行，周三休息。每次治疗均行 CBCT 影像引导，包括治疗前、治疗中和治疗后各 1 次，整个疗程共行 CBCT 图像采集 24 次，以准确定位肿瘤和保证剂量准确（图 63D）。

5. 治疗后随访　为了评估疗效和急性反应的情况，SABR 治疗患者在第 1 年的随访较为频繁，通常需要在治疗后的第 1、3、6、12 个月行胸部 CT 增强扫描；若病灶退缩良好，肺内反应小，患者主诉少，后续的随访则可每 6 个月进行 1 次胸部 CT 扫描。该患者在治疗后共进行了 3 次随访。治疗 1 个月后，肿块已有明显退缩，体积缩小近 60%；最近 9 个月时随访，肿块已经吸收，局部仅见纤维斑块（图 63B 至 D）。

【讨论点评】技术的进步推动了体部立体定向放疗（SABR）的发展，使得对范围比较局限的靶区施以肿瘤消融剂量成为可能，从而达到改善肺癌控制的目的。临床上无法手术的早期肺癌患者，成为最早接受 SABR 治疗的对象，结果也证实了 SABR 在控制肿瘤方面疗效令人满意。对许多患者来说，非侵入性 SABR 治疗可以作为部分胸部手术（如楔形切除）之外的替代选择治疗方案，而且这已经作为治疗规范写入 NCCN 的肺癌治疗指南。关于 SABR 治疗的详细内容可以参见第三篇第 12 章。结合本病例，有以下几点值得讨论和强调。

1. 肺癌诊断病理证据的问题　根据现有的各种指南和规范，接受放疗需要有明确的病理依据。但现实的问题是，在诸多 SABR 肺部肿瘤治疗报道中，无病理证据的比例很高，3%～70%，中位的数据为 34%，即接近 33% 的患者可能无病理诊断，这与我们的数据接近。究其原因在于很多接受 SABR 治疗的患者年龄较大和（或）一般状况较差，存在多种

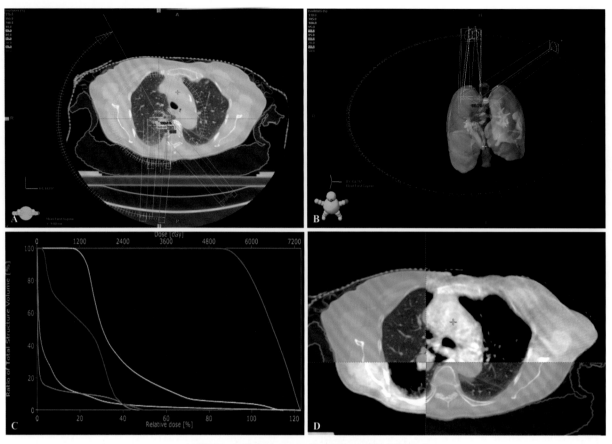

▲ 图 63　该患者的 SABR 治疗计划和影像引导治疗

A. 治疗计划的射野分布图，采用双弧设计；B. 射野分布的三维观；C. 剂量 DVH 图；D. 治疗时的影像引导，图内所见肺窗图像为计划参考图像，纵隔窗图像为治疗时所采集的 CBCT 图像，可见肿块位置匹配良好

基础疾病，无法耐受有创的诊断操作。对于这样的患者，如果拘泥于病理确诊，很可能贻误其治疗或根本无法开展治疗。临床诊断标准包括随访病灶进行性增大，两种和以上的影像学检查提示恶性，并经包括放射科、胸外科、肿瘤科（肿瘤内科和放疗科）在内的多学科专家会诊。此外，还有数个统计模型用以协助判断肺内结节的良（恶）性。

2. SABR 治疗的不良事件或安全性问题　已有的大量临床数据证实了 SABR 的安全可靠性，常见的不良事件主要为 1～2 级放射性肺炎，出现危及生命的治疗相关反应非常罕见。但基于前述同样的原因，SABR 患者的体质脆弱性、高龄和基础疾病复杂，对于患者在治疗中和治疗后的 1 个月内应保持密切观察。我们治疗的患者中，有 2 例患者在治疗后的 1 个月内死亡。回顾其病情和治疗经过，未发现与治疗直接相关的因素。这 2 例患者的死因均

考虑为突发的肺梗死。因此，对于年龄较大、心肺功能异常的患者更应密切随访，定期复查与高凝、血栓栓塞有关的血液学指标，特别是 D - 二聚体。D - 二聚体是继发性纤溶标志，血浆中 D - 二聚体含量的升高，表明体内有血栓形成及溶解发生。若血浆 D - 二聚体 ≤ 500μg/L，基本上可排除肺栓塞的诊断；但 ≥ 500μg/L，对判断肺栓塞有很好的敏感性，但其特异性不高，因许多疾病可与纤维蛋白的形成和降解有关，如心肌梗死、肿瘤、感染或炎性疾病，应注意鉴别和预防。

3. 该患者右肺上叶尖段原有磨玻璃样病灶在影像学上判断为原位癌或微浸润腺癌的可能　该病灶在后续的随访中缩小，但该病灶并未在照射野内，提示考虑是否存在"远位效应"（abscopal effect，AE）。AE 是放疗所致事件中的良好事件，虽然发生概率和强度很低，但偶然可见于临床治疗病例，由

于对一处病灶的治疗，导致射野外的病灶缩小或消退。其可能机制是高剂量放疗杀灭肿瘤细胞后释放的肿瘤特异性抗原刺激机体的免疫反应，进而对远处肿瘤形成免疫应答。此外，研究还显示 SABR 可以与免疫治疗协同应用，进一步提高机体的免疫应答强度，改善对肿瘤的控制。

（郑向鹏　邱健健　王湘连）

病例 52　射频消融治疗早期肺癌

【临床病史】男性，79 岁，体检发现右肺上叶 1.8cm 实性结节。

【病理特征】CT 引导下经皮肺穿刺，病理示腺癌（图 64）。

【治疗经过】该病例诊断明确，临床分期为右肺腺癌 $cT_1N_0M_0$，Ⅰa 期。患者 PS 评分为 1 分。肺功能检查示：肺通气功能呈轻度限制，小呼吸道呈阻塞现象，弥散功能基本正常。FEV1：1.31L，占预计值 76.2%；FVC：1.54L，占预计值 66.9%。经肺肿瘤多学科讨论，该患者不适合手术治疗。鉴于此为Ⅰa 期肺癌，建议采取局部根治性治疗手段。经与其家属协商，最终给予射频消融治疗。治疗经过如下。

1. CT 引导定位　平卧位，CT 扫描后，在右肺肿块处加做 5mm 薄层扫描，确定肿块中心层面后放置定位标志，确定无误并测定进针点的深度和角度。

2. 穿刺进针　利多卡因局部麻醉，将射频电极穿刺至肿块边缘并展开电极至 2cm 后，重新扫描，并调整电极至中心位置，将射频电极与射频仪、皮肤电极联通（图 64C 和 D）。

3. 肿瘤消融　设定温度 90℃，消融时间为 25min。开始消融，温度升至 90℃后持续消融 10min；然后将电极展开至 4cm，持续消融 15min。冷却 30s 后，平均温度＞65℃。针道消融：对针道进行消融，达 70℃退针 1cm，直至将电极全部退出。

4. 即时评估　CT 扫描见肿块周围全部被低密度光晕包围，未见气胸（图 64E 和 F）。治疗中患者诉胸痛，给予哌替啶 50mg 肌内注射镇痛，经过顺利，安返病房。

5. 随访　1 个月后再次随访胸部 CT（图 64G 和 H），原实性肿瘤病灶疏松，治疗所致病灶周反应（图 64E 和 F）消失，病灶周围未见新出现结节。肿瘤控制良好，患者无明显不适主诉，继续定期随访。

【讨论点评】射频消融是对靶肿瘤施以频率 460～500kHz 的射频电流使肿瘤组织内的极性分子处于一种激励状态，发生高速震荡摩擦而产生热能。

研究显示，当温度低于 40℃时，细胞无明显损伤；40～49℃，细胞产生可逆损伤，49～70℃，蛋白变性，细胞产生不可逆损伤；70～100℃，胶原转化为糖原，细胞凝固，同时肿瘤周围的血管组织凝固形成一个反应带，不能继续向肿瘤供血，有利于防止肿瘤转移；100～200℃，细胞内外的水分被蒸发，组织干燥；超过 200℃，组织将炭化。临床上，射频消融治疗的期望温度为 60～100℃。

根据发表于 2013 年肺肿瘤 RFA 治疗疗效的系统性分析，Ⅰ期 NSCLC 肺癌 RFA 治疗的 1、2、3、5 年的总生存率分别是 67%～97%、35%～74%、27%～73%、20%～61%。局部复发率为 3%～38.1%（中位数为 11.2%）。治疗结果波动很大，与影响 RFA 的因素众多有关，包括肿瘤因素、患者因素和治疗因素。特别是患者因素，即使在同一个研究中，患者纳入的标准也非常不一致，因为接受 RFA 治疗的患者通常存在很多合并疾病，导致这些患者不能接受手术治疗。对于这些患者，非常难以控制其基线水平。

当前对于 RFA 后的影像学评估手段没有达成共识或制订出指南。在术前定位方面，PET/CT 优于

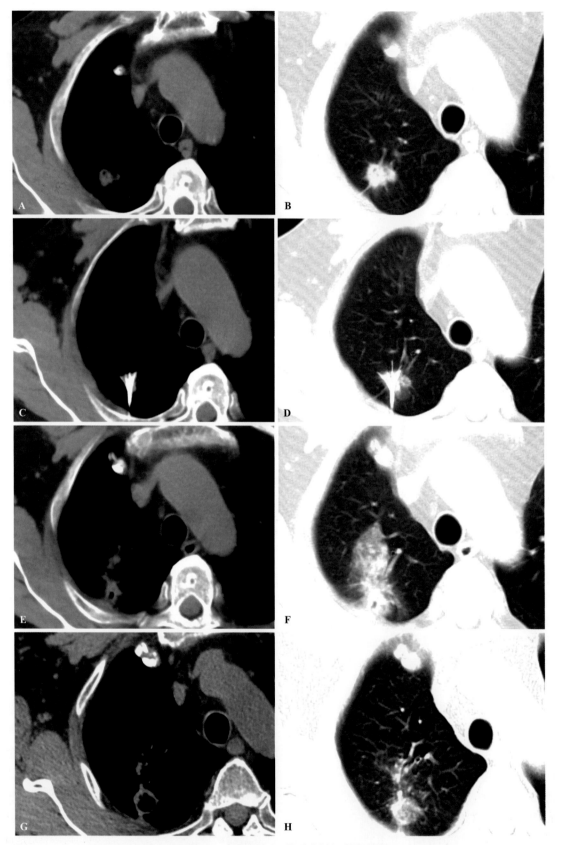

▲ 图 64　右肺上叶 I a 期肺癌射频消融治疗

A 和 B. 治疗前的 CT 图像；C 和 D. 治疗中图像，可见消融针穿刺进入肿块内；E 和 F. 治疗后的即时影像，肿块为大片反应性渗出所覆盖；G 和 H. 治疗后 1 个月的随访图像，渗出反应带大部分吸收，实性肿块变得较为疏松，内部似形成坏死吸收后的空洞

CT，尤其是对肺部病变基础上合并肺不张、阻塞性肺炎等复杂情况的患者，PET/CT 可以清晰地显示出病灶与周围肺组织的关系，达到精确定位。

对于术后的影像评估，PET/CT 仍较 CT 更具有优势，但鉴于 CT 检查更为快速和便捷，相对低廉，实际应用中更为频繁。RFA 治疗后，凝固坏死区无血供，CT 增强扫描，坏死区无强化，故增强 CT 能鉴别凝固坏死区和残留肿瘤。一般认为近期（3 个月内）复查强化 CT 在治疗部位出现残留强化灶，低密度周围环绕不规则强化环，认为治疗不满意；远期（3～6 个月）复查，肿瘤坏死区明显缩小，其周边环绕清晰锐利的强化环表明肿瘤无明显重新生长，认为治疗得当。

RFA 动物模型的组织病理学研究表明，术后由外向内存在 3 层结构：最外层是非坏死性出血带，厚度约为 4.1mm；中间层为肺泡腔渗出液；最内层是细胞质、细胞核浓缩，这意味着细胞凋亡。由于射频消融可以引起肿瘤周围组织充血、水肿、渗出等炎性改变，因而治疗后初期肿瘤的范围往往变得更大，几乎所有经历射频消融的病灶在最初 1～3 个月都会增大，CT 值降低，之后病灶会逐渐减小，呈低密度改变。在胸部 CT 检查上则显示为肿瘤周围呈磨玻璃样渗出改变，部分掩盖肿瘤病灶，范围较治疗前大，容易误判治疗效果。此时，PET/CT 的优势就显示出来了：尽管最佳的疗效评估时间为治疗后 2 个月，但 PET/CT 在 3 天之内，甚至 24h 内就可以通过检测坏死灶 FDG 代谢的消失或降低对射频消融术后的疗效进行评估。早期疗效评估的优势在于尽早展开相应处理：如果判断为疾病进展，则可以及时给予挽救性治疗，如第 2 次射频消融治疗或局部放疗等，从而提高局部治愈率。

（倪旭东 杨达伟 郑向鹏）

病例53 三维成像技术应用于良恶性肺结节的鉴别

【临床资料】低剂量 CT 筛查，肺内发现结节。无任何临床不适主诉。

【影像分析】右肺下叶前段胸膜旁见一直径约为 6mm 的混合密度磨玻璃结节，属于空腔型（图 65A）。平扫横断面 CT 图像中结节周围血管细节情况显示较差；为明确结节性质，增强扫描三维重组图像示肿瘤微血管进入结节内（图 65B）。影像诊断：原位癌可能性大。手术病理：腺泡型原位癌。

右肺上叶后段见一直径约为 15mm 实性为主结节病灶，呈堆聚型，酷似小肺癌（图 65C）。增强扫描三维重组图像上可见众多血管丛围绕结节但不进入结节内（图 65D）。影像诊断：炎性肉芽肿可能性大于肺癌。手术病理：炎性肉芽肿。

【讨论点评】随着 CT 技术的发展，可获得的图像层厚越来越小（＜ 0.6mm），进而导致检出的肺内结节病灶越来越多。单凭 CT 横断面图像和常规分析手段（CT 值、距离、面积和大小）已很难精确判断微小结节的性质，尤其是往往不能发现肿瘤供血的血管。借助三维图像后处理新技术，多方位观察微小结节的形态和结构，以及结节与周围组织和血管的关系，辨别肿瘤的微血管，对于判断肺微小结节的性质有着非常重要的意义。

当今的三维技术并不同于一般的图像可视化，它可自动化地分割解剖结构，立体直观地显示肺叶、肺段内肺血管、支气管与病灶的解剖结构和定量测量，以便于临床医师更精准地做出术前规划和术后评估。本例图 65B 和图 65D 中所显示的微血管结构与结节的毗邻关系为鉴别结节的良恶性提供了重要参考依据：血管丛围绕结节但不进入结节内是炎性肉芽肿的特点（图 65D）；而肿瘤微血管进入结节内，这是微小肺腺癌的特点（图 65B）。因此可以认为"肿瘤微血管 CT 成象征"的存在是周围性微小肺癌区别于其他性质的微小肺结节的一个非常重要的影像学特征。

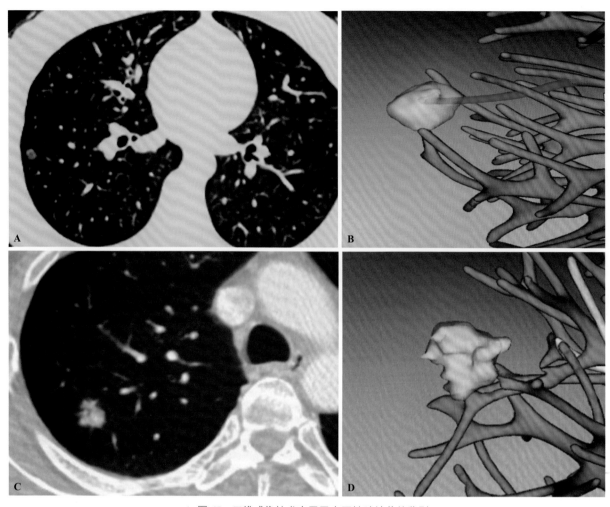

▲ 图 65　三维成像技术应用于良恶性肺结节的鉴别

A. 右下叶前段胸膜下直径 6mm 空腔型 GGN，结节周围血管细节情况显示不佳；B. 增强 CT 3D 成像示肿瘤微血管进入结节内（蓝色）。CT 诊断：原位癌可能性大。手术病理：腺泡型的原位癌（AIS）。C. 右上肺后段直径约 15mm 实性结节；D. 增强 CT 3D 成像示众多血管丛围绕结节但不进入结节。CT 诊断：炎性肉芽肿可能性大于肺癌。手术病理：炎性肉芽肿

　　三维成像的优点包括：①可对肺小结节进行定形、定量、定位与定性，以及直观地呈现拟切除的肺段血管 / 胸膜叶裂的走行和位置关系，在 3D 成像多维、多方位的观察中能见到可以表达 EGFR 的癌结节所形成的肿瘤新生血管能进入癌结节内，与有着非肿瘤血管的良性结节有显著的不同，借此两者可做出鉴别；②可指导术中的切除方式，避免在术中借助器械或手指反复触摸肺组织，对正常肺组织造成额外损伤，也避免扩大手术切除范围或中转开胸；③有助于在术前发现肺血管 / 胸膜叶裂的解剖变异，从而在术中准确辨认以防止误判，降低手术难度和意外事件的发生，减少手术时间，规避手术风险，最大限度保留正常肺组织，最大限度切

除肿瘤，提高手术的精准性和安全性；④可精确显示肺内相对隐蔽区域的病灶，如肺尖、近脊柱、肺门后、纵隔旁、膈面后，以及定位针难以到达、穿刺角度不理想或有重要血管、骨骼等阻挡的病灶；⑤可实现图像的自动化的分割和选择性解剖结构观察，如肺动脉、肺静脉、支气管既可分别展示，也可聚集排列呈原生态显示，具有高效、智能和直观的特点，不同于一般的图像可视化技术。但需考虑到 CT 检查时肺处于膨胀状态，而手术过程中术侧肺处于萎陷状态，两种状态下的血管和支气管走行及相对位置都会发生变化，术中仍需结合实际情况准确分辨，做出精确的诊断与评估。CT 技术新模式的应用显著提高了肿瘤微血管的检出，极大地提

高了对早期微小肺癌影像诊断的精确性。

（张国桢）

参考文献

[1] Abramson S, Gilkeson RC, Goldstein JD, et al. Benign metastasizing leiomyoma: clinical, imaging, and pathologic correlation[J]. American Journal of Roentgenology, 2001, 176(6):1409-1413.

[2] Allen MS.Multiple benign lung tumors[J]. Seminars in thoracic and cardiovascular surgery, 2003, 15(3):310-314.

[3] Bahk YW, Shinn KS, Choi BS. The air meniscus sign in scleros ing hemangioma of the lung[J]. Radiology ,1978,128(1): 27-29.

[4] Bankoff MS, McEniff NJ, Bhadelia RA. Prevalence of pathologically proveninrapulmonary lymph nodes and their appearance on CT[J]. AJR American Journal of Roentgenology, 1996, 167(3):629-630.

[5] Benson RE, Rosado-de-Christenson ML, Martinez-Jimenez S, et al. Spectrum of pulmonary neuroendocrine proliferations and neoplasms[J]. Radiographics, 2013, 33(6):1631-1649.

[6] Bi N, Shedden K, Zheng X, et al. Comparison of the Effectiveness of Radiofrequency Ablation With Stereotactic Body Radiation Therapy in Inoperable Stage Ⅰ Non-Small Cell Lung Cancer: A Systemic Review and Metaanalysis[J]. Practical Radiation Oncology, 2013, 3(2 Suppl 1):S19.

[7] Blum U, Windfuhr M, Buitrago-Tellez C, et al. Invasive pulmonary aspergillosis. MRI, CT, and plain radiographic findings and their contribution for early diagnosis[J]. Chest, 1994, 106(4):1156-1161.

[8] Bobba RK, Holly JS, Loy T, et al. Scar carcinoma of the lung: a historical perspective[J]. Clinical Lung Cancer, 2011, 12(3):148-154.

[9] Butt Y, Kurdowska A, Allen TC. Acute Lung Injury: A Clinical and Molecular Review[J]. Archives of pathology & Laboratory Medicine, 2016, 140(4):345-350.

[10] Chang JY, Senan S, Paul MA, et al. Stereotactic ablative radiotherapy versus lobectomy for operable stage I non-small-cell lung cancer: a pooled analysis of two randomised trials[J]. The Lancet Oncology, 2015, 16(6):630-637.

[11] Chen W, Zheng R, Baade PD, et al. Cancer statistics in China, 2015[J]. CA: a Cancer Journal for Clinicians, 2016, 66(2):115-132.

[12] Chen WH, Tang LQ, Wang FW, et al. Elevated levels of plasma D-dimer predict a worse outcome in patients with nasopharyngeal carcinoma[J]. BMC Cancer, 2014, 14:583.

[13] Cheung YC, Ng SH, Chang JW, et al. Histopathological and CT features of pulmonary sclerosing haemangiomas[J]. Clinical Radiology, 2003, 58(8):630-635.

[14] Choplin RH, Kawamoto EH, Dyer RB, et al. Atypical carcinoid of the lung: radiographic features[J]. AJR American Journal of Roentgenology, 1986, 146(4):665-668.

[15] Cordier JF, Loire R, Brune J. Idiopathic bronchiolitis obliterans organizing pneumonia. Definition of characteristic clinical profiles in a series of 16 patients[J]. Chest, 1989, 96(5):999-1004.

[16] Cortese G, Nicali R, Placido R, et al. Radiological aspects of diffuse alveolar haemorrhage[J]. La Radiologia Medica, 2008, 113(1):16-28.

[17] da Silva RA, Gross JL, Haddad FJ, et al. Primary pulmonary paraganglioma: case report and literature review[J]. Clinics, 2006, 61(1):83-86.

[18] Diederich S.Pulmonary nodules: do we need a separate algorithm for non-solid lesions[J]? Cancer Imaging, 2009, 9(Spec No A):S126-128.

[19] Dupuy DE, Zagoria RJ, Akerley W, et al. Percutaneous radiofrequency ablation of malignancies in the lung[J]. AJR American Journal of Roentgenology, 2000, 174(1):57-59.

[20] Edey AJ, Hansell DM. Incidentally detected small pulmonary nodules on CT[J]. Clinical radiology, 2009, 64(9):872-884.

[21] Epler GR, Colby TV, McLoud TC, et al. Bronchiolitis obliterans organizing pneumonia[J]. The New England Journal of Medicine, 1985, 312(3):152-158.

[22] Ettinger DS, Wood DE, Akerley W, et al. NonSmall Cell Lung Cancer, Version 6. 2015[J]. Journal of the National Comprehensive Cancer Network: JNCCN, 2015, 13(5):515-524.

[23] Feinstein MB, DeSouza SA, Moreira AL, et al. A comparison of the pathological, clinical and radiographical, features of cryptogenic organising pneumonia, acute fibrinous and organising pneumonia and granulomatous organising pneumonia[J]. Journal of Clinical Pathology, 2015, 68(6): 441-447.

[24] Frazier AA, Franks TJ, Mohammed TL, et al. From the Archives of the AFIP: pulmonary veno-occlusive disease and pulmonary capillary hemangiomatosis[J]. Radiographics, 2007, 27(3):867-882.

[25] Freant LJ, Joseph WL, Adkins PC. Scar carcinoma of the lung. Fact or fantasy[J]? The Annals of Thoracic Surgery, 1974, 17(6):531-537.

[26] Funai K, Yokose T, Ishii G, et al. Clinic opathologic characteristics of peripheral squamous cell carcinoma of the lung[J]. The American Journal of Surgical Pathology, 2003, 27(7):978-984.

[27] Glynn C, Zakowski MF, Ginsberg MS. Are there imaging characteristics associated with epidermal growth factor receptor and KRAS mutations in patients with adenocarcinoma of the lung with bronchioloalveolar features[J]? Journal of Thoracic Oncology, 2010, 5(3):344-348.

[28] Godoy MC, Naidich DP. Overview and strategic management of subsolid pulmonary nodules[J]. Journal of Thoracic Imaging, 2012, 27(4):240-248.

[29] Goldberg SN, Gazelle GS, Mueller PR. Thermal ablation therapy for focal malignancy: a unified approach to underlying principles, techniques, and diagnostic imaging guidance[J]. AJR American Journal of Roentgenology, 2000, 174(2):323-331.

[30] Goshima H, Tomioka H, Nishio C, et al. Reversed halo sign in pulmonary infarction with tumor emboli: a case report[J]. Respiratory Investigation, 2014, 52(3):199-202.

[31] Goto T, Maeshima A, Kato R. Microscopic sclerosing hemangioma diagnosed by histopathological examination after lung cancer surgery[J]. Annals of Thoracic and Cardiovascular Surgery, 2011, 17(5):507-510.

[32] Gould MK, Donington J, Lynch WR, et al. Evaluation of individuals with pulmonary nodules: when is it lung cancer? Diagnosis and management of lung cancer, 3rd ed: American College of Chest Physicians evidence-based clinical practice guidelines[J]. Chest, 2013, 143(5 Suppl):e93S-e120S.

[33] Guimaraes MD, Marchiori E, Meirelles GS, et al. Fungal infection mimicking pulmonary malignancy: clinical and radiological characteristics[J]. Lung, 2013, 191(6):655-662.

[34] Gurney JW. Determining the likelihood of malignancy in solitary pulmonary nodules with Bayesian analysis. Part I. Theory[J]. Radiology, 1993, 186(2):405-413.

[35] Haasbeek CJ, Lagerwaard FJ, Antonisse ME, et al. Stage Ⅰ nonsmall cell lung cancer in patients aged > or = 75 years: outcomes after stereotactic radiotherapy[J]. Cancer, 2010, 116(2):406-414.

[36] Hansell DM, Bankier AA, MacMahon H, et al. Fleischner Society: glossary of terms for thoracic imaging[J]. Radiology, 2008, 246(3):697-722.

[37] Henschke CI, Yankelevitz DF, Mirtcheva R, et al. CT screening for lung cancer: frequency and significance of part-solid and nonsolid nodules[J]. AJR American Journal of Roentgenology, 2002, 178(5):1053-1057.

[38] Herder GJ, van Tinteren H, Golding RP, et al. Clinical prediction model to characterize pulmonary nodules: validation and added value of ^{18}F-flfluorodeoxyglucose positron emission tomography[J]. Chest, 2005, 128(4):2490-2496.

[39] Hess A, Palussiere J, Goyers JF, et al. Pulmonary radio frequency ablation in patients with a single lung: feasibility, efficacy, and tolerance[J]. Radiology, 2011, 258(2):635-642.

[40] Hiraki T, Gobara H, Mimura H, et al. Percutaneous radio frequency ablation of clinical stage I nonsmall cell lung cancer[J]. The Journal of Thoracic and Cardiovascular Surgery, 2011, 142(1):24-30.

[41] Honma K, Nelson G, Murray J. Intrapulmonary lymph nodes in South African miners--an autopsy survey[J]. American Journal of Industrial Medicine, 2007, 50(4):261-264.

[42] Hyodo T, Kanazawa S, Dendo S, et al. Intrapulmonary lymph nodes: thinsection CT findings, pathological findings, and CT differential diagnosis from pulmonary metastatic nodules[J]. Acta Medica Okayama, 2004, 58(5):235-240.

[43] Jensen KG, Schiodt T. Growth conditions of hamartoma of the lung: a study based on 22 cases operated on after radiographic observation for from one to 18 years[J]. Thorax, 1958, 13(3):233-237.

[44] Kaitoukov Y, Rakovich G, Trahan S, et al. Inflammatory pseudotumour of the lung[J]. Canadian Respiratory Journal, 2011, 18(6):315-317.

[45] Kanaji N, Sakai K, Ueda Y, et al. Peripheral-type small cell lung cancer is associated with better survival and higher frequency of interstitial lung disease[J]. Lung Cancer, 2017, 108:126-133.

[46] Kharofa J, Cohen EP, Tomic R, et al. Decreased risk of radiation pneumonitis with incidental concurrent use of angiotensinconverting enzyme inhibitors and thoracic radiation therapy[J]. International Journal of Radiation Oncology, Biology, Physics, 2012, 84(1):238-243.

[47] Kradin RL, Spirn PW, Mark EJ. Intrapulmonary lymph nodes. Clinical, radiologic, and pathologic features[J]. Chest, 1985, 87(5): 662-667.

[48] Kroemer G, Zitvogel L. Abscopal but desirable: The contribution of immune responses to the efficacy of radiotherapy[J]. Oncoimmunology 1, 2012, (4):407-408.

[49] Lanuti M, Sharma A, Willers H, et al. Radiofrequency ablation for stage I non-small cell lung cancer: management of locoregional recurrence[J]. The Annals of Thoracic Surgery, 2012, 93(3):921-927; discussion 927-988.

[50] Lara AR, Schwarz MI. Diffuse alveolar hemorrhage[J]. Chest, 2010, 137(5): 1164-1171.

[51] Lee YR, Choi YW, Lee KJ, et al. CT halo sign: the spectrum of pulmonary diseases[J]. The British Journal of Radiology, 2005, 78(933):862-865.

[52] Lencioni R, Crocetti L, Cioni R, et al. Response to radiofrequency ablation of pulmonary tumours: a prospective, intention-to-treat, multicentre clinical trial (the RAPTURE study) [J]. The Lancet Oncology, 2008, 9(7):621-628.

[53] Li M, Gao F, Jagadeesan J, et al. Incremental value of contrast enhanced computed tomography on diagnostic accuracy in evaluation of small pulmonary ground glass nodules[J]. Journal of Thoracic Disease, 2015, 7(9):1606-1615.

[54] Liebow AA, Hubbell DS. Sclerosing hemangioma (histiocytoma, xanthoma) of the lung[J]. Cancer, 1956, 9(1):53-75.

[55] Marchiori E, Marom EM, Zanetti G, et al. Reversed halo sign in invasive fungal infections: criteria for differentiation from organizing pneumonia[J]. Chest, 2012, 142(6):1469-1473.

[56] Marchiori E, Zanetti G, Irion KL, et al. Reversed halo sign in active pulmonary tuberculosis: criteria for differentiation from cryptogenicorganizing pneumonia[J]. AJR American Journal of Roentgenology, 2011, 197(6):1324-1327.

[57] Maredia R, Snyder BJ, Harvey LA, et al. Benign metastasizing leiomyoma in the lung[J]. Radiographics, 1998, 18(3):779-782.

[58] Matsuki M, Noma S, Kuroda Y, et al. Thin-section CT features of intrapulmonary lymph nodes[J]. Journal of Computer Assisted Tomography, 2001, 25(5):753-756.

[59] Matsuo Y, Shibuya K, Nakamura M, et al. Dose--volume metrics associated with radiation pneumonitis after stereotactic body radiation therapy for lung cancer[J]. International Journal of Radiation Oncology, Biology, Physics, 2012, 83(4):e545-549.

[60] Matsushita M, Kawakami S, Matsushita T, et al. Changes in CT density of solitary capillary hemangioma of the lung upon varying patient position[J]. Japanese Journal of Radiology, 2012, 30(9):772-776.

[61] Maturu VN, Agarwal R. Reversed halo sign: a systematic review[J]. Respiratory Care, 2014, 59(9):1440-1449.

[62] Miyauchi E, Motoi N, Ono H, et al. Distinct Characteristics of Small Cell Lung Cancer Correlate With Central or Peripheral Origin: Subtyping Based on Location and Expression of Transcription Factor TTF-1[J]. Medicine, 2015, 94(51):e2324.

[63] Murphy J, Schnyder P, Herold C, et al. Bronchiolitis obliterans organising pneumonia simulating bronchial carcinoma[J]. European Radiology, 1998, 8(7):1165-1169.

[64] Nagashima T, Sakao Y, Mun M, et al. A clinicopathological study of resected smallsized squamous cell carcinomas of the peripheral lung: prognostic significance of serum carcinoembryonic antigen levels[J]. Annals of Thoracic and Cardiovascular Surgery, 2013, 19(5):351-357.

[65] Nakajima R, Yokose T, Kakinuma R, et al. Localized pure ground-glass opacity on high-resolution CT: histologic characteristics[J]. Journal of Computer Assisted Tomography, 2002, 26(3):323-329.

[66] Nakazono T, Sakao Y, Yamaguchi K, et al. Subtypes of peripheral adenocarcinoma of the lung: difffferentiation by thin-section CT[J]. European Radiology, 2005, 15(8):1563-1568.

[67] Narla LD, Newman B, Spottswood SS, et al. Inflammatory pseudotumor[J]. Radiographics, 2003, 23(3):719-729.

[68] Nobashi T, Koyasu S, Nakamoto Y, et al. Prognostic value of fluorine-18 fludeoxyglucose positron emission tomography parameters differs according to primary tumour location in small-cell lung cancer[J]. The British Journal of Radiology, 2016, 89(1059): 20150618.

[69] Okuma T, Matsuoka T, Yamamoto A, et al. Determinants of local progression after computed tomography-guided percutaneous radiofrequency ablation for unresectable lung tumors: 9-year experience in a single institution[J]. Cardiovascular and Interventional Radiology, 2010, 33(4):787-793.

[70] Palma D, Visser O, Lagerwaard FJ, et al. Treatment of stage I NSCLC in elderly patients: a populationbased matched-pair comparison of stereotactic radiotherapy versus surgery[J]. Radiotherapy and Oncology, 2011, 101(2):240-244.

[71] Palma D, Visser O, Lagerwaard FJ, et al. Impact of introducing stereotactic lung radiotherapy for elderly patients with stage I non-small-cell lung cancer: a populationbased time-trend analysis[J]. Journal of Clinical Oncology, 2010, 28(35):5153-5159.

[72] Palma DA, Tyldesley S, Sheehan F, et al. Stage I non-small cell

lung cancer (NSCLC) in patients aged 75 years and older: does age determine survival after radical treatment[J]? Journal of Thoracic Oncology, 2010, 5(6):818-824.

[73] Park CM, Goo JM, Lee HJ, et al. Focal interstitial fifibrosis manifesting as nodular ground-glass opacity: thin-section CT findings[J]. European Radiology, 2007, 17(9):2325-2331.

[74] Pennathur A, Luketich JD, Abbas G, et al. Radiofrequency ablation for the treatment of stage I non-small cell lung cancer in high-risk patients[J]. The Journal of Thoracic and Cardiovascular Surgery, 2007, 134(4):857-864.

[75] Perez N, Lhoste-Trouilloud A, Boyer L, et al. Computed tomographic appearance of three intrapulmonary lymph nodes[J]. European Journal of Radiology, 1998, 28(2):147-149.

[76] Pinto PS. The CT Halo Sign[J]. Radiology, 2004, 230(1):109-110.

[77] Pornsuriyasak P, Suwatanapongched T, Klaewsongkram J, et al. Acute respiratory failure secondary to eosinophilic pneumonia following influenza vaccination in an elderly man with chronic obstructive pulmonary disease[J]. International Journal of Infectious Diseases, 2014, 26:14-16.

[78] Raeburn C, Spencer H. A study of the origin and development of lung cancer[J]. Thorax, 1953, 8(1):1-10.

[79] Rauschenbach BM, Mackowiak L, Malhotra HK. A dosimetric comparison of threedimensional conformal radiotherapy, volumetricmodulated arc therapy, and dynamic conformal arc therapy in the treatment of non-small cell lung cancer using stereotactic body radiotherapy[J]. Journal of Applied Clinical Medical Physics, 2014, 15(5):4898.

[80] Rekers NH, Troost EG, Zegers CM, et al. Stereotactic ablative body radiotherapy combined with immunotherapy: present status and future perspectives[J]. Cancer Radiotherapie, 2014, 18(5-6):391-395.

[81] Riley RS, Gilbert AR, Dalton JB, et al. Widely Used Types and Clinical Applications of D-Dimer Assay[J]. Laboratory Medicine, 2016, 47(2):90-102.

[82] Saijo T, Ishii G, Nagai K, et al. Differences in clinicopathological and biological features between central-type and peripheraltype squamous cell carcinoma of the lung[J]. Lung Cancer, 2006, 52(1):37-45.

[83] Sakaguchi Y, Isowa N, Tokuyasu H, et al. A resected case of solitary pulmonary capillary hemangioma showing pure ground glass opacity[J]. Annals of Thoracic and Cardiovascular Surgery, 2014, 20(Suppl):578-581.

[84] Sakurai H, Asamura H, Watanabe S, et al. Clinicopathologic features of peripheral squamous cell carcinoma of the lung[J]. The Annals of Thoracic Surgery, 2004, 78(1):222-227.

[85] Sanders BM, West KW, Gingalewski C, et al. Inflammatory pseudotumor of the alimentary tract: clinical and surgical experience[J]. Journal of Pediatric Surgery, 2001, 36(1):169-173.

[86] Schneider T, Heussel CP, Herth FJ, et al. Thermal ablation of malignant lung tumors[J]. Deutsches Arzteblatt International, 2013, 110(22):394-400.

[87] Shin SY, Kim MY, Oh SY, et al. Pulmonary sclerosing pneumo-cytoma of the lung: CT characteristics in a large series of a tertiary referral center[J]. Medicine, 2015, 94(4):e498.

[88] Shirvani SM, Jiang J, Chang JY, et al. Lobectomy, sublobar resection, and stereotactic ablative radiotherapy for earlystage non-small cell lung cancers in the elderly[J]. JAMA Surgery, 2014, 149(12):1244-1253.

[89] Shirvani SM, Jiang J, Chang JY, et al. Comparative effffectiveness of 5 treatment strategies for early-stage non-small cell lung cancer in the elderly[J]. International Journal of Radiation Oncology, Biology, Physics, 2012, 84(5):1060-1070.

[90] Si MJ, Tao XF, Du GY, et al. Thin-section computed tomography-histopathologic comparisons of pulmonary focal interstitial fibrosis, atypical adenomatous hyperplasia, adenocarcinoma in situ, and minimally invasive adenocarcinoma with pure ground-glass opacity[J]. European Journal of Radiology, 2016, 85(10):1708-1715.

[91] Sider L, Westcott MA.Pulmonary manifestations of cryptococcosis in patients with AIDS: CT features[J]. Journal of Thoracic Imaging, 1994, 9(2):78-84.

[92] Steiner PE. Metastasizing fibroleiomyoma of the uterus: Report of a case and review of the literature[J]. The American Journal of Pathology, 1939, 15(1):89-110.117.

[93] Subramanian SV, Subramani V, Swamy ST, et al. Is 5 mm MMLC suitable for VMAT-based lung SBRT? A dosimetric comparison with 2.5 mm HDMLC using RTOG-0813 treatment planning criteria for both conventional and high-dose flattening filterfree photon beams[J]. Journal of Applied Clinical Medical Physics, 2015, 16(4):112-124.

[94] Sudo N, Nambu A, Yamakawa T, et al. Pulmonary focal fifibrosis associated with microscopic arterio-venous fifistula manifesting as focal groundglass opacity on thin-section CT[J]. BMC Pulmonary Medicine, 2013, 13:3.

[95] Suh RD, Wallace AB, Sheehan RE, et al. Unresectable pulmonary malignancies: CT-guided percutaneous radiofrequency ablation--preliminary results[J]. Radiology, 2003, 229(3): 821-829.

[96] Swarnakar R, Sinha S. Endobronchial leiomyoma: A rare and innocent tumour of the bronchial tree[J]. Lung India, 2013, 30(1): 57-60.

[97] Swensen SJ, Silverstein MD, Ilstrup DM, et al. The probability of malignancy in solitary pulmonary nodules. Application to small radiologically indeterminate nodules[J]. Archives of Internal Medicine, 1997, 157(8):849-855.

[98] Sykes AM, Swensen SJ, Tazelaar HD, et al. Computed tomography of benign intrapulmonary lymph nodes: retrospective comparison with sarcoma metastases[J]. Mayo Clinic Proceedings, 2002, 77(4):329-333.

[99] Takashima S, Sone S, Li F, Maruyama Y, et al. Small solitary pulmonary nodules ($<$ or = 1 cm) detected at population-based CT screening for lung cancer: Reliable high-resolution CT features of benign lesions[J]. AJR American Journal of Roentgenology, 2003, 180(4):955-964.

[100] Takenaka M, Uramoto H, Shimokawa H, et al. Discriminative features of thin-slice computed tomography for peripheral intrapulmonary lymph nodes[J]. Asian Journal of Surgery, 2013, 36(2):69-73.

[101] Tateishi U, Kusumoto M, Akiyama Y, et al. Role of contrast-enhanced dynamic CT in the diagnosis of active tuberculoma[J]. Chest, 2002, 122(4):1280-1284.

[102] Teixeira BC, Mahfouz K, Escuissato DL, et al. Solitary benign metastasizing leiomyoma: imaging features and pathological findings[J]. Jornal Brasileiro de Pneumologia, 2014, 40(2):193-195.

[103] Timmer SJ, Amundson DE, Malone JD. Hypersensitivity pneu-monitis following anthrax vaccination[J]. Chest, 2002, 122(2): 741-745.

[104] Trapnell DH. Recognition and incidence of intrapulmonary lymph nodes[J]. Thorax, 1964, 19:44-50.

[105] Travis WD, Brambilla E, Noguchi M, et al. International Association for the Study of Lung Cancer/American Thoracic Society/European Respiratory Society: international multidiscip-linary classification of lung adenocarcinoma: executive summary[J].

Proceedings of the American Thoracic Society, 2011, 8(5):381-385.

[106] Travis WD, Colby TV, Lombard C, et al. A clinicopathologic study of 34 cases of diffuse pulmonary hemorrhage with lung biopsy confiifirmation[J]. The American Journal of Surgical Pathology, 1990, 14(12):1112-1125

[107] Tuddenham WJ.Glossary of terms for thoracic radiology: recommendations of the Nomenclature Committee of the Fleischner Society[J]. American Journal of Roentgenology, 1984, 143(3):509-517.

[108] Ujita M, Renzoni EA, Veeraraghavan S, et al. Organizing pneumonia: perilobular pattern at thin-section CT[J]. Radiology, 2004, 232(3):757-761.

[109] Vellozzi C, Burwen DR, Dobardzic A, et al. Safety of trivalent inact ivated influenza vaccines in adults: background for pandemic influenza vaccine safety monitoring[J]. Vaccine, 2009, 27(15):2114-2120.

[110] Voloudaki AE, Bouros DE, Froudarakis ME, et al. Crescentic and ringshaped opacities. CT features in two cases of bronchiolitis obliterans organizing pneumonia (BOOP) [J]. Acta Radiologica, 1996, 37(6):889-892.

[111] Wahba H, Truong MT, Lei X, et al. Reversed halo sign in invasive pulmonary fungal infections[J]. Clinical Infectious Diseases, 2008, 46(11):1733-1737.

[112] Wang CW, Teng YH, Huang CC, et al. Intrapulmonary lymph nodes: computed tomography findings with histopathologic correlations[J]. Clinical Imaging, 2013, 37(3):487-492.

[113] Watanabe K, Harada T, Yoshida M, et al. Organizing pneumonia presenting as a solitary nodular shadow on a chest radiograph[J]. Respiration; International Review of Thoracic Diseases, 2003, 70(5):507-514.

[114] Watanabe S, Waseda Y, Takato H, et al. Influenza vaccine-induced interstitial lung disease[J]. The European Respiratory Journal, 2013, 41(2):474-477.

[115] Watanabe Y, Yokose T, Sakuma Y, et al. Alveolar space filling ratio as a favorable prognostic factor in small peripheral squamous cell carcinoma of the lung[J]. Lung Cancer, 2011, 73(2):217-221.

[116] Weisbrod GL, Chamberlain D, Herman SJ. Cystic change (pseudo-cavitation) associated with bronchioloalveolar carcinoma: a report of four patients[J]. Journal of Thoracic Imaging, 1995, 10(2):106-111.

[117] Wong JS, Weisbrod GL, Chamberlain D. Bronchioloalveolar carcinoma and the air bronchogram sign: a new pathologic explanation[J]. Journal of Thoracic Imaging, 1994, 9(3):141-144.

[118] Yamakawa H, Yoshida M, Yabe M, et al. Correlation between clinical characteristics and chest computed tomography findings of pulmonary cryptococcosis[J]. Pulmonary Medicine 2015:703407.

[119] Yamamoto A, NakamuraK, Matsuoka T, et al. Radiofrequency ablation in a porcine lung model: correlation between CT and histopathologic fifindings[J]. AJR American Journal of Roentgenology, 2005, 185(5):1299-1306.

[120] Yano Y, Mori M, Kagami S, et al. Inflammatory pseudotumor of the lung with rapid growth[J]. Internal Medicine, 2009, 48(15):1279-1282.

[121] Yokomise H, Mizuno H, Ike O, et al. Importance of intrapulmonary lymph nodes in the differential diagnosis of small pulmonary nodular shadows[J]. Chest, 1998, 113(3):703-706.

[122] Yu YY, Pinsky PF, Caporaso NE, et al. Lung cancer risk following detection of pulmonary scarring by chest radiography in the prostate, lung, colorectal, and ovarian cancer screening trial[J]. Archives of Internal Medicine, 2008, 168(21):2326-2332; discussion 2332.

[123] Zhang J, Yang F, Li B, et al. Which is the optimal biologically effective dose of stereotactic body radiotherapy for Stage I non-small-cell lung cancer? A meta-analysis[J]. International Journal of Radiation Oncology, Biology, Physics, 2011, 81(4):e305-316.

[124] Zhao F, Yan SX, Wang GF, et al. CT features of focal organizing pneumonia: an analysis of consecutive histopathologically confirmed 45 cases[J]. European Journal of Radiology, 2014, 83(1):73-78.

[125] Zheng X, Schipper M, Kidwell K, et al. Survival outcome after stereotactic body radiation therapy and surgery for stage I non-small cell lung cancer: a meta-analysis[J]. International Journal of Radiation Oncology, Biology, Physics, 2014, 90(3):603-611.

[126] Zidane A, Elktaibi A, Benjelloun A, et al. Primary leiomyoma of the lung: an exceptional localization[J]. Asian Cardiovascular & Thoracic Annals, 2016, 24(4):393-396.

[127] Zwirewich CV, Vedal S, Miller RR, et al. Solitary pulmonary nodule: high-resolution CT and radiologicpathologic correlation[J]. Radiology, 1991, 179(2): 469-476.

附录　缩略语英汉对照

AAH	atypical adenomatous hyperplasia	非典型腺瘤样增生
ACCP	American College of Chest Physician	美国胸部医师学院
AIS	adenocarcinoma in situ	原位癌
AJCC	American Joint Committee on Cancer	美国癌症联合委员会
ATS	American Thoracic Society	美国胸科协会
BAC	bronchioloalveolar carcinoma	细支气管炎肺泡癌
BED	biologically effective dose	生物有效剂量
CBCT	cone-beam CT	锥形束 CT
CPR	curved planar reformation	曲面重组
CT	computed tomography	计算机断层成像
CTA-TA	CT angiogram of tumor angiogenesis	CT 肿瘤新生血管成像
EGFR	epidermal growth factor receptor	表皮生长因子
ERS	European Respiratory Society	欧洲呼吸病学会
fGGN	focal ground-glass nodule	局灶性磨玻璃结节
GGN	ground-glass nodule	磨玻璃结节
GGO	ground-glass opacity	磨玻璃样影
HRCT	high-resolution CT	高分辨率 CT
IAC	invasive adenocarcinoma	浸润性腺癌
LDCT	low-dose CT	低剂量 CT
LPA	lepidic predominant adenocarcinoma	附壁生长为主腺癌
mGGN	mixed ground-glass nodule	混合密度磨玻璃结节
MIA	minimally invasive adenocarcinoma	微浸润性腺癌
MinIP	minimum intensity projection	最小密度投影
MIP	maximum intensity projection	最大密度投影

mMPLC	metachronous multiple primary lung cancer	异时性多原发肺癌
MPA	mucin–producing adenocarcinoma	黏液腺癌
MPLC	multiple primary lung cancer	多原发肺癌
MPR	multiplanar reformation	多平面重组
MRI	magnetic Resonance Imaging	磁共振成像
MVD	microvessel density	微血管密度
NCCN	National Comprehensive Cancer Network	国立综合癌症网络
NSCLC	non–small cell lung cancer	非小细胞肺癌
PET	positron emission computed tomography	正电子发射计算机断层成像
pGGN	pure ground–glass nodule	纯磨玻璃结节
psGGN	part–solid ground–glass nodule	部分实性磨玻璃结节
RFA	radiofrequency ablation	射频消融
RTOG	Radiation Therapy Oncology Group	肿瘤放疗协作组
SABR	stereotactic ablative radiotherapy	立体定向消融放疗
SBRT	stereotactic body radiation therapy	立体定向放射治疗
SCLC	small cell lung cancer	小细胞肺癌
sMPLC	synchronous multiple primary lung cancer	同时性多原发肺癌
SPN	solitary pulmonary nodule	孤立性肺结节
SSD	shaded surface display	表面阴影显示
ssGGN	semi–solid ground–glass nodule	半实性磨玻璃结节
VATS	video–assisted thoracoscopic surgery	胸腔镜手术
VCS	vascular convergence sign	血管集束征
VDT	volume doubling time	体积倍增时间
VEGFR	vascular endothelial growth factor	血管内皮生长因子
VIA	variants of invasive adenocarcinoma	变异型浸润性腺癌
VR	volume rendering	容积再现

索　引